国家卫生和计划生育委员会“十二五”规划教材
全国中医药高职高专院校教材
全国高等医药教材建设研究会规划教材
供护理类专业用

基础护理技术

第2版

主　编　张少羽

副主编　李明杰　吴橙香　周　洁　董翠红

编　委　（按姓氏笔画为序）

王艳华（长春中医药大学）
邓丽金（福建中医药大学）
邢彩珍（湖北中医药大学）
刘耀辉（安徽中医药高等专科学校）
李明杰（黑龙江中医大学佳木斯学院）
吴俊晓（南阳医学高等专科学校）
吴橙香（湖南中医药高等专科学校）
张少羽（南阳医学高等专科学校）
周　洁（上海中医药大学护理学院）
董翠红（山东中医药高等专科学校）
韩巧梅（江西中医药高等专科学校）

人民卫生出版社

图书在版编目(CIP)数据

基础护理技术/张少羽主编. —2 版. —北京：人民卫生出版社，2014
ISBN 978-7-117-19076-3

Ⅰ.①基… Ⅱ.①张… Ⅲ.①护理学-医学院校-教材 Ⅳ.①R47

中国版本图书馆 CIP 数据核字(2014)第 122885 号

人卫社官网	www.pmph.com	出版物查询，在线购书
人卫医学网	www.ipmph.com	医学考试辅导，医学数据库服务，医学教育资源，大众健康资讯

基础护理技术

第 2 版

主　　编：张少羽
出版发行：人民卫生出版社(中继线 010-59780011)
地　　址：北京市朝阳区潘家园南里 19 号
邮　　编：100021
E - mail：pmph @ pmph. com
购书热线：010-59787592　010-59787584　010-65264830
印　　刷：河北新华第一印刷有限责任公司
经　　销：新华书店
开　　本：787×1092　1/16　　印张：23
字　　数：574 千字
版　　次：2010 年 6 月第 1 版　　2014 年 7 月第 2 版
　　　　　2016 年 5 月第 2 版第 5 次印刷(总第 10 次印刷)
标准书号：ISBN 978-7-117-19076-3/R · 19077
定　　价：42.00 元
打击盗版举报电话：010-59787491　E-mail：WQ@pmph. com
(凡属印装质量问题请与本社市场营销中心联系退换)

《基础护理技术》网络增值服务编委会名单

主　编　张少羽

副主编　李明杰　吴橙香　周　洁　董翠红

编　委　（按姓氏笔画为序）

王艳华（长春中医药大学）

邓丽金（福建中医药大学）

邢彩珍（湖北中医药大学）

刘耀辉（安徽中医药高等专科学校）

李明杰（黑龙江中医大学佳木斯学院）

吴俊晓（南阳医学高等专科学校）

吴橙香（湖南中医药高等专科学校）

张少羽（南阳医学高等专科学校）

周　洁（上海中医药大学护理学院）

董翠红（山东中医药高等专科学校）

韩巧梅（江西中医药高等专科学校）

全国中医药高职高专国家卫生和计划生育委员会规划教材第三轮修订说明

全国中医药高职高专卫生部规划教材第1版(6个专业63种教材)2005年6月正式出版发行,是以安徽、湖北、山东、湖南、江西、重庆、黑龙江等7个省市的中医药高等专科学校为主体,全国20余所中医药院校专家教授共同编写。该套教材首版以来及时缓解了中医药高职高专教材缺乏的状况,适应了中医药高职高专教学需求,对中医药高职高专教育的发展起到了重要的促进作用。

为了进一步适应中医药高等职业教育的快速发展,第2版教材于2010年7月正式出版发行,新版教材整合了中医学、中药、针灸推拿、中医骨伤、护理等5个专业,其中将中医护理学专业名称改为护理;新增了医疗美容技术、康复治疗技术2个新专业的教材。全套教材共86种,其中38种教材被教育部确定为普通高等教育"十一五"国家级规划教材。第2版教材由全国30余所中医药院校专家教授共同参与编写,整个教材编写工作彰显了中医药特色,突出了职业教育的特点,为我国中医药高等职业教育的人才培养作出了重要贡献。

在国家大力推进医药卫生体制改革,发展中医药事业和高等中医药职业教育教学改革的新形势下,为了更好地贯彻落实《国家中长期教育改革和发展规划纲要(2010-2020)》和《医药卫生中长期人才发展规划(2011-2020)》,推动中医药高职高专教育的发展,2013年6月,全国高等医药教材建设研究会、人民卫生出版社在教育部、国家卫生和计划生育委员会、国家中医药管理局的领导下,全面组织和规划了全国中医药高职高专第三轮规划教材(国家卫生和计划生育委员会"十二五"规划教材)的编写和修订工作。

为做好本轮教材的出版工作,成立了第三届中医药高职高专教育教材建设指导委员会和各专业教材评审委员会,以指导和组织教材的编写和评审工作,确保教材编写质量;在充分调研的基础上,广泛听取了一线教师对前两版教材的使用意见,汲取前两版教材建设的成功经验,分析教材中存在的问题,力求在新版教材中有所创新,有所突破。新版教材仍设置中医学、中药、针灸推拿、中医骨伤、护理、医疗美容技术、康复治疗技术7个专业,并将中医药领域成熟的新理论、新知识、新技术、新成果根据需要吸收到教材中来,新增5种新教材,共91种教材。

新版教材具有以下特色:

1. 定位准确,特色鲜明 本套教材遵循各专业培养目标的要求,力求体现"专科特色、技能特点、时代特征",既体现职业性,又体现其高等教育性,注意与本科教材、中专教材的区别,同时体现了明显的中医药特色。

2. 谨守大纲,重点突出 坚持"教材编写以教学计划为基本依据"的原则,本次教材修订的编写大纲,符合高职高专相关专业的培养目标与要求,以培养目标为导向、职业岗位能力需求为前提、综合职业能力培养为根本,注重基本理论、基本知识和基本技能的培养和全面素质的提高。体现职业教育对人才的要求，突出教学重点、知识点明确，有与之匹配的教学大纲。

3. **整体优化，有机衔接** 本套教材编写从人才培养目标着眼，各门教材是为整个专业培养目标所设定的课程服务，淡化了各自学科的独立完整性和系统性意识。基础课教材内容服务于专业课教材，以“必需，够用”为度，强调基本技能的培养；专业课教材紧密围绕专业培养目标的需要进行选材。全套教材有机衔接，使之成为完成专业培养目标服务的有机整体。

4. **淡化理论，强化实用** 本套教材的编写结合职业岗位的任职要求，编写内容对接岗位要求，以适应职业教育快速发展。严格把握教材内容的深度、广度和侧重点，突出应用型、技能型教育内容。避免理论与实际脱节，教育与实践脱节，人才培养与社会需求脱节的倾向。

5. **内容形式，服务学生** 本套教材的编写体现以学生为中心的编写理念。教材内容的增减、结构的设置、编写风格等都有助于实现和满足学生的发展需求。为了解决调研过程中教材编写形式存在的问题，本套教材设有“学习要点”、“知识链接”、“知识拓展”、“病案分析（案例分析）”、“课堂讨论”、“操作要点”、“复习思考题”等模块，以增强学生学习的目的性和主动性及教材的可读性，强化知识的应用和实践技能的培养，提高学生分析问题、解决问题的能力。

6. **针对岗位，学考结合** 本套教材编写要按照职业教育培养目标，将国家职业技能的相关标准和要求融入教材中。充分考虑学生考取相关职业资格证书、岗位证书的需要，与职业岗位证书相关的教材，其内容和实训项目的选取涵盖相关的考试内容，做到学考结合，体现了职业教育的特点。

7. **增值服务，丰富资源** 新版教材最大的亮点之一就是建设集纸质教材和网络增值服务的立体化教材服务体系。以本套教材编写指导思想和整体规划为核心，并结合网络增值服务特点进行本套教材网络增值服务内容规划。本套教材的网络增值服务内容以精品化、多媒体化、立体化为特点，实现与教学要求匹配、与岗位需求对接、与执业考试接轨，打造优质、生动、立体的网络学习内容，为向读者和作者提供优质的教育服务、紧跟教育信息化发展趋势并提升教材的核心竞争力。

新版教材的编写，得到全国40余家中医药高职高专院校、本科院校及部分西医院校的专家和教师的积极支持和参与，他们从事高职高专教育工作多年，具有丰富的教学经验，并对编写本学科教材提出很多独到的见解。新版教材的编写，在中医药高职高专教育教材建设指导委员会和各专业教材评审委员会指导下，经过调研会议、论证会议、主编人会议、各专业编写会议、审定稿会议，确保了教材的科学性、先进性和实用性。在此，谨向有关单位和个人表示衷心的感谢！

希望本套教材能够对全国中医药高职高专人才的培养和教育教学改革产生积极的推动作用，同时希望各位专家、学者及读者朋友提出宝贵意见或建议，以便不断完善和提高。

全国高等医药教材建设研究会

第三届全国中医药高职高专教育教材建设指导委员会

人民卫生出版社

2014年4月

全国中医药高职高专第三轮规划教材书目

中医学专业

1 大学语文(第3版) 孙 洁
2 中医诊断学(第3版) 马维平
3 中医基础理论(第3版)★ 吕文亮 徐宜兵
4 生理学(第3版)★ 郭争鸣
5 病理学(第3版) 赵国胜 苑光军
6 人体解剖学(第3版) 盖一峰 高晓勤
7 免疫学与病原生物学(第3版) 刘文辉 刘维庆
8 诊断学基础(第3版) 李广元
9 药理学(第3版) 侯 晞
10 中医内科学(第3版)★ 陈建章
11 中医外科学(第3版)★ 陈卫平
12 中医妇科学(第3版) 盛 红
13 中医儿科学(第3版)★ 聂绍通
14 中医伤科学(第3版) 方家选
15 中药学(第3版) 杨德全
16 方剂学(第3版)★ 王义祁
17 针灸学(第3版) 汪安宁
18 推拿学(第3版) 郭 翔
19 医学心理学(第3版) 侯再金
20 西医内科学(第3版)★ 许幼晖
21 西医外科学(第3版) 贾 奎
22 西医妇产科学(第3版) 周梅玲
23 西医儿科学(第3版) 金荣华
24 传染病学(第2版) 陈艳成
25 预防医学 吴 娟

中医骨伤专业

26 中医正骨(第3版) 莫善华
27 中医筋伤(第3版) 涂国卿
28 中医骨伤科基础(第3版)★ 冼 华 陈中定
29 中医骨病(第3版) 谢 强
30 骨科手术(第3版) 黄振元
31 创伤急救(第3版) 魏宪纯
32 骨伤科影像诊断技术 申小年
33 骨科手术入路解剖学 王春成

中 药 专 业

34 中医学基础概要(第3版) 宋传荣 何正显
35 中药药理与应用(第3版) 徐晓玉
36 中药药剂学(第3版) 胡志方 李建民
37 中药炮制技术(第3版) 刘 波 李 铭
38 中药鉴定技术(第3版) 张钦德
39 中药化学技术(第3版) 李 端 陈 斌
40 中药方剂学(第3版) 吴俊荣 马 波
41 有机化学(第3版)★ 王志江 陈东林
42 药用植物栽培技术(第2版)★ 宋丽艳
43 药用植物学(第3版)★ 郑小吉 金 虹
44 药事管理与法规(第2版) 周铁文 潘年松
45 无机化学(第3版) 冯务群

46	人体解剖生理学(第3版)	刘春波	48	中药储存与养护技术	沈 力
47	分析化学(第3版)	潘国石 陈哲洪			

针灸推拿专业

49	针灸治疗(第3版)	刘宝林	52	推拿治疗(第3版)	梅利民
50	针法灸法(第3版)★	刘 茜	53	推拿手法(第3版)	那继文
51	小儿推拿(第3版)	佘建华	54	经络与腧穴(第3版)★	王德敬

医疗美容技术专业

55	医学美学(第2版)	沙 涛	61	美容实用技术(第2版)	张丽宏
56	美容辨证调护技术(第2版)	陈美仁	62	美容皮肤科学(第2版)	陈丽娟
57	美容中药方剂学(第2版)★	黄丽萍	63	美容礼仪(第2版)	位汶军
58	美容业经营管理学(第2版)	梁 娟	64	美容解剖学与组织学(第2版)	杨海旺
59	美容心理学(第2版)★	陈 敏 汪启荣	65	美容保健技术(第2版)	陈景华
			66	化妆品与调配技术(第2版)	谷建梅
60	美容手术概论(第2版)	李全兴			

康复治疗技术专业

67	康复评定(第2版)	孙 权	72	临床康复学(第2版)	邓 倩
68	物理治疗技术(第2版)	林成杰	73	临床医学概要(第2版)	周建军 符逢春
69	作业治疗技术(第2版)	吴淑娥			
70	言语治疗技术(第2版)	田 莉	74	康复医学导论(第2版)	谭 工
71	中医养生康复技术(第2版)	王德瑜 邓 沂			

护 理 专 业

75	中医护理(第2版)★	杨 洪	83	精神科护理(第2版)	井霖源
76	内科护理(第2版)	刘 杰 吕云玲	84	健康评估(第2版)	刘惠莲
			85	眼耳鼻咽喉口腔科护理(第2版)	肖跃群
77	外科护理(第2版)	江跃华 刘伟道	86	基础护理技术(第2版)	张少羽
			87	护士人文修养(第2版)	胡爱明
78	妇产科护理(第2版)	林 萍	88	护理药理学(第2版)★	姜国贤
79	儿科护理(第2版)	艾学云	89	护理学导论(第2版)	陈香娟 曾晓英
80	社区护理(第2版)	张先庚			
81	急救护理(第2版)	李延玲	90	传染病护理(第2版)	王美芝
82	老年护理(第2版)	唐凤平	91	康复护理	黄学英

★为“十二五”职业教育国家规划教材。

前　言

为了更好地贯彻落实《国家中长期教育改革和发展规划纲要》和《医药卫生中长期人才发展规划（2011—2020年）》，推动中医药高职高专教育的发展，培养中医药类高级技能型人才，在总结汲取前一版教材成功经验的基础上，在全国高等医药教材建设研究会、全国中医药高职高专教材建设指导委员会的组织规划下，按照全国中医药高职高专院校各专业的培养目标，确立本课程的教学内容并编写了本教材。

本教材编写全程始终坚持“三基”、“五性”、“三特定”的基本原则（基本理论、基本知识、基本技能；思想性、科学性、先进性、启发性、适用性；特定学制，特定专业方向，特定对象）。在编写过程中我们根据职业岗位的任职要求，吸纳了当前临床先进的护理理论和护理技术，以整体护理为中心指导思想，体现了“以人为中心”的护理理念及护理学科多元化融合的特点。

与上版教材比较，修订后教材具备如下特色：①突出能力培养，将知识的应用及能力的培养作为重点，从临床真实工作任务着手引领专业知识的阐述，培养学生临床思维能力、创新能力以及发现、分析和解决问题的能力等，以适应未来护理岗位的需要；②以临床真实工作任务为依据精心筛选教材内容，以典型案例引出本章的学习内容，在上一版的基础上进一步精选教材内容，突出对所学核心知识与技能的理解与掌握，突出体现四个“贴近”的原则，即贴近学生现状、贴近社会需要、贴近岗位需求、贴近执业资格考试要求，使学生更好地掌握学习内容；③针对学习对象决定教材编写风格，针对高职高专学生的特点，力求在语言上简单明了、内容上深入浅出，期望使学生便于学习掌握。

全书共分17章，内容包括满足患者生活和心理需要（如饮食、营养、卧位、排泄、心理护理等）的内容，基本诊疗技术（如体温、脉搏、呼吸、血压的测量和注射、输液、输血等技术），无菌技术，消毒隔离，病情观察，危重患者的抢救技术等。对于目前基础护理学所涉及的新知识、新技能，在相关内容以“知识链接”的形式出现。

各校在使用本教材时，可根据具体情况对教学内容和教学顺序做适当调整。由于我们水平有限，经验不足，加之时间仓促，错误和缺点在所难免，恳请指正。

《基础护理技术》编委会

2014年4月

目 录

第一章 绪论……1
第一节 护理学概述……1
一、护理学的相关概念……1
二、护理学的任务及范畴……2
三、护理发展趋势……4
第二节 基础护理技术在临床护理工作中的地位及学习方法……5
一、基础护理技术在临床护理工作中的地位……5
二、学习本课程的意义……5
三、学习内容……5
四、基础护理技术的学习方法……6
第二章 医院及住院环境……8
第一节 医院概述……8
一、医院的性质和任务……8
二、医院的种类与分级……9
三、医院的组织结构……10
第二节 病区对环境的要求……10
一、病区环境的总体要求……11
二、病区环境的调节与控制……11
第三章 医院内感染的预防与控制……15
第一节 概述……15
一、医院感染的概念与分类……15
二、医院内感染的形成……16
三、医院内感染的主要因素……17
四、医院内感染的预防和控制……17
第二节 清洁、消毒与灭菌……18
一、概念……19
二、物理消毒灭菌方法……19
三、化学消毒灭菌方法……23
附1：医院内常见的清洁、消毒、灭菌工作……27
第三节 无菌技术……29

一、概念……29
二、无菌技术操作原则……29
三、无菌技术基本操作法……30
第四节 隔离技术……39
一、隔离的基本知识……39
二、隔离种类与措施……42
三、隔离技术基本操作……43
第五节 消毒供应中心……51
一、消毒供应中心的组织管理……51
二、消毒供应中心的设置……51
三、消毒供应中心的工作内容……52
附2：常用物品的保养方法……54
第四章 护士的职业防护……55
第一节 概述……55
一、护理职业防护的相关概念及意义……55
二、护理职业危害因素……56
三、护理职业防护的管理……57
第二节 职业防护措施……58
一、生物性损伤预防措施……58
二、锐器伤预防措施……59
三、化疗药物损伤预防措施……60
四、负重伤预防措施……61
第五章 入院和出院的护理……63
第一节 门诊部……63
一、门诊……63
二、急诊……64
第二节 患者床单位的准备……65
一、患者床单位的设置……65
二、铺床法……67
第三节 患者入院护理……72
一、入院程序……72
二、入病区后的初步护理……72
三、分级护理……74
第四节 患者运送法……74
一、人体力学在护理工作中的应用……74
二、轮椅运送法……78
三、平车运送法……79
四、担架运送法……82

第五节 患者出院护理……83
一、出院前的护理工作……83
二、出院后的护理工作……84

第六章 舒适与安全……85

第一节 概述……85
一、概念……85
二、影响舒适的因素……86
三、护理原则……86
第二节 疼痛患者的护理……87
一、概述……87
二、护理评估……88
三、护理措施……90
第三节 卧位与舒适……92
一、舒适卧位的基本要求……92
二、卧位的性质……92
三、常用卧位……93
四、变换卧位的方法……98
第四节 患者安全的护理……101
一、影响安全的因素……102
二、患者安全的护理……102
三、保护具的应用……104
四、助行辅助器的应用……107

第七章 清洁护理……110

第一节 口腔护理……110
一、口腔卫生指导……111
二、特殊口腔护理……112
第二节 头发护理……114
一、床上梳发……114
二、床上洗发……115
附1：灭头虱、虮法……116
附2：马蹄形垫洗头法……116
附3：扣杯法洗头……116
第三节 皮肤护理……117
一、淋浴和盆浴……117
二、床上擦浴……118
三、背部护理……120
四、会阴部护理……121
五、压疮的预防及护理……123

第四节 晨、晚间护理…… 127
一、晨间护理…… 127
二、晚间护理…… 127
三、卧有患者床的整理及更换床单法…… 128
第八章 生命体征的观察及护理…… 132
第一节 体温…… 132
一、正常体温及生理性变化…… 132
二、异常体温评估及护理…… 134
三、体温的测量…… 137
第二节 脉搏…… 141
一、正常脉搏及生理性变化…… 141
二、异常脉搏的评估与护理…… 142
三、脉搏的测量…… 143
第三节 呼吸…… 145
一、正常呼吸及生理性变化…… 145
二、异常呼吸的评估与护理…… 146
三、呼吸的测量…… 149
第四节 血压…… 150
一、正常血压及生理性变化…… 150
二、异常血压的评估与护理…… 152
三、血压的测量…… 153
第五节 体温单绘制…… 156
一、眉栏填写…… 157
二、40～42℃横线之间填写…… 157
三、体温、脉搏、呼吸曲线的绘制 …… 157
四、底栏填写…… 158
第九章 冷热疗法…… 159
第一节 概述…… 159
一、概念…… 159
二、冷热疗法的效应…… 159
三、影响冷热疗效果的因素…… 160
第二节 冷疗法…… 161
一、冷疗法的作用…… 161
二、冷疗法禁忌证…… 161
三、冷疗技术…… 161
第三节 热疗法…… 167
一、热疗的作用…… 167

二、热疗法禁忌证…………………………………………………………………… 167
三、热疗技术……………………………………………………………………………… 168

第十章 饮食与营养………………………………………………………………… 173

第一节 营养与健康………………………………………………………………… 173
一、人体对营养物质的需求……………………………………………………… 173
二、营养与健康的关系…………………………………………………………… 174
三、营养指导……………………………………………………………………………… 176
第二节 医院饮食…………………………………………………………………… 176
一、基本饮食……………………………………………………………………………… 177
二、治疗饮食……………………………………………………………………………… 177
三、试验饮食……………………………………………………………………………… 178
第三节 一般饮食护理………………………………………………………………… 179
一、影响饮食与营养的因素……………………………………………………… 179
二、患者一般饮食的护理………………………………………………………… 180
第四节 特殊饮食护理………………………………………………………………… 182
一、管饲饮食……………………………………………………………………………… 182
二、要素饮食……………………………………………………………………………… 185
三、胃肠外营养…………………………………………………………………………… 187

第十一章 排泄护理………………………………………………………………… 189

第一节 排便的护理…………………………………………………………………… 189
一、与排便有关的解剖生理……………………………………………………… 189
二、排便评估……………………………………………………………………………… 190
三、异常排便活动的护理………………………………………………………… 192
四、与排便有关的护理技术……………………………………………………… 195
五、肠胀气的护理……………………………………………………………………… 202
第二节 排尿的护理…………………………………………………………………… 204
一、与排尿有关的解剖生理……………………………………………………… 204
二、排尿评估……………………………………………………………………………… 204
三、排尿异常的护理…………………………………………………………………… 207
四、与排尿有关的护理技术……………………………………………………… 209

第十二章 药物疗法………………………………………………………………… 217

第一节 概述………………………………………………………………………………… 217
一、概述……………………………………………………………………………………… 217
二、安全给药的原则…………………………………………………………………… 218
三、影响药物疗效的因素………………………………………………………… 219
四、给药次数和时间…………………………………………………………………… 221
五、给药途径……………………………………………………………………………… 221

第二节 口服给药法…… 222
一、口服药用药指导…… 222
二、口服给药法…… 222
第三节 雾化吸入疗法…… 224
一、超声波雾化吸入疗法…… 225
二、氧气雾化吸入疗法…… 227
第四节 注射给药法…… 228
一、注射原则…… 228
二、注射准备…… 229
三、常用注射法…… 232
第五节 药物过敏试验法…… 243
一、药物过敏反应及处理…… 244
二、常用药物过敏试验法…… 245
第十三章 静脉输液与输血…… 251
第一节 静脉输液…… 251
一、静脉输液的目的…… 251
二、常用溶液及作用…… 252
三、静脉输液…… 253
四、输液速度调节…… 261
五、输液故障排除…… 263
六、输液反应与护理…… 264
七、输液微粒污染与防护…… 267
第二节 静脉输血…… 268
一、静脉输血的目的…… 268
二、血液及血液制品的种类…… 268
三、静脉输血…… 270
四、输血反应与护理…… 272
第十四章 标本采集…… 276
第一节 概述…… 276
一、标本检查的意义…… 276
二、标本采集的原则…… 277
第二节 常用标本采集法…… 277
一、血标本采集法…… 277
二、尿标本采集法…… 280
三、粪便标本采集法…… 282
四、痰标本采集法…… 283
五、咽拭子标本采集法…… 284
六、呕吐物标本采集法…… 285

第十五章 病情观察与危重患者的抢救护理 …… 286
第一节 病情观察 …… 287
一、病情观察的目的与要求 …… 287
二、病情观察的方法 …… 287
三、病情观察的内容 …… 288
四、各类患者的观察重点及要求 …… 290
五、观察后的处理 …… 291
第二节 危重患者的抢救护理 …… 292
一、抢救工作管理 …… 292
二、危重患者的支持性护理 …… 293
三、常用抢救方法 …… 294

第十六章 临终护理 …… 311
第一节 临终关怀 …… 311
一、概念 …… 311
二、临终关怀的发展历程 …… 312
三、临终关怀的意义与原则 …… 312
四、临终关怀的组织形式 …… 313
第二节 临终护理 …… 313
一、临终患者的生理表现及护理 …… 313
二、临终患者的心理反应及护理 …… 315
三、临终患者家属的护理 …… 316
第三节 濒死与死亡护理 …… 317
一、定义 …… 317
二、死亡的标准及分期 …… 318
三、尸体护理 …… 319
四、丧亲者的心理反应及护理 …… 321

第十七章 医疗与护理文件的书写 …… 323
第一节 医疗护理文件的书写和管理 …… 323
一、书写的意义 …… 323
二、书写的要求 …… 324
三、管理要求 …… 325
第二节 医疗和护理文件的书写 …… 325
一、体温单 …… 325
二、医嘱单 …… 325
三、护理记录单 …… 327
四、病室交班报告 …… 328

附录…………………………………………………………………………………………… 330

附表 1 体温单 ………………………………………………………………………………… 330
附表 2 长期医嘱单 …………………………………………………………………………… 331
附表 3 临时医嘱单 …………………………………………………………………………… 332
附表 4 一般护理记录单 ……………………………………………………………………… 333
附表 5 危重护理记录单 ……………………………………………………………………… 334
附表 6 出入液量记录单 ……………………………………………………………………… 335
附表 7 医院常用食物含水量 ………………………………………………………………… 336
附表 8 各种水果含水量 ……………………………………………………………………… 336
附表 9 病区交班报告 ………………………………………………………………………… 337

《基础护理技术》教学大纲 ………………………………………………………………… 338

主要参考书目……………………………………………………………………………………… 347

第一章 绪 论

学习要点

1. 护理学的相关概念：护理学、护理、健康。
2. 护理目标、任务、范畴。
3. 现代护理学的发展趋势。
4. 基础护理技术课程的地位，学习内容、意义和方法。

百余年来，经过一代代护理专业人员的不懈努力，护理学经历了从经验到科学、从简单到综合、从附属到独立的演变和发展，经过实践、研究，反思、变革，护理学的内涵得到不断充实和完善，逐渐形成了自己特有的理论和实践体系，成为一门独立的学科。护理学包括理论与实践两大范畴，基础护理技术是护理学实践范畴中重要的组成部分之一。通过本课程的学习，可以掌握满足人类健康需要的基本理论、知识和技能，帮助护理对象达到最佳身心健康水平。

第一节 护理学概述

一、护理学的相关概念

南丁格尔提出的护理理念为现代护理学的发展奠定了基础。她认为："护理是一门艺术，需要以组织性、务实性及科学性为基础"，同时提出"护士是内科、外科及健康方面的技术服务者，而不是医生的技术辅佐者"，并且主张"护理人员应由护理人员来管理"。她也确定了护理学的概念和护士的任务，提出了公共卫生的护理思想，重视患者的生理及心理护理，发展了自己独特的护理环境学说。以下是护理学领域中的几个基本概念：

1. 护理学的概念　是生命科学中综合了自然科学与人文社会科学的一门独立性应用科学，是研究有关预防保健与疾病防治过程中护理理论与技术的科学。

2. 护理的概念　护理是诊断和处理人类对现存和潜在的健康问题的反应。其主要宗旨是帮助人们预防疾病，恢复、维持和促进健康，从而使每个人都尽可能地保持在最佳的健康状态。同时，护理人员在向人们提供健康保健服务时，应为服务对象创造一个使个人的价值、风俗和信仰都能受到尊重和体现的环境。护理的对象，不仅仅是生病、住院的患者，同时也包括健康人。护理工作的范围也不仅限于医院，同时也包括家庭及社区。

3. 健康的概念　护理人员必须了解健康与疾病的概念和理论，以便于为服务对象提供因人而异的身心整体护理。世界卫生组织（World Health Organization，WHO）在 1948 年将健康定义为："健康不但是没有疾病和身体缺陷，还要有完整的生理、心理状态和良好的社会适应能力”。1978年，WHO在《阿拉木图宣言》中描述“健康不仅是疾病与体弱的匿迹，而且是身心健康和社会幸福的完美状态”，提出“健康是基本人权，达到尽可能的健康水平是世界范围内的一项重要的社会性目标”。1989年WHO提出健康新定义：不仅是没有疾病，而且包括躯体健康、心理健康、社会适应良好和道德健康。

二、护理学的任务及范畴

自南丁格尔创建护理专业以来至今已有100多年的历史，护理学科不断变化和发展。从护理学的实践和理论研究来看，现代护理学的发展经历了“以疾病为中心、以患者为中心和以人的健康为中心”三个阶段。随着医学模式的转变和护理学的发展，护理学的性质和任务也发生了重大变化。我国医药卫生护理事业的基本任务是保障人民健康，防治重大疾病，控制人口增长，提高人口健康素质，解决经济、社会发展和人民生活中迫切需要解决的卫生保健问题，以保证经济和社会的顺利发展。为完成这一任务，护士不仅要在医院为患者提供护理服务，还需要将护理服务扩展到全社会，为全社会人民的健康提供保证。

（一）护理学的任务

1. 减轻痛苦　减轻个体和人群的痛苦是护士所从事护理工作的基本职责和任务。通过学习和实践，把知识和技能运用于临床护理实践，帮助个体和人群减轻身心痛苦。

2. 维持健康　在维持健康的护理活动中，护士通过一系列护理活动帮助护理对象维持他们的健康状态。如教育和鼓励患慢性病而长期住院治疗的老年患者做一些力所能及的活动来维持肌肉的强度和活动度，以增强自理及自护的能力。

3. 恢复健康　恢复健康是帮助人们在患病或有影响健康的问题后，改善其健康状况。如协助残障者参与他们力所能及的活动，使他们从活动中得到锻炼和自信，以利他们恢复健康。

4. 促进健康　促进健康是帮助人群获取在维持或增进健康个体时所需要的知识及资源。促进健康的目标是帮助人们维持最佳健康水平或健康状态。护士可以通过卫生宣教活动，使人们理解和懂得良好的生活方式有益于增进健康。

（二）护理学的范畴

护理学的范畴包括理论和实践两大范畴。

1. 护理学的理论范畴

(1) 明确护理学的研究对象、任务和目标：护理学的研究对象、任务和目标是护理学科建设的基础，影响着护理学的发展方向，随着护理学的发展而不断变化（表1-1），但在一定历史条件下具有相对的稳定性。

表1-1　现代护理学不同发展阶段的研究对象、任务及目标

护理阶段	研究对象	任务	目标
以疾病为中心	疾病	执行任务及各项护理技术操作	协助医生消除患者躯体的病灶，使其恢复正常功能
以患者为中心	患者	解决患者的健康问题，对患者实施身心整体护理	满足患者的健康需求，维护和促进患者的健康水平
以人的健康为中心	全人类	诊断和处理人类现存的或潜在的健康问题	提高人类生命质量，维护、促进和提高人类社会健康水平

（2）护理专业知识体系及护理模式：自20世纪60年代以后，护理界开始致力于发展护理理论与护理模式。护理人员通过研究改善和提高专业技术，验证和发展了护理理论。

（3）护理学和社会发展的关系：研究护理学在社会中的作用、地位、价值，研究社会对护理学的影响及社会发展对护理学的要求等。

（4）形成护理分支学科及交叉学科：随着现代科学的高度分化和广泛综合，护理学与其他多学科相互渗透，在理论上相互促进，在方法上相互启迪，在技术上相互借鉴，从而形成了护理伦理学、护理心理学、护理美学、护理教育学、护理管理学等一批交叉学科，以及急救护理学、老年护理学等一批分支学科，大大推动了护理学科体系的构建和完善，促进了护理学的发展。

2．护理学的实践范畴

（1）临床护理：临床护理服务的对象是患者，其内容包括基础护理和专科护理。

基础护理是内、外、妇、儿等专科护理的基础，它主要是以护理学的基本理论、基本知识和基本技能为基础，结合个体的生理、心理特点和治疗康复的需求，满足个体的生理、心理和治疗需要。如排泄护理、膳食护理、病情观察和基本护理技能操作等。

专科护理是以护理学及相关学科理论为基础，结合各专科患者的特点及诊疗要求，为患者提供身心整体护理。如各专科患者的护理、急救护理以及专科护理技术操作（心电监护、各种引流管的护理等）。

（2）社区护理：社区护理的对象是一定范围的居民和社会群体。以临床护理的理论知识和技能为基础，以整体观为指导，结合社区的特点开展护理工作。社区护理工作以维护人的健康为中心，以家庭为单位，以社区为范围，以社区护理需求为导向，以妇女、儿童、老年患者、慢性病患者、残疾人为重点，在开展社区“预防、保健、健康教育、计划生育和常见病、多发病、诊断明确的慢性疾病治疗和康复”工作中，提供相关的护理服务，以改变人们对健康的观念，帮助人们实践健康的生活方式，最大限度发挥机体的潜能，提高全民的健康水平。

（3）护理教育：护理教育是以护理学和教育学为基础，贯彻教育方针和卫生工作方针，培养德、智、体、美、劳全面发展的高素质护理人才，以适应医疗卫生服务和医学科学技术发展的需要。

（4）护理管理：是运用管理学的理论和方法，对护理工作中的诸要素——人、财、物、时间、技术、信息等进行科学的计划、组织、指挥、协调和控制，以提高护理工作的效率和效果，进而提高护理质量。

（5）护理科研：是运用观察、科学实验、调查分析等方法揭示护理学的内在规律，促进护理理论的更新，改进和提高护理技术。

知识链接

国内有影响的护理杂志

目前国内比较有影响的护理专业杂志有《中华护理杂志》《中国实用护理杂志》《护士进修杂志》《中华护理教育》《解放军护理杂志》《国际护理学杂志》《护理学杂志》《护理研究》《中华现代护理》《护理学报》《中国护理管理》等。

随着医学科学技术的进步和护理科研的开展，护理学的内容和范畴将不断丰富和完善。

三、护理发展趋势

随着人们对于自身健康越来越重视，对护理工作的要求也越来越高，护理服务应不断适应人民群众日益多样化、多层次的健康需求，服务领域逐步向家庭、社区延伸，在老年护理、慢性病护理、临终关怀等方面发挥积极作用。基础护理的工作内容涵盖了生活护理、病情观察、基本护理技术操作、心理护理、健康教育、预防医院感染、临终关怀、写护理文书等护理工作，卫生部启动的全国优质护理服务示范活动，其目的就是夯实基础护理工作，提高临床护理工作质量。

（一）护理工作人性化

护理是科学与人文的结合，将人文关怀融入护理过程中，为个体提供人性化服务，是护理工作的核心内涵的体现。卫生部在"十二五"发展规划中明确表示要进一步推进"优质护理服务示范工程"活动，为患者提供全程规范化护理服务。基础护理是优质护理服务的核心内涵，只有提高基础护理工作质量，才能保证"优质护理服务示范工程"的有效实施。所以护理工作人性化是社会对护理工作的要求，也是未来护理工作的发展趋势。

（二）护理服务社会化

护理工作作为全社会健康服务的重要组成部分，将在现代社会中承担重要责任。由于老年社会的到来，慢性疾病及与不良行为和不良生活方式相关疾病的增多，人们对基础护理的需求也逐渐增多。在这种形势下，护士或健康从业人员必将深入家庭和社区开展护理工作，使基础护理工作走向社会。

（三）护理人员高学历化

随着人们的教育水平和生活水平不断提高，人们对护理人员的要求也越来越高。护理人员只有具备高学历、多学科知识和较强的护理技能，才能更好地满足职业和社会需要。护理教育高层次化正是适应了这种变化。护理人员的基本学历由原来的中专、大专为主，逐步向以大专和本科为主体。2011年3月8日，国务院学位办公室颁布的新的学科目录设置，其中护理学从临床医学二级学科中分化出来，成为一级学科，新的学科设置也为护理专业高层次护理人才的培养提供更大的发展空间，具有硕士、博士学位的护理人员数量也将不断增加。随着这种高学历化时代的到来，护理高等教育也将迎来更好的发展机遇。

（四）护理工作法制化

随着社会制度和法规的不断完善，护理行业的各项法规和标准也日益规范。1994年1月1日颁布《中华人民共和国护士管理办法》，2008年5月12日《护士条例》正式实施，建立了规范的护士资格考试制度和护士执业许可制度。在《护士条例》实施的基础上，于2015年将启动《护士法》的调研起草工作。这对于加强护士管理，提高护理质量，保证医疗护理安全，保护护士的合法权益，促进我国护理与国际护理接轨，具有重要的意义。同时为稳定和发展护理队伍，相关部门正逐步建立和完善各项准入、执业管理、培训、考核、晋升和职业发展的基本制度。

（五）护理工作体现中医特色

随着中医学的研究在全球范围兴起，中医护理也将引起各国护理界的高度重视。结合阴阳、五行等学说进行辨证施护，将中医护理的理论融入现代的护理理论，探索具有中国特色的护理理论和技术方法，使中国传统医学在护理领域为全人类健康做出重要贡献。中国护理事业发展规划纲要(2011—2015年)也明确指出要“大力发展中医护理，提高中医护理水平，发挥中医护理特色和优势，注重中医药技术在护理工作中的应用”。所以在基础护理中体现中医特色，提高基础护理水平，也是社会发展的需要。

我国护理事业发展的历程走过了一条艰辛的道路。护理事业的发展和社会的发展始终紧密相连，无论在何种困境或挑战面前，广大护理工作者一直在不断进取。随着社会的发展，优质护理服务工作的推进，基础护理的内涵也将进一步丰富和完善。大量丰富的基础护理实践需要经过科学的研究和提炼，基础护理技能有待护理人员努力学习，不断开拓、创新。只有大家不懈努力，才能提高基础护理理论和实践水平，更好地为广大患者服务，提高患者对护理服务的满意率。

第二节 基础护理技术在临床护理工作中的地位及学习方法

一、基础护理技术在临床护理工作中的地位

基础护理技术是护理专业课程体系中最基本、最重要的课程之一，也是护理专业学生(以下简称护生)在学校学习期间的必修课程，在护理教育教学中发挥着重要的作用。基础护理技术是护生学习临床专业课(如内科护理学、外科护理学、妇产科护理学、儿科护理学等)必备的前期课程，为临床各专科护理提供了必要的基础知识和基本技能。

二、学习本课程的意义

随着人们对健康需求的增加，纯粹的医疗已经不能满足人类的健康需求，必须为其提供全面的卫生服务。这就要求护理人员有很高的护理技能水平，能够综合评估个体的情况，实施整体护理。基础护理技术是护理工作中最基本的技术操作，是患者以及健康人最需要的护理活动，也是护理人员必须掌握的基础知识，更是提高护理质量的重要保证。《基础护理技术》对护理知识进行了深入的探讨，对护理基本理论、基本知识和基本技能进行了详尽的解释。将护理程序贯穿在各个章节中，旨在培养学生发现问题、分析问题和解决问题的能力，为学生今后走上护理工作岗位应用护理程序开展整体护理、促进健康打下坚实基础。

三、学习内容

基础护理技术是临床专科护理的基础课程，具有丰富的科学知识内涵。在本课程中，护生将学习从事护理工作所必需的护理基本理论、基本知识和基本技能。由于基础护理工作是临床各专科护理的基础，并贯穿于满足患者对健康需求的始终，因此其内容包括患者的生活护理、患者治疗需要的满足、患者病情变化的观察以及基本的护理操作技术和健康教育等。基础护理技术的具体内容包括：医院及住院环境、医院内感染的预防与控制、护士的职业防护、入院和出院的护理、舒适与安全、清洁护理、生命体征的测量观察及护理、冷热疗法、饮食与营养、排泄护理、药物疗法、静脉输液与输血、标本采集、病情观察与危重患者的抢救护理、临终护理、医疗与护理文件的书写。要求学生通过学习能够掌握护理技术的基本知识，正确进行各项操作并理解操作步骤的理论基础和原理，培养严谨的工作态度。

四、基础护理技术的学习方法

（一）实践学习法

基础护理技术是一门实践性很强的课程，其内容的重点是基础护理操作。因此，实践学习法是护生学习本课程的主要方法，包括实训室练习和临床见习、实习等几种方法。

1. 实训室练习　实训室练习是护生学习本课程的重要方法之一，护生只有在实训室模拟的护理情景下独立、熟练地完成各项基础护理技能操作，达到教学大纲所要求的标准，才能在患者身上实施各项护理操作，进而完成各项临床护理工作。因此要求护生：①以认真的态度对待实训课：进入实训室前要穿好护士服，带好护士帽；②严格遵守实训室规章制度：在实训室内，严禁大声喧哗，严禁坐床，爱护实训室内的所有设备及物品（包括模型人、操作用物等），保持实训室清洁卫生，离开实训室前要关好门窗；③认真观看教师示教：对于技能的学习，教师示范是重要环节，护生应集中注意力看清楚教师所示范的每一个步骤，如有疑问，应在教师示范结束后及时提出；④认真做好模拟练习：护生要根据教师的示范，按照正确的操作程序逐步进行模拟练习，并以批判的眼光对待传统的操作步骤及操作方法，在练习的过程中逐渐发现更科学、合理的操作方法；⑤加强课后练习：技能学习是一个循序渐进、不断熟练的过程，需要学生课后不断进行练习。目前，大多数护理院校都将护理实训室不同程度地向护生开放，护生应根据自身情况，有效利用实训室开放时间，有针对性地进行练习，以强化技能训练，熟练掌握技能操作。

2. 临床见习与实习　临床见习与实习是理论联系实践的最佳形式，也是提高护生基础护理操作技能的一种有效的学习方法。临床见习与实习，一方面可以使护生加深对所学理论知识的理解和掌握，另一方面真实的临床护理工作场景的感染和熏陶，可以促进其职业道德和职业情感的形成与发展。

为了提高临床学习的效果，要求护生：①以护士的工作标准严格要求自己：护生应自觉遵守医院的各项规章制度，按照护士的伦理道德规范行事；②树立良好的职业道德，逐渐培养职业情感：要树立高度的责任心和责任感，尊重、关心、同情、爱护患者，全心全意为患者服务，尽可能地满足患者提出的各种合理要求；③认真对待每一项基础护理技能操作：护生应珍惜每一次操作机会，在带教老师的指导下，正确实施各项操作，严格遵守无菌技术操作原则和查对制度，确保患者的舒适和安全；④虚心接受临床教师的指导和帮助：护生应有效利用临床教师这一重要的学习资源，尊重并虚心接受他们的指导。此外，当在临床实践中遇到困难时，应主动寻求临床教师的帮助，以避免对工作及自身造成不良影响。

（二）反思学习法

反思学习法是指护生在完成某个基础护理技能操作之后需要进行的反思过程，是提高学习效果的重要方法。护生应按照以下三个阶段进行反思：

第一阶段：回到所经历的情景中去（回顾）。在此阶段，护生只需要去回忆自己所做的技能操作的全过程，描述所出现的失误而不作任何评判，即问自己"发生了什么事"。

第二阶段：专心于感受（注重感觉）。在此阶段，护生需要去体验有关技能操作的自我感受，即问自己"我的感觉如何"。护生在进行基础护理技能操作之后，通常会产生不同的心理感受，有些是积极的，有些则是消极的。作为护生，应努力去体验那些积极的感受（如在临床学习中受到患者或老师赞扬后的愉快感受），而采取适当的方法排除消极的感受。

第三阶段：重新评价（分析意义）。这是反思学习的最后阶段，在此阶段，护生需将本次经验与其原有经验的感受联系起来，并比较它们之间的相互联系（连接新经验与以往旧经验）。

反思过程需要不断实践和应用，直到护生能够熟练地执行基础护理技能操作的每个步骤并感到得心应手为止。反思学习法既适用于个体护生，也可以用于小组或全班同学，即在每次实习课或临床实习结束后，由实习指导教师或临床带教教师组织护生进行反思性讨论。在讨论中，护生不仅可以反思自己的经历，还可以分享其他同学的经历和感受，从而对提高他们的技能和能力起到积极的促进作用。

总之，基础护理技术是护理专业学生重要的专业课程之一，它是学习其他临床护理课程的基础。护生只有了解本门课程在整个护理专业课程体系中的地位和任务，明确学习目的，并能按照正确的学习方法和要求进行学习，才能有效掌握基础护理学的基本理论和基本技能，从而为将来学习其他护理专业课程及从事临床护理工作奠定良好的理论、技能和能力基础。

（周 洁）

复习思考题

1. 讨论护理与护理学概念，谈谈你自己的理解与认识。
2. 护理学范畴包括哪些内容？现代护理的内涵有哪些发展？
3. 基础护理技术在护理学科中占有什么样的重要地位？如何学好这门课程？

第二章　医院及住院环境

学习要点

1. 医院的性质和任务。
2. 医院环境的总体要求。
3. 医院环境的调节与控制。

环境与人类的生存、健康及发展密切相关。医院是社会系统中的一个特殊组成部分，是为人民群众提供卫生保健、治疗和康复的场所。护理人员必须掌握与健康相关的环境知识，充分利用医院环境中对人类健康有利的因素，消除和改善环境中的不利因素，创造良好的住院环境，以满足患者治疗、护理和休养的需要，促进患者的康复。

案例分析

男性，70 岁。因右上腹疼痛 6 小时，在某医院外科就诊，拟腹痛待查收治入院。请写出：

1. 患者就诊的医院是什么种类的医院？
2. 为患者提供的病区环境温、湿度是多少最适宜？

第一节　医院概述

一、医院的性质和任务

医院是对群众或特定人群进行防病、治病的场所，应具有一定数量的病床设施、相应的医务人员和必要的医疗设备，是通过医务人员的集体协作，运用医学科学理论和技术，达到对住院或门诊患者实施科学、正确的诊疗和护理的医疗事业机构。

（一）医院的性质

卫生部颁发的《全国医院工作条例》明确规定了我国医院的基本性质："医院是治病、防病、保障人民健康的社会主义卫生事业单位，必须贯彻国家的卫生工作方针政策，遵守政府法令，为社会主义现代化建设服务。"

（二）医院的任务

医院的功能即医院的任务。卫生部颁发的《全国医院工作条例》明确指出，我国医院的任务是以"医疗为中心，在提高医疗质量的基础上保证教学和科研任务的完成，并不断提高教学质量和科研水平。同时做好扩大预防、指导基层和计划生育的技术工作"。医院的基本任务有：

1. 医疗　医院医疗工作包括诊疗与护理工作。在医技部门密切配合下，形成一个医疗整体为患者提供优质医疗服务，促进患者早日康复。

2. 教学 对每个专业技术人员的培养，都必须经过学校教育和临床实践教育两个阶段。在职人员也需不断接受继续教育，更新知识和技术，才能适应医学科技发展的需要，满足广大人民群众的保健需求。因此，教学是医院的一项重要任务。

3. 科学研究 医院是医学科学研究的重要阵地，通过开展科学研究解决临床上的许多疑难问题，从而不断创新技术，提高医疗水平和质量，推动医学发展。

4. 预防保健和社区卫生服务 医院的工作不仅要对患者进行治疗，还要为社区群众提供预防和卫生保健服务。通过开展社区健康教育、健康咨询、家庭卫生保健指导，提倡健康的生活方式和加强自我保健意识，延长人们的寿命，提高生活质量。

二、医院的种类与分级

（一）医院的种类

1. 按收治范围分类

(1) 综合医院：收治各类疾病的患者，医院内除设有内科、外科、儿科、妇产科、眼科、耳鼻喉科、肿瘤科、皮肤科、传染科、中医科等各类疾病的诊疗科室外，还设有药剂、检验、影像等医技部门，并配有相应的医务人员和设备。对患者进行综合的整体治疗和护理。

(2) 专科医院：专科医院是为诊治专科疾病而设置的医院。其优势是可以集中人力、物力和技术设备，开展某类疾病的预防、治疗和护理。如传染病医院、肿瘤医院、口腔医院、康复医院、妇产医院、胸科医院、眼科医院、结核病防治院、精神病防治院、职业病防治院等。

2. 按特定任务分类 根据特定任务和特定服务对象分为教学医院、科研医院、企业医院、军队医院等。

3. 按所有制分类 根据所有制不同分为个体所有制医院、集体所有制医院、全民所有制医院、中外合资医院等。

（二）医院的分级

我国从 1989 年开始实施医院标准化分级管理。医院分级管理可促进我国三级医疗卫生网络的进一步发展，合理利用有限的卫生资源，促进医院综合水平的提高。根据医院的功能、规模、任务、技术水平、设施条件、医疗服务质量和科学管理的综合水平，将医院划分为三级（一、二、三级）十等（每级设甲、乙、丙三个等级，三级医院增设特等）。

1. 一级医院 指直接向社区提供预防、保健、医疗、护理、康复服务的基层医疗机构。主要指城市街道医院、农村乡镇卫生院和某些企事业单位的职工医院等。

一级医院的主要功能是提供社区初级卫生保健，管理社区中的多发病、常见病患者，并做好疑难重症患者向上一级医院转诊的工作。

2. 二级医院 指向多个社区提供综合医疗卫生服务，并承担一定教学、科研任务的地方性医院。如一般的县医院、市医院、省辖市的区级医院等。

二级医院的主要功能是对患者进行诊治及护理，对高危人群进行监测，接受一级医院转诊的患者，对一级医院进行业务指导，进行教学和科研活动。

3. 三级医院 是跨地区、省、市以及向全国范围内提供医疗卫生服务的医院，为国家高层的医疗卫生服务机构。如全国、省、市直属的市级大医院及医学院校的附属医院等。

三级医院的主要功能是接受二级医院的转诊，诊治及护理危重、疑难患者，对下级医院进行业务指导和培训，承担教学与科研任务。

三、医院的组织结构

我国医院的类型和级别不同，其社会职能和服务功能亦有所不同，但在医院的组织结构设置上则基本相同。根据我国现状，医院的组织结构大致分为三大系统：诊疗部门、辅助诊疗部门、行政后勤部门，实行党委领导下的院长负责制（图 2-1）。

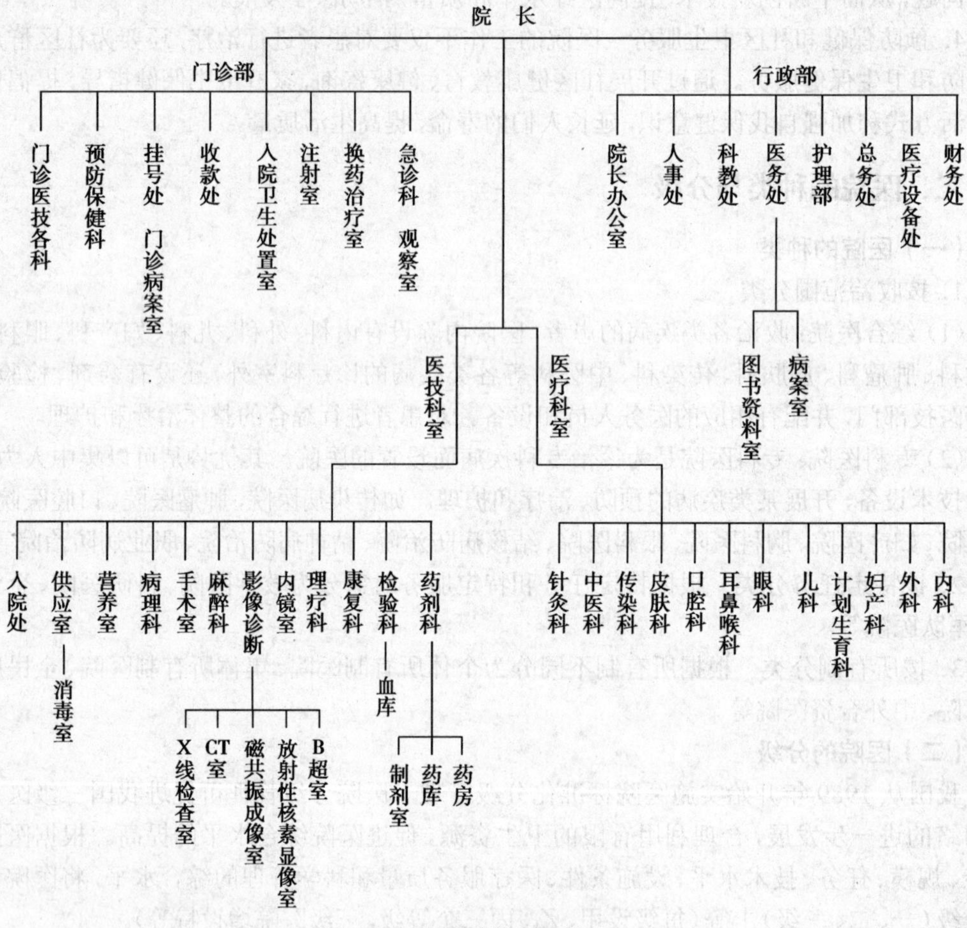

图 2-1　医院的组织结构

第二节　病区对环境的要求

病区是医院的重要组成部分，是住院患者接受诊疗、护理及康复休养的场所，也是医护人员全面开展医疗、预防、教学、科研活动的重要阵地。病区的设置、布局和管理质量直接影响到医疗、护理、教学、科研任务的完成。护士应为患者创造一个安静、整洁、舒适、安全的物理环境及身心愉悦、温馨和睦的社会环境，促进患者早日康复。

每个病区应设有病室、危重病室、抢救室、治疗室、医生办公室、护士办公室（护士站）、配膳室、库房、洗涤间、浴室、厕所、污物处理间、医护休息室、示教室等。有条件的病区应设置患者学习室、娱乐室、会客室及健身室等。

病区实行科主任、科护士长领导下的主治医生、护士长分工负责制。每个病区设 30～40

张床位较为适宜，每间病室设 2～6 张床位，还可设置单人病室，尽量配有卫生间，病房安置输液轨道。两床之间距离不小于 1m，应有床帘或屏风，以便在必要时遮挡患者。

一、病区环境的总体要求

病区环境是影响患者身心舒适的重要因素之一，适宜的环境不仅影响患者的心理状态，而且关系到治疗的效果及疾病的康复。因此，护士应为患者创造一个安静、整洁、安全、舒适和美观的环境，以满足患者休养、生活、治疗等需要，促进患者早日康复。

（一）物理环境

1. 安全　医院是患者治疗疾病、恢复健康的场所，应首先满足患者安全的需要。医院中的工作人员要耐心、热情地对待患者，建立和睦的人际关系，增加患者的心理安全感。另一方面，医院的建筑、布局应符合有关标准，环境安全、舒适，设施齐备、完好，避免患者发生损伤。同时建立医院内感染监控系统，健全有关规章制度并严格执行，避免医院内感染的发生。

2. 舒适　医护人员应注意为患者营造一个良好的人际关系氛围，重视患者的心理支持，满足其被尊重的需要及爱与归属的需要。同时，应注意医院物理环境的调试，如空间、温度、湿度、空气、光线、音量等，以满足患者的基本需要，从而增加其舒适感。

3. 整洁　主要指病区护理单元、患者及工作人员整洁。

（1）病室设施齐全，物品规格统一，摆放整齐划一，方便患者使用。

（2）患者的口腔、皮肤、头发要保持清洁，被服要定期更换。

（3）工作人员的仪表应端庄，服装应整洁、大方、得体。

（4）治疗后应及时撤去用物，患者的排泄物、污染敷料等应及时清除，并按规定进行消毒分类处理。

4. 安静　安静的医院环境有利于患者更好地休息，使患者早日康复。医院内的工作人员应自觉遵守有关规章制度，尽量减少噪音，给患者提供一个安静的休养环境。

（二）社会环境

1. 服务环境　是护理人员护理技术、人际关系、精神面貌、服务态度等给患者营造的人文环境。护理人员掌握精湛的护理技术，具备良好的人际关系有利于患者在住院期间疾病的康复。

2. 管理环境　是医院的各项规章制度、监督机制。管理环境应以人为本，体现医院文化。护理人员严格执行各项规章制度，提高工作效率，满足患者的需要。

二、病区环境的调节与控制

（一）病区的物理环境

1. 声音　声音是人类生活中不可缺少的刺激物，但绝对的安静会使人产生寂寞感。因此，一般人在健康状态下需要一定的声音刺激。但当健康状况不良、心理不舒适时，对声音的耐受能力下降，即使是美妙的音乐也会被视为噪音，噪音会对健康造成影响。

噪音是指与环境不协调、不悦耳、人们不想听的声音，或能引起人们生理、心理上不愉快的声音。噪音的危害程度视音量的大小、频率的高低、持续时间和个人的耐受性而定。衡量声音强弱的单位是分贝（dB），一般能听到的声音强度为 20dB，当声音在 30dB 以下时环境显得非常安静，40dB 为环境中的正常声音，50～60dB 的声音会对人产生相当大的干扰，当声音高达120dB以上时可造成高频率的听力损失甚至永久性失聪。人若长时间处于90dB以上的噪声环境中，可导致疲倦、不安、眩晕、耳鸣、头痛、失眠、血压波动等症状。

护理措施：WHO规定，白天医院内较理想的噪音强度为35～45dB。为控制噪音，工作人员应努力做到"四轻"，即说话轻，走路轻，操作轻，关门轻；病室的桌、椅脚应钉上橡皮垫；推车的轮轴应定期滴注润滑油；护士应向患者及家属宣传保持病室安静的重要性，以取得他们的配合，共同创造一个安静的休养环境。在控制噪音的同时，为了避免过于安静的病室环境使患者产生孤寂感，可鼓励患者使用带耳塞的收音机或随身听，也可在患者床头设置耳机装置，让病情较轻及恢复期的患者可以随时收听新闻、音乐及各种信息，以丰富住院生活，减少孤独、寂寞感，提高治疗效果。

2. 温度　适宜的温度使人感觉舒适、安宁，有利于患者休息以及治疗、护理工作的进行。一般病室温度以18～22℃为宜，婴儿室、产房、手术室以22～24℃为宜。室温过高不利于机体散热，并可干扰消化及呼吸功能，使人烦躁，影响体力恢复；室温过低则使人畏缩，肌肉紧张，患者易在治疗和护理时受凉。

护理措施：病室内应有温度计，以便观察和调节。护士可根据季节变化采取不同的护理措施。夏季可采用空调或电风扇调节室温，冬季可采用暖气或其他取暖设备保持适宜的室温；根据气温变化增减患者的盖被及衣服；在实施护理措施时应尽可能减少不必要的暴露，防止患者受凉。

3. 相对湿度　病室的相对湿度是指在单位体积的空气中，一定湿度条件下所含水蒸气的量与其达到饱和时含水量的百分比。病室相对湿度以50%～60%为宜。相对湿度过高，空气潮湿，细菌易于繁殖，同时，人体水分蒸发减少，使患者感到气闷不适，尿液排出增加，对心、肾疾病尤为不利；相对湿度过低，室内空气干燥，人体水分大量蒸发，可引起口干舌燥、咽痛烦渴等不适，对气管切开或呼吸道疾病的患者尤为不利。

护理措施：病室内应备有湿度计，以便护士观察和调节。当相对湿度过高时，可打开门窗使空气流通或使用空气调节器、除湿器等。当室内的相对湿度过低时，冬季可在暖气或火炉上放置水壶，也可使用加湿器；夏季可在地上洒水。

4. 通风　通风可使室内外空气流通，保持空气新鲜，并可调节室内的温、湿度，降低室内空气中二氧化碳及微生物的密度，减少呼吸道疾病传播。不通风可导致室内空气污浊，氧气不足，患者可出现烦躁、疲乏、头晕和食欲不振等表现。

护理措施：病室应每日定时开窗，通风换气，通风时间可根据病室内外温差大小而变化，一般每次通风30分钟即可达到通风换气的目的。通风时应避免对流风直吹患者，冬季通风时应注意为患者保暖。

5. 光线　病室采光来自于自然光源和人工光源，护士可根据治疗、护理需要以及不同患者对光线的不同需求给予满足。适当的日光照射可增加患者的舒适感。

护理措施：应经常打开病室门窗，使日光能直接照进病室，但应避免日光直接照射患者眼睛，以防引起目眩。午休时应用窗帘遮挡日光，夜间应采用地灯或可调节型床头灯，既方便护士夜间巡视病房，又不影响患者睡眠。

6. 装饰　优美的环境、合理的布局可使人精神愉快、身体舒适。因此，病区的装饰是病区环境管理的重要环节。

护理措施：色彩对人的情绪、行为和健康均有一定影响，现代医院多根据病室的不同需求来选择适当的颜色。如儿科病房多采用粉色等暖色调，以减少儿童恐惧感，增加温馨感；

手术室常选用绿色或蓝色，给人以安静、舒适、信任的感觉；一般病室墙壁上方可涂白色或米黄色，下方可涂蓝色或浅绿色，以避免产生单调、冷漠的感觉。病室内外及走廊上适当摆放鲜花和绿色植物，不仅能美化环境，令人赏心悦目，还能增强患者战胜疾病的信心。在病室的周围栽种树木、草坪和修建花坛、桌凳等，供患者休息、散步和观赏，为患者创造一个舒适、优美的休养环境。

知识链接

重症监护室

重症监护室（intensive care unit，ICU），是重症医学学科的临床基地，它对因各种原因导致一个或多个器官与系统功能障碍危及生命或具有潜在高危因素的患者，及时提供系统的、高质量的医学监护和救治技术，是医院集中监护和救治重症患者的专业科室。

（二）病区的社会环境

病区是一个特殊的社会组成部分，患者住入医院后，病区的人际关系和规章制度会使之感到不适应而产生不良的心理反应。为了保证患者能获得安全、舒适的治疗环境，恢复最佳心理状态，更好地配合治疗与护理，护士应帮助患者尽快进入患者角色，以适应病区这一特殊的社会环境。

1. 护患关系　护患关系是指护士与患者之间的关系，是一种服务和被服务的关系，是病区社会环境中最主要的部分。作为处于主导地位的服务者，护士应尊重患者的人格与权利，维护他们的自尊，使之感受到自己是受欢迎和被关心的。通过护士端庄的仪表、稳重的举止、和蔼的态度、得体的言谈、良好的职业道德、丰富的专业知识、娴熟的技术给予患者心理安慰，使之产生安全感和信任感。根据患者的年龄、性别、民族、文化程度、职业及病情轻重不同，给予不同的身心护理，满足其身心需要。

2. 病友关系　病友关系是指同病室患者之间的关系。同住一病室的患者有着共同的心理倾向，自然地构成了一个新的群体，病友之间的相互帮助与照顾有利于消除新患者的陌生感和不安情绪。护士是患者群体中的调节者，有责任协助患者建立良好的人际关系，鼓励患者与病友进行感情交流，引导病室内的群体气氛向着积极的方向发展，调动患者的乐观情绪，更好地配合治疗与护理。

3. 患者与其他人的关系　患者在医院内还应与其他人员建立一个良好的人际关系。当患者来到新的环境时，护理人员应主动向其介绍其他医务人员和同病室的病友，鼓励患者与其他人员的沟通和交往。同时，护理人员要注意观察和调整患者与亲友之间的关系。亲友是患者重要的支持系统，是患者心理情绪稳定的重要因素。亲友对患者病情的关心及心理支持，可增强患者战胜疾病的信心和勇气，解除患者的后顾之忧。因此，护士应加强与患者亲友的沟通，取得他们的信任与理解，共同做好患者的身心护理。

4. 医院规则　医院规则也是病区规则，主要指医院的各种规章制度，如入院须知、探视制度、陪伴制度等。合理的规章制度可保证病区内医疗、护理工作正常、有序地进行，便于预防和控制感染等工作的实施，同时，也为患者的休息和睡眠提供良好的条件。但医院规则在一定程度上对患者是一种约束，如患者必须遵从医护人员的指导，不能完全按照自己的意愿进行活动；与外界接触减少，只能在规定的探视时间内见到家属和亲友，易产生孤寂感、焦虑感等。因此，护士应根据患者的不同情况和适应能力，主动给予热情的帮助、耐心的解释和正确的健康指导，及时提供有关信息和心理支持，使之逐渐适应并自觉遵守医院规则，减少不良情绪的产生，促进早日康复。

（三）医院的安全环境

医院是患者治疗疾病、恢复健康的场所，满足患者的安全需要是保证患者健康的必要条件。

1. 安全的治疗环境　医院的物理环境，包括空调、温度、湿度、空气、光线、噪声的适量控制等。医院的建筑设计、设备配置、布局符合相关标准，安全设施齐备完好，避免患者在治疗护理过程中发生损伤。

2. 安全的生物环境　医院的治疗性环境中，致病菌及感染源的密度相对较高，应建立、健全院内感染监控系统和相关制度并严格执行，避免发生医院内感染和疾病传播，保持生物环境的安全性。

3. 安全和谐的人文环境　医护人员耐心热情地接待患者，建立和睦的人际关系，重视患者的心理、被尊重、爱与归属感的需要，创造安全和谐的人文环境。

（刘耀辉）

复习思考题

1. 怎样为患者设置一个良好的物理环境？
2. 为保证患者的安全，病区应预防和消除哪些不安全因素？

第三章　医院内感染的预防与控制

学习要点

1. 医院内感染的概念、预防与控制医院内感染的措施。
2. 常用的物理消毒灭菌法，常用化学消毒剂的使用。
3. 无菌技术操作原则、无菌技术基本操作方法。
4. 隔离原则、隔离技术基本操作方法。

医院是患者集中的场所，致病微生物容易污染医院环境，引起医院内感染的发生。医院内感染不仅影响医患的身心健康，同时给家庭、医院、国家造成经济损失。世界卫生组织(WHO)提出有效控制医院内感染的关键措施为：清洁、消毒、灭菌、无菌技术、隔离、合理使用抗生素、消毒与灭菌的效果监测。这些措施与护理工作密切相关，认真做好这些工作，能减少医院内感染的发生。因此，护理人员在医院内感染的预防与控制中发挥着重要的作用。

案例分析

男性，34 岁。近 3 个月咳嗽、咳痰。因痰中带血，住院治疗，确诊为肺结核。护理查体：T 38.5℃，P 76 次 /min，R 16 次 /min，BP 130/85mmHg，体重 50kg。

请写出：

1. 对该患者应该采取哪种隔离？
2. 患者体温升高，属于医院内感染吗？
3. 如何正确处理患者的痰液？
4. 该患者使用后的纤维气管镜用哪种方法消毒？

第一节　概　　述

一、医院感染的概念与分类

医院感染的定义、诊断与分类随着医院感染预防、控制和管理的发展，而不断地演变与完善。

（一）概念

医院感染(nosocomial infection)又称医院获得性感染，是指患者、探视者和医院工作人员在医院内受到感染出现症状者和在医院内获得出院后发生的感染。在医疗机构或其科室的患者中，短时间内发生 3 例以上同种同源感染病例的现象称为医院感染暴发。

（二）医院内感染的分类

1. 根据病原体来源分类　可将医院内感染分为外源性感染、内源性感染。

（1）外源性感染：又称交叉感染，指各种原因引起的患者在医院内受非自身病原体侵袭而发生的医院感染。首先是个体之间的直接感染，其次是经过空气、物品等的间接感染。

（2）内源性感染：又称自身感染，指各种原因引起的患者在医院内受自身病原体侵袭而发生的医院感染。病原体来自患者自身，为寄居在人体体表或体内的常居菌或条件致病菌，一般不致病。但当人体的抵抗能力下降、免疫功能受损或正常菌群寄居部位改变时，可引起自身感染。

2. 根据感染发生的部位分类　分为呼吸系统、消化系统、泌尿系统、神经系统、循环系统、生殖系统、手术部位的感染等。

3. 根据病原体的种类分类　包括细菌、病毒、真菌、支原体、衣原体、寄生虫等引起的感染，其中以细菌感染最多见。

二、医院内感染的形成

病原体侵入人体必有一定的途径和环境，医院内感染的发生有三个基本条件，即感染源、传播途径和易感宿主。当三者同时存在并互相联系时，构成了感染链，缺少或切断任一环节，医院内感染不会发生。

（一）感染源

感染源（source of infection）又称病原微生物贮源，指病原微生物自然生存、繁殖并排出的场所或宿主（人或动物）。在医院内感染中，主要的感染源有：

1. 已感染的患者及病原携带者　已感染的患者是最主要的感染源。病原微生物从感染部位不断排出体外，很容易在其他易感宿主体内定植。另外一个主要感染源为病原携带者，因病原携带者本身无明显的自觉症状而被忽视，但其不断地向体外排出病原微生物，成为感染源。

2. 患者自身感染　感染源是患者自身。

3. 动物感染　动物可能携带病原微生物或受到感染而成为感染源，如鼠类不仅是沙门菌的重要宿主，而且是流行性出血热、鼠疫等传染病的传染源。

4. 医院环境　医院的物品、设备、器械、水源等容易被各种病原微生物污染而成为感染源。医院一些潮湿的环境可成为某些病原微生物存活繁殖的场所而成为感染源。

（二）传播途径

传播途径（mode of transmission）指病原微生物从感染源传到易感宿主的途径。传播途径主要有：

1. 接触传播　指病原体通过接触导致的传播，是医院内感染最主要的传播方式之一。

（1）直接接触传播：传染源直接将病原体（微生物）传播给易感宿主，如艾滋病，母婴间疱疹病毒等的传播感染。

（2）间接接触传播：病原微生物通过媒介传递给易感宿主。医护人员的手是最常见的传播媒介，其次是各种医疗设备、食物、水等；生物媒介也不可忽视，如蚊子传播疟原虫、乙型脑炎病毒等。

2. 空气传播　指病原微生物的微粒（≤5μm）悬浮在空气中并以空气为媒介，随气流流动导致的感染传播方式，如含出血热病毒的家禽通过排泄物污染尘埃后形成气溶胶传播流行性出血热。

3. 飞沫传播　指带有病原微生物的飞沫核（>5μm）在空气中短距离（1m 内）移动到易

感人群口、鼻黏膜或眼结膜等导致的传播，如猩红热、麻疹、急性传染性非典型肺炎等主要通过飞沫传播。

（三）易感宿主

易感宿主（susceptible host）指对某种疾病或传染病缺乏免疫力的人。如将易感者作为一个总体，称之为易感人群。常见的易感人群有机体免疫功能严重受损者、长期使用抗生素者、老年人及婴幼儿、接受各种免疫抑制治疗者等。

三、医院内感染的主要因素

在医院这个特定环境中，许多因素均可能引起医院内感染的发生，主要因素有以下几种。

（一）机体因素

1. 生理因素　老年人抵抗力下降，婴幼儿自身免疫系统发育不完善；某些特殊生理状况期间抵抗力下降，如月经期、妊娠期等。

2. 病理因素　疾病使患者自身对病原微生物的抵抗力降低，如糖尿病、肝脏疾病等；应用糖皮质激素，放疗、化疗等，使个体的免疫功能受损；皮肤黏膜损伤，有利于病原微生物的生长繁殖，易诱发感染。

3. 心理因素　个体的情绪、主观能动性等在一定程度上可影响其免疫功能和抵抗力，如心情愉快、情绪乐观可以提高个体的免疫功能，减少医院感染的机会。

（二）机体外在因素

1. 医院环境　医院是各类患者聚集的场所，其环境易受各种病原微生物的污染，如处理不当常成为医院感染的共同来源或持续存在的流行菌株，增加医院感染的机会。

2. 抗菌药物使用不合理　常导致人体内的正常菌群失调，耐药菌株增加和二重感染。

3. 侵入性诊疗机会增多　如内镜、动静脉导管、气管插管、机械通气等各种现代侵入性诊疗方法，不仅可把外界致病微生物带入体内，而且损伤机体的防御屏障功能，损害防御系统，增加医院内感染的机会。

4. 医院管理机制　医院内感染管理制度不健全，对医院内感染认识不足，缺乏效果监测等均可致使病原体传播，导致医院内感染发生。

四、医院内感染的预防和控制

健全的医院内感染管理组织和严格的管理制度是预防与控制医院内感染的基本保障。

（一）建立医院内感染管理体系，加强三级监控

医院内感染管理应有独立完整的体系，住院床位总数在100张以上的医院通常设置三级管理组织，即医院内感染管理委员会、医院内感染管理科、各科室医院内感染管理小组；住院床位总数在100张以下的医院应当指定分管医院感染管理工作的部门，其他医疗机构应有医院感染管理专（兼）职人员，使医院内感染管理不断向制度化、标准化、规范化方向发展。

1. 医院内感染管理委员会　由业务院长、感染管理科、医务科、护理部、重点科室主任及有关专家组成，是感染管理的领导决策机构，全面负责医院内感染的管理。

2. 医院内感染管理科　由医生、护士等专职人员组成。负责制订全院的感染控制计划并组织实施；监督检查全院各部门落实医院内感染管理制度的情况；按时完成医院消毒与灭菌的监测并进行效果评价；开展医院内感染的调查研究，培训在职人员；监督管理抗菌药物的合理使用。

3. 临床科室感染管理小组　由科室主任、护士长或监控医师、护士组成。负责本科室监控措施的实施与监督；监督全科消毒、灭菌、无菌操作的执行；落实抗菌药物的使用规定。

在医院感染管理委员会的领导下，建立层次分明的三级管理体系（一级管理——病区护士长和兼职监控护士；二级管理——科护士长；三级管理——护理部副主任，为医院感染管理委员会的副主任）加强医院感染管理，做到预防为主，及时发现问题、及时报告、及时处理。

（二）健全医院各项感染管理制度

依照国家卫生行政部门的法律、法规建立健全医院各项感染管理制度，主要有以下几个方面：

1. 管理制度　如清洁卫生制度、消毒隔离制度、消毒供应中心物品消毒管理制度、感染管理报告制度等。

2. 消毒质控标准　从事各类医疗护理活动，均应符合国家卫生部规定的各项行业标准。如《消毒技术规范》《医院隔离技术规范》《医务人员手卫生规范》《医院消毒供应中心技术操作规范》等。

3. 监测制度　包括对灭菌效果、消毒剂使用效果、一次性医疗器材及门诊和急诊室常用器械的监测、环境污染监测；对感染高发科室，如手术室、消毒供应中心、分娩室、烧伤科、监护室（ICU）、血透室等消毒卫生标准监测；对传染源监测；规章制度执行监测等。完整的监测系统是控制医院感染的保障，作为常规工作，应定期定点定项目地进行，以控制医院感染的各种危险因素，降低感染发生率。

（三）落实医院内感染管理措施，阻断感染链

落实医院内感染管理措施，必须切实做到控制感染源、切断传播途径、保护易感人群，具体措施主要包括：

1. 医院环境布局合理，建筑设施有利于消毒隔离。医院地址要符合医疗卫生网点的全面规划；医院建筑明确划分医疗区、后勤保障区、生活区；医院各部门应合理划分无菌区、清洁区、半污染区等；建立规范合理的感染病病房。

2. 加强监护室、手术室、消毒供应中心、导管室、门诊和急诊室等重点科室的消毒隔离。

3. 严格执行清洁、消毒、灭菌、隔离措施，加强对无菌技术、隔离技术、洗手技术等的监督。

4. 加强重点环节的检测　如各种内镜、污水污物的处理等。

5. 人员控制　主要控制传染患者和易感人群，对易感人群实施保护性隔离；严格探视与陪护制度；加强对主要感染部位如呼吸道、手术切口等的感染管理。

6. 合理使用抗生素。

（四）加强医院内感染知识的教育

卫生行政部门建立医院感染专业人员岗位规范化培训和考核制度；医疗机构应对全体工作人员进行医院感染相关法律法规、专业技术知识的培训，增强医务人员预防和控制医院内感染的专业性和自觉性。

第二节　清洁、消毒与灭菌

清洁、消毒、灭菌是预防和控制医院内感染的重要措施。正确掌握清洁、消毒、灭菌的基本知识，准确运用各种消毒、灭菌方法，是保证医院环境安全、有效地预防医院内感染发生的关键环节。常用的消毒灭菌方法有两大类：物理消毒灭菌法和化学消毒灭菌法。

一、概念

（一）清洁

清洁（cleaning）指通过清除物体表面的污垢、尘埃、有机物以去除或减少微生物数量的过程。适用于医院地面、家具、墙面、医疗护理用品等物体表面的处理和物品消毒、灭菌前的处理。常用的方法有水洗、清洁剂去污、机械洗刷、超声波清洗等。

（二）消毒

消毒（disinfection）是指用物理、化学或生物的方法清除或杀灭除芽胞以外的所有病原微生物的过程。

（三）灭菌

灭菌（sterilization）是指用物理或化学方法杀灭一切微生物的过程，包括致病和非致病的微生物，细菌芽胞和真菌孢子。

二、物理消毒灭菌方法

物理消毒灭菌法是利用物理方法作用于微生物，将其清除或杀灭的方法。常用的有热力、光照、辐射、过滤除菌等方法。

（一）热力消毒灭菌法

热力消毒灭菌法（heat disinfection sterilization）是利用热力破坏微生物的蛋白质、核酸、细胞膜和细胞壁，导致其死亡，从而达到消毒灭菌的目的。分干热法和湿热法两种。干热法由空气导热，传热较慢；湿热法由水蒸气和空气导热，传热快，穿透力强。

1. 干热法

(1) 燃烧法：将污物等用火焰燃烧，使之变为无害的灰烬。常用于不需保存的污染物品，如敷料、病理标本、医疗垃圾等，可直接点燃或在焚烧炉内焚烧。

(2) 烧灼法：是直接采用火焰加热的方法，常用于瓶口处的消毒，搪瓷类物品和某些金属器械（锐利刀剪禁用此法以防锋刃变钝）急用时也可用此方法，其对器械有一定的破坏作用。瓶口、金属器械可在火焰上烧约 20 秒；搪瓷类容器，倒入少量 95% 乙醇，使乙醇分布均匀后，点火燃烧至熄灭。烧灼时远隔易燃易爆物品；在燃烧过程中不可添加乙醇等燃料，以免烧伤。

(3) 干烤法：利用特制密闭烤箱进行灭菌，其热力传播和穿透主要靠热空气对流及介质传导。适用于高温下不损坏、不变质、不蒸发的物品，如油剂、粉剂、金属制品等的灭菌。干烤灭菌所需时间与温度，应根据物品种类和烤箱类型来确定。通常是 160℃，2h；170℃，1h；180℃，0.5h。

注意事项：①使用前将物体洗净并干燥；②物品包装不宜超过 10cm × 10cm × 20cm，油剂、粉剂的厚度不超过 0.6cm，凡士林厚度不超过 1.3cm，放物量不超过烤箱高度的 2/3，物品间留有充分的空间；③有机物品灭菌时温度不超过 170℃，以防炭化；④灭菌时间应从达到灭菌温度时算起，中途不可打开烤箱放入新的物品；⑤灭菌后待箱内温度降至 40℃以下才能开启烤箱，以防炸裂。

2. 湿热法

(1) 煮沸消毒法：是家庭常用的消毒方法之一。适用于耐湿、耐高温的物品，如金属、玻璃器皿、搪瓷、棉织品、橡胶类等物品的消毒。在1个大气压下，水沸点100℃，持续5～10分钟可杀灭细菌繁殖体；多数细菌芽胞需煮沸15分钟可将其杀灭，破伤风杆菌芽胞需煮沸1～2小时方可杀灭，肉毒杆菌芽胞需煮沸3小时才能杀灭。

1）方法：物品刷洗干净后全部浸没在水中，加热煮沸。

2）注意事项：①煮沸消毒前，物品必须洗刷干净；②空腔导管须先在腔内灌水，物品不可露出水面；③器械的轴节及容器的盖要打开，大小相同的碗、盆不能重叠，放入物品不能超过总容量的3/4，以保证物品各面与水接触；④橡胶类物品用纱布包好，水沸后放入；玻璃类物品用纱布包裹，应在冷水或温水时放入；⑤水的沸点影响消毒时间，高山地区气压低，沸点低，需适当延长消毒时间，海拔每增高300米，应延长消毒时间2分钟；⑥如煮沸过程中需加入物品，则在再次水沸后开始计时；⑦消毒后应将物品及时取出，放入无菌容器内，4小时内未用需要再次消毒；⑧将碳酸氢钠溶液加入水中，配成1%～2%的浓度时，沸点可达到105℃，除增强杀菌作用外，还有防锈去污作用。

（2）压力蒸汽灭菌法：是热力消毒灭菌法中效果最好、临床使用最广的一种方法。主要用于耐高温、耐高压、耐潮湿物品的灭菌，如各类器械、敷料、搪瓷、橡胶、玻璃制品及溶液等的灭菌。不能用于凡士林等油类和滑石粉等粉剂的灭菌。根据排放冷空气方式和程度的不同，可分为下排气式压力蒸汽灭菌和预真空压力蒸汽灭菌。

1）下排气式压力蒸汽灭菌：是利用重力置换的原理，使热蒸汽在灭菌器中从上而下，将冷空气由下排气孔排出，最终全部由饱和蒸汽取代，利用蒸汽释放的潜热（指1g 100℃的水蒸气变成1g 100℃的水时所释放的热能为2255J）灭菌。常用的有手提式压力蒸汽灭菌器和卧式压力蒸汽灭菌器。

2）预真空压力蒸汽灭菌：是利用机械抽真空的方法，使灭菌柜室内形成2.0～2.7kPa的负压，蒸汽可以迅速穿透物体内部进行灭菌。分预真空法和脉动真空法两种，后者因多次抽真空，灭菌效果更可靠。

下排气式与预真空式压力蒸汽灭菌器使用时参数不同，见表3-1。快速压力蒸汽灭菌法适用于对裸露物品的快速灭菌，灭菌时间和温度与灭菌器种、物品是否带孔有关（表3-2）。

表3-1 压力蒸汽灭菌器灭菌参数

灭菌器类别	物品类别	压力（kPa）	温度（℃）	所需最短时间（min）
下排气式	敷料	102.9	121	30
	器械	102.9	121	20
预真空式	敷料、器械	205.8	132～134	4

表3-2 快速压力蒸汽灭菌（132℃）所需最短时间

物品类别	灭菌时间（min）	
	下排气	预真空
不带孔物品	3	3
带孔物品	10	4
不带孔＋带孔物品	10	4

压力蒸汽灭菌注意事项：①根据待灭菌物品选择适宜的压力蒸汽灭菌器和灭菌程序、灭菌参数；②操作人员要经过专业训练，严格遵守操作规程；设备运行前每日进行安全检查

并预热，预真空灭菌器械开始灭菌运行前还应空载进行 B-D 试验；③包装合格，包装前先将待灭菌器械或物品清洗、消毒、干燥并做好检查和保养，包装材料和方法符合要求，器械包重量不宜超过 7kg，敷料包重量不宜超过 5kg；④装载合理，使用专用灭菌架或篮筐装载灭菌物品，各包之间留有空隙；宜将同类材质的物品置于同一批次灭菌，如材质不同，将纺织类物品竖放于上层，金属器械类放于下层；手术器械包、硬式容器应平放，盘、盆、碗等开口朝向一致并斜放，底部无孔的物品倒立或侧放；用下排气式压力蒸汽灭菌器的物品包不大于 30cm×30cm×25cm，装载体积不得超过柜室容量的 80%；预真空压力蒸汽灭菌器的物品包不得超过 30cm×30cm×50cm，装载不得超过的 90%，但不小于柜室容量的 10%；如使用脉动真空压力蒸汽灭菌器，装填量不得小于柜室容量的 5%；⑤随时观察压力及温度并准确计时；⑥被灭菌物品冷却时间应大于 30 分钟，温度降至室温且被灭菌物品干燥后才能移动；每批次应确认灭菌过程合格，包外、包内化学指示物合格，无湿包现象。若灭菌包掉落地上或误放到不洁处应视为被污染；⑦快速压力蒸汽灭菌物品宜使用卡式盒或专用灭菌容器盛放裸露物品，灭菌后物品 4 小时内使用，不能储存；⑧定期监测灭菌效果。

压力蒸汽灭菌法效果监测：①物理监测法：每次灭菌应连续监测并记录灭菌时的温度、压力和时间等参数，温度波动范围在 3℃以内，时间能满足最低灭菌时间要求；同时记录所有临界点的时间、温度和压力值，结果符合灭菌要求；②化学监测法：通过化学指示剂在热作用下的颜色变化测试灭菌效果；分为包外、包内化学指示物监测，灭菌包包外应有化学指示物，高度危险性物品包内应于最难灭菌的部位放置包内化学指示物；快速压力蒸汽灭菌时，将一片包内化学指示物置于待灭菌物品旁进行监测；③生物监测法：主要是利用对热耐受力较强的非致病性嗜热脂肪杆菌芽胞的菌片制成标准生物测试包或生物 PCD（灭菌过程挑战装置），或使用一次性标准生物测试包，放入标准试验包的中心部位或待灭菌容器内最难灭菌的部位，并设阳性对照和阴性对照，灭菌后取出指示剂培养，全部菌片无细菌生长表示灭菌合格。

(3) 流通蒸汽消毒法：在常温下用 100℃左右的蒸汽消毒，从产生蒸汽后开始计时，15～30 分钟即可达到消毒效果。常用于食具、便器的消毒。

(4) 低温蒸汽消毒法：控制温度在 73～80℃，持续 10～15 分钟进行消毒，可杀灭多数致病微生物，主要用于不耐高热的物品，如内镜、塑料制品等的消毒。

（二）光照消毒法（辐射消毒法）

主要利用紫外线或臭氧的杀菌作用，使菌体蛋白光解、变性导致细菌死亡。

1. 日光暴晒法　日光因有热、干燥和紫外线作用，所以有一定的杀菌力。将物品放在直射阳光下暴晒 6 小时，并定时翻动，使物体各面都能受到日光照射。常用于衣服、被褥、床垫、书籍等物品的消毒。

2. 紫外线消毒法　紫外线属于电磁波辐射，根据波长可分为 A 波、B 波、C 波及真空紫外线。消毒使用的是 C 波紫外线，其波长范围为 200～275nm，杀菌最强的波段为 250～270nm。常用的紫外线灯有普通直管热阴极低压汞紫外线消毒灯、高强度紫外线消毒灯、低臭氧紫外线消毒灯和高臭氧紫外线消毒灯四种。紫外线消毒器是用臭氧紫外线杀菌灯制成，主要有紫外线空气消毒器、紫外线表面消毒器、紫外线消毒箱等。

(1) 杀菌原理：紫外线能杀灭多种微生物，如细菌（包括细菌繁殖体及细菌芽胞）、病毒、真菌等。主要杀菌原理有：作用于微生物的 DNA，使其失去转化能力；降低菌体内氧化酶的活性，使其丧失氧化能力；破坏菌体蛋白质中的氨基酸，使菌体蛋白光解变性；使空气中的氧电离，产生具有极强杀菌作用的臭氧。由于紫外线辐照能量低，穿透力弱，所以主要用于空气、物品表面及液体的消毒。

(2) 消毒方法：①室内空气消毒：消毒前清洁室内卫生（紫外线易被灰尘微粒吸收），关闭门窗，人员停止走动或离开；室内安装紫外线消毒灯（30W 紫外线灯，在 1 米处的强度 > 70μW/cm²）数量为平均每立方米不小于 1.5W，照射时间为 30～60 分钟；若选用紫外线空气消毒器，不但消毒效果可靠，而且室内有人也可使用；②室内物品消毒：采用紫外线消毒灯悬吊照射时，将物品摊开或挂起，有效距离为 25～60cm，照射时间为 20～30 分钟；小件物品可放入紫外线消毒箱内照射；③液体的消毒：可采用水内照射法或水外照射法，水层厚度不应超过 2cm，并根据紫外线辐照的强度确定水流速度。

(3) 注意事项：①消毒时间应从灯亮 5～7 分钟后开始计时，如需再开启，应间隔 3～4 分钟；若使用时间超过 1000 小时，需更换灯管；②紫外线消毒的适宜温度为 20～40℃，相对湿度为 40%～60%，电源 220V，环境清洁干燥；③紫外线对眼睛和皮肤有刺激作用，照射时人员应离开房间，必要时戴防护镜、穿防护衣，照射完毕后应开窗通风；④紫外线灯管表面应保持清洁，一般每 2 周用无水乙醇棉球或纱布擦拭 1 次；⑤定期检测灯管照射强度，普通 30W 新灯辐照强度≥90μW/cm²，使用中紫外线灯管辐照强度≥70μW/cm²，30W 高强度紫外线新灯的辐照强度应≥180μW/cm²；消毒效果监测主要应用物理、化学、生物监测法。

3. 臭氧消毒法　灭菌灯内装有臭氧发生管，通电后能将空气中的氧气转换成高纯臭氧，可杀灭细菌繁殖体、芽胞、病毒和真菌，并可破坏肉毒杆菌毒素。主要用于室内空气、物品表面、诊疗用水和医院污水等的消毒。注意事项：①臭氧对人有毒，空气消毒时，人员必须离开，待消毒结束后 20～30 分钟方可进入；②臭氧具有强氧化性，对物品损坏性较大；③温湿度、有机物、水的浑浊度、pH 值等多种因素可影响臭氧的杀菌作用。

（三）微波消毒法

微波是频率高、波长短的电磁波，频率在 300～300 000MHz，波长在 0.001～1m。在电磁波的高频交流电场中，物品中的极性分子发生极化，进行高速运动，频繁改变方向，互相摩擦，使温度迅速上升，达到消毒作用。微波能杀灭真菌、病毒、细菌繁殖体和细菌芽胞等微生物。常用于耐热非金属材料、器械和医疗药品、餐具及食物的消毒。

（四）电离辐射灭菌法

电离辐射灭菌法指利用放射性同位素 ^{60}Co 发射高能 γ 射线或电子加速器产生的 β 射线进行辐射灭菌，此灭菌法是在常温下进行灭菌，故称"冷灭菌"。适用于不耐热的物品灭菌，如金属、橡胶塑料、精密仪器、生物制品、高分子聚合物（一次性注射器、输血器、聚乙烯心脏瓣膜等）、节育用具等。注意事项：为增强 γ 射线的杀菌效果，灭菌应在有氧环境下进行，湿度越高效果越好；应用机械传送物品。

（五）机械除菌法

机械除菌法指用机械的方法除去物体表面、水中、空气中及人畜体表的有害微生物，如刷、扫、冲洗、过滤等方法。此法虽不能杀灭病原微生物，但可大大减少其数量和引起感染的机会。医院内常用的层流通风、过滤除菌法均属于机械除菌法。

1. 层流通风　主要使室外空气通过孔隙小于 0.2μm 的高效过滤器，以垂直或水平两种气流呈流线状流入室内，再以等速流过房间后流出，使室内的尘粒或微生物随气流方向排出房间。

2. 过滤除菌　通过三级空气过滤器，选用合理的气流方式，除掉空气中0.5～5μm的尘埃，达到洁净空气的目的。

三、化学消毒灭菌方法

化学消毒灭菌法是利用化学药物抑制微生物生长繁殖或杀灭微生物的方法，所用的化学药物称消毒剂。不适用于物理消毒灭菌的物品，均可选用化学消毒灭菌法，如对患者的皮肤黏膜、排泄物及周围环境、光学仪器、金属锐器和某些塑料制品等的消毒灭菌。

（一）化学消毒灭菌原理

化学消毒灭菌的原理是利用化学药物使菌体蛋白凝固变性，酶蛋白失去活性，抑制细菌的生物代谢、生长和繁殖，或破坏细菌细胞膜的结构，改变其通透性，使细胞破裂、溶解，达到消毒灭菌的作用。

（二）理想的化学消毒剂

理想的化学消毒剂应具备下列条件：杀菌谱广，有效浓度低，作用速度快，性质稳定，易溶于水；可在低温下使用；作用时间长，不易受有机物质、碱及其他物理、化学因素的影响；无色，无味，无臭，使用后容易除去残留药物；无刺激性、腐蚀性，毒性低，不引起过敏反应；不易燃烧与爆炸，使用无危险性；用法简单，价格低廉，便于运输等。

（三）化学消毒剂的分类

各种化学消毒剂依其效力不同可分为四类。

1. 灭菌剂　可杀灭包括细菌芽胞在内的一切微生物，达到灭菌要求的制剂。如戊二醛、环氧乙烷等。

2. 高效消毒剂　可杀灭一切细菌繁殖体（包括分枝杆菌）、病毒、真菌及其孢子，对细菌芽胞有显著杀灭作用的制剂。如部分含氯消毒剂、过氧化氢等。

3. 中效消毒剂　可杀灭除细菌芽胞以外细菌繁殖体、真菌、病毒及分枝杆菌的制剂。如醇类、碘类、部分含氯消毒剂等。

4. 低效消毒剂　只能杀灭细菌繁殖体、亲脂病毒和某些真菌的制剂。如酚类、胍类、季铵盐类消毒剂等。

（四）化学消毒剂的使用原则

1. 根据物品的性能、病原微生物的特性及要达到的消毒水平，选择合适有效的消毒剂。
2. 严格掌握消毒剂的有效浓度、消毒时间及使用方法。
3. 待消毒的物品必须先洗净、擦干。
4. 浸泡消毒后的物品，须用无菌生理盐水冲净后使用，以免消毒剂对组织产生刺激。
5. 消毒剂应定期更换，易挥发的要加盖，并定期检测、调整浓度。
6. 消毒剂中不能放置纱布、棉花等物品，以防止降低消毒灭菌效果。
7. 工作人员要了解消毒剂的毒副作用，切实做好防护工作。

（五）化学消毒剂的常用方法

1. 浸泡法　指将需消毒的物品清洁擦干后，浸没在消毒液中的方法。浸泡时注意打开物品的轴节和套盖，管腔内需灌满消毒液，并按规定的浓度和时间进行浸泡。

2. 擦拭法　指用规定浓度的化学消毒剂擦拭被污染物品的表面、皮肤或黏膜的方法。一般选用穿透力强、易溶于水、无显著刺激性的消毒剂。

3. 喷雾法　指用喷雾器将消毒剂均匀喷洒在空气中或物体表面进行消毒的方法。常用于地面、墙壁、空气、环境等的消毒。

4. 熏蒸法　指将消毒剂加热或加入氧化剂使其产生气体，在规定的时间和浓度内进行消毒的方法。如手术室、换药室、病室的空气消毒或室内物品、精密贵重仪器和不能浸泡、蒸煮物品的消毒灭菌。

（六）常用的化学消毒剂

临床常用的化学消毒剂见表3-3。

表3-3　常用化学消毒剂

消毒剂名称	消毒水平	作用原理	使用范围及方法	注意事项
戊二醛	灭菌	与菌体蛋白质反应，阻止RNA、DNA的合成，使其灭活	①2%戊二醛溶液加入0.3%碳酸氢钠pH值调节剂和0.5%亚硝酸钠防锈剂，成为2%～2.5%碱性戊二醛，用于浸泡不耐热的医疗器械和精密仪器的消毒与灭菌 ②2%戊二醛加盖浸泡物品，灭菌时间10小时，消毒时间20～45分钟	①对皮肤、黏膜有刺激作用，应注意防护 ②室温下避光、密封保存于阴凉、干燥、通风处 ③盛装消毒液的容器应清洁、加盖，定期检测浓度。配制好的消毒液最多可连续使用14天，使用期间戊二醛含量≥1.8% ④医疗器械消毒灭菌后，以无菌方式取出，用无菌蒸馏水冲净，再用无菌纱布擦干
过氧乙酸	灭菌	过氧乙酸能产生新生态氧，氧化菌体蛋白质，使细菌死亡	①适用于耐腐蚀物品、食品用工具及环境等的消毒灭菌 ②0.1%～0.2%溶液喷洒或浸泡30分钟，用于一般物品表面消毒 ③0.2%过氧乙酸喷雾60分钟或15%溶液按7ml/m³加热熏蒸1～2小时用于空气消毒 ④0.5%溶液冲洗10分钟，用于耐腐蚀医疗器械的高水平消毒 ⑤0.05%过氧乙酸喷洒或浸泡10分钟用于食品用工具、设备消毒	①易分解而降低杀菌力，需现用现配，配制时忌与碱或有机物相混合 ②溶液浓度过高时有刺激性和腐蚀性，应加强防护 ③食品用工具、物品表面等浸泡消毒后，立即用清水冲洗干净；空气消毒后应及时通风换气 ④稳定性差，应在阴凉、避光处密闭存放，防止高温引起爆炸 ⑤定期检测其浓度，当原液浓度低于12%时禁止使用
37%～40%的甲醛溶液（福尔马林）	灭菌	与菌体蛋白氨基结合，使蛋白变性，酶活性消失	①用于物体表面及对湿热敏感且易腐蚀，不耐高温、高压的医疗器械的消毒灭菌 ②甲醛灭菌器进行低温蒸气灭菌，气体浓度：3～11ml/L，温度50～80℃，相对湿度80%～90%，时间30～60分钟 ③4%～10%甲醛溶液用于解剖材料、病理组织标本的固定	①衣物、器械必须在消毒灭菌箱中进行，并设置专用排气系统 ②因蒸汽穿透力弱，被消毒物品应摊开放置，衣物应挂起，不宜用于空气消毒 ③有毒性和刺激性，使用时注意防护

续表

消毒剂名称	消毒水平	作用原理	使用范围及方法	注意事项
环氧乙烷	灭菌	低温为无色液态，超过10.8℃为气态。与菌体蛋白结合，使酶代谢受阻而导致其死亡	①用于不耐高温、高压，易腐蚀的各种精密仪器及医疗器械的灭菌，如光学仪器、电子仪器、一次性诊疗用品等 ②根据灭菌物品种类、包装和不同的装载量与方式选择合适的密闭灭菌器。物品数量多时放入大型环氧乙烷灭菌器内，作用6小时；一次性医疗用品放入中型环氧乙烷灭菌器内，作用6小时；少量医疗器械和用品放入小型环氧乙烷灭菌器内，作用1～6小时	①灭菌前需彻底清洗物品，但不可用生理盐水清洗，因环氧乙烷难以杀灭无机盐中的微生物 ②多孔和能吸收环氧乙烷的物品表面灭菌效果较好。灭菌后的物品，消除残留药量后方可使用 ③环氧乙烷遇水后形成有毒的乙二醇，故禁用于油脂类、食品类的灭菌 ④因本品有一定毒性，易燃易爆，应置于阴凉、通风、无火源处，储存温度不可超过40℃，相对湿度要求在60%～80% ⑤工作人员应经过培训并严格遵守操作程序，工作环境应保持良好通风
含氯消毒剂，常用的有含氯石灰、液氯、酸性氧化电位水、84消毒液、漂白粉等	高、中效	在水溶液中释放有效氯，破坏细菌酶的活性而使菌体蛋白凝固变性致死	①适用于餐具、水环境、疫源地、排泄物等的消毒 ②含有效氯200mg/L的消毒液用于浸泡或擦拭细菌繁殖体污染的物品，时间10分钟；2000～5000mg/L的消毒液，用于浸泡或擦拭乙肝病毒、结核杆菌、细菌芽胞污染的物品，时间30分钟以上；按有效氯10 000mg/L的含氯消毒剂干粉加入排泄物中，略加搅拌后放置2～6小时；有效氯50mg/L加入医院污水中搅拌均匀，作用2小时后排放 ③酸性氧化电位水有效氯含量60±10mg/L，用于手（流动浸泡1～3分钟）、皮肤、黏膜消毒（流动浸泡3～5分钟）、餐具消毒（流动浸泡10分钟）、瓜果消毒（流动浸泡3～5分钟）、物品表面消毒（擦洗浸泡10～15分钟）、内镜冲洗消毒按说明书进行。还可用于手工清洗后不锈钢和其他非金属材质器械等灭菌前的消毒	①保存在密闭容器内，置于阴凉、干燥、通风处，以减少有效氯的丧失 ②配制的溶液性质不稳定，应现用现配 ③有腐蚀和漂白作用，不适用于金属制品、有色衣服及油漆家具的消毒 ④消毒后的物品，及时用清水冲洗 ⑤消毒物上存有大量有机物时，适当增加浓度并延长作用时间 ⑥配制好的酸性氧化电位水室温下储存不超过3天，每次使用前应在出口处检测有效氯浓度和pH值；使用完毕排放后需再排放少量碱性还原电位水或自来水以减少对排水管路的腐蚀

续表

消毒剂名称	消毒水平	作用原理	使用范围及方法	注意事项
过氧化氢	高效	产生破坏性氢氧自由基，攻击脂质胞膜、DNA和其他必需的细胞成分，从而杀灭微生物	①用于丙烯酸树脂制成的外科埋植物、隐形眼镜、餐具和口腔含漱、外科伤口清洗等 ② 1.0%～1.5% 过氧化氢可用于漱口 ③ 3% 过氧化氢用于环境表面消毒和清洁伤口 ④ 3%～6% 过氧化氢用于隐形眼镜、眼压镜等的消毒	①稀释液现用现配，配制时忌与还原剂、碱、碘化物、高锰酸钾等强氧化剂混合 ②遇光、受热等易分解，需用棕色瓶保存并盖严 ③眼部接触会有损伤，应及时用清水冲洗
碘酊	中效	使细菌蛋白质氧化、变性	含有效碘 18～22g/L 消毒液用于创面周围皮肤、手术及注射部位的皮肤擦拭，作用 1～3 分钟后用 70%～75% 的乙醇脱碘	①不可用于黏膜、金属器械的消毒 ②对碘过敏者、乙醇过敏者慎用 ③在常温下可挥发，应保存在密闭容器内，放于阴凉、干燥通风处
碘伏	中效	直接与菌体蛋白质结合，使菌体失去活性	①用于皮肤、黏膜等的消毒 ②含有效碘 2～10g/L 的碘伏用于外科术前手消毒，涂擦或刷洗前臂和上臂下 1/3 皮肤，作用 3～5 分钟 ③含有效碘 2～10g/L 的碘伏用于手术切口皮肤、注射皮肤及新生儿脐带消毒，擦拭消毒部位 2 次，作用 1～3 分钟 ④含有效碘 250～500mg/L 的碘伏稀释液可冲洗黏膜或擦洗待消毒部位	①使用时宜现用现配，置阴凉、干燥处密闭、避光保存 ②脓血等有机物可降低其杀菌效果，消毒物品应清洁、干燥 ③对铁金属制品有腐蚀性，故不作金属制品的消毒 ④皮肤消毒后无需脱碘，碘过敏者慎用
乙醇	中效	使菌体蛋白凝固变性，但对肝炎病毒及细菌芽胞无效	①用于皮肤、物品表面的消毒 ② 70% 溶液浸泡体温计作用 30 分钟 ③ 70%～80% 的乙醇棉球用于擦拭皮肤或物体 2 遍，作用 3 分钟 ④卫生手消毒时将消毒剂喷洒或涂擦手部 1～2 遍，作用 1 分钟；外科手消毒时擦拭 2 遍，作用 3 分钟	①乙醇易燃易挥发，需加盖保存于避火处 ②因有刺激性，禁用于黏膜及创面消毒，对乙醇过敏者慎用 ③乙醇杀菌需一定量的水分，浓度过高或过低均影响杀菌效果，应定期测定浓度 ④不适于空气消毒及医疗器械的消毒灭菌；不宜用于脂溶性物体表面的消毒

续表

消毒剂名称	消毒水平	作用原理	使用范围及方法	注意事项
氯己定	低效	能破坏菌体细胞膜的酶活性，使胞质膜破裂	①适用于外科洗手、皮肤黏膜等的消毒 ②浓度为2～45g/L：外科手消毒，擦拭或浸泡时间≤3分钟；卫生手消毒时间≤1分钟；皮肤、黏膜擦拭或冲洗消毒时间≤5分钟；物品表面消毒时间≤10分钟	①因氯己定是阳离子表面活性剂，勿与肥皂、洗衣粉等阴离子表面活性剂混用 ②冲洗消毒时，若创面脓液过多，应先尽量清除，并延长冲洗时间 ③黏膜消毒仅限于诊疗过程中使用 ④结核杆菌、芽胞污染物品不用此法消毒

附1：医院内常见的清洁、消毒、灭菌工作

为了减少医院内感染的发生，应根据一定的规范、原则对医院环境、各类用品、患者分泌物及排泄物等进行消毒灭菌处理。

（一）医院用品的危险性分类

医院用品的危险性是指物品污染后对人体造成危害的程度。一般按危害程度和与人体接触部位的不同分为三类。

1. 高度危险性物品　这类物品是穿过皮肤、黏膜而进入无菌的组织、器官内部的器械，或与破损的组织、皮肤黏膜密切接触的器材和用品。如手术器械、注射器、血液、血液制品、脏器移植物、透析器等。

2. 中度危险性物品　这类物品仅和皮肤、黏膜相接触，而不进入无菌组织内，如体温计、压舌板、胃肠道内镜、喉镜、呼吸机管道等。

3. 低度危险性物品　这类物品不进入人体组织，不接触黏膜，仅直接或间接地与健康无损的皮肤相接触，若无足够数量的病原微生物污染，一般是没有危害的，如衣被、毛巾、面盆、血压计袖带等。

（二）医院日常的清洁、消毒、灭菌

1. 医院环境　医院环境应清洁卫生，无低洼积水，做到无灰尘、无蚊蝇等，环境和物品表面的消毒符合规范。

(1) 空气消毒：①Ⅰ类环境：包括层流洁净手术室、层流洁净病室、无菌药物制剂室等，使用层流通风法净化空气，空气中不可检出致病菌；②Ⅱ类环境：包括产房、普通手术室、婴儿室、早产儿室、供应室无菌区、烧伤病房、重症监护室、一般保护性隔离室等，此环境均为有人房间，必须采用对人无毒无害，且能连续消毒的方法，常用低臭氧紫外线灯制备的循环风紫外线空气消毒器或静电吸附式空气消毒器进行空气消毒，空气中不可检出致病菌；③Ⅲ类环境：包括妇产科检查室、儿科病房、换药室、注射室、急诊室、化验室、供应室清洁区、诊室和各类普通病房等，除用Ⅱ类环境中的空气消毒方法外，还可用紫外线灯、臭氧、化学消毒剂熏蒸或喷雾等方法消毒，空气中不可检出致病菌；④Ⅳ类环境：包括传染病病房，采用Ⅱ类和Ⅲ类环境中的空气消毒方法。

(2) 物品表面消毒：①地面：若无明显污染，用湿式清扫即可；如被病原微生物污染，则

用一定浓度的含氯消毒剂或过氧乙酸进行喷洒或擦洗地面；②墙面：如受病原微生物污染，可用化学消毒剂喷洒或擦拭，墙面消毒高度一般2～2.5m；③各类物品表面：一般用清水或消毒液擦拭；若受病原微生物污染，可根据物品性质选择化学消毒剂喷洒、擦拭；④病室床单位消毒：可用紫外线灯照射消毒或床单位臭氧消毒器消毒；⑤Ⅲ类环境中的治疗室、注射室、换药室、化验室的各种物体表面及台面等需要每日用含氯消毒剂擦拭。

2. 被服类消毒　包括全院患者衣服和被单、医务人员的工作服、帽和值班被服的清洗消毒。一次性使用衣被收集袋用后焚烧；非一次性使用者采用不同的清洗、消毒方法。

(1) 一般患者的床单、患者衣服，用1%洗涤液，70℃以上热水（化纤衣被40～50℃）在洗衣机中清洗25分钟，再用清水漂洗。

(2) 感染患者的被服应专机洗涤，用1%～2%洗涤剂于90℃以上洗30分钟或70℃含有效氯500mg/L的消毒洗衣粉溶液洗涤30～60分钟，清水漂净。烈性传染病患者的衣服应先压力蒸汽灭菌后，再洗涤或烧毁；污染衣被应先去除有机物，再按感染患者的被服处理。

(3) 工作人员的工作服及值班室被服也应与患者的被服分开清洗和消毒，同时注意加强工作人员的防护和对被服室、洗衣房、洗衣机、接送车等的消毒；婴儿衣被应单独洗涤。

3. 器械物品消毒　医疗器械及其他物品是导致医院内感染的重要途径之一，必须根据器械的种类、医院用品的危险性进行合理、妥善地清洁、消毒、灭菌。

4. 皮肤、黏膜消毒　医务人员应加强手的清洗、消毒，以有效避免交叉感染；患者皮肤、黏膜的消毒则根据不同的部位选择消毒剂。

5. 预防性和疫源性消毒

(1) 预防性消毒：指在未发现明确感染源的情况下，为预防感染的发生对可能被病原微生物污染的环境、物品进行的消毒。

(2) 疫源性消毒：指对医院内有感染源或曾经存在病原微生物的场所进行的消毒。包括随时消毒和终末消毒。

1) 随时消毒：指对医院存在的疫源地内的传染源在住院期间进行的病室或床边消毒，随时杀灭或清除由感染源排出的病原微生物。根据病情做到"三分开""六消毒"：分居室、分饮食、分生活用具；消毒分泌物或排泄物，消毒生活用具，消毒衣服和床单，消毒双手，消毒患者居室，消毒生活用水和污物。

2) 终末消毒：指感染源已离开疫源地后进行的彻底消毒。根据消毒对象和污染情况选择适宜的消毒方法，杀灭其遗留下来的病原微生物，消毒人员应做好充分的准备工作并加强自我防护。

6. 医院污物、污水的处理

(1) 医院污物：主要指①医疗垃圾：在诊疗、卫生处理过程中产生的废弃物，包括病理性废物、损伤性废物、药物性废物、化学性废物、感染性废物等五类；②生活垃圾：指患者生活过程中产生的排泄物及垃圾，包括果皮、手纸、剩余饭菜等。这些污物均有被病原微生物污染的可能，应分类收集，标记明确分别处理。黑色袋装生活垃圾，黄色袋装医用垃圾，红色袋装放射垃圾，损伤性废物置于医疗废物专用的黄色锐器盒内。垃圾袋须坚韧耐用，不漏水；并建立严格的污物入袋制度。

(2) 医院污水：指排入医院化粪池的污水和粪便，包括医疗污水、生活污水和地面雨水。医院应建立集中污水处理系统按污水种类分别排放，排水质量应符合《污水综合排放标准》。

（三）清洗、消毒、灭菌的监测与效果评价

消毒效果监测是评价医院消毒设备运转是否正常、消毒药剂是否有效、消毒方法是否合理、消毒效果是否可靠的重要手段。从事医院消毒效果监测的工作人员须经专业培训，选择合适的采样时间并严格遵循操作规程进行工作。

1. 各类环境空气、物体表面、医务人员手的消毒卫生标准，见表3-4。

表3-4 各类环境空气、物品表面、医务人员手细菌菌落总数卫生标准

环境类别	空气（cfu/m^3）	物品表面（cfu/cm^2）	医务人员手（cfu/cm^2）
Ⅰ类	≤10	≤5	≤5
Ⅱ类	≤200	≤5	≤5
Ⅲ类	≤500	≤10	≤10
Ⅳ类	—	≤15	≤15

2. 医疗器械消毒效果监测　高度危险性医疗用品必须无菌，不得检出任何微生物；中度危险性医疗用品，即接触黏膜的医疗用品细菌菌落总数应≤20cfu/g 或 $100cm^2$，不得检出致病性微生物；低度危险性医疗用品，即接触皮肤的医疗用品细菌菌落总数应≤200cfu/g 或 $100cm^2$，不得检出致病性微生物。

3. 餐具消毒效果的监测　餐具消毒后、使用前采用灭菌滤纸片进行检测，细菌总数≤$5cfu/cm^2$，HBsAg 阴性，未检出大肠杆菌及其他致病菌为消毒合格。

4. 饮用水消毒效果监测　饮用水消毒后细菌总数<100个/ml，大肠杆菌数<3个/1000ml为消毒合格。

5. 卫生洁具消毒效果监测　不得检出致病菌，HBsAg 阴性为消毒合格。

6. 洗衣房衣物、医用污物消毒效果监测　未检出致病菌为合格。

7. 污物处理效果监测　污染物品无论是废弃或回收再使用，都必须进行无害化处理，不得检出致病性微生物。

第三节 无菌技术

无菌技术是预防医院内感染的一项基本且重要的操作技术，每个医护人员都必须熟练掌握并严格遵守操作规程。

一、概念

1. 无菌技术（aseptic technique）　指在医疗护理操作过程中，防止一切微生物侵入人体和防止无菌物品和无菌区域被污染的操作技术和管理方法。

2. 无菌物品（aseptic supplies）　指经灭菌处理后保持无菌状态的物品。

3. 无菌区（aseptic area）　指经灭菌处理且未被污染的区域。

4. 非无菌物品（non-aseptic area）　指未经灭菌处理，或经灭菌处理后又被污染的物品。

二、无菌技术操作原则

（一）环境要求

操作环境应整洁、宽敞、定期消毒；操作台清洁、干燥、平坦，物品摆放合理；操作前半

小时须停止扫地、更换床单等工作，减少走动，防止尘埃飞扬。

（二）工作人员准备

无菌操作前，工作人员应衣帽整洁、戴口罩、修剪指甲并洗手，必要时穿无菌衣、戴无菌手套。

（三）物品管理

1. 无菌物品存放环境　①适宜的室内环境要求温度低于24℃，相对湿度＜70%，机械通风换气4～10次/小时，平均照度300lux；②无菌物品应存放于无菌包或无菌容器中，并放于高出地面20cm、距离天花板超过50cm、离墙远于5cm处的物品存放柜或架上。

2. 无菌物品标识清楚　①无菌包或无菌容器外标明物品名称、灭菌日期、失效日期；②无菌物品必须与非无菌物品分开放置，且有明显标志；③按失效期先后顺序摆放、取用，必须在有效期内使用，过期或受潮应重新灭菌。

3. 无菌物品有效期　如符合存放环境要求，使用纺织品材料包装的无菌物品有效期宜为14天，否则为7天；医用一次性纸袋包装的无菌物品，有效期为1个月；使用一次性医用皱纹纸、一次性纸塑袋、医用无纺布或硬质容器包装的无菌物品，有效期宜为6个月；由医疗器械生产厂家提供的一次性使用无菌物品遵循包装上标识的有效期。

（四）操作中无菌观念

1. 进行无菌操作时，明确无菌概念，加强无菌观念。

2. 操作者身体应与无菌区保持一定距离，手臂应保持在腰部或操作台面以上。

3. 取放无菌物品时应使用无菌持物钳，并面向无菌区。

4. 无菌物品一经取出，虽未使用，也不得放回无菌容器内。

5. 非无菌物品不可触及无菌物品或跨越无菌区。

6. 避免面对无菌区谈笑、咳嗽、打喷嚏。

7. 无菌物品疑有污染或已被污染不可使用，应给予更换。

8. 一套无菌物品只能供一位患者使用，以防交叉感染。

三、无菌技术基本操作法

（一）无菌持物钳的使用

【目的】

用于夹取和传递无菌物品。

【评估】

1. 操作区域是否整洁、宽敞、安全。

2. 持物钳准备是否合理。

【计划】

1. 环境准备　清洁、宽敞、明亮、定期消毒，符合操作要求。

2. 用物准备　根据夹取物品的种类选择合适的持物钳，盛放无菌持物钳的容器。

（1）无菌持物钳的种类：临床常用的持物钳有卵圆钳、三叉钳和镊子。

1）卵圆钳：持物端有卵圆形小环，可夹取刀、剪、镊、治疗碗及弯盘等。

2）三叉钳：结构和卵圆钳相似，下端较粗，呈三叉形并有一定弧度向内弯曲，常用于夹取较大或较重物品，如瓶、盆、器械等。

3）镊子：分长、短两种，其尖端细小，轻巧方便，适用于夹取针头、棉球、缝针等。

(2) 无菌持物钳的存放方法：无菌持物钳存放于无菌容器内，容器深度与钳的长度比例适合，每个容器内只放一把持物钳。目前临床主要使用干燥保存法，即将盛有无菌持物钳的无菌干容器保存在无菌包内，使用前开包。如为湿式保存，消毒液面需浸没持物钳轴节以上2～3cm或镊子长度的1/2。

【实施】

1. 操作方法

(1) 检查并核对名称、有效日期、灭菌标识。

(2) 打开盛放无菌持物钳的容器盖。

(3) 手持无菌持物钳上1/3，闭合钳端，将钳移至容器中央，钳端向下垂直取出，关闭容器盖(图3-1)。

(4) 使用时保持钳端向下，在操作者腰部以上视线范围活动，不可过高、过低或倒转向上。

(5) 持物钳使用后应闭合钳端，打开容器盖，垂直放回容器内，关闭容器盖。

2. 注意事项

(1) 取放无菌持物钳时，钳端应闭合向下，不可触容器口边缘。

(2) 无菌持物钳使用后应立即放回容器内。如到距离较远处取物时，应将持物钳和容器一同移至操作处。

(3) 不可用无菌持物钳夹取油纱布或换药。无菌持物钳被污染或可疑污染应重新灭菌。

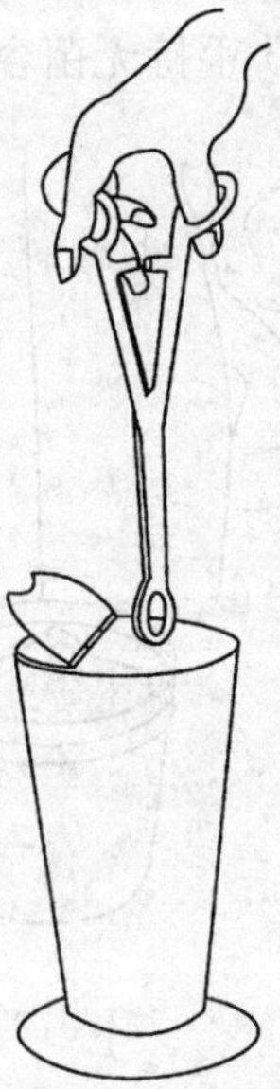

图3-1 取放无菌持物钳法

(4) 干燥法保存应4小时更换1次。

(5) 浸泡保存一般病房可7天更换、消毒2次，使用频率高的部门要缩短更换周期，每天灭菌1次；取、放无菌持物钳时不可触及液面以上部分的容器内壁，放入时应松开无菌持物钳轴节。

【评价】

1. 遵守无菌操作原则。

2. 取放无菌持物钳时，钳端闭合，未触及容器边缘。

3. 使用无菌持物钳过程中，保持钳端向下。

4. 使用完毕立即放回。

(二) 无菌容器的使用

【目的】

盛放无菌物品并保持其无菌状态。

【评估】

1. 操作环境是否整洁、宽敞、安全。

2. 无菌容器准备是否合理。

【计划】

1. 环境准备　清洁、宽敞、明亮、定期消毒，符合操作要求。

2. 用物准备　根据操作目的选择合适的无菌容器及无菌持物钳。常用的无菌容器有无菌盒、罐、盘等。

【实施】

1. 操作方法

(1) 检查并核对无菌容器名称、灭菌日期、失效期、灭菌标识。

(2) 取用无菌物品时，打开容器盖，内面向上置于稳妥处或拿在手中(图 3-2)。

(3) 用无菌持物钳从无菌容器内夹取无菌物品。

(4) 取物后，容器盖内面向下移至容器口上将容器盖严。

(5) 手持无菌容器时，应托住容器底部(图 3-3)。

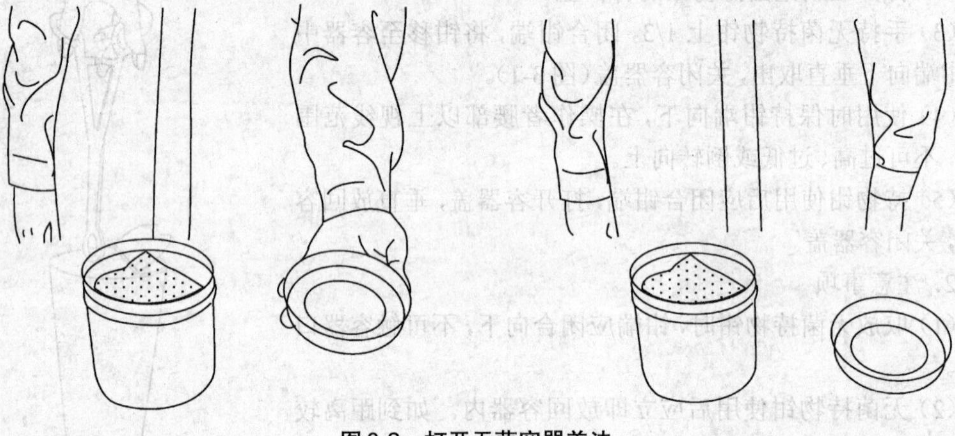

图 3-2 打开无菌容器盖法

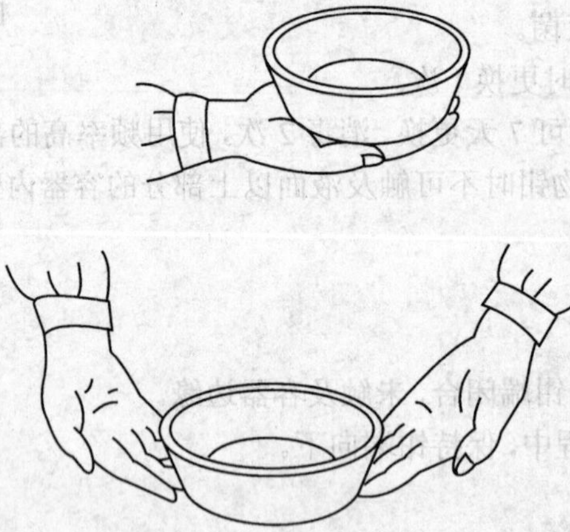

图 3-3 手持无菌容器

2. 注意事项

(1) 夹取无菌物品时，无菌持物钳及无菌物品不可触及容器的边缘。

(2) 移动无菌容器时，应托住底部，手不可触及无菌容器的边缘和内面。

(3) 从无菌容器内取出的无菌物品，虽未使用，也不得再放回无菌容器内。

(4) 避免无菌物品在空气中暴露过久。

(5) 无菌容器应定期灭菌：打开后，应记录开启日期、时间并签名，24 小时内有效。

【评价】

1. 遵守无菌操作原则。

2. 无菌持物钳夹取物品时，钳及物品未触及容器边缘。

3. 手未污染无菌容器及无菌物品。

（三）无菌包的使用

【目的】

保持无菌包内物品的无菌状态，供无菌操作使用。

【评估】

1. 操作区域是否整洁、宽敞、安全。

2. 无菌包准备是否准确。

【计划】

1. 环境准备　清洁、宽敞、明亮、定期消毒，符合操作要求。

2. 用物准备

(1) 盛有无菌持物钳的无菌罐、放置无菌物品的容器或区域。

(2) 无菌包：无菌包布（无菌包包布常选用质厚、致密、未脱脂的双层棉布制成），内放无菌治疗巾、器械等。

(3) 治疗盘、化学指示胶带、笔。

【实施】

1. 操作方法

(1) 无菌包包扎法：将需要灭菌的物品放于包布中央；将近侧一角向上折叠盖在物品上，盖好左、右两角并将角尖端向外翻折盖好，远侧角盖在左、右角上并用专用化学胶带固定封包；注明物品名称、灭菌日期及包装者姓名（图 3-4）。

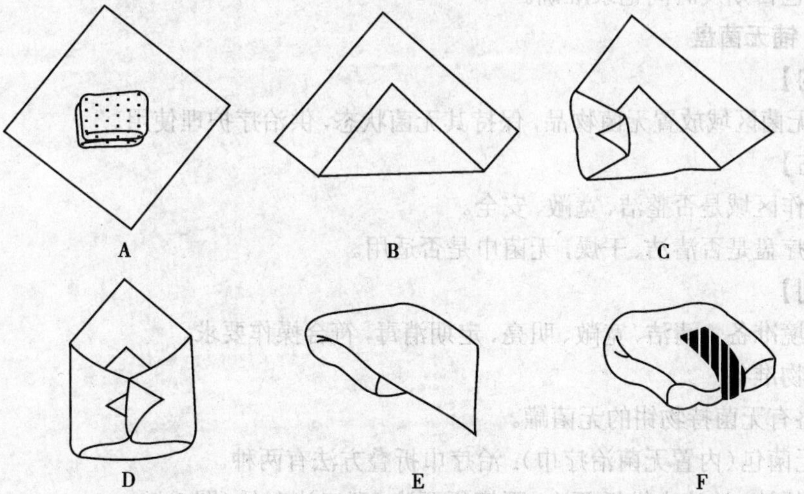

图 3-4　无菌包包扎法

(2) 无菌包打开法：①检查并核对无菌包名称、灭菌日期、失效期、灭菌标识，无菌包无潮湿或破损；②将无菌包放在清洁、干燥、平坦处；③打开无菌包的四个角，手只能触及包布外面；④用无菌持物钳取出所需物品，放在准备好的无菌容器或无菌区内；⑤如需要一次将包内物品全部取出，可将无菌包托在手上打开，另一手抓住包布四角，稳妥地将包内物品放入无菌区内或无菌容器内（图 3-5）；⑥如无菌包内物品一次未使用完，则立即按原折痕包扎，并注明开包日期及时间。

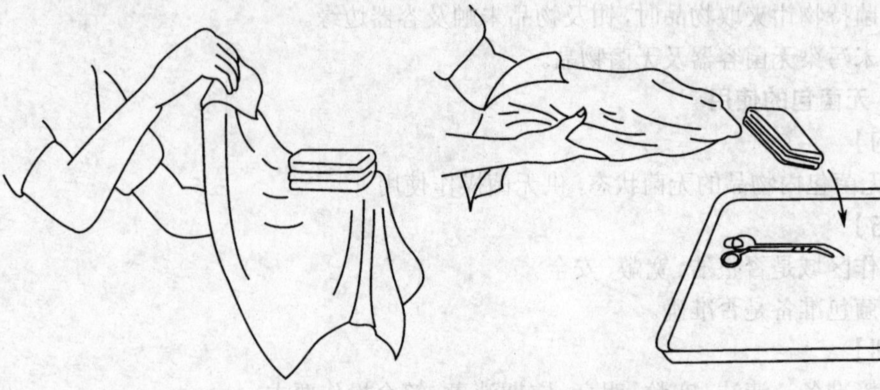

图 3-5　一次性取出无菌包内物品

2. 注意事项

(1) 打开包布时手只能接触包布外面，不可触及和跨越无菌包布内面。

(2) 无菌包超过有效期、灭菌不合格、被污染或包布潮湿，不可使用，需重新灭菌。

(3) 一次未用完的物品，限 24 小时内使用。

【评价】

1. 遵守无菌操作原则。

2. 无菌包包扎方法正确，松紧适宜。

3. 打开、关闭无菌包时，手未触及或跨越包布内面。

4. 开包日期及时间记录准确。

(四) 铺无菌盘

【目的】

形成无菌区域放置无菌物品，保持其无菌状态，供治疗护理使用。

【评估】

1. 操作区域是否整洁、宽敞、安全。

2. 治疗盘是否清洁、干燥，无菌巾是否适用。

【计划】

1. 环境准备　清洁、宽敞、明亮、定期消毒，符合操作要求。

2. 用物准备

(1) 盛有无菌持物钳的无菌罐。

(2) 无菌包(内置无菌治疗巾)：治疗巾折叠方法有两种。

1) 纵折法：治疗巾纵折两次，再横折两次，开口边向外(图 3-6)。

2) 横折法：治疗巾横折后纵折，再重复一次开口向外(图 3-7)。

(3) 治疗盘、记录卡、笔。

【实施】

1. 操作方法

(1) 检查并核对无菌包名称、灭菌日期、有效期、灭菌标识，无菌包布无潮湿或破损；治疗盘干燥、清洁。

(2) 打开无菌包，用无菌持物钳夹取无菌治疗巾。

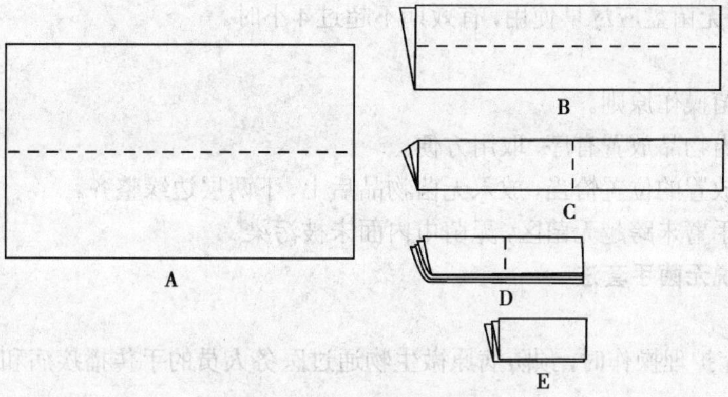

图 3-6　治疗巾纵折法

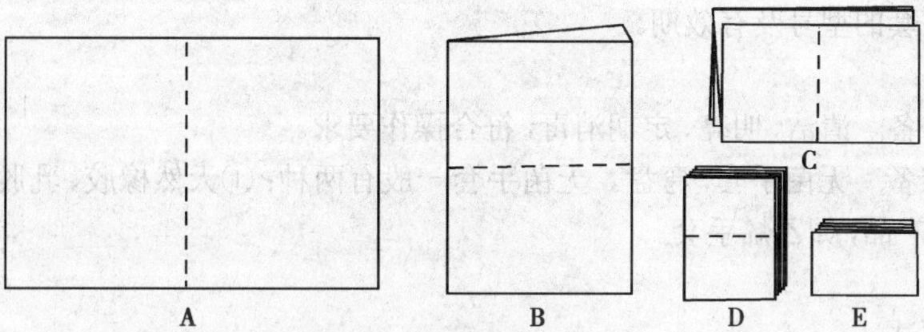

图 3-7　治疗巾横折法

单层底铺盘：①双手捏住无菌巾一边外面两角，轻轻抖开双折铺于治疗盘上，将上层折成扇形，边缘向外（图 3-8）；②放入无菌物品，拉开扇形折叠层遮盖于物品上，将开口处向上折两次，两侧边缘分别向下折一次，露出治疗盘边缘。

双层底铺盘：①双手捏住无菌巾一边外面两角，轻轻抖开，由远到近，3 折成双层底，上层呈扇形折叠，开口边向外（图 3-9）；②放入无菌物品，拉平扇形折叠层盖于物品上，边缘对齐，将开口处向上折两次，两侧边缘分别向下折一次，露出治疗盘边缘。

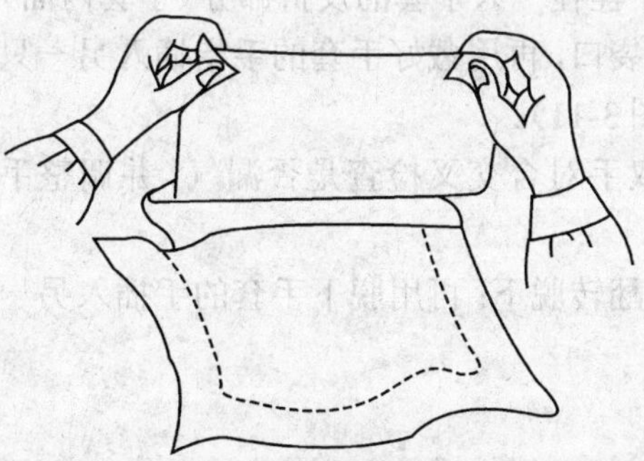

图 3-8　单层底铺盘法

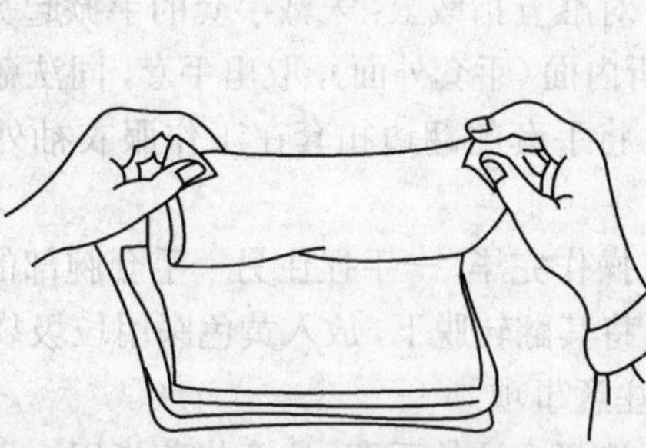

图 3-9　双层底铺盘法

（3）记录铺盘时间。

2．注意事项

（1）铺无菌盘区域应保持干燥，无菌巾避免潮湿、污染。

（2）铺盘时非无菌物品和身体应与无菌盘保持适当距离，手不可触及无菌巾内面，不可跨越无菌区。

（3）铺好的无菌盘应尽早使用，有效期不超过4小时。

【评价】

1. 遵守无菌操作原则。

2. 无菌区内物品放置有序，取用方便。

3. 无菌巾放置的位置恰当，放入无菌物品后上、下两层边缘整齐。

4. 操作中手臂未跨越无菌区，无菌巾内面未被污染。

（五）戴、脱无菌手套法

【目的】

在进行医疗护理操作时，预防病原微生物通过医务人员的手传播疾病和污染环境。

【评估】

1. 操作环境是否符合无菌操作原则。

2. 无菌手套的型号及有效期。

【计划】

1. 环境准备　清洁、明亮、定期消毒，符合操作要求。

2. 用物准备　无菌手套，弯盘。无菌手套一般有两种：①天然橡胶、乳胶手套；②人工合成的非乳胶产品，如乙烯手套。

【实施】

1. 操作方法

（1）核对无菌手套号码、灭菌日期、灭菌标识，检查包装完整、无潮湿，将其平放于清洁、干燥的桌面上。

（2）取、戴手套

一次性取、戴法：两手同时掀开手套袋开口处，用一手拇指和示指同时捏住两只手套的反折部分，取出手套。将两手套五指对准，一手同时捏住两只手套的反折面（手套内面），戴好一只手套，再以戴好手套的手指插入另一只手套的反折内面（手套外面）同法戴好（图3-10）。

分次取、戴法：一手掀开手套袋开口处，另一手捏住一只手套的反折部分（手套内面）取出手套，对准五指戴上；未戴手套的手掀起另一只袋口，再用戴好手套的手指插入另一只手套的反折内面（手套外面），取出手套，同法戴好（图3-11）。

（3）将手套的翻边扣套在工作服衣袖外面，双手对合交叉检查是否漏气，并调整手套位置。

（4）操作完毕，一手捏住另一手套腕部的外面翻转脱下；再用脱下手套的手插入另一手套内面，将其翻转脱下，放入黄色医用垃圾袋内。

2. 注意事项

（1）选择合适的手套，注意修剪指甲。

（2）未戴手套的手不可接触无菌手套的外面，已戴手套的手不可触及未戴手套的手及另一只手套的内面，无菌手套外面不可触及任何非无菌物品。

（3）戴手套后双手应始终保持在腰部或操作台面以上、水平视线范围内活动。

（4）戴手套后如发现手套破损或可疑污染，应立即更换。

（5）诊疗护理不同患者之间应更换手套；一次性手套应一次性使用；戴手套不能替代洗手，必要时进行手消毒。

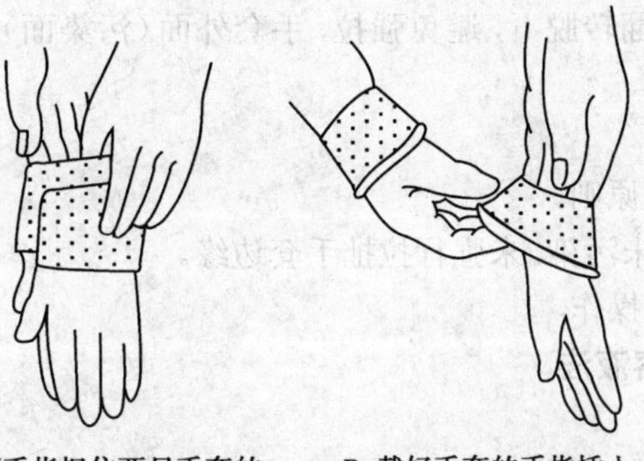

A. 两手指捏住两只手套的反褶部分,对准五指　　B. 戴好手套的手指插入另一只手套的反褶内面

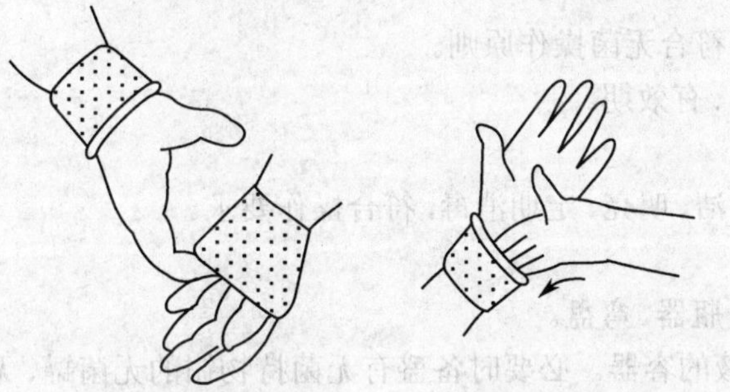

C. 将一只手套的翻边扣套在工作服衣袖外面　　D. 将另一只手套的翻边扣套在工作服衣袖外面

图 3-10　一次性取戴无菌手套法

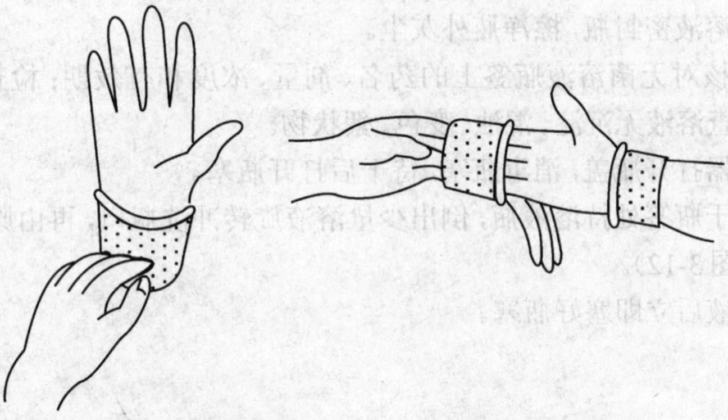

A. 一手捏住一只手套的反褶部分,另一手对准五指戴上手套　　B. 戴好手套的手指插入另一只手套的反褶内面

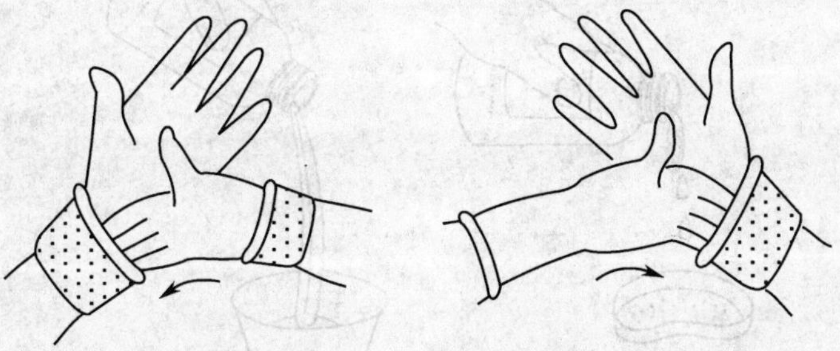

C. 将一只手套的翻边扣套在工作服衣袖外面　　D. 将另一只手套的翻边扣套在工作服衣袖外面

图 3-11　分次取戴无菌手套法

（6）脱手套时应翻转脱下，避免强拉，手套外面（污染面）不可触及皮肤或其他清洁物品。脱手套后应洗手。

【评价】

1. 遵守无菌操作原则。

2. 戴、脱手套时未污染，未强行拉扯手套边缘。

3. 在规定范围内操作。

（六）取用无菌溶液法

【目的】

保持无菌溶液的无菌状态，供治疗护理用。

【评估】

1. 操作环境是否符合无菌操作原则。

2. 无菌溶液名称、有效期。

【计划】

1. 环境准备　清洁、明亮、定期消毒，符合操作要求。

2. 用物准备

（1）无菌溶液、启瓶器、弯盘。

（2）盛装无菌溶液的容器。必要时备盛有无菌持物钳的无菌罐、无菌纱布罐。

（3）棉签、消毒液、记录纸、笔。

【实施】

1. 操作方法

（1）取无菌溶液密封瓶，擦净瓶外灰尘。

（2）检查并核对无菌溶液瓶签上的药名、剂量、浓度和有效期；检查瓶盖无松动，瓶身无裂缝；对光检查溶液无沉淀、混浊、变色、絮状物。

（3）用启瓶器打开瓶盖，消毒瓶塞，待干后打开瓶塞。

（4）手掌握于瓶签处持溶液瓶，倒出少量溶液旋转冲洗瓶口，再由原处倒取所需溶液量至无菌容器中（图3-12）。

（5）倒取溶液后立即塞好瓶塞。

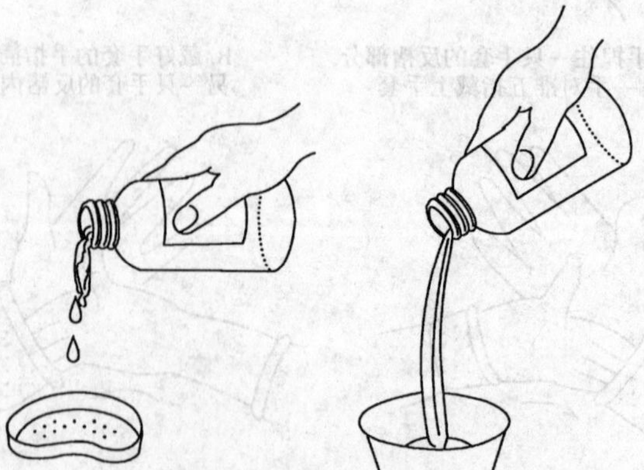

A. 冲洗瓶口　　B. 倒无菌溶液至无菌容器中

图3-12　倒取无菌溶液

(6) 在瓶塞上注明开瓶日期、时间并签名，放回原处。

(7) 按要求整理用物并处理。

2. 注意事项

(1) 不可将物品伸入无菌溶液瓶内蘸取溶液；倾倒液体时，不可直接接触无菌溶液瓶口；溶液无溅出；已倒出的溶液不可再倒回瓶内。

(2) 手不可触及瓶口及瓶塞内面。

(3) 已开启的无菌溶液，24 小时内有效，余液只作清洁操作用。

【评价】

1. 遵守无菌操作原则。

2. 手未触及瓶口及瓶塞内面。

3. 倾倒液体时未污染瓶口。

知识链接

袋装无菌溶液取用方法

操作者洗手，戴口罩；检查软包装液体名称、有效期、挤压包装无渗漏液体、液体袋倒转对光检查无沉淀、浑浊、絮状物及变色等；撕开注射液袋外包装；取复合碘棉签 1 根，左手将注射袋加药管向上反折，用左手的示指和拇指固定；环形消毒注射液袋输液口连接管中部；右手取无菌剪刀从注射液袋输液口连接管消毒处剪断，手不可触及管口部分；以少量液体冲洗管口，管口至容器的距离为 10～15cm；倒取所需无菌溶液于容器内。

第四节 隔 离 技 术

隔离(isolation)是采用各种方法、技术，防止病原体从患者及携带者传播给他人的措施。即将传染病患者及高度易感人群安置在指定的地方，暂时避免和周围人群接触，从而切断感染链中的感染源、传播途径、易感人群三者之间的联系，防止病原微生物在患者、医务人员及媒介物中扩散。2009 年 12 月 1 日起实施的《医院隔离技术规范》是当前医院隔离工作的指南。

一、隔离的基本知识

(一) 概念

1. 清洁区　指进行呼吸道传染病诊治的病区中不易受到患者血液、体液和病原微生物等物质污染及传染病患者不应进入的区域。包括医务人员的值班室、卫生间、男女更衣室、浴室以及储物间等。

2. 潜在污染区　也称半污染区，指进行呼吸道传染病诊治的病区中位于清洁区与污染区之间，有可能被患者血液、体液和病原微生物等物质污染的区域。包括医务人员的办公室、治疗室、护士站、患者用后物品的处理室、内走廊等。

3. 污染区　指进行呼吸道传染病诊治的病区中传染病患者和疑似传染病患者接受诊疗的区域，包括被其血液、体液、分泌物、排泄物污染物品暂存和处理的场所，如病室、处置室、污物间以及患者入院、出院处理室等。

4. 两通道　指进行呼吸道传染病诊治的病区中的医务人员通道和患者通道。医务人员通道、出入口设在清洁区一端，患者通道、出入口设在污染区一端。

5. 缓冲间　指进行呼吸道传染病诊治的病区中清洁区与潜在污染区之间、潜在污染区与污染区之间设立的两侧均有门的小室，为医务人员的准备间。

6. 负压病区　也称负压病室，指通过特殊通风装置，使病区（病室）的空气由清洁区向污染区流动，病区（病室）内的压力低于室外压力。负压病区（病室）污染过的空气通过专门的通道处理后排放。

7. 标准预防　指基于患者的血液、体液、分泌物（不包括汗液）、非完整皮肤和黏膜均可能含有感染性因子的原则，针对医院所有患者和医务人员采取的一组预防感染措施。

知识链接

负压隔离病区建筑布局

设病室及缓冲间，通过缓冲间与病区走廊相连。病室采用负压通风，上送风、下排风；病室内送风口应远离排风口，排风口应置于病床床头附近，排风口下缘靠近地面但应高于地面10cm。病室门窗保持关闭。病室内设置独立卫生间，有流动水洗手和卫浴设施。配备室内对讲设备。

送风应经过初、中效过滤，排风应经过高效过滤处理，每小时换气6次以上。病室的气压为−30Pa，缓冲间的气压宜为−15Pa。

（二）隔离单位的设置与隔离要求

根据患者获得感染危险性的程度，医院可分成4个区域：①低危险区域：包括行政管理区、教学区、图书馆、生活服务区等；②中等危险区域：包括普通门诊、普通病房等；③高危险区域：包括感染疾病科（门诊、病房）等；④极高危险区域：包括手术室、重症监护病房、器官移植病房等。高危险区域的科室宜相对独立，与普通门诊和病区分开。应明确服务流程，保证洁、污分开，通风系统区域化，并配备合适的手卫生设施。

1. 呼吸道传染病病区　适用于经呼吸道传播疾病患者的隔离。

（1）建筑布局：病区应设在医院相对独立的区域，分为清洁区、潜在污染区和污染区，设立两通道和三区之间的缓冲间。

（2）隔离要求：①各区之间界线清楚，标识明显；②病室内有良好的通风设备，安装适量的非手触式开关的流动水洗手设施；③不同种类传染病患者分室安置，疑似患者单独安置，同种疾病患者可安置于一室，两病床之间距离不少于1.1m。

2. 感染性疾病病区　适用于主要经接触传播疾病患者的隔离。

（1）建筑布局：病区应设在医院相对独立的区域，远离儿科病区、重症监护病区和生活区。设单独入、出口和入、出院处理室；设清洁区、半污染区、污染区，三区设缓冲间。

（2）隔离要求：①分区明确，标识清楚；②病区通风良好，自然通风或安装通风设施；配备适量非手触式开关的流动水洗手设施；③不同种类的感染性疾病患者应分室安置，每间病室不应超过4人，病床间距应不少于1.1m。

3. 普通病区、门诊、急诊

（1）普通病区：在病区的末端，设一间或多间隔离病室；感染性疾病患者与非感染性疾病患者宜分室安置；病情较重的患者宜单人间安置；同种感染性疾病、同种病原体感染患者也可安置于一室，病床间距宜大于0.8m。

(2) 门诊：应单独设立出入口，设置问讯、挂号、诊断、治疗等区域；儿科门诊应自成一区；各诊室应通风良好，配备适量的流动水洗手设备和（或）速干手消毒剂；感染疾病科门诊符合国家相关规定；发现传染病患者或疑似传染病患者，应到专用隔离诊室或引导至感染科门诊诊治，可能污染的区域应及时消毒。

(3) 急诊：设单独出入口、预检分诊、隔离诊查室、抢救室、治疗室等；配备适量的非手触式开关的流动水洗手设备和（或）速干手消毒剂；严格预检分诊制度，发现传染病患者或疑似传染病患者，及时采取隔离措施；急诊观察室床间距不小于1.2m。

（三）隔离原则

隔离的实施应遵循“标准预防”和“基于疾病传播途径的预防”原则。一种疾病可能有多种传播途径时，应在标准预防的基础上，结合医院的实际情况，采取相应传播途径的隔离与预防。

1. 管理原则

(1) 医院建筑布局合理，区域划分明确。

(2) 隔离标志明确，卫生设施齐全：①隔离病区设有工作人员与患者各自的进出门、梯道，通风系统区域化。入口处配置更衣、换鞋的过渡区，并配有必要的卫生、消毒设备等。隔离区标识清楚；②隔离病室门外或患者床头安置不同颜色的提示卡（卡正面为预防隔离措施，反面为适用的疾病种类）。隔离病室门外设立隔离衣悬挂架或壁橱，备隔离衣、帽子、口罩、鞋套以及手消毒物品等。

(3) 严格执行服务流程，加强三区管理。保证洁、污分开，防止因人员流程、物品流程交叉导致污染。

(4) 定期进行医务人员隔离与防护知识的培训，为其提供合适、必要的防护用品。

2. 一般隔离原则

(1) 工作人员进、出污染区时：①按规定戴口罩、帽子，穿隔离衣，必要时换隔离鞋；②进入隔离室进行治疗护理前，须备齐用物并周密计划，各种护理操作应集中进行，以减少穿脱隔离衣和消毒手的次数；③穿隔离衣后，只能在规定范围内活动，一切操作均需严格执行隔离规程；④离开隔离室时要脱隔离衣、帽子、口罩、鞋，消毒双手。

(2) 隔离病室物品、空气的消毒处理：①患者及其接触过的所有物品，不得进入清洁区。患者的衣物、信件、票证等需消毒后方可送出；②患者接触过的医疗器械，如血压计、听诊器、体温计等按规定消毒处理；③患者的排泄物、呕吐物及各种引流液应按规定消毒处理后方可排放；④患者或穿隔离衣的工作人员通过走廊时，不得接触墙壁、家具等；⑤各类检验标本放在指定的存放盘和架上，检验后的标本及容器等应严格按要求分别处理；⑥需送出病区处理的物品，应放于有明显标志的黄色专用污物袋内；⑦隔离病室应每日进行空气和物品表面的消毒，应用Ⅳ类环境的消毒方法，根据隔离类型确定每日消毒的次数。

(3) 严格执行陪伴和探视管理制度：①开展患者和探陪人员的隔离知识教育，使其能主动协助、执行隔离管理；②根据隔离种类采取相应的隔离措施，共同遵守隔离要求和制度。

(4) 心理护理：了解患者的心理状况，合理安排探视时间，减轻患者的恐惧感和因被隔离而产生的孤独、悲观等心理反应，向患者及家属解释隔离的必要性和暂时性，以取得其信任与合作。

(5) 掌握解除隔离的标准：传染性分泌物三次培养结果均为阴性或确定已度过隔离期，经医生开出医嘱后方可解除隔离，解除隔离患者沐浴更衣后方可离开。

3. 终末消毒原则　指对出院、转科或死亡患者及其所住病室、用物、医疗器械等进行的消毒处理。

(1) 患者的终末处理：①患者出院或转科前应洗澡，换上清洁衣服；②个人用物须消毒后方可带出；③如患者死亡，须用浸透消毒液的棉球填塞口、鼻、耳、肛门等孔道，然后用一次性尸单包裹尸体，装入标记明确的尸袋内密封送太平间或火葬。

(2) 病室的终末处理：①关闭病室门窗，打开床旁桌，摊开棉被，竖起床垫，用紫外线照射或消毒液熏蒸消毒；②熏蒸后打开门窗，用消毒液擦拭家具、地面；③被服类放入污物袋消毒处理后再清洗；④体温计用消毒液浸泡消毒，血压计、听诊器用熏蒸箱消毒。

二、隔离种类与措施

目前，隔离预防主要是在标准预防的基础上，实施两大类隔离：一是基于传染源特点切断疾病传播途径的隔离，二是基于保护易感人群的隔离。

（一）基于切断传播途径的隔离预防

确认的感染性病原微生物的传播途径主要有三种：接触传播、空气传播和飞沫传播。通过多种传播途径传播的感染性疾病应联合用多种隔离预防措施。

1. 接触传播的隔离与预防　对确诊或可疑感染了经接触传播的疾病如肠道感染、多重耐药菌感染、皮肤感染等采取的隔离与预防。在标准预防的基础上还有：

(1) 隔离病室为蓝色隔离标志。

(2) 限制患者的活动范围，根据感染疾病类型确定入住隔离室。原则上禁止探陪，探视者需要进入隔离室时，应采取相应的隔离措施。

(3) 减少患者的转运，如需转运时，应采取有效措施，减少污染。

(4) 接触患者前，必须戴好帽子和口罩，从事可能污染工作服的操作时，应穿隔离衣，必要时戴橡胶手套；接触甲类传染病应按要求穿脱防护服。

(5) 接触隔离患者的血液、体液、分泌物、排泄物等物质时，应戴手套；手上有伤口时应戴双层手套。

(6) 患者接触过的一切物品，如衣物、换药器械等均应先灭菌，然后再进行清洁、消毒、灭菌。引流物、排泄物、被其血液或体液污染的物品，应及时分装密闭，标记后送指定地点焚烧处理。

2. 空气传播的隔离与预防　适用于经空气传播的呼吸道传染疾病，如肺结核、流脑、腮腺炎等。在标准预防的基础上还有：

(1) 隔离病室为黄色隔离标志。

(2) 相同病原引起感染的患者可同居一室，通向走廊的门窗须关闭。有条件时尽量使隔离室远离其他病室或使用负压病室。

(3) 为患者准备专用痰杯，口、鼻分泌物需经消毒处理后方可丢弃。当患者外出时，应戴外科口罩，并限制其活动范围。

(4) 严格空气消毒，每天一次。

(5) 进入确诊或可疑传染病患者病室时，应戴医用防护口罩、帽子；进行可能产生喷溅的诊疗操作时，应戴防护目镜或防护面罩，穿防护服，当接触患者及其血液、体液、分泌物、排泄物等物质时应戴手套。

3. 飞沫传播的隔离与预防　对经飞沫传播的疾病如流行性感冒、病毒性腮腺炎等采取的隔离与预防。在标准预防的基础上还有：

(1) 隔离病室为粉色隔离标志。

(2) 同空气传播隔离与预防的第(2)、(3)。

(3) 患者之间，患者与探视者之间相隔距离在1m以上，探视者应戴外科口罩。

(4) 加强通风或进行空气消毒。

(5) 与患者近距离（1m以内）接触时，应戴帽子、医用防护口罩；进行可能产生喷溅的诊疗操作时，应戴防护目镜或防护面罩，穿防护服；必要时戴手套。

4. 其他传播途径疾病的隔离与预防　应根据疾病的特性，采取相应的隔离与防护措施。

（二）基于保护易感人群的隔离预防

保护性隔离是以保护易感人群作为制订措施的主要依据而采取的隔离，也称反向隔离。适用于抵抗力低下或极易感染的患者，如严重烧伤、早产儿、白血病、器官移植及免疫缺陷患者等。其隔离的主要措施有：

1. 患者住单间病室隔离。

2. 病室内空气应保持正压通风，定时换气；地面及用物等均应严格消毒，未经消毒处理的物品不可带入隔离室。

3. 凡进入病室内的人员应穿戴灭菌后的隔离衣、帽子、口罩、手套及鞋；接触患者前、后及护理另一位患者前均应洗手。

4. 患者的引流物、排泄物、被其血液或体液污染的物品，应及时分装密闭，标记后送指定地点。

5. 凡患呼吸道疾病或咽部带菌者，均应避免接触患者；原则上不予探视，探视者需要进入隔离室时应采取相应的隔离措施。

三、隔离技术基本操作

（一）手的清洁与消毒

医护人员的手经常直接或间接接触患者和污染物品，如忽略洗手或洗手不充分可直接或间接地导致医院感染的发生。因此，医院应加强医务人员手卫生的规范化管理，提高医务人员手卫生的依从性。

▲洗手

指医务人员用肥皂（或皂液）和流动水洗手，去除手部皮肤污垢、碎屑和部分致病菌的过程。

【目的】

清除手皮肤污垢和大部分暂居微生物，切断通过手传播感染的途径。

【评估】

手的污染程度，下列情况需进行洗手：

1. 接触患者前后，特别是在接触有破损的皮肤黏膜、侵入性操作前后。

2. 在同一患者身上，当从污染操作转为清洁操作时。

3. 进行无菌操作、接触清洁、无菌物品之前。

4. 接触血液、体液和被污染物品后。

5. 戴口罩、手套及穿脱隔离衣前后。

【计划】

1. 用物准备 流动水洗手设施、清洁剂、干手物品，必要时备护手液或直接备速干手消毒剂。

2. 环境准备 清洁、宽敞。

【实施】

1. 操作方法

(1) 取下手上饰物及手表，卷袖过肘；打开水龙头，调节合适水流和水温，湿润双手。

(2) 关闭水龙头，取清洁剂涂抹双手。

(3) 按以下步骤揉搓双手至少 15 秒：①掌心相对，手指并拢相互揉搓；②掌心对手背沿指缝相互揉搓，交换进行；③掌心相对，双手交叉沿指缝相互揉搓；④弯曲各手指关节，在另一手掌心旋转揉搓，交换进行；⑤一手握另一手拇指旋转揉搓，交换进行；⑥五个手指尖并拢在另一掌心中转动揉搓，交换进行；⑦交换揉搓手腕部（图 3-13）。

(4) 指尖向下，在流动水下彻底冲洗双手。

(5) 取毛巾（纸巾）擦干。

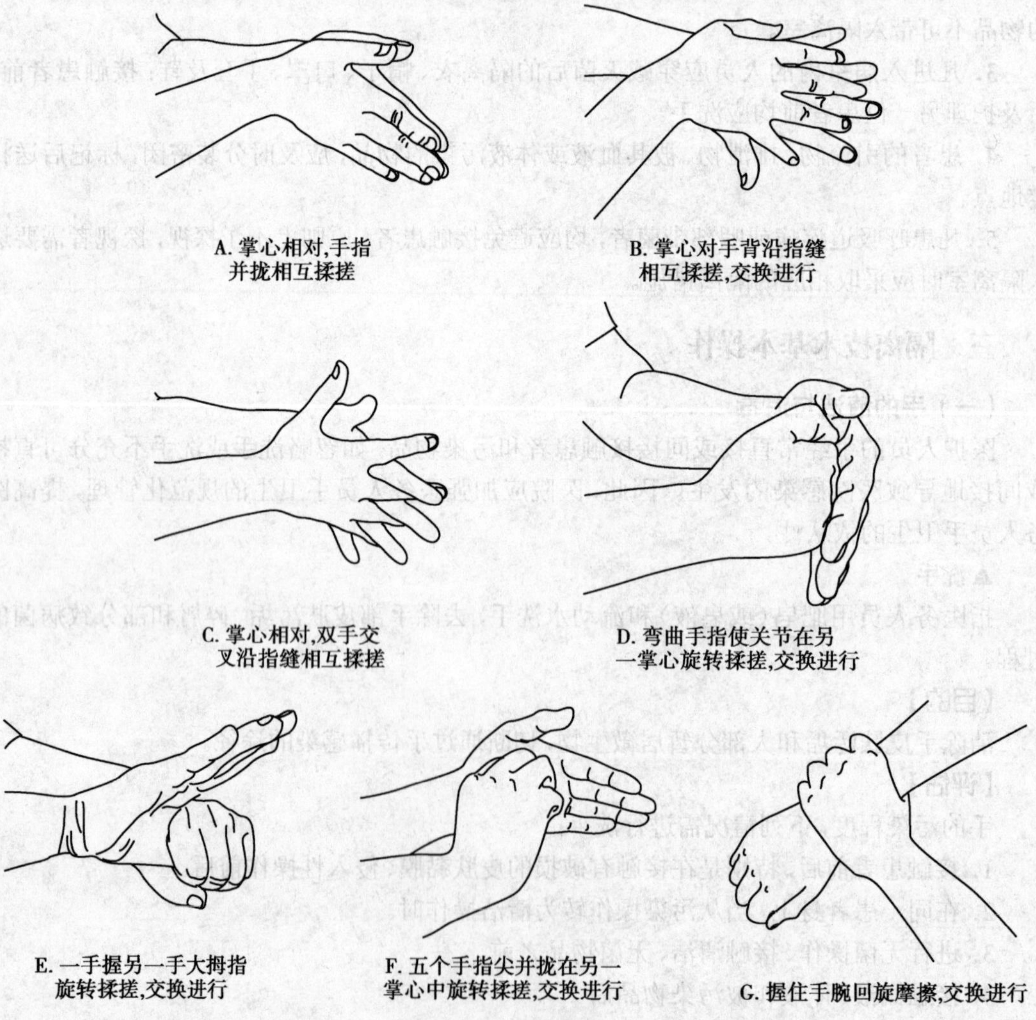

A. 掌心相对，手指并拢相互揉搓
B. 掌心对手背沿指缝相互揉搓，交换进行
C. 掌心相对，双手交叉沿指缝相互揉搓
D. 弯曲手指使关节在另一掌心旋转揉搓，交换进行
E. 一手握另一手大拇指旋转揉搓，交换进行
F. 五个手指尖并拢在另一掌心中旋转揉搓，交换进行
G. 握住手腕回旋摩擦，交换进行

图 3-13 揉搓洗手法

2. 注意事项

(1) 洗手方法正确，注意指尖、指缝、拇指、指关节等处的清洗，冲净双手时注意指尖向下。

(2) 擦手巾应保持清洁、干燥。

(3) 避免污染周围环境，防止溅湿工作服。

(4) 当手部有血液或其他体液等肉眼可见污染时，应用清洁剂和流动水洗手；当手部没有肉眼可见污染时可用速干手消毒剂消毒双手代替洗手，揉搓方法与洗手法相同。

【评价】

1. 操作程序正确。

2. 工作服未被溅湿，周围环境未污染。

▲卫生手消毒

指医务人员用速干手消毒剂揉搓双手，以减少手部暂居菌的过程。

【目的】

清除致病微生物，预防感染与交叉感染。

【评估】

手的污染程度，下列情况需进行手消毒：

1. 进行侵入性操作前。

2. 检查、治疗护理免疫功能低下的患者之前。

3. 接触传染病患者之后。

4. 接触感染伤口和血液、体液和分泌物之后。

5. 接触致病微生物污染的物品之后。

【计划】

1. 用物准备　流动水洗手设施、清洁剂、干手物品、速干手消毒剂。

2. 环境准备　清洁、宽敞。

【实施】

1. 操作方法

(1) 按洗手步骤洗手并保持手的干燥。

(2) 取速干手消毒剂于掌心，均匀涂抹至整个手掌、手背、手指和指缝，必要时增加手腕及腕上10cm。

(3) 按照揉搓洗手的步骤搓双手至少15秒，直至手部自然干燥。

2. 注意事项

(1) 卫生手消毒前先洗手并保持手部干燥。

(2) 速干手消毒剂使用方法正确，手的各个部位揉搓到位。

【评价】

1. 操作程序准确。

2. 洗手后，手上不能检出致病微生物。

3. 工作服不潮湿，周围环境未污染。

▲外科手消毒

指外科手术前医务人员用肥皂(或皂液)和流动水洗手，再用手消毒剂清除或者杀灭手部暂居菌和减少常居菌的过程。使用的手消毒剂可具有持续抗菌活性。具体操作见外科护理学。

（二）口罩、帽子的使用

【目的】

1. 口罩可保护患者和工作人员，防止感染和飞沫污染无菌物品。

2. 帽子可防止工作人员的头发、头屑散落或被污染。

【评估】

根据不同的操作要求选用不同种类的口罩：

1. 一般诊疗活动，可佩戴纱布口罩或外科口罩。

2. 手术室工作或护理免疫功能低下患者、进行体腔穿刺等操作时应佩戴外科口罩。

3. 接触经空气传播或近距离接触经飞沫传播的呼吸道传染病患者时应戴医用防护口罩。

【计划】

1. 环境准备　清洁、定期消毒。

2. 用物准备　根据需要备合适口罩、帽子、污物袋。

口罩包括三类：①纱布口罩：能保护呼吸道免受有害粉尘、气溶胶、微生物及灰尘伤害。普通脱脂纱布口罩长 18cm，宽 14cm 左右，应不少于 12 层，经纬纱不得少于 9 根；②外科口罩：在有创操作过程中能阻止血液、体液和飞溅物传播，通常为一次性使用的无纺布口罩，有可弯折鼻夹，多为夹层，外层有防水作用，中间夹层有过滤作用，能阻隔空气中 5μm 颗粒超过 90%，内层可以吸湿；③医用防护口罩：能阻止经空气传播的直径≤5μm 感染因子或近距离＜1m 经飞沫传播的疾病而发生感染的口罩，要求配有不小于 8.5cm 的可弯折鼻夹，长方形口罩展开后中心部分尺寸长和宽均不小于 17cm，密合型拱形口罩纵、横径均不小于 14cm，口罩滤料的颗粒过滤效率应不少于 95%。

【实施】

1. 操作方法

（1）洗手。

（2）戴帽子，将帽子遮住全部头发。

（3）戴口罩：①戴纱布口罩：将口罩罩住鼻、口及下巴，口罩下方带系于颈后，上方带系于头顶中部；②戴外科口罩：将口罩罩住鼻、口及下巴，口罩下方带系于颈后，上方带系于头顶中部；将双手指尖放在鼻夹上，从中间位置开始，用手指向内按压，并逐步向两侧移动，根据鼻梁形状塑造鼻夹；调整系带的松紧度，检查闭合性（图 3-14）；③戴医用防护口罩：一手托住口罩，有鼻夹的一面背向外；将口罩罩住鼻、口及下巴，鼻夹部位向上紧贴面部；用另一手将下方系带拉过头顶，放在颈后双耳下；将上方系带拉过头顶中部；将双手指尖放在金属鼻夹上，从中间位置开始，用手指向内按鼻夹，并分别向两侧移动和按压，根据鼻梁的形状塑造鼻夹；将双手完全盖住口罩，快速呼气，检查密合性，如有漏气应调整鼻夹位置（图 3-15）。

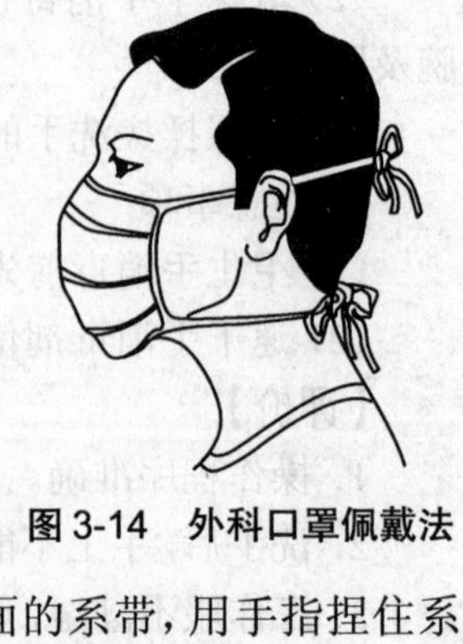

图 3-14　外科口罩佩戴法

（4）脱口罩：洗手后取下口罩，先解开下面的系带，再解开上面的系带，用手指捏住系带将口罩放入医疗垃圾袋内。如是布制帽子或纱布口罩，每日更换，清洗消毒。

（5）脱帽子：洗手后取下帽子。

2. 注意事项

（1）使用时应根据不同的操作要求选用不同种类、型号的口罩和帽子；口罩应遮住口、

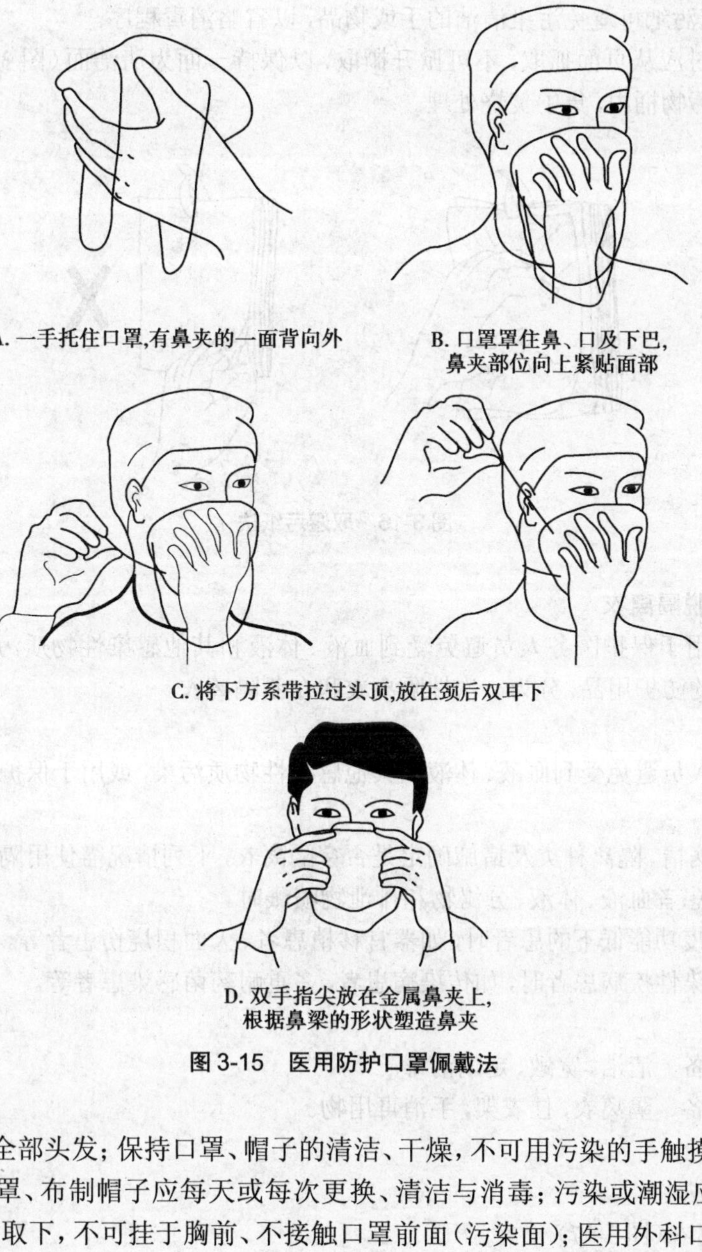

A. 一手托住口罩,有鼻夹的一面背向外

B. 口罩罩住鼻、口及下巴,鼻夹部位向上紧贴面部

C. 将下方系带拉过头顶,放在颈后双耳下

D. 双手指尖放在金属鼻夹上,根据鼻梁的形状塑造鼻夹

图 3-15　医用防护口罩佩戴法

鼻，帽子应遮盖全部头发；保持口罩、帽子的清洁、干燥，不可用污染的手触摸口罩和帽子。

(2) 纱布口罩、布制帽子应每天或每次更换、清洁与消毒；污染或潮湿应及时更换；口罩使用后应及时取下，不可挂于胸前、不接触口罩前面(污染面)；医用外科口罩只能一次性使用。

(3) 正确佩戴口罩，不应只用一只手捏鼻夹；每次进入工作区域前，应检查医用防护口罩的密合性。

(4) 使用后的一次性口罩应放入医疗垃圾袋内，集中处理。

【评价】

1. 戴帽子、口罩方法正确。

2. 取下口罩方法正确，放置妥当。

3. 保持帽子、口罩的清洁、干燥。

(三) 避污纸的使用

避污纸是备用的清洁纸片。做简单隔离操作时，如开、关门窗，开、关水龙头，收取污染药杯等，使用避污纸可避免污染清洁的手或物品，以省略消毒程序。

取避污纸时应从页面抓取，不可掀开撕取，以保持一面为清洁面（图 3-16）。避污纸用后应随即丢入污物桶内，集中焚烧处理。

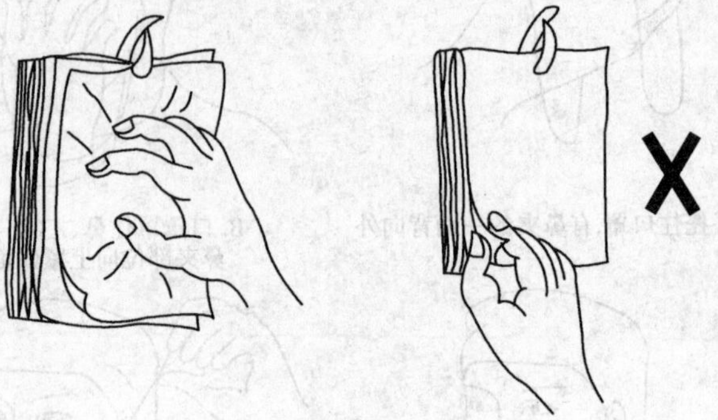

图 3-16　取避污纸法

（四）穿、脱隔离衣

隔离衣是用于保护医务人员避免受到血液、体液和其他感染性物质污染，或用于保护患者避免感染的防护用品，分为一次性隔离衣和布制隔离衣。

【目的】

保护工作人员避免受到血液、体液和其他感染性物质污染，或用于保护患者避免感染。

【评估】

根据患者病情、隔离种类及措施确定是否穿隔离衣，下列情况需使用隔离衣：

1. 可能被患者血液、体液、分泌物和排泄物喷溅时。

2. 护理免疫功能低下的患者时，如器官移植患者、大面积烧伤患者等。

3. 接触感染性疾病患者时，如传染病患者、多重耐药菌感染患者等。

【计划】

1. 环境准备　清洁、宽敞、定期消毒。

2. 用物准备　隔离衣，挂衣架，手消毒用物。

【实施】

1. 操作方法

(1) 穿隔离衣（图 3-17）

1）工作人员着装整洁，洗手，戴口罩，取下手表，卷袖过肘。

2）手持衣领取下并查对隔离衣，使清洁面朝向自己，露出衣袖内口。

3）一手持衣领，另一手伸入一侧袖内，将衣袖穿好。换手持衣领，依上法穿好另一袖。

4）双手持衣领，由领边向后系好衣领。

5）扣好双袖口或系上袖带，需要时套上橡皮圈束紧袖口（此时手已污染）。

6）自一侧衣缝腰带下约 5cm 处将隔离衣后身向前拉，见到衣边捏住，同法将另一侧衣边捏住。双手在背后将隔离衣开口边对齐，向一侧折叠，一手固定折叠处，另一手将腰带在背后折叠处交叉，回到前面打一活结系好。

(2) 脱隔离衣（图 3-18）

1）解开腰带，在前面打一活结。

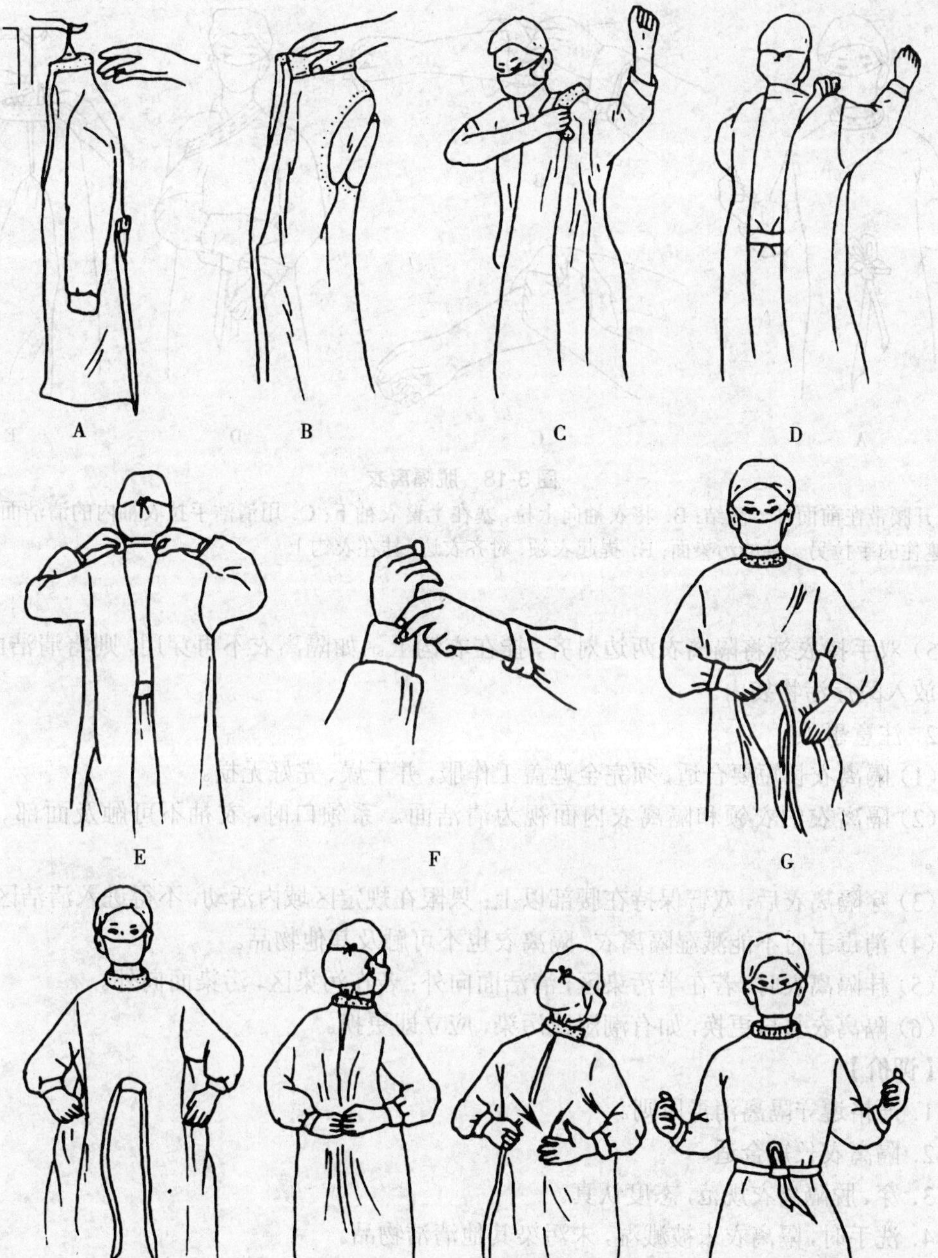

图 3-17　穿隔离衣

A. 取隔离衣；B. 清洁面朝自己；C. 穿上一袖；D. 穿上另一袖；E. 系领扣；F. 扣袖扣；G. 将一侧衣边捏至前面；H. 同法捏住另一边；I. 将两侧衣边对齐；J. 向一侧折叠；K. 扎起腰带

2）解开两袖口，在肘部将衣袖向内塞入工作服袖内，暴露双手。

3）消毒双手。

4）解开领带，一手伸入另一侧袖口内，拉下衣袖过手，再用遮盖住的手在外面拉下另一衣袖。两手在袖内使袖子对齐，双臂逐渐退出。

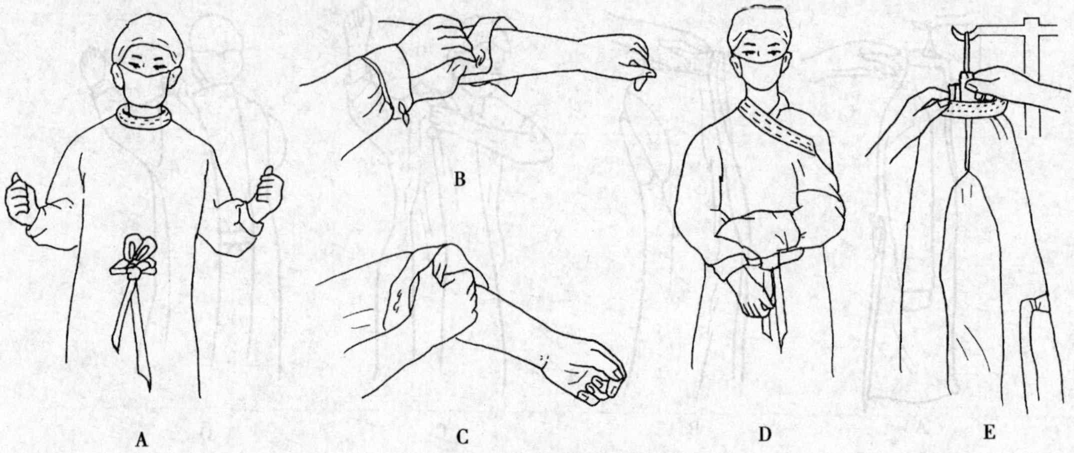

图 3-18 脱隔离衣

A. 松开腰带在前面打一活结；B. 将衣袖向上拉，塞在上臂衣袖下；C. 用清洁手拉衣袖内的清洁面；D. 用衣袖遮住的手拉另一袖的污染面；E. 提起衣领，对齐衣边，挂在衣钩上

5）双手持衣领将隔离衣两边对齐，挂在衣钩上。如隔离衣不再穿用，则将清洁面向外折叠放入医疗污物袋内。

2. 注意事项

(1) 隔离衣长短要合适，须完全遮盖工作服，并干燥、完好无损。

(2) 隔离衣的衣领和隔离衣内面视为清洁面。系领口时，衣袖不可触及面部、衣领、帽子。

(3) 穿隔离衣后，双臂保持在腰部以上；只限在规定区域内活动，不得进入清洁区。

(4) 消毒手时不能溅湿隔离衣，隔离衣也不可触及其他物品。

(5) 挂隔离衣时，若在半污染区，清洁面向外；若在污染区，污染面向外。

(6) 隔离衣每日更换，如有潮湿或污染，应立即更换。

【评价】

1. 严格遵守隔离消毒原则。

2. 隔离衣长短合适。

3. 穿、脱隔离衣规范，态度认真。

4. 洗手时，隔离衣未被溅湿，未污染其他清洁物品。

（五）穿、脱防护服

医务人员在接触甲类或按甲类传染病管理的传染病患者时须穿防护服。防护服属于一次性防护用品，分连体式和分体式两种。

【目的】

保护医务人员和患者，避免感染和交叉感染。

【评估】

根据患者病情确定是否穿防护服，下列情况需使用防护服：

1. 临床医务人员在接触甲类或按甲类传染病管理的传染患者时。

2. 接触经空气传播或飞沫传播的传染患者，可能受到患者血液、体液、分泌物和排泄物喷溅时。

【计划】

1. 环境准备　清洁、宽敞。

2. 用物准备　防护服一件，消毒手用物。

【实施】

1. 操作方法

(1) 穿防护服：①工作人员着装整洁，洗手，戴口罩，取下手表，卷袖过肘；②取下防护服，查对防护服型号；③先穿下衣再穿上衣，然后戴帽子，最后拉拉链。

(2) 脱防护服：①脱分体防护服：拉开拉链，先脱上衣袖子，再脱上衣；由上向下脱下衣，边脱边卷；将上、下衣污染面向里放入医疗垃圾袋内；②脱连体防护服：将拉链拉到底；上提帽子使帽子脱离头部；先脱袖子，再由上向下边脱边卷，污染面向里，全部脱下后置于医疗垃圾袋内。

2. 注意事项

(1) 防护服只能在规定区域内穿脱，穿前检查有无潮湿、破损，长短是否合适。如有潮湿、破损或污染，应立即更换。

(2) 接触多个同类传染病患者时，防护服可连续使用；接触疑似患者时防护服应每次更换。

【评价】

1. 严格遵守隔离消毒原则。

2. 防护服大小合适。

3. 穿、脱防护服规范，未污染其他清洁物品。

第五节　消毒供应中心

消毒供应中心（central sterile supply department，CSSD）是医院内承担各科室所有重复使用诊疗器械、器具和物品清洗消毒、灭菌以及无菌物品供应的部门。是控制、预防医院内感染的关键部门，CSSD 工作质量，直接影响临床工作质量。因此，其护理工作更为重要。

一、消毒供应中心的组织管理

消毒供应中心在主管院长或其相关职能部门的直接领导下开展工作，由护理管理部门、医院感染管理部门、人事管理部门、设备及后勤管理等部门协同管理。

CSSD 应建立健全岗位职责、操作规程、消毒隔离、质量管理及与相关科室联系等各项规章制度；完善质量控制过程的相关记录。医院根据 CSSD 的工作量及岗位需要合理配备具有执行资格的护士、消毒员等。CSSD 的工作人员应接受与岗位职责相应的岗位培训，正确掌握相关知识与技能，如各类诊疗器械、器具与物品的清洗、消毒、灭菌的知识与技能等。

二、消毒供应中心的设置

（一）基本要求

医院应独立设置消毒供应中心，有条件医院的 CSSD 应为附近基层医院提供消毒供应。CSSD 宜接近手术室、产房和临床各科室，或与手术室有物品直接传递的专用通道。要求周围环境清洁，无污染源，形成一个相对独立的区域。内部通风、采光良好，气体排放和温度、湿度控制符合要求。

（二）消毒供应中心布局

CSSD分为辅助区域和工作区域，各区域标志明显、界线清楚。

1. 工作区域　工作区域包括去污区、清洁区（包括检查、包装及灭菌区）和无菌物品存放区；三个区域间设有缓冲间。物品输送由污到洁区，不可逆行；空气流向由洁到污；去污区保持相对负压；检查、包装及灭菌区保持相对正压。

（1）去污区：去污区是对重复使用的诊疗器械、器具和物品，进行回收、分类、清洗（包括运送器具的清洗消毒）的区域，为污染区域。一般设污物回收室、一次性物品处理室、洗涤室（分初洗和精洗区）、推车清洗室。污染区的工作是由专人、专车负责回收医院用过的污染物品，并进行分类、预处理和清洗。

（2）清洁区：清洁区指检查、包装及灭菌区，是对去污后的诊疗器械、器具和物品，进行检查、装配、包装及灭菌的区域，一般设包装室、消毒灭菌室、送物车存放室。此区的工作是检查、配备已经去污的物品，并妥善包装、灭菌。凡是进入清洁区的物品必须是经过严格去污处理的干燥物品。

（3）无菌物品存放区：无菌区是存放、保管、发放无菌物品的区域。设置灭菌监测室、无菌物品储存室、一次性物品存放库、无菌物品发放室。无菌区应安装空气净化装置。只有负责运送和发放无菌物品的工作人员，穿规定的服装才能进出无菌区。

2. 辅助区　辅助区域包括工作人员办公室、更衣室、值班室、休息室、卫生间等。

三、消毒供应中心的工作内容

CSSD的任务是对医疗器材进行清洁、包装、灭菌以及各种敷料的加工、物品保养等。

（一）物品回收、分类处理

1. 回收　CSSD专人、专车负责以封闭方式对临床使用过需要重复使用的诊疗器械、器具和物品集中回收。在诊疗场所不能对所污染的回收物品进行清点；被朊毒体、气性坏疽及突发原因不明的传染病病原体污染的诊疗器械、器具和物品，使用者应双层封闭包装并标明感染性疾病名称，单独回收处理。

2. 处理　应根据器械物品材质、精密程度等，在固定专用的房间内拆包、分类，选择有效的方法消毒，然后送入洗涤室处理；送出CSSD、各科室未使用的器械包等物品，不能直接放回无菌间，需重新灭菌处理；回收工具每次使用后应清洗、消毒，干燥备用。

（二）物品清洗

清洗方法包括机械清洗、手工清洗。机械清洗适用于大部分常规器械的清洗；手工清洗适用于精密、复杂器械的清洗和有机物污染器械的初步处理。精密器械的清洗，应遵循生产厂家提供的使用说明或指导手册。清洗包括冲洗、洗涤、漂洗、终末漂洗。

（三）物品消毒、干燥

清洗后的器械、器具和物品应进行消毒处理，方法首选机械热力消毒，也可采用75%乙醇、酸性氧化电位水等。干燥物品宜首选干燥设备进行干燥处理，并选择适宜的干燥温度。无干燥设备及不耐热的器械、器具和物品使用消毒低纤维絮擦布进行干燥处理；管腔类器械使用压力枪或95%乙醇进行干燥处理；不应使用自然干燥法进行干燥。

（四）物品检查与保养

采用目测或使用带光源放大镜对干燥后的每件器械、器具和物品进行检查。器械保养时根据不同特性分类处理。

（五）物品包装

1. 包装要求　包括装配、包装、封包、注明标识等步骤，器械与敷料应分室包装。

（1）包装前应依据器械装配的技术规程或图示，核对器械的种类、规格和数量，检查无误后进行包装。

（2）手术器械应摆放在篮筐或有孔盘中配套包装；盆、盘、碗等单独包装；轴节类器械不应完全锁扣；有盖的器皿应开盖；摆放的物品应隔开，朝向一致；管腔类物品应盘绕放置并保持管腔通畅。

（3）灭菌物品包装分为闭合式包装和密封式包装。灭菌手术器械采用闭合式包装，2 层包装材料分 2 次包装；灭菌物品通常采用密封式包装，如是单独包装的器械，可使用一层纸袋、纸塑料等包装。

（4）开放式的储槽不应用于灭菌物品的包装；硬质容器的使用应遵循操作说明；纺织品包装材料应无破损无污渍，一用一清洗。

2. 封包要求

（1）灭菌包外设有灭菌化学指示物，高度危险性物品包内放置化学指示物，如果透过包装材料可以直接观察包内灭菌化学指示物的颜色变化，则不放置包外灭菌化学指示物。

（2）使用专用胶带或医用热封机封包。胶带长度与灭菌包体积、重量相适宜、松紧适度，封包严密，保持闭合完好性。

（3）纸塑袋、纸袋等密封包其密封宽度应≥6mm，包内器械距包装袋封口≥2.5mm，医用热封机在每天使用前应检查参数的准确性和闭合完好性。

（4）硬质容器应设置安全闭锁装置，无菌屏障完整性破坏时应可识别。

（5）灭菌物品包装的标识应注明物品名称、数量、灭菌日期、失效期、包装者等内容。标识应具有追溯性。

（六）物品灭菌

根据物品的性质选择适宜有效的灭菌方法，按照不同的灭菌器要求装载灭菌包，尽量同类物品同锅灭菌，装载时标识应注明灭菌时间，灭菌器编号、灭菌批次、科室名称、灭菌包种类等。灭菌后按要求卸载，检查包外化学指示物变色情况以及包装的完整性和干燥情况。灭菌是 CSSD 的重要工作，消毒员应严守操作规程，各类物品灭菌合格率应达到 100%。

（七）无菌物品存放和发放

1. 灭菌后物品应分类、分架、按消毒时间有序存放在无菌物品存放区，并固定位置摆放在储物架上。储物架距地面 20～25cm，距天棚顶板 50cm，距墙壁 5～10cm。一次性使用无菌物品应去除外包装后，放入物品存放区。

2. 每日常规检查无菌物品的有效期，同时对室内空气按规定消毒并擦拭储物架，以保持清洁。

3. 无菌室的物品发放应遵守先进先出的原则，确认无菌物品的有效性。并由专人发放，发放记录应具有可追溯性。

4. 运送无菌物品的器具使用后，应清洁处理、干燥存放。

（八）一次性使用物品的管理

1. 认真检查各包装标识和相关内容。

2. 对每批号的输液器、注射器、头皮针等用品，按卫生部规定进行抽样热源检测，合格后方可发放。

3. 使用过的一次性器具实行以旧换新制度。认真清点回收的器具，用高效消毒剂浸泡消毒后进行分类处理，达到无害化。

（九）相关监测

消毒供应中心应安排人员专门负责质量监测，根据《消毒技术规范》及《医院消毒供应中心清洗消毒及灭菌效果监测标准》等定期对包装材料、消毒剂、监测材料等进行质量检查；对灭菌器、清洗消毒器等进行日常清洁和检查，根据灭菌器的类型进行灭菌效果检查。

附2：常用物品的保养方法

为延长物品的使用期限，节约国家财富，应做好物品的保养。

1. 搪瓷类　稳拿轻放，勿与强酸、强碱接触，为防脱瓷锈蚀不应与粗糙物摩擦。

2. 玻璃类　稳拿轻取，避免骤冷骤热，以防炸裂。防止碰撞，应放置于盒中或用纸包裹保存。

3. 金属器械类　应涂润滑剂防锈蚀；锐利器械分开放置，刃面用棉花包裹，以防磕碰，防止损伤锋刃。

4. 橡胶类　此类物品禁止接触酸、碱物质或挥发性液体，以免侵蚀变质；防止与锐利物品相碰，以免刺破；防冷变硬，防热变形变软；橡胶导管晾干后放置，以免过度扭曲；橡胶单晾干，撒上滑石粉后卷起保存；橡胶袋类倒挂晾干，吹入少量空气后旋紧塞子，以防粘连。

5. 布类与毛织品　布类要防火、防霉、防钩破；毛织品应防蛀，勤晒，放樟脑丸保存。

（李明杰）

复习思考题

1. 感染科的护士，如何处理以下问题：

(1) 体温计、血压计属医院哪种危险品？为什么？

(2) 本科室的工作人员如何做好标准预防？

2. 女性，38岁。因腹痛、脓血便来院就医。查体：T 39.1℃，P 80次/分，BP 130/85mmHg；肠鸣音亢进，左下腹压痛；腹痛为便前加重、便后缓解。诊断为细菌性痢疾。

请问：

(1) 应对其采取何种隔离？隔离区域的要求有哪些？

(2) 在什么情况下解除隔离？

(3) 该患者出院后病室应做哪些消毒处理？

3. 男性，32岁。早餐后腹部疼痛，恶心呕吐来院就诊。查体：T 38.8℃，P 78次/分，BP 130/90mmHg，腹肌紧张，右下腹压痛、反跳痛明显，白细胞计数增加，诊断为“急性阑尾炎”，患者同意急诊手术治疗。

请问：

(1) 常用哪种消毒剂处理手术部位皮肤？

(2) 戴无菌手套的注意事项有哪些？

(3) 如何处理使用后的手术后器械？

(4) 手术器械可采用哪种灭菌方法，注意事项有哪些？

第四章　护士的职业防护

学习要点

1. 职业防护的相关概念。
2. 职业危害因素。
3. 护理职业防护的管理、护理职业防护的措施。

随着人类疾病谱的改变，各种新型高科技医疗仪器和各类化学制剂的广泛应用，使护士的职业危险因素越来越多，职业危险性越来越大。因此，护士应具备对各种职业性有害因素的认识、处理及防范的基本知识和能力，以减少职业伤害，保护自身安全，维护健康。

案例分析

女性，29岁。在感染内科从事护理工作。某日给丙型肝炎患者测口腔温度，取出体温计时患者恶心、呕吐，呕吐物污染到该护士双手和面部。请写出：

1. 这属于护理职业暴露的哪种损伤？
2. 该护士在工作中应如何预防此类情况？

第一节　概　述

一、护理职业防护的相关概念及意义

（一）护理职业防护的相关概念

1. 职业暴露（occupational exposure）　指从业人员由于职业关系而暴露在有害因素中，从而有可能损害健康或危及生命的一种状态。护理职业暴露（nursing occupational exposure）指护士在从事诊疗、护理活动中，接触病原微生物或有毒、有害物质，以及受到心理社会等因素的影响，损害健康或危及生命的一种状态。

2. 护理职业风险（nursing occupational risk）　指在护理服务过程中可能发生的一切不安全事件。

3. 职业防护（occupational protection）　是针对可能造成机体损伤的各种职业性有害因素，采取有效措施，以避免职业性损伤的发生，或将损伤降低到最低程度。护理职业防护（nursing occupational protection）指在护理工作中针对各种职业性有害因素采取有效措施，以保护护士免受职业性有害因素的损伤，或将损伤降至最低程度。

（二）护理职业防护的意义

1. 提高护士职业生命质量　护理职业防护可以避免职业性有害因素对护士的伤害，控

制出环境和行为不当引起的不安全因素，维护护士的身体健康，减轻心理压力，提高适应能力。

2．科学有效地规避护理职业风险　通过职业防护知识的学习及职业防护技能的规范化训练，提高护士对职业性损伤的防范意识，自觉履行职业规范要求，有效控制职业性有害因素，规避护理职业风险。

3．营造和谐的工作氛围　良好安全的护理执业环境，可以增加其职业安全感。同时，和谐的工作氛围可以缓解护士的心理压力，改善其精神卫生状况，提高其职业适应能力。

知识链接

美国护理职业防护专业机构

20世纪80年代中期，美国职业健康与安全管理局先后制定了许多职业防护法规，例如普及性防护、抗肿瘤药物使用法规等。20世纪90年代初期，美国等国家建立了血液暴露防治通报网络系统，制定了针刺伤发生后的处理流程，以达到对职业暴露的控制与管理。2001年，美国通过了美国针刺安全及防护法案，从法律的高度保护医护人员的职业安全。

二、护理职业危害因素

（一）化学性因素

化学性因素指医务人员在从事规范的诊断、治疗、护理及检验等工作过程中，通过多种途径接触到的化学物质。

1．消毒剂　如甲醛、过氧乙酸、戊二醛及含氯消毒灭菌剂等，可刺激皮肤、眼及呼吸道，引起皮肤过敏、流泪、恶心等症状；经常接触还会引起结膜灼伤、上呼吸道炎症、化学性气管炎等；长期接触可以造成肝脏、中枢神经系统等损害。

2．化疗药物　化学药物治疗（化疗）指对肿瘤病原微生物及寄生虫所引起疾病的一种治疗方法。狭义的化疗指对恶性肿瘤的化学药物治疗。长期接触化疗药物，若防护不当可经皮肤、吸入或食入等途径给护士带来一些潜在危害。如配制化疗药物时，针剂药瓶破碎，针头连接处松动，剩余药物污染衣物、环境等。常见药物有环磷酰胺、氮芥、阿霉素等；化疗患者的排泄物、分泌物、污染物也含有低浓度的化疗药物，若处理不当也会给护士带来危害。

3．麻醉废气　短时吸入麻醉废气可引起头痛、注意力不集中等神经系统症状；长时间吸入麻醉废气可引起慢性氟化物中毒、影响生育功能等。

4．其他　汞是医院常见而又易被忽视的有毒因素。护理操作用物如体温计、血压计、水温计等，漏出的汞如果处理不当，对人体会产生神经毒性和肾毒性作用。

（二）物理性因素

常见的物理因素有锐器伤、放射性损伤、温度性损伤及负重伤等。

1．锐器伤　医疗锐器的种类可分玻璃与金属两大类，如玻璃安瓿、玻璃试管、注射器针头、缝针、各种穿刺针、手术刀等。锐器伤是护士最常见的职业性伤害因素之一。针刺伤是引起血源性传播疾病的主要因素，临床上最常见、危害性最大的是乙型肝炎、丙型肝炎和艾滋病。同时针刺伤也会给护士造成心理伤害，使其产生焦虑和恐惧。损伤的原因有：

（1）自我防护意识淡薄：护士缺少防护知识，在护理操作过程中，不能及时合理采取防护措施而受伤。如接触患者体液、血液时，没有采取防护措施。

(2) 操作技术不规范或不熟练：使用锐器进行护理操作时，技术不熟练或操作不规范均可造成损伤。如器械传递不规范；随便丢弃一次性注射器针头等。

(3) 意外损伤：在临床护理工作中，意外损伤时有发生。如锐器较多、传递频繁或不规范，易造成自伤或伤及他人；在整理治疗盘时被碎玻璃扎伤等。

(4) 患者因素：如在操作过程中患者突然躁动极易使针头或刀片伤及护士。

(5) 身心疲劳：护理人员因工作量或压力过大，护理人员易出现身心疲乏，在护理操作时容易引起损伤。

(6) 其他因素：防护用品不足，如缺少真空采血针和安全型静脉留置针等；医院未开展安全防护教育等。

2. 温度性损伤　常见的温度性损伤有热水袋、热水瓶等所致的烫伤；乙醇等易燃易爆物品引起的烧伤；使用频谱仪、红外线烤灯等引起的灼伤。

3. 放射性损伤　在护理工作中，护士常接触到紫外线、激光等放射性物质，如防护不当，可导致不同程度的皮肤、眼睛受损，免疫功能障碍等。

4. 负重伤　负重伤指护士由于职业关系常需要搬动重物，当身体负重过大或用力不合理时，所导致的肌肉、骨骼或关节的损伤。原因有：①工作强度大、体力劳动较多：如搬运患者、为患者翻身、协助患者下床等。护士的身体负荷过重、用力不合理或不当及长时间站立工作等，均可使腰部受损，导致职业性腰背痛，腰椎间盘突出症或下肢静脉曲张等负重伤的发生；②长期蓄积性损伤：护士在护理操作中，弯腰、扭转动作较多，也可导致腰、膝关节负荷进一步加重。另外急性腰部扭伤也容易引发腰椎间盘突出症。

(三) 生物因素

生物性因素主要是指医务人员在从事诊断、治疗、护理及检验等工作过程中，意外沾染、吸入或食入的病原微生物或含有病原微生物的污染物。细菌和病毒是护理工作环境中最常见的生物性因素。常见的致病菌有葡萄球菌、大肠杆菌等，经呼吸道、消化道、皮肤等途径感染护士；常见的病毒有肝炎病毒、人类免疫缺陷病毒及冠状病毒等，多经呼吸道和血液传播。常见的原因有：

1. 被污染的针头刺伤或其他锐器伤，针刺伤最容易发生在针头使用后的丢弃环节。

2. 未戴手套或手部有破损时接触患者的血液或体液。

3. 护理操作中发生意外，如患者的血液、分泌物溅入护士的眼睛、鼻腔或口腔。

(四) 心理-社会因素

随着医学模式和健康观念的转变，护士除执行医嘱外，同时还承担着护理者、管理者、教育者等工作，常处于超负荷工作状态；由于某些患者及家属对护理工作存在偏见，可引起护患关系紧张。若长期超负荷工作及处于紧张的工作状态，易产生心理疲惫，引起一系列心理健康问题。

三、护理职业防护的管理

为了维护护士的职业安全，应依据和参照国家有关法规，规范护理职业防护管理。

(一) 完善组织管理

职业安全组织管理分为三级管理，即医院职业安全管理委员会、职业安全管理办公室、科室职业安全管理小组三级管理，分别承担相应的职业安全管理工作。

（二）建立健全规章制度，提高整体防护能力

1. 健全制度　制订与完善各项规章制度。如建立健全职业防护管理制度、职业暴露上报制度、处理程序、风险评估标准、消毒制度、隔离制度、转诊制度、各种有害因素监测制度及医疗废弃物处理制度等。认真遵守执行上述制度是保障护士职业安全的基本措施。

2. 规范各类操作行为　制订各种预防职业损伤的工作指南并完善各类操作规程。如生物性因素防护规程、预防锐器伤操作规程及预防化疗药物损伤操作规程等。

（三）加强职业安全教育，增强职业防护意识

各级卫生行政管理部门要充分认识到护理职业暴露的危险性和严重性及做好护士职业防护的重要性和迫切性；提供一定的人力、物力、政策及技术支持，做好岗前培训、定期在职培训与考核，并把护理职业安全作为在校教育和毕业后教育的考核内容之一。

（四）加强医院管理，改进护理防护设备

创造安全健康的工作环境，提供完善的检测系统、医疗设备和职业防护措施，为护士提供全方位的安全保障。例如：建立静脉药物配制中心，减少药物对护士的伤害；提供生物安全柜、层流手术室及感应式洗手设施、安全注射装置、一次性锐器回收盒、手套、面罩、护目镜、防护罩及脚套等防护设备或用品。

（五）强化和推进标准预防

可采用美国疾病控制中心提出的标准预防进行护理职业防护，护士必须正确掌握各级防护标准、防护措施及各种防护物品的使用方法，以防止防护不足或防护过度。

（六）重视护士的个人保健

医院应定期对护士进行健康查体和免疫接种（见表4-1）。

表4-1　职业防护中的预防接种方案与种类

方案	种类
必须接受的方案	重组乙型病毒性肝炎疫苗、流行感冒疫苗（灭活的或亚单位疫苗）、麻疹活疫苗、腮腺炎活疫苗、风疹活疫苗、水痘-带状疱疹活疫苗
可选择的方案（特殊情况下）	卡介苗、甲型病毒性肝炎疫苗、流行性脑脊髓膜炎多糖疫苗（A，C，W135，Y 四联疫苗）、脊髓灰质炎疫苗、狂犬疫苗（地鼠肾组织培养人用疫苗）、破伤风与白喉疫苗、伤寒菌苗、牛痘疫苗（天花疫苗）

第二节　职业防护措施

一、生物性损伤预防措施

1. 洗手　护士在接触患者前、后，均应洗手。

2. 避免直接接触血液或体液　护士在护理操作时，必须采用防护措施。包括使用手套、口罩、护目镜及隔离衣等。

3. 安全处理锐利器具　严格按照操作规程处理针头、手术刀及安瓿等锐器。

4. 医疗废物及排泄物的处理　固体废弃物放入双层防水污物袋内，密封后贴上特殊标记，由专人在指定地点焚烧处理；排泄物和分泌物等污物倒入专用密闭容器内，经消毒后处理。

二、锐器伤预防措施

（一）预防措施

1. 建立与完善锐器防护制度

（1）强化制度：严格执行护理操作常规和消毒隔离制度，提高自我防护意识，正确使用防护用具。

（2）规范操作：进行侵袭性诊疗和护理操作时，光线要充足；传递器械时要熟练规范，可以使用小托盘传递锐器；有可能接触患者血液、体液时，必须戴手套，操作后脱手套立即洗手，必要时进行手消毒。

（3）正确处理使用后的锐器：使用后的锐器应直接放入耐刺、无渗漏的锐器盒内。

2. 规范锐器使用时的防护　抽吸药液时严格遵循无菌操作原则；抽吸安瓿内药液时，用砂轮划痕后垫以棉球或纱布掰开，抽药后用单手套上针帽；静脉用药时最好采用三通给药；制订完善的手术器械摆放及传递的规定，手术前充分了解高危患者情况，重点做好其围术期和手术期的安全防护工作。

3. 纠正易引起锐器伤的危险行为　禁止用双手分离污染的针头和注射器；禁止用手直接接触使用后的针头、刀片等锐器；禁止用手折弯或弄直针头；禁止双手回套针帽；禁止用手直接传递锐器；禁止直接接触医疗废物。

4. 严格管理医疗废物　严格执行医疗废物分类标准。使用国际标准的锐器回收器处理使用后的锐器，封存好的回收器有清晰的标志。

5. 健康管理　建立护士健康档案，定期进行体检，做好预防接种。建立损伤后登记上报制度。适当调整护士工作强度和心理压力，减少锐器伤发生。

6. 与患者有效沟通　取得患者及家属的信任，配合治疗和护理工作。

7. 使用具有安全装的护理器材　选用安全性能好的护理用品。如使用可来福接头、用真空采血系统采集血液标本等。

（二）应急处理

若护理人员遇到刺伤、割伤或血液 / 体液溅到黏膜或皮肤，应做到：

1. 伤者保持镇静，立即做好局部处理。

（1）用肥皂液、流动的清水冲洗污染的皮肤，用生理盐水冲洗黏膜。

（2）如有伤口，应在伤口近心端轻轻挤压（不可进行伤口局部挤压），尽可能挤出损伤处的血液，再用肥皂液或流动水冲洗。

（3）冲洗伤口后，应用恰当消毒液（0.5% 聚维酮）对局部皮肤和伤口进行消毒，并包扎伤口；暴露的黏膜，反复用生理盐水冲洗干净。

2. 及时填写锐器伤登记表，立即向上级报告，寻求进一步的治疗。

3. 血清学检测与处理　设法取得血液 / 体液，立即对其进行艾滋病、乙肝五项和丙肝抗原的检测。

（1）患者 HBsAg 阳性，受伤护士 HBsAg 阳性或抗 -HBs 阳性或抗 -HBc 阳性者：不需注射疫苗或乙肝免疫球蛋白（HBIG）。

（2）受伤护士 HBsAg 阴性或抗 -HBs 阴性且未注射疫苗者：24 小时内注射 HBIG 并注射疫苗；于受伤当天、第 3 个月、6 个月、12 个月随访和监测。

（3）患者抗 -HCV 阳性，受伤护士抗 -HCV 阴性者：于受伤当天、第 3 周、3 个月、6 个月随访和监测。

（4）患者 HIV 阳性，受伤护士 HIV 抗体阴性：于受伤当天、第 4 周、8 周、12 周、6 个月时检查 HIV 抗体，并进行医学观察 1 年。预防性用药的原则：若被 HIV 污染的针头刺伤，应在 4 小时内，最迟不超过 24 小时进行预防用药；可选用逆转录酶抑制剂、蛋白酶抑制剂；即使超过 24 小时，也应实施预防性用药。

三、化疗药物损伤预防措施

化疗防护应遵循两个基本原则：减少直接接触化疗药物，减少化疗药物直接污染环境。

（一）预防措施

1. 配制化疗药物的环境要求　有条件的医院设置化疗药物配制中心或配药间，配备必要的防护设备。如空气净化装置、垂直层流生物安全柜，防止药物微粒对护士的伤害。

2. 配备专业人员　化疗药物配制室内应配备经过药学基础、化疗药物操作规程及废弃物处理等专门培训，并通过专业理论和技术操作考核的护士。化疗护士应定期检查肝肾功能、血常规等，妊娠期及哺乳期护士避免直接接触化疗药物。

3. 化疗药物配制时的防护　化疗药物配制时的防护措施与要求如下（表 4-2）：

表 4-2　化疗药物配制时的防护措施与要求

措施	要求
操作前准备	配药时穿长袖低渗透的隔离衣、戴帽子、口罩、护目镜、聚氯乙烯手套并外套一副乳胶手套
正确打开安瓿	打开安瓿前应轻弹其颈部，使附着的药降至瓶底；垫纱布掰开安瓿，并防止划破手套
正确溶解药物	溶解药物时，溶媒应沿瓶壁缓慢注入瓶底，待药粉浸透后再转动，以防药粉溢出
规范抽吸药物	稀释瓶装药物及抽吸药液时，应插入双针头，以排除瓶内压力，防止针栓脱出造成污染；抽取药液后，在药瓶内进行排气和排液后再拔针，不要将药物排于空气中；抽吸药液时用一次性注射器和针腔较大的针头，所抽药液以不超过注射器容量 3/4 为宜；抽吸药液后放入垫有聚乙烯薄膜的无菌盘内备用
操作后处理	操作结束后，冲洗和擦洗操作台；彻底冲洗双手并行沐浴，以减轻药物的毒副作用

4. 化疗药物给药时的防护　①静脉给药时应戴手套；②确保注射器及输液管接头处连接紧密，以防药物外漏；③从茂菲滴管加入药物时，先用无菌棉球围在滴管开口处再加药，加药速度不宜过快，以防药物从管口溢出。

5. 化疗废弃物和污染物的处理　①接触过化疗药物的用品、一次性注射器、输液器、药瓶等，使用后必须放置在防刺破、无渗漏的专用容器中封闭处理；②污物应焚烧处理；③需重复使用的物品应标记明确，与其他物品分开，按规定集中、分类处理；④含有化学药物的污水先在医院内的污水处理系统处理后，再排放；⑤化疗药物污染的处理：如果化疗药物外溅，应立即标明污染范围，避免他人接触，并立即用吸水毛巾或纱布吸附；若为粉剂则用湿纱布轻轻擦抹，并用肥皂水擦洗污染表面后，再用 75% 乙醇擦拭。

（二）化疗药物暴露后的处理

护士在护理操作过程中，眼睛或皮肤接触了化学药物或防护用品被污染，可采用下列处理措施：

1. 迅速脱去被污染的隔离衣或手套。

2. 眼睛受污染时，迅速用清水或等渗洁眼液彻底冲洗眼睛。

3. 污染皮肤时，立即用清水或肥皂水冲洗污染部位。

4. 记录接触情况，必要时就医治疗。

四、负重伤预防措施

(一) 加强锻炼，提高身体素质

锻炼可提高机体免疫力、肌肉的柔韧性，增加骨关节活动度，促进下肢血液循环，防止发生负重伤。如健美操、太极拳、游泳、慢跑等。

知识链接

促进下肢血液循环的方法

避免长时间保持同一姿势，经常变换体位、姿势或进行适当轻微活动，以促进下肢血液循环；站立时，可让双下肢轮流支撑身体重量，并可适当做踮脚动作，促时进小腿肌肉收缩，减少静脉血液淤积；工作间歇可尽量抬高下肢或做下肢运动操，以促进血液回流；穿弹力袜或捆绑弹力绷带，能促进下肢血液回流，减轻或消除肢体沉重感和疲劳感。

(二) 保持正确的工作姿势

良好的身体姿势不仅可以预防职业性腰背痛的发生，还可延缓腰椎间盘突出症的发生。如站立或坐位时，尽可能保持腰椎伸直，使脊柱支撑力增大，减少身体重力对腰椎的损伤。半弯腰或弯腰时，应两足分开使重力落在髋并节和两足处，降低腰部负荷。弯腰搬重物时，应先伸直腰部、再屈髋下蹲，后髋及膝关节用力，随后挺腰将重物搬起。

(三) 经常变换工作姿势

护士在工作中，要定时变换体位，以缓解肌肉、关节及骨骼疲劳，减轻脊柱负荷；避免剧烈活动，以防腰部肌肉拉伤等。

(四) 使用劳动保护用品

在工作中，护士可以佩戴腰围等保护用品以加强腰部的稳定性。腰围只有在活动、工作时使用，其他时间最好不用，以免长时间使用造成腰肌萎缩，腰背痛等。

(五) 养成良好的生活习惯

提倡卧硬板床休息，并注意床垫的厚度要适宜；从事家务劳动时，注意避免长时间弯腰活动或尽量减少弯腰次数；减少持重物的时间及重量；科学合理饮食等。

（李明杰）

复习思考题

1. 王护士，35 岁，在肿瘤科工作。某日配制化疗药物时，不慎将药物溅到面部和眼睛内。请问：

(1) 王护士应采取哪些紧急措施处理化疗药物的暴露？

(2) 护士在配制化疗药物时应采取哪些防护措施？

2. 张护士，在手术室工作。某日夜班，一位急性阑尾炎患者需手术治疗，术中小张被手术剪刺破手套，示指出血。此患者为乙型肝炎感染者。请问：

(1) 张护士应采取哪些处理措施？

(2) 张护士在以后的工作中应如何加强自我防护？

（3）张护士 HBsAg 阴性，如何处理？

3. 刘护士，今年刚参加工作。医院组织进行岗前培训。请问：

（1）关于职业防护，刘护士要掌握哪些基本内容？

（2）医院如何给她制订预防接种方案？

第五章　入院和出院的护理

学习要点

1. 门诊、急诊、病区护理工作的要求及内容。
2. 入病区后初步护理及分级护理。
3. 入院护理内容、出院护理内容。
4. 各种铺床法操作技术及铺各种床的目的及注意事项。
5. 轮椅、平车安全运送患者的操作技术及注意事项。

医院是对广大人群或特定人群进行防病治病，提供诊治和护理服务的场所，包括门诊部和住院部两大区域。患者经门诊或急诊医生诊治后方可入院治疗。患者入院和出院的护理是护理工作的基本要求和重要内容之一。在护理工作中，护士运用护理程序，将整体护理理念贯穿于护理过程中，为患者提供适合于个体的整体护理，以满足其身心需要，促进其早日康复。

案例分析

男性，75 岁。因咳嗽、咳痰伴喘息 2 天就诊，既往有支气管哮喘病史。查体：患者呼吸困难，呈喘息状，口唇发绀，不能平卧，心肺听诊心率增快，两肺闻及广泛哮鸣音，护理体检：T 36℃，P 90 次 / 分，R 23 次 / 分，BP 150/90mmHg，体重 45kg。诊断为支气管哮喘收入院，经住院治疗 10 天，患者好转出院。

请写出：

1. 门诊护士应为该患者提供哪些护理？
2. 该患者适合选用什么方式护送入院？
3. 患者入病区后护士应做哪些护理工作？
4. 患者出院后有关文件及床单位如何处理？

第一节　门　诊　部

一、门诊

门诊是医院面向社会的窗口，是医疗工作的第一线，是直接对广大人群进行诊断、治疗和预防保健的场所。门诊部的各项工作直接关系到医院的医疗、护理质量及综合管理水平。因此，门诊部的医护人员应努力为患者创造良好的就诊环境，提供优质的医疗、护理服务，使患者得到及时的诊治和护理。

（一）门诊的设置和布局

1. 设置　医院门诊设有和医院各科室相对应的科室和保健门诊。设有大厅、挂号室、收费室、候诊厅、诊断室、综合治疗室、化验室、药房等。诊室内配备诊查床，床前设有遮隔设备，室内设有洗手池和诊断桌，备有各种体检用具、各种检查申请单、处方等；综合治疗室内备有氧气、吸引装置、急救药品等急救设备；候诊厅空气流通、光线充足，配有候诊座位及健康教育设施。

2. 布局　门诊具有患者聚集、人员流动大、病种复杂、交叉感染可能性大、季节随机性强、就诊时间短等特点。布局应以方便就诊患者为目的，突出公共卫生为原则，并体现医院对患者的人文关怀。保持环境整洁、安静、美化、绿化，备有醒目的标志和指示路牌，各种医疗服务项目清晰、透明，诊疗程序简便、快捷，让患者感到亲切、放松，对医院产生信任感、安全感。

（二）门诊的护理工作

1. 预检分诊　由临床经验丰富并具有良好职业道德素质的护士承担，接诊时应主动、热情，扼要询问病史，通过病情观察做出初步判断，给予合理的分诊和传染病管理，做到先预检分诊，后挂号诊疗。

2. 安排候诊与就诊　患者挂号后，分别到各科候诊室等候就诊。为保证患者候诊、就诊秩序，护士应做如下工作：

(1) 开诊前检查候诊环境和就诊环境，备齐各种检查器械及用物等。

(2) 开诊后按挂号先后顺序安排就诊，分理初诊和复诊病案，收集整理化验单、检查报告等。

(3) 根据病情测量体温、脉搏、呼吸、血压等，并记录于门诊病案上。

(4) 按先后次序叫号就诊，必要时协助医生诊疗检查。

(5) 对病情较重或年老体弱者，可适当调整就诊顺序。

(6) 随时观察候诊患者的病情，对高热、剧痛、呼吸困难、出血、休克等患者，应安排提前就诊或送急诊室处理。

3. 健康教育　门诊护士利用候诊时间对患者进行健康教育，可采用口头、图片、板报、电视录像或赠送健康处方等多种形式进行。

4. 实施治疗　门诊护士依据医嘱执行治疗，如注射、换药、导尿、灌肠、穿刺等，并严格遵守操作规程，确保治疗安全、准确、及时、有效。

5. 消毒隔离　门诊人流量大，患者相对集中，容易发生交叉感染，应严格做好消毒隔离工作。遇传染病或疑似传染病患者，应分诊到隔离门诊就诊，并做好疫情报告。门诊的空气、地面、墙壁、扶手、桌椅、诊查床、平车、轮椅等设施应定期清洁、消毒，各种治疗后物品应按要求进行分类处理。

6. 保健门诊　由经过专门培训的护士参与各类保健咨询工作，如健康体检、疾病普查、预防接种、健康教育等保健工作，以满足人们日益增长的健康和卫生保健需求。

二、急诊

急诊是医院诊治急症患者的场所，是抢救患者生命的第一线。急诊科 24 小时开放，当危及生命及意外灾害事件发生时，急诊科医务人员应立即组织人力、物力，实施快速、高效的抢救工作。因此，急诊科护士应具有良好的职业素质，严格的时间观念、高度的责任心、丰富的急救知识和经验、敏捷的临床思维能力、娴熟的抢救技术，及时有效地对患者进行抢救。急诊科护理的组织管理和技术管理应达到最优化、标准化、程序化和制度化。

（一）急诊的设置和布局

1. 设置　设有预检室、诊疗室、治疗室、抢救室、监护室、观察室等。此外，还有药房、化验室、X射线室、心电图室、挂号室及收费室等，形成一个相对独立的单元，以保证急救工作顺利完成。

2. 布局　设有专用电话、专用通道和宽畅的出入口，醒目的标志和路标，夜间有明显的灯光指示。室内宽敞、光线明亮、空气流通、安静整洁，物品放置整齐、有序。以方便急诊患者就诊为目的，以最大限度地缩短就诊前的时间为原则，为患者赢得抢救时间。

（二）急诊科的护理工作

1. 预检分诊　当患者送达急诊科，应有专人负责迎接。预检护士要掌握急诊就诊标准，做到一问、二看、三检查、四分诊。遇危重患者立即通知有关医护人员，进行紧急处理与治疗；遇意外灾害事件及成批患者，立即通知护士长及有关部门组织抢救；遇法律纠纷、刑事案件、交通事故等，迅速向医院保卫部门报告或与公安部门取得联系，并请家属或陪送人员留下；对烈性传染病、职业病按要求上报，并做好登记记录。

2. 抢救工作　包括急救物品的准备和配合抢救。

（1）急救物品准备：急救物品齐全，性能良好，有醒目标志，做到“五定一率”：定数量品种、定点放置、定人保管、定期消毒灭菌、定期清点与检查维修，抢救物品的完好率应达到100%。护士必须熟悉各种抢救物品的性能和使用方法，并能排除一般故障，确保急救物品能正常使用，保证抢救工作顺利进行。

（2）积极配合抢救：①严格遵守操作规程，做到分秒必争，在医生未到之前，护士应根据病情快速做出分析和初步判断，给予紧急处理，如建立静脉输液通路、测量血压、给氧、止血、进行心肺复苏、配血备用等；医生到达之后，立即汇报处理情况，密切配合医生采取各项抢救措施，准确执行医嘱；②严格执行查对制度，在抢救过程中，所用药物必须经两人核对，凡执行口头医嘱必须向医生复诵一遍，双方确认无误后再执行，抢救完毕后，请医生及时补写医嘱和处方；所用药物空瓶、输液空瓶、输血空袋等集中存放，以便统计、查对；③做好各项抢救记录，护士应及时、准确、清晰地做好抢救记录，要详细记录与抢救有关的事件并注明时间，如患者和医生到达的时间、各项抢救措施落实的时间（如用药、吸氧、心肺复苏等）、执行医嘱内容及病情动态变化。

3. 病情观察　急诊科设有一定数量的观察床，又称急诊观察室。收治暂不能确诊或已明确诊断、病情危重暂时住院困难者或需短时间观察即可返家者。急诊观察室时间一般为3～7天。护士应对被观察的患者进行入室登记，建立病案，认真填写各种记录，书写病情观察报告；对被观察的患者要主动巡视和观察，及时处理医嘱，做好晨晚间护理和心理护理，并做好出入病室患者及家属的管理工作，保持观察室良好的秩序和环境。

第二节　患者床单位的准备

一、患者床单位的设置

患者床单位是指在住院期间医疗机构提供给患者使用的家具和设备，是患者休息、睡眠、饮食、排泄、活动与治疗的最基本的生活单位。患者床单位的设备及管理要以患者的舒适、安全，有利于治疗、护理和康复为前提。患者床单位的固定设备有床、床垫、床褥、枕芯、棉胎或毛毯、大单（必要时加铺橡胶中单及中单或一次性中单）、被套、枕套、床旁桌、床旁椅及床上桌；另外，床头墙壁上有照明灯、呼叫装置、供氧和负压吸引管道（图5-1）。

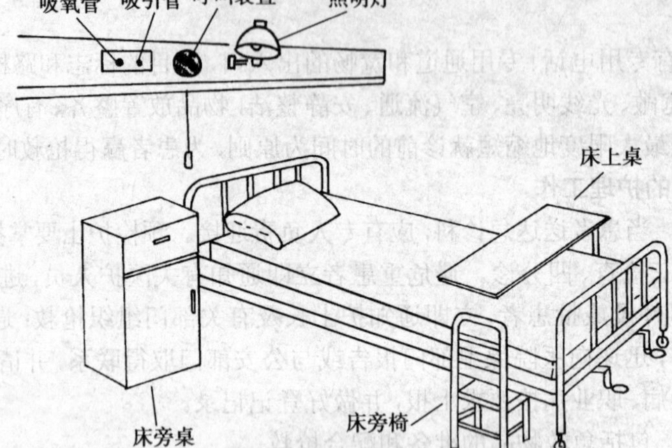

图5-1　病床单位的设施

（一）病床单位的设施

1．病床　病床是患者睡眠和休息的用具，是病室中主要的设备。医院的病床一定要符合实用、耐用、安全、舒适的原则。一般病床的长为2m，宽0.9m，高0.6m。常用的床有①不锈钢床：床头、床尾可支起或摇起，以调节体位；床尾装有小轮，便于移动，可固定（图5-2）；②木板床：骨科患者多用（或在不锈钢床放一块木板）；③电动控制多功能床：患者可通过按钮自行控制床的升降或改变体位（图5-3）。

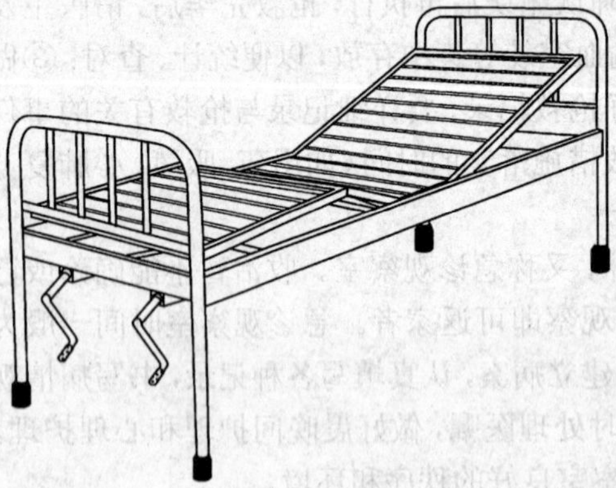

图5-2　不锈钢床

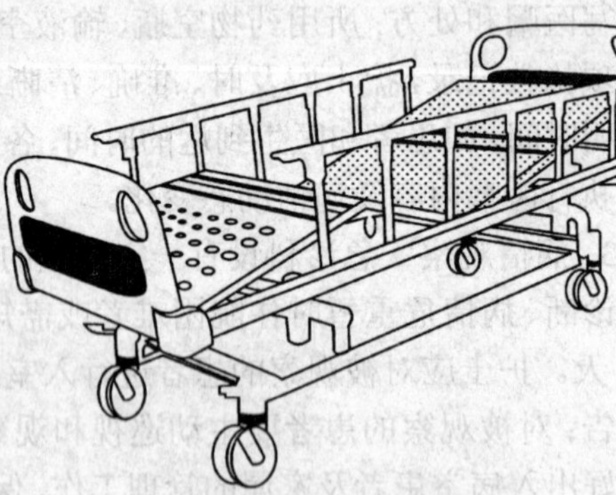

图5-3　电动控制多功能床

2．床垫　长、宽与床同规格，厚0.1m。可用棕丝、棉花、木棉、马鬃或海绵做垫芯，包布应选用牢固的布料制作，患者大多数时间睡卧于床上，所以床垫宜坚硬、结实，以免承受重力较大的部位凹陷。

3．床褥　长、宽与床垫相同，一般以棉花做褥芯。床褥铺于床垫上，吸水性强，并可防止床单滑动。

4．棉胎　长2.3m，宽1.6m，多用棉花胎，也可用人造棉或绒被。

5. 枕芯　长0.6m，宽0.4m，内装木棉、蒲绒、羽绒或人造棉。

6. 大单　长2.5m，宽1.8m，用棉布制作。

7. 被套　长2.5m，宽1.7m，用棉布制作，开口应在尾端或侧端并钉有系带或纽扣。

8. 枕套　长0.65m，宽0.45m，用棉布制作。

9. 一次性中单　长1.7m，宽0.85m，一面为无纺布，一面为塑料膜。

10. 床旁桌　放置在病床旁的小桌，主要放置患者日常生活用物。上层为抽屉，下层是有门柜子。两侧或后面设金属杆晾挂毛巾。在桌面与抽屉之间可设置能拉出的桌板，以代替桌面使用。床旁桌的脚应装置有固定器的橡胶轮，以方便移动。

11. 床旁椅　患者床单位内的椅子，可供患者或来访者使用。椅子可有两种形式，一种为无扶手的垂直靠背椅，另一种为有扶手和坐垫的休闲椅。

12. 床上桌　床上桌由杆轴撑托，可调整合适的高度，以供患者在床上进食、写字、阅读之用。也可以暂时放置医护人员所需的清洁或无菌物品。用毕须将桌面清洁并放回原处。

13. 床头墙壁上的装置

(1) 床头灯：靠近床头墙壁进行装设，可调节灯的亮度。用于患者阅读或医护人员治疗护理时的照明。

(2) 呼叫系统：讯号灯或红灯是患者需要帮助时发出的求援信息，因此按钮或拉绳必须放在患者方便触及处。当按钮按下或拉红灯线时，护士站讯号灯会亮并发出警告声以显示出求援患者的位置。如有对讲设备，还可以与患者对话。呼叫设备的使用方法应在患者入院时介绍。当患者寻求帮助时，护理人员应立即给予回应。

(3) 其他装置：中心供氧、中心负压吸引等设备，使用简单，操作方便，一般在患者需要时使用。

(二) 床上用品的折叠方法

1. 大单　反面在外，纵向对折两次后，边与中线对齐，床头反折25cm，再横向对折两次。

2. 一次性中单　反面在外，横向对折两次后，边与中线对齐，再对折。

3. 被套　①正面在外，纵向对折两次后，边与中线对齐，再横向对折两次；②反面在外，纵向对折两次后，边与中线对齐，再横向对折两次。

4. 棉胎或毛毯　①纵向3折后，再横向S形折叠；②纵向对折两次后，边与中线对齐，再横向对折两次。

5. 床褥　①横向S形3折后，再纵向对折1次；②横向对折两次后，再纵向对折1次。

二、铺床法

铺床(bed making)是为了保持床单位整齐，满足患者休息的需要。铺好的病床应舒适、安全、实用、耐用。常用的铺床法有备用床、暂空床、麻醉床。

(一) 备用床(closed bed)

【目的】

保持病室整洁、美观，准备接收新患者。

【评估】

1. 病室内患者有无进行治疗或进餐。

2. 病床单位设施及性能是否完好。

3. 床上用物是否洁净、齐全，符合季节要求。

【计划】

1. 用物准备　床、床垫、床褥、大单、被套、棉胎或毛毯、枕套、枕芯。

2. 将床上用品按便于操作的原则折叠，按使用先后顺序摆放于护理车上。

【实施】

1. 操作方法

(1) 将护理车推至床尾。

(2) 有脚轮的床，应先固定脚轮，调整床的高度。

(3) 移开床旁桌离床约 20cm，移床旁椅至床尾一侧。

(4) 翻转床垫上缘紧靠床头，取床褥齐床头平铺在床垫上。

(5) 铺大单。

1）取大单放于床褥上，大单的中线对齐床中线，分别向床头、床尾散开。

2）先铺近侧床头大单：一手托起床垫，另一手伸过床头中线将大单平整塞在床垫下，在距床头约 30cm 处，向上提起大单边缘，使其同床边垂直，呈一等边三角形；以床沿为界，将三角形分为两半，上半三角形覆盖于床上，下半三角形平整地塞入床垫下，再将上半三角形翻下塞入床垫下，使之形成 45°（图 5-4）。

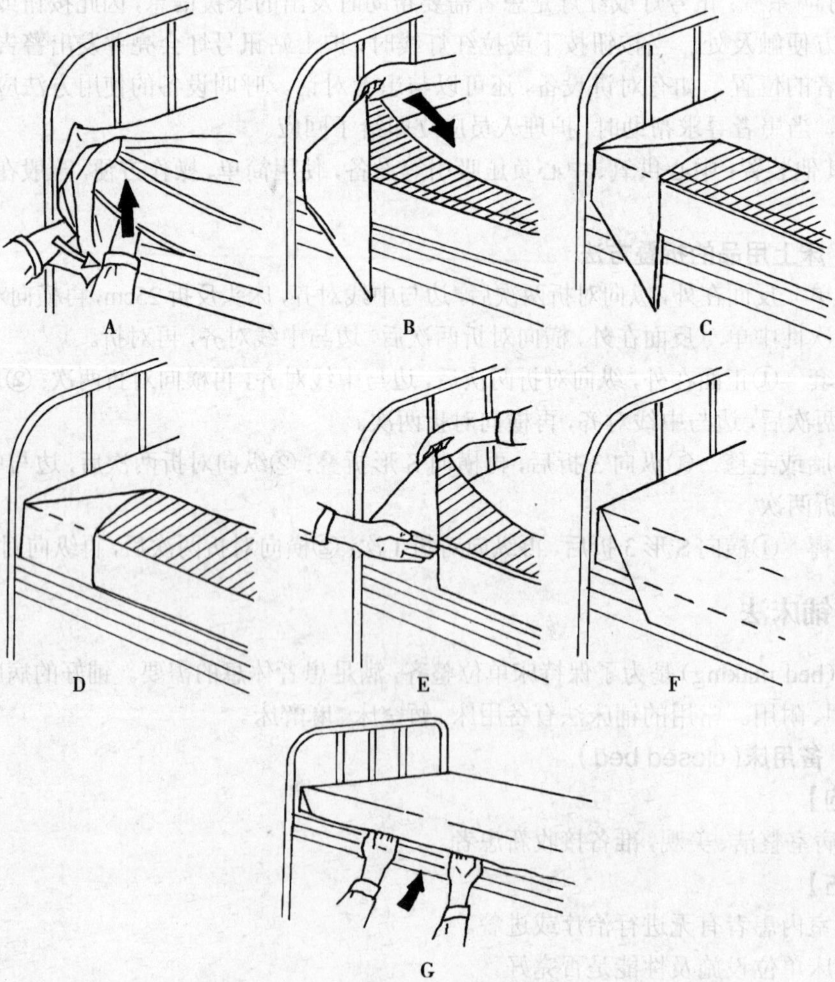

图 5-4　铺床角法

3）至床尾将大单拉紧，对齐床中线，同上述方法铺好床尾大单。

4）两手将大单中部边缘拉紧，平整塞入床垫下。

5）转至对侧，同法铺好对侧大单。

（6）套被套

1）S 形式：①将被套正面向外，中线与床中线对齐，封口端齐床头，开口端向床尾，平铺在大单上；②开口端上层被套向上拉约 1/3；③再将 S 形折叠的棉胎放入被套尾端的开口处，底边与被套开口边缘平齐（图 5-5A）；④拉棉胎上缘至被套封口端，对好两上角，棉胎向两侧展开，平铺于被套内，至床尾逐层拉平盖被，盖被尾端开口处用系带系好（图 5-5B）。

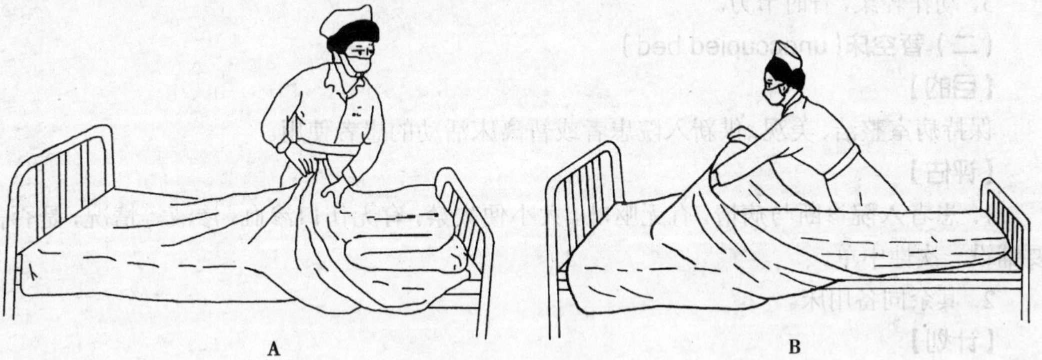

图 5-5　S 形套被套

A. 放棉胎的方法；B. 将棉胎拉至被套封口端

2）卷筒式：①将被套正面向内平铺于床上，中线与床中线对齐，封口端齐床头，开口端向床尾；②将棉胎（毛毯）平铺在被套上，上缘与被套封口边对齐；③将棉胎与被套同时自床头卷至床尾（图 5-6），自开口处翻转至床头，拉平各层，系好带子。

（7）被套两侧边缘内折和床沿齐，尾端内折与床尾齐。

（8）将枕套套于枕芯上，枕头横放于床头盖被上，开口侧背门（图 5-7）。

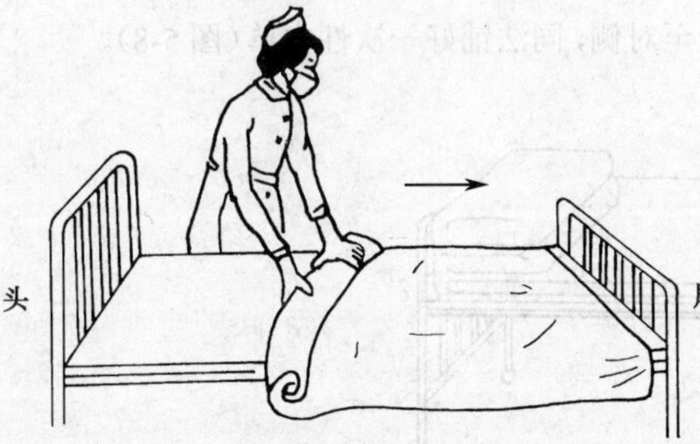

图 5-6　卷筒式套被套

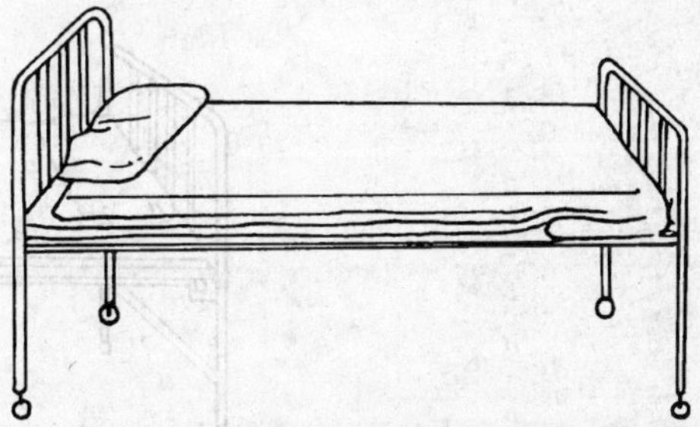

图 5-7　备用床

（9）移回床旁桌、椅，整理用物，洗手。

2. 注意事项

（1）操作前应仔细评估床的各部位有无损坏，以确保操作者与患者的安全。

（2）病室内有患者进餐或做治疗时应暂停铺床。操作中动作要轻稳，避免尘埃飞扬。铺床前护士应洗手，护士每铺一张床后均须用消毒毛巾擦手或用快速手消毒剂消毒双手。

（3）操作中注意节时省力。用物准备要齐全，并按顺序放置，以减少走动的次数。能升降的床，应将床升至方便铺床的高度，以避免腰部过度弯曲或伸展；铺床时身体尽量靠近床边，上身保持直立，两腿间距离与肩同宽，两膝稍弯曲，两脚根据活动情况前后或左右分开，以扩大支撑面，降低重心，增加身体的稳定性；操作时使用肘部力量，动作平稳有节律、连续进行；避免无效动作的出现。

【评价】

1. 病床符合实用、耐用、舒适、安全的原则。

2. 各单中线对齐；床铺平整，四角平紧方正；被头充实，被面平整；枕头平整，四角充实。

3. 动作轻柔，省时节力。

（二）暂空床（unoccupied bed）

【目的】

保持病室整洁、美观，供新入院患者或暂离床活动的患者使用。

【评估】

1. 患者入院诊断与病情，有无呕吐，大小便失禁，有无伤口渗血、渗液等情况，是否需要铺设一次性中单。

2. 其余同备用床。

【计划】

1. 用物准备：同备用床，必要时备一次性中单。

2. 将床上用品按便于操作的原则折叠，按使用先后顺序摆放于护理车上。

【实施】

1. 操作方法

（1）将用物携至床尾。

（2）将备用床的盖被上段向内折 1/4，再扇形三折或四折于床尾，使之与床尾齐。

（3）酌情铺一次性中单，铺在中部的中单上缘距床头约 45～50cm，铺在头部的中单上缘应平齐床头放置，铺在床尾的中单下缘应齐床尾；中单的中线和床中线对齐。将一次性中单边缘下垂部分一起平整地塞入床垫下，转至对侧，同法铺好一次性中单（图 5-8）。

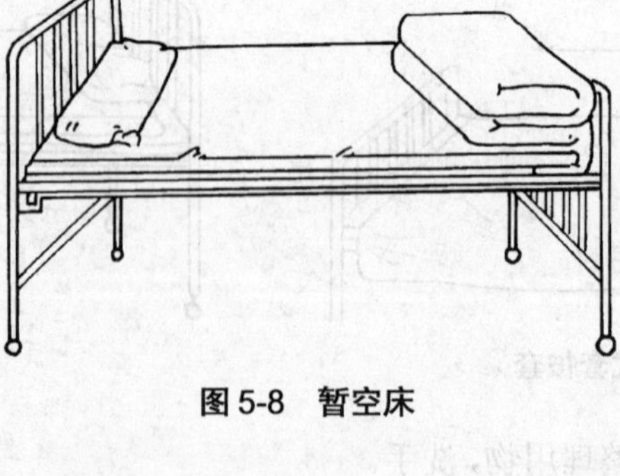

图 5-8　暂空床

（4）整理用物，洗手。

2. 注意事项　同备用床。

【评价】

1. 铺设的中单符合患者病情需要，能有效保护床单位。

2. 其他同备用床。

(三)麻醉床(anesthetic bed)

【目的】

1. 便于接受和护理麻醉手术后的患者。

2. 保护床上用物不被伤口渗液或呕吐物污染。

3. 使患者安全、舒适,预防并发症。

【评估】

1. 患者的病情、手术部位和麻醉方式、术后需要的抢救或治疗物品等。

2. 其余同备用床。

【计划】

1. 用物准备

(1) 床上用物:同备用床,根据需要另加一次性中单。

(2) 麻醉护理盘:治疗盘内备无菌开口器、压舌板、舌钳、通气导管、牙垫、治疗碗、吸氧导管或鼻塞、吸痰导管、镊子、纱布数块,并备手电筒、血压计和听诊器、护理记录单和笔、治疗巾、弯盘、棉签、胶布、别针。必要时准备心电监护仪。

(3) 其他:输液架或输液挂钩,调适吸痰装置、供氧装置为备用状态,必要时备胃肠减压器、热水袋及毛毯等。

2. 将床上用品按便于操作的原则折叠,按使用先后顺序摆放于护理车上。

【实施】

1. 操作方法

(1) 同备用床法携物至床尾,固定脚轮,移开床旁桌椅。

(2) 核对患者床头(尾)卡。

(3) 拆除原有的被套、枕套、各单并置于污衣袋内,洗手。

(4) 同备用床铺大单法,铺好近侧大单。

(5) 根据患者麻醉方式和手术部位,按需要铺好一次性中单。

(6) 转至对侧,同法铺好对侧大单和一次性中单。

(7) 按铺备用床法套好被套,盖被上端与床头齐,两侧内折与床边沿对齐,被尾内折与床尾平齐,将盖被扇形三折叠于一侧床边,开口侧朝门。

(8) 套好枕套并整理枕头,将枕头横立并固定于床头,开口侧背门(图5-9)。

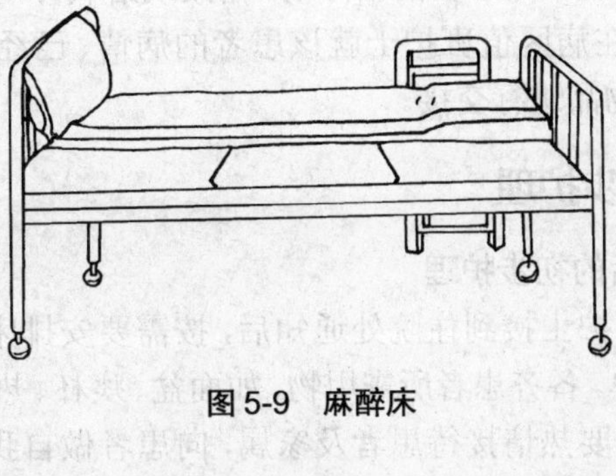

图5-9 麻醉床

(9) 移回床旁桌,床旁椅放在接收患者对侧。

(10) 置麻醉盘于床旁桌上,其他物品按需要放置,整理用物后洗手。

2. 注意事项

(1) 铺麻醉床前应更换洁净的被单，保证术后患者舒适，避免感染的发生。

(2) 其余同备用床。

【评价】

1. 所备用物符合病情需要，以确保患者能及时得到抢救和护理。

2. 其余同暂空床。

第三节　患者入院护理

入院护理(admitting patients to hospital)是指患者经医生确定需要住院开始至进入病区时，护士所进行的一系列护理活动。其目的：建立良好的护患关系，让患者及家属感到关心、信任及安全，消除其紧张、焦虑等不良的心理情绪；协助患者了解和熟悉环境，尽快适应医院环境和患者角色；观察和评估患者健康状况，为制订护理计划提供依据；满足患者的合理需求，以调动患者配合治疗和护理的积极性；做好健康宣教，满足患者对健康知识的需求。

一、入院程序

(一) 办理入院手续

患者或家属持住院证到住院处办理相应住院手续，包括验证医生签发的住院证、保险种类、交纳住院保证金、填写住院登记表等。住院处通知病区值班护士根据病情做好接收新患者的准备。对病情危重或需要手术的患者，应先行入院或实施手术，再办理住院手续。

(二) 进行卫生处置

根据患者病情轻重及身体状况，在卫生处置室对其进行相应的卫生处理，如给患者理发、沐浴、更衣、修剪指甲等。对危、重、急症的患者可酌情予以免浴；对有虱虮者，应先行灭虱，再行以上的卫生处置；对传染病患者或疑似传染病的患者，应送隔离室处置。患者换下的衣物和暂不需用的衣物可交家属带回。

(三) 护送患者入病区

住院处护士应携门诊病历护送患者入病室。根据患者病情选用不同的护送方式，对能行走的患者采用扶助步行，对不能行走或病情危重的患者选用轮椅、平车或担架护送。护送时应注意安全、保暖，不能中断必要的治疗(如输液或给氧)；对外伤患者要注意卧位。护送患者入病室后，应与所在病区值班护士就该患者的病情、已经采取或需继续的治疗及护理措施、个人卫生情况及物品进行交接。

二、入病区后的初步护理

(一) 一般患者入院后的初步护理

1. 准备床单位　病区护士接到住院处通知后，按需要安排床单位，将备用床改为暂空床，按需要加铺一次性中单，备齐患者所需用物，如面盆、痰杯、热水瓶等。

2. 迎接新患者　护士要热情接待患者及家属，向患者做自我介绍，说明自己将为患者提供的服务及职责，为患者介绍床单位设备及使用方法，介绍同室病友等，消除患者的不安情绪，增强患者的安全感和对护士的信任，同时为患者佩戴腕带等身份标识。

知识链接

患者手腕带的规范佩戴

1. 按指征严格执行佩戴工作，因故未佩戴者须在病区备注栏内注明。

2. 用深蓝色圆珠笔逐一填写手腕带的各项栏目，字迹端正、清楚、严禁涂(修)改。

3. 手腕带填写后，佩戴时必须 2 名护士到床边核对后，在手腕带正面右下角处(血型栏下)用分子/分母前姓或名(病区内有同姓时签全名)。

4. 班内只有 1 名护士无法执行 2 人核对时，应先由 1 人认真核对后佩戴并签名，待下一班护士接班时补核对并签名。

5. 手腕带原则上佩戴于手上，若有特殊情况可佩戴于脚上，便于核对；手腕带松紧适宜，以能放入食指为准，多余长度可剪去，尤以水肿患者应注意及时观察手腕带松紧度，发现不适及时更换。

6. 各种原因致手腕带破损时，重新更换时按此规范操作。

在执行各项医疗护理操作前，必须核对腕带标识以确定患者身份，保证安全。

3. 通知医生诊疗　通知主管医生诊查患者，必要时协助体检、治疗或抢救。

4. 填写住院病历和有关护理表格

(1) 用蓝色或黑墨水笔逐页填写住院病历眉栏及各种表格。

(2) 用红笔将入院时间竖写在当日体温单相应时间的 40～42℃之间。

(3) 填写入院登记本、诊断卡(插入在患者一览表上)、床头卡(置于病床床头或床尾牌夹内)。住院病历排列顺序为：体温单、医嘱单、入院记录、病史及体格检查、病程记录(手术、分娩记录单及特殊治疗记录单等)、各项检验检查报告单、护理病历、住院病案首页、门诊病历。

5. 测量生命体征　测量体温、脉搏、呼吸、血压，对能站立的患者测身高、体重，并记录在体温单的相应栏内。

6. 执行医嘱　按医嘱执行各项治疗和护理措施，通知营养室准备膳食。

7. 介绍与指导　根据患者病情及医院规章制度，对患者进行健康教育，如介绍病室及病区环境、有关规章制度，以帮助患者及其家属尽快熟悉环境。指导常规标本的留取方法、时间及注意事项。

8. 完成入院评估　收集患者有关健康资料，进行护理评估，填写入院护理评估单，确定护理诊断，制订护理计划。

(二) 急诊患者入院后的初步护理

病区接收的急诊患者多从急诊室直接送入或由急诊室经手术室手术后转入，护士接到住院处通知后应立即做好以下工作：

1. 对危重患者应置于重危患者监护病室或抢救室，将备用床改为暂空床，并在床上加铺一次性中单；对急诊手术患者，需铺好麻醉床。

2. 备好急救器材及药品，通知有关医生做好抢救准备。

3. 患者入病室后，应严密观察生命体征及病情变化，并积极配合医生进行抢救，做好危重患者护理记录。

4. 对意识不清的患者或婴幼儿，须暂留陪护人员，以便询问病史等有关情况。

5. 对老年人、婴幼儿、意识不清或躁动不安的患者，需安置床档加以保护，以防发生坠床等意外事故。

三、分级护理

分级护理是根据患者病情和（或）自理能力进行评定，按护理程序的工作方法制订不同的护理措施，给予不同级别的护理。分级护理分为特别护理、一级护理、二级护理、三级护理（表5-1）。

表5-1 分级护理

护理级别	适用对象	护理内容
特别护理	①病情危重，随时可能发生病情变化需要进行抢救的患者；②重症监护患者；③各种复杂或大手术后的患者；④严重创伤或大面积灼伤的患者；⑤使用呼吸机辅助呼吸，并需要严密监护病情的患者；⑥实施连续性肾脏替代治疗（CRRT），并需要严密监护生命体征的患者；⑦其他有生命危险，需要严密监护生命体征的患者	①派专人24小时护理，严密观察病情变化及监测生命体征；②根据医嘱，正确实施治疗、给药措施；③准确测量出入量；④根据患者病情，正确实施基础护理和专科护理，如口腔护理、压疮护理、气道护理及管路护理，实施安全措施；⑤保持患者的舒适和功能体位；⑥实施床边交班
一级护理	①病情趋向稳定的重症患者；②手术后或治疗期间需要严格卧床的患者；③生活完全不能自理且病情不稳定的患者；④生活部分自理，病情随时可能发生变化的患者	①每1小时巡视患者，观察病情变化，监测生命体征；②根据医嘱，正确实施治疗、给药措施；③根据患者病情，正确实施基础护理和专科护理，如口腔护理、压疮护理、气道护理及管路护理，实施安全措施；④提供护理相关的健康指导
二级护理	①病情稳定，仍需卧床休息的患者；②生活部分自理的患者	①每2小时巡视患者，观察病情变化，监测生命体征；②根据医嘱，正确实施治疗、给药措施；③根据病情正确实施护理和安全措施；④提供护理相关的健康指导
三级护理	①生活完全重自理且病情稳定的患者；②生活完全自理且处于康复期患者	①每3小时巡视患者，观察病情变化，监测生命体征；②根据医嘱，正确实施治疗、给药措施；③提供护理相关的健康指导

第四节 患者运送法

患者常因各种因素造成身体活动受限，在入院、出院、接受检查、治疗以及到户外活动时，可根据病情选用轮椅、平车、担架等工具运送。因此，护士应掌握运送患者的技术，让患者感到安全、舒适，预防并发症，同时护士在操作中应运用人体力学原理，采取正确的姿势和体位，科学的搬运患者，以减轻疲劳，避免损伤，从而提高护理质量和工作效率。

一、人体力学在护理工作中的应用

人体力学（human mechanics）是运用力学原理研究维持和掌握身体平衡，以及人体从一种姿势变为另一种姿势时身体如何有效协调的一门科学。正确的姿势有利于维持人体正常的生理功能，而且只需消耗较小的能量，就能获得较大的工作效能。不正确的姿势易使肌肉产生紧张和疲劳，甚至可造成肌肉和肌腱损伤，影响人体健康。

(一)常用的力学原理

1．杠杆作用　杠杆是利用直杆或曲杆在外力作用下绕杆上一固定点转动的一种简单机械。杠杆的受力点称为力点，固定点称支点，克服阻力的点称为阻力点。支点到力点作用线的垂直距离称动力臂，支点到阻力点作用线的垂直距离称阻力臂。当动力臂大于阻力臂时，可以省力；动力臂小于阻力臂时就费力；而支点在力点和阻力点之间时，可以改变用力方向。在人体的活动和运动中，正确地运用杠杆原理对身体起着保护、支持作用。

根据杠杆上的力点、支点和阻力点的相互位置不同，杠杆可分为三类。

(1)平衡杠杆：平衡杠杆是支点在力点和阻力点之间的杠杆。例如，人的头部在寰枕关节上进行低头和仰头的动作，寰椎为支点，寰椎前、后各有一组肌群收缩时产生的力为作用力(F_1, F_2)，头部重量为阻力(L)。当前部肌群产生的力(F_2)与阻力(L)的力矩之和与后部肌群产生的力的力矩相等时，头部趋于平衡(图5-10)。若前力矩大于后力矩，如瞌睡时后部肌力松弛，出现典型的间断低头现象。

(2)省力杠杆：省力杠杆是指阻力点在动力点和支点之间的杠杆。由于动力臂比阻力臂长，所以省力。例如，人踮脚站立时，脚尖是支点，脚跟后的肌肉收缩产生的力为作用力(F)，体重(L)落在两者之间的距骨上。由于动力臂较长，所以用较小的力就能支持体重(图5-11)。

(3)速度杠杆：速度杠杆是力点在阻力点和支点之间的杠杆。因其动力臂比阻力臂短，因而费力，但可获得较大的运动速度和范围。例如，用手臂举起重物时的肘关节运动，肘关节是支点，手臂前肌群(肱二头肌)的力作用于支点和重力作用点之间。由于动力臂较短，若克服较小的阻力，就得用较大的力，但却赢得了运动的速度和距离(图5-12)。

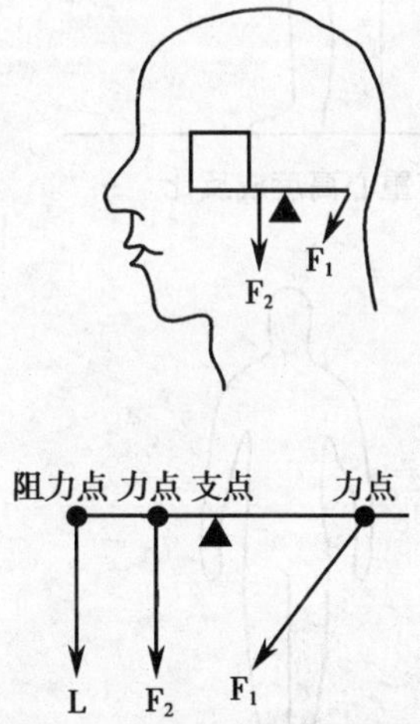

图5-10　头部平衡杠杆作用

L为头的质量，F_1、F_2为前、后两组肌肉产生的作用力

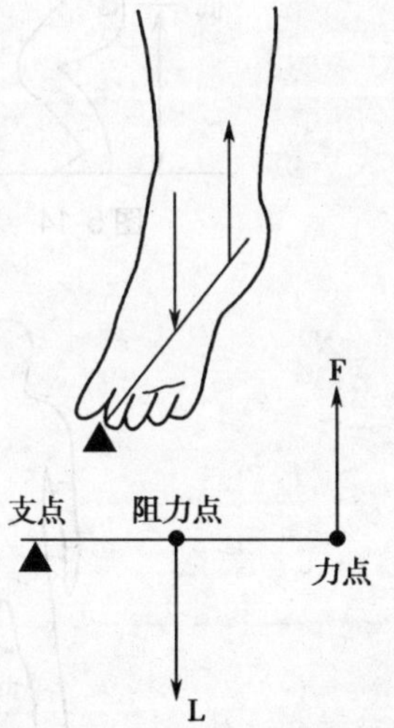

图5-11　足部省力杠杆作用

L为体重，F为足后跟肌肉收缩产生的作用力

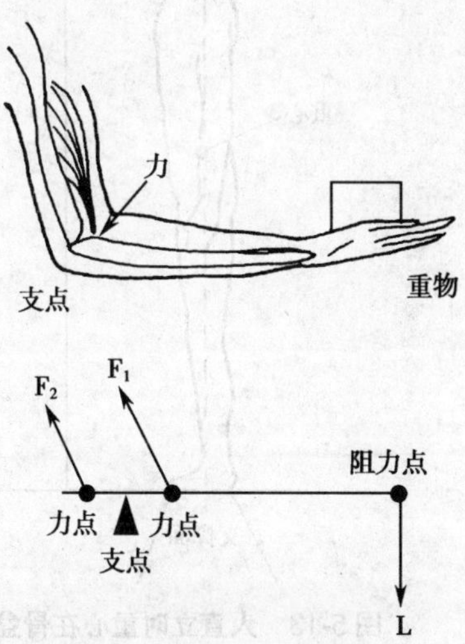

图5-12　手臂速度杠杆作用

2．摩擦力　相互接触的两物体在接触面上发生的阻碍相对运动的力为摩擦力。摩擦力的方向与物体相对运动的方向相反。摩擦力的大小取决于垂直于接触面的压力和摩擦系数的大小。而摩擦系数的大小与接触面的材料有关。接触面越粗糙，摩擦系数越大；反之则越小。在护理工作中，有时需要增大摩擦力，如手杖下端加橡胶垫可增加摩擦系数，防止

手杖打滑，保证使用安全；有时则需要减小摩擦力以省力，如病床、轮椅、推车等轮子定时加油，可以减小接触面的摩擦系数，方便推动使用。

3．平衡与稳定　人体或物体的平衡与稳定，与其重量、支撑面的大小、重心的高低以及重力线是否落在支撑面边缘的距离密切相关。

（1）物体的重量与稳定度成正比：物体重量越大，稳定度越好。推倒一个较重物体所用的力比推倒一个较轻物体的力要大。在护理操作中，如要把患者移到椅子上坐时，应选择重的椅子，因其稳定度大，安全。若为较轻的椅子，必须要有其他的力量支持椅子，如将椅子靠墙或扶住椅子的靠背。

（2）物体的重心高度与稳定度成反比：重心是物体重量的中心。人体重心的位置随着躯干和四肢的姿势改变而改变。在直立垂直时，重心位于骨盆的第二骶椎前约7cm处（图5-13），约为本人直立高度的55%（男子约为55%～75%）。若上举手臂过头顶，重心随之升高；同样，若身体下蹲时，重心下降。人或物体的重心越低，其稳定度越大（图5-14）。

（3）支撑面的大小与稳定度成正比：支撑面是人或物体与地面的接触面积。物体的支撑面积越大越稳定（图5-15），扩大支撑面可以增加人或物体的稳定度。如老年人站立或行走时，使用手杖可扩大支撑面，以增加稳定度。

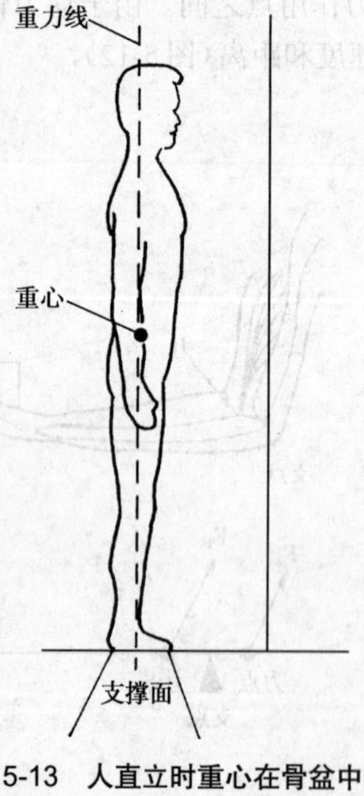

图5-13　人直立时重心在骨盆中部

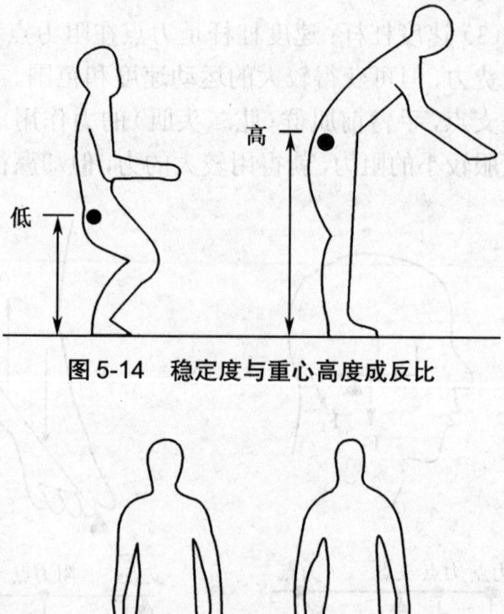

图5-14　稳定度与重心高度成反比

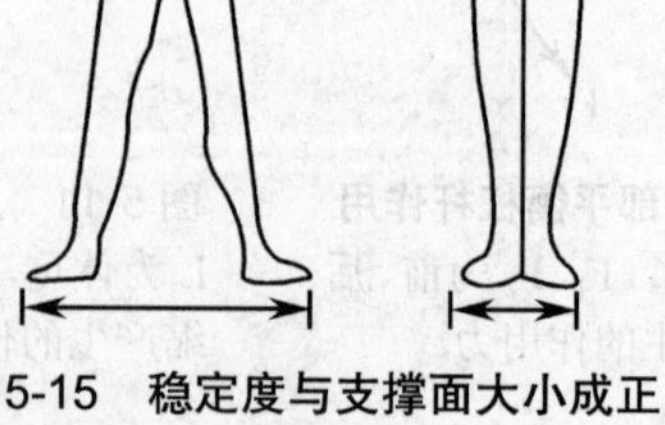
图5-15　稳定度与支撑面大小成正比

（4）重力线必须通过支撑面才能保持人或物体的稳定：重力线是重力的作用线，是通过重心垂直于地面的线。人体或物体只有在重力线通过支撑面时，才能保持动态平衡。例如，当人从座椅上站起来时，应该先将身体向前倾，一只脚向前移，使重力线落在扩大的支撑面内，这样可以平稳地站起来。如果没有掌握好姿势，身体重力线落在支撑面外，身体的重量将会产生一个阻碍站起来的力矩，使人又回到原来的座位上（图5-16）。

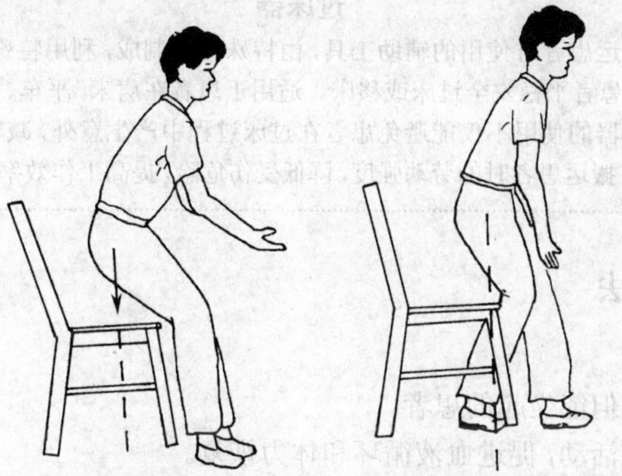

（1）　　　　（2）

图5-16　从坐位变立位时，重力线改变情况

（1）重力线落在支撑面外，身体向后落坐的趋势，不易站起；

（2）重力线落在支撑面内，姿势正确

（二）人体力学运用的原则

1. 利用杠杆作用　护士操作时应靠近操作物；两臂持物时，两肘紧靠身体两侧，上臂下垂，前臂和上臂成90°，前臂和所持物体靠近身体，因阻力臂缩短而省力。

2. 扩大支撑面　护士在操作中，应该根据实际需要两脚前后或左右分开，以扩大支撑面。协助患者侧卧时，应两臂屈肘，一手放于枕旁，一手放于胸前，两腿前后分开，上腿弯曲在前，下腿稍伸直，以扩大支撑面，保持患者的卧位稳定。

3. 降低重心　护士在进行低平面的护理操作或取位置较低的物体时，双下肢应随身体动作的方向前后或左右分开，屈膝屈髋，形成下蹲姿势，降低重心，并使重力线在支撑面内，利用重心的移动去操作，保持身体的稳定性。

4. 减小身体重力线的偏移　护士在提物品时应尽量将物体靠近身体；抱起或抬起患者移动时，应将患者靠近自己的身体，使重力线落在支撑面内，增大稳定性。

5. 尽量使用大肌肉或多肌群　护理操作中，应尽量使用大肌肉或多肌群做功，以减少疲劳。根据肌肉的生理特点，肌力的大小与肌纤维的数目及横断面积成正比，同样的重物被多束肌肉分散，不易疲劳。因此，在护理操作时，在能使用躯干和下肢肌肉力量时，尽量避免只使用上肢的力量；在能使用整只手时，避免只用手指进行操作。如端治疗盘时，应将五指分开托住治疗盘并与手臂一起用力，由于多肌群用力，故不易疲劳。

6. 用最小量的肌力做功　用最小量的肌力做功可以使人减少不必要的能量消耗，从而减少疲劳。移动重物时应注意平衡，有节律并计划好所要移动的重物位置和方向，以直线方向移动，并尽可能用推或拉代替提取动作，这样只需要克服重物本身的惯性。而提取一个物体时，必须克服地心引力，增加肌力做功。

总之，人体力学原理的正确、有效应用，需要护理人员经常有意识地去实践、掌握、体会，使之最终成为自己自觉的习惯动作，这样既能达到节力省力，提高工作效率，又能达到促进患者安全与舒适的目的。

知识链接

过床器

过床器，是一种搬运患者时使用的辅助工具，由特殊材料制成，利用特殊材料与床面之间的平滑移动，实现医务人员将患者平稳安全过床或移床。适用于患者在病床、平车、手术台、各种检查台之间的换床、移位等。过床器的使用不仅能避免患者在过床过程中产生意外，减轻其在搬运中的痛苦，而且能够降低医护人员在搬运患者时的劳动强度，降低受伤危险，提高工作效率。

二、轮椅运送法

【目的】

1. 运送不能行走但能坐起的患者。

2. 帮助患者下床活动，促进血液循环和体力恢复。

【评估】

1. 患者年龄、体重、病情、损伤部位与躯体活动能力。

2. 患者合作程度。

3. 轮椅的性能是否完好。

【计划】

1. 用物准备　轮椅、拖鞋、根据季节备毛毯、别针，需要时备软枕。

2. 患者准备　了解轮椅运送的目的，能主动配合操作。

【实施】

1. 操作方法

(1) 核对姓名、床号，并解释操作目的。

(2) 将椅背与床尾平齐，翻起脚踏板，固定轮椅。

(3) 必要时将毛毯单层两边平均地直铺在轮椅上，使上端高过患者颈部约15cm。

(4) 协助患者坐于床边，嘱其以手掌撑在床面维持姿势，协助其穿上外衣及鞋袜。

(5) 护士面对患者双脚分开站立，患者双手置于护士肩上，护士双手抱患者腰部，协助患者下床，转身坐入轮椅，嘱患者手握住轮椅把手。翻下脚踏板，患者双脚置于脚踏板上，如患者下肢水肿或有伤口，可在脚下垫软枕（图5-17）。

(6) 将毛毯上端的边缘向外反折约10cm围住患者颈部，用别针固定，并用毛毯围裹两臂成袖筒，各用一别针在腕部固定，再用毛毯围好上身，并将下肢和双脚包裹（图5-18）。

(7) 整理床单位，铺成暂空床。

(8) 松闸，推患者去目的地。

(9) 下轮椅时，将轮椅推至床尾并固定，翻起脚踏板；护士立于患者面前，两脚前后分开，屈膝屈髋，两手置于患者腰部，患者双手放于护士肩上；协助患者站立、转身后坐于床边，脱去鞋子和外衣；协助患者取舒适卧位，盖好盖被。

(10) 整理用物，需要时做记录，推轮椅回原处放置。

2. 注意事项

(1) 操作前应仔细检查轮椅性能，以保证患者安全。

(2) 注意患者保暖，防止受凉。

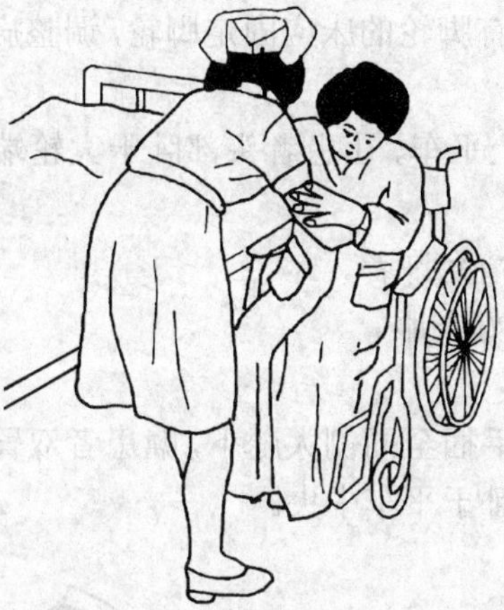

图 5-17 协助患者坐轮椅法

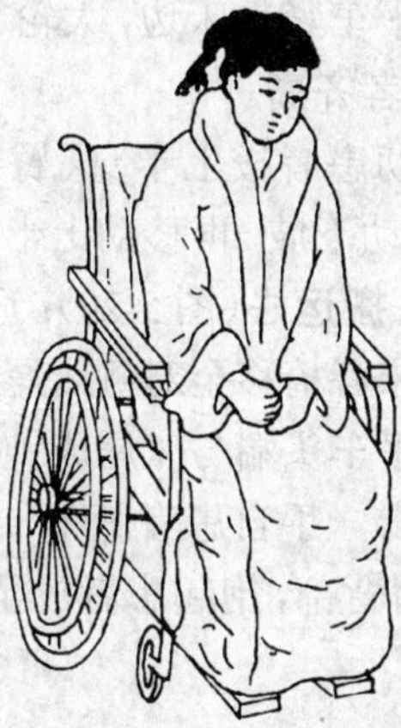

图 5-18 轮椅上患者保暖法

(3) 推轮椅时速度要慢，并随时观察患者病情，以免患者感觉不适或发生意外。

(4) 推轮椅下坡时应减速，并嘱患者抓紧扶手。过门槛时，跷起前轮，避免过度震动，保证患者安全。

(5) 运送患者时，嘱患者抓紧扶手并尽量靠后坐，身体勿向前倾，不可自行下轮椅。

【评价】

1. 搬运安全、顺利，患者主动配合。

2. 护患沟通良好，达到预期结果。

3. 护士操作规范，动作轻稳、省力、协调。

三、平车运送法

【目的】

运送不能起床的患者。

【评估】

1. 患者年龄、体重、病情、损伤部位与躯体活动能力。

2. 患者对平车运送的认知、心理状态、理解合作程度。

3. 平车性能是否完好。

【计划】

1. 用物准备　平车、带套的毛毯或棉被。如为骨折患者，应有木板垫于平车上；如为颈椎、腰椎骨折或病情较重的患者，应备有中单。

2. 患者准备　了解平车运送的目的，能主动配合操作。

【实施】

1. 操作方法

(1) 核对患者床号、姓名，向患者及家属解释操作目的及配合要求。安置患者身上的各种导管。

(2) 移动患者至平车上。根据病情和患者的体重将患者移动至平车上的方法有：挪动法、一人搬运法、二人搬运法、三人搬运法、四人搬运法。

▲**挪动法**(图 5-19)：适用于病情许可，能配合移动者。

1) 移开床旁桌椅，松开盖被。嘱患者自行移至床边。

2）将平车紧靠床边，大轮靠床头，将闸制动；有脚轮的床应固定脚轮，调整病床或平车高度，使两者齐高。

3）协助患者按上半身、臀部、下肢的顺序移上平车，让患者头部卧于大轮端。下平车时，应先移动下肢，再移动上半身。

▲一人搬运法（图 5-20）：适用于体重较轻，病情允许者。

1）将床旁椅移至对侧床尾，松开盖被，协助穿好衣服。

2）使平车头端与床尾成钝角，将闸制动。

3）护士一手自患者腋下伸至对侧肩外部，一手插至同侧大腿下，嘱患者双臂交叉攀附于搬运者肩背部，抱起患者放至平车上，使患者平卧于平车中央。

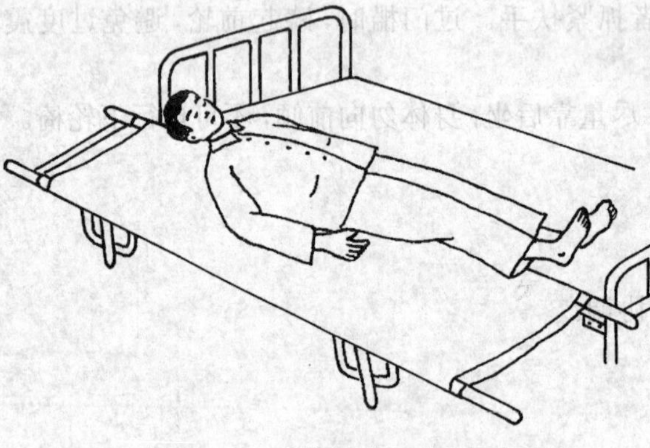

图 5-19 患者仰卧挪动上平车法

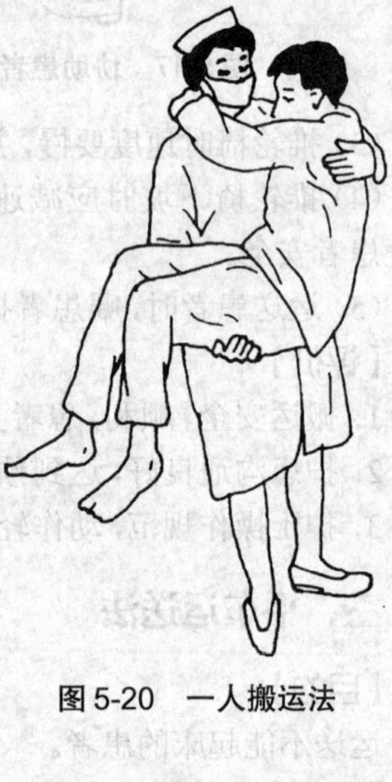

图 5-20 一人搬运法

▲二人搬运法（图 5-21）：适用于体重较重，病情较轻者。

1）同一人搬运法移床旁椅，松盖被，放妥平车。

2）两护士站在同侧床边，将患者双手置胸腹间，协助其移至近侧床边。

3）一护士一手臂托住患者头肩部，一手臂托住腰部；另一护士一手臂托住患者臀部，一手臂托住腘窝处。二人同时托起，搬运者抱起患者移步转身，轻轻放在平车上。

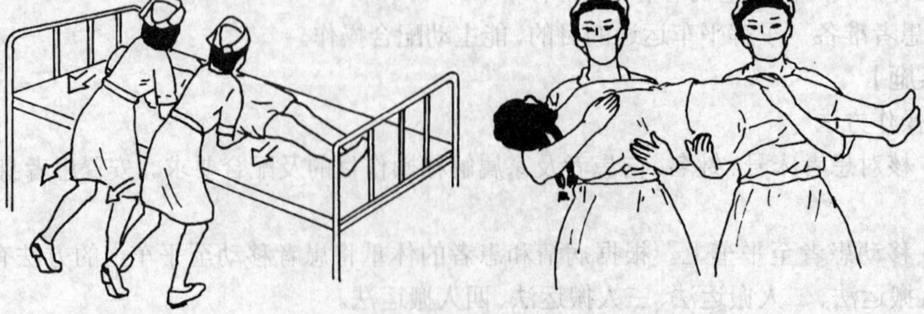

（1）　　（2）

图 5-21 二人搬运法

▲**三人搬运法**(图 5-22)：适用于体重过重，病情较轻，不能自己活动者。

1）同一人搬运法。

2）三护士站在同侧床边，将患者双手置胸腹间，协助其移至近侧床边。

3）一护士一手托住患者头肩部，另一手托住胸背部；一护士托腰臀部；另一护士托住患者下肢；三人同时托起患者走向平车，使患者平卧于平车中央。

▲**四人搬运法**(图 5-23)：适用于病情较重，或颈椎、腰椎骨折患者。

1）移开床旁桌椅，松开盖被，在患者腰、臀下铺中单。

2）将平车紧靠床边，大轮靠床头，固定平车。

3）一护士站于床头托住患者的头、颈部；一护士站于床尾托住患者的下肢；另两名护士分别站于病床及平车两侧，抓住中单四角，四人同时抬起患者轻放于平车上。

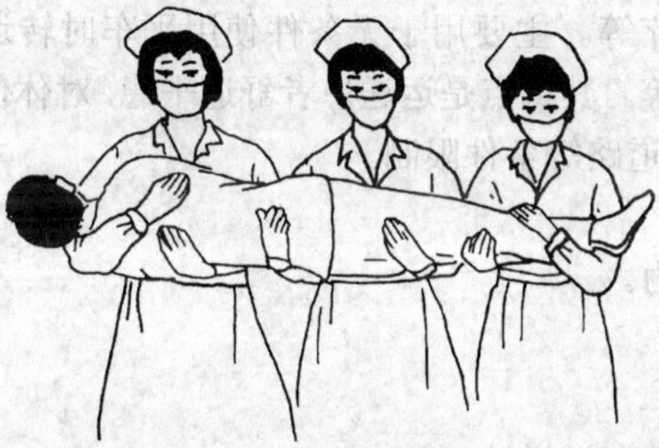

图 5-22　三人搬运法

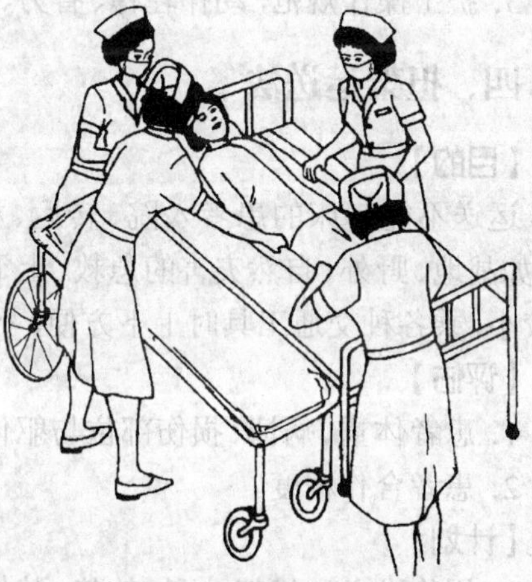

图 5-23　四人搬运法

（3）根据病情安置患者合适体位，用盖被包裹患者，先盖脚部，然后两侧，露出头部，上层边缘翻领式折叠(图 5-24)。

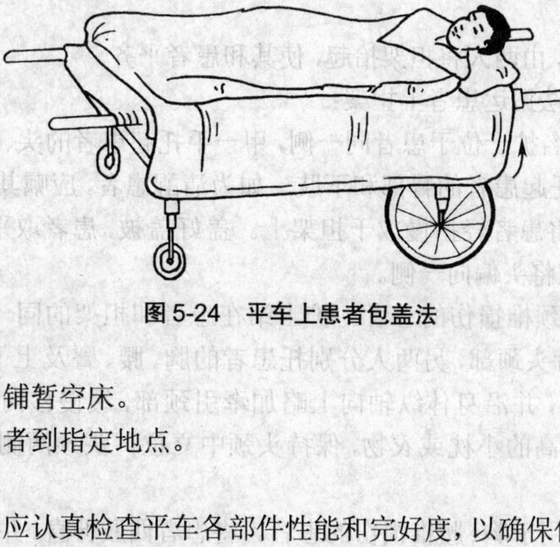

图 5-24　平车上患者包盖法

（4）整理床单位，铺暂空床。

（5）松闸，推送患者到指定地点。

2. 注意事项

（1）使用平车前，应认真检查平车各部件性能和完好度，以确保使用安全。

（2）搬运时操作者动作应轻稳，协调一致，确保患者安全舒适。

(3) 操作中应遵循节时省力原则，尽量使患者身体靠近搬运者，达到节力目的。

(4) 运送途中要注意：①患者头部应卧于平车的大轮端；②平车运送速度要适宜；③推车时，护士应站在患者头侧，便于观察病情，搬运及推车时均应注意患者面色、呼吸及脉搏的变化；④推车上、下坡时，患者头部应位于高处，以免引起不适；⑤冬季应注意保暖，避免受凉；⑥有输液及引流管时，注意固定妥当并保持管道通畅；⑦搬运骨折患者时，车上应垫木板，并固定好骨折部位；⑧推车进、出门时，应先将门打开，不可用车撞门，以免患者不适及损坏建筑物。

【评价】

1. 患者安全、舒适，无损伤等并发症。

2. 护患沟通良好，达到预期结果。

3. 护士操作规范，动作轻稳、省力、协调。

四、担架运送法

【目的】

运送不能起床的患者入院、转运、检查、治疗等。主要用于无条件使用平车时转运患者，如战地、野外、自然灾害的急救、上下急救车等。其特点是运送患者舒适平稳，对体位影响较小，乘各种交通工具时上下方便，不受地形、道路等条件限制。

【评估】

1. 患者体重、病情、损伤部位与躯体活动能力。

2. 患者合作程度。

【计划】

1. 用物准备　担架一副，软垫，其他用物同平车运送法。

2. 患者准备　了解担架运送的目的，能主动配合操作。

【实施】

1. 操作方法

(1) 核对患者床号、姓名，向患者及家属解释操作目的及配合要求。安置患者身上的各种导管。

(2) 检查担架性能，由两人将担架抬起，使其和患者平齐。

(3) 可采用以下方法搬运患者上担架：

▲三人搬运法：三名护士位于患者同一侧，甲一手托起患者的头、颈、肩部，一手托起患者的腰部；乙、丙分别托起患者的臀部和下肢。如为清醒患者，应嘱其用双手环抱护士甲的颈部，三人同时用力，将患者轻抬慢放于担架上。盖好盖被，患者取平卧位。颅脑损伤、颌面部外伤及昏迷患者应将头偏向一侧。

▲平托法：适用于颈椎损伤的患者。护士站在患者和担架的同一侧，将担架移至患者身旁。由一人托起患者头颈部，另两人分别托患者的胸、腰、臀及上下肢，护士将患者水平托起，头部处于中立位，并沿身体纵轴向上略加牵引颈部，缓慢移向担架上。患者采取仰卧位，并在颈下垫相应高的小枕或衣物，保持头颈中立位。头颈两侧应用衣物或沙袋加以固定。

▲滚动搬运法：适用于胸、腰椎损伤的患者。将患者四肢伸直、并拢，向床边移动，三名护士站在患者的同一侧，甲扶持患者的头、颈及胸部，乙扶持患者的腰及臀部，丙扶持患者

的双下肢，三人同时将患者整体向担架滚动。

(4) 搬运患者下担架：护士三人并排在患者身体一侧，同时把手臂分别伸入患者背部、腰臀部、双下肢的下面，由一人发出口令，三人同时起立，使患者的身体保持水平位置。三人同时迈步，将患者放于床上或平车上。

2. 注意事项

(1) 搬运患者时，动作应轻稳、协调一致。

(2) 搬运胸椎、腰椎损伤的患者时，担架上应放木板。

(3) 运送时，护士应站在患者头侧，以便观察病情。上、下坡时，上下楼梯或上下交通工具时，患者头部应始终在高处。

(4) 注意保暖，避免受凉。

(5) 护送过程中不中断治疗，保持所有管道通畅。

【评价】

1. 患者安全、舒适，无损伤等并发症。

2. 护患沟通良好，达到预期结果。

3. 护士操作规范，动作轻稳、省力、协调。

第五节　患者出院护理

出院护理(discharge nursing)是指患者出院前后护士所进行的一系列护理活动。其目的：帮助患者解除患者角色，尽快适应社会生活；通过对患者及家属进行出院指导、健康教育，达到提高其身心健康水平；填写、处理及整理医疗护理文件；处理及整理床单位、病室环境，准备迎接新患者。

一、出院前的护理工作

(一) 通知患者及家属

患者经过入院治疗护理后，痊愈或病情好转，或因经济、个人、家庭等因素，或因病情需要转往其他医院诊治，或因病情过重，治疗抢救无效而死亡等各种情况，医生开具患者痊愈、好转、自动、转院、死亡等出院医嘱，护士根据出院医嘱提前通知患者及家属，协助其做好出院准备。

(二) 适时安慰及鼓励

评估患者的生理、心理、社会需要，根据病情进行相关知识的健康教育。指出出院后在饮食、服药、休息、功能锻炼和定期复查等方面的注意事项；对好转、转院、自动离院的患者，进行有针对性的安慰与鼓励，增强其康复信心；对死亡患者的家属做好安抚工作。

(三) 征求意见和建议

收集患者及家属对医院各项工作的意见和建议，整理分析，为不断提高医疗和护理质量提供依据。

(四) 执行出院医嘱

填写出院通知单，通知患者或家属到住院处办理出院手续，结算住院费用；停止一切医嘱，注销所有的治疗及护理执行单，如服药单、注射单、治疗单、饮食单等；注销各种卡片，如诊断卡、床尾卡；在当日体温单相应时间的40～42℃之间用红笔纵行填写将出院时间；患者出院后如需继续服药治疗，护士可凭出院处方到药房领取药物，交患者或家属带回，并做好用药指导。

（五）护送患者出院

协助患者整理用物，归还寄存的物品，收回患者在住院期间所借的物品，必要时消毒处理；患者办完手续离院时，护士可根据病情需要分别用轮椅、平车或步行等方式护送患者至病区外或医院门口。

二、出院后的护理工作

（一）整理医疗护理病历

填写出院患者登记本；按要求整理出院病历，其排列顺序为：住院病案首页、出院记录、入院记录、病程记录（手术、分娩记录单及特殊治疗记录单等）、护理病历（一般护理记录单、危重症护理记录单、手术护理记录单）、各项检验检查报告单、医嘱单、体温单。出院病历交病案室保存，门诊病历交患者保管。

（二）处理病室及床单位

撤去病床上的污被服，放入污衣袋，送洗衣房处理；床垫、床褥、棉胎放在日光下暴晒6小时以上或用紫外线照射消毒处理后按要求折叠；病床及床旁桌椅要用消毒液擦拭，非一次性面盆、痰杯等要用消毒液浸泡，然后进一步处理；打开病室门窗通风；传染性病床单位及病室，要严格按传染病终末消毒法处理；铺备用床，准备迎接新患者。

（韩巧梅）

复习思考题

1. 男性，48岁。既往病史：十二指肠球部溃疡，因昨天晚上喝酒，今晨出现恶心、呕吐，呕血量达1500ml，入院时意识淡漠、面色苍白、四肢湿冷，护理体检：T 36℃，P 100次/分，R 26次/分，BP 70/50mmHg，初诊上消化道出血。

问题：

(1) 作为急诊护士，在医生未到之前护士应如何进行抢救？

(2) 抢救时对于医生的口头医嘱护士应如何处理？

(3) 试拟定患者的护理级别及护理内容？

2. 男性，25岁。因架车出现交通意外，半小时后送往医院就诊，神志清楚，护送入院，颈腰不能动弹，护理体检：T 37℃，P 80次/分，R 20次/分，BP 100/60mmHg，由门诊送外科住院治疗。

问题：

(1) 请拟定运送的方式及运送计划。

(2) 作为病区责任护士应如何接诊患者？

(3) 患者经过2周治疗后，医生开出治愈出院医嘱，你作为当班护士应如何执行？

第六章　舒适与安全

学习要点

1. 舒适的含义，导致不舒适的原因及护理原则；

2. 卧位的性质，常用卧位的适用范围和要求；

3. 疼痛的定义、机制和分类；影响疼痛的因素、疼痛反应；疼痛的评估、护理诊断、护理措施和实施措施后的评价；

4. 影响安全的因素；预防跌倒和非计划拔管的护理措施；保护具和辅助器的使用方法和注意事项。

舒适与安全是人的基本需要，每个人都需要一个舒适的生理、心理和社会环境。当人处于健康状态时，都会通过自理满足各种需要，然而一旦患病，个体正常的状态遭到破坏，自理能力则会受到影响，安全受到威胁，极易产生不舒适的感觉。这就需要护理人员为患者提供帮助，运用护理程序发现、分析影响舒适与安全的因素，提供适当的护理措施，从而满足患者舒适与安全的需要，这是护士的基本职责。

案例分析

男性，43 岁。因“转移性右下腹疼痛 3 天”入院。入院时 T 38.5℃，P 70 次 /min，R 24 次 /min，BP 138/88mmHg，入院诊断：急性阑尾炎，入院后给予遵医嘱相关检查（如：三大常规、凝血四项、电解质、心电图、胸片、腹部 B 超等）；并于当日送手术室在腰硬联合麻醉下行阑尾切除术。

请问：

1. 急性阑尾炎为什么会发生腹部疼痛？我们应采取哪些护理措施？手术后应给予哪些镇痛方法？

2. 手术后应给患者安置何种体位？安置这些体位的作用是什么？

第一节　概　　述

一、概念

（一）舒适

舒适（comfort）是个体身心处于平静、安宁的状态以及没有焦虑、轻松自在的主观感受。最高水平的舒适是一种健康状态，表现为心理稳定、心情舒畅、精力充沛、生理和心理需要均得到满足。

（二）不舒适

不舒适（discomfort）是指个体身心不健全或有缺陷、身心负荷过重的一种感觉。不舒适表现为烦躁不安、紧张、精神萎靡不振、不能入睡、消极失望以及身体无力，疼痛是不舒适中最为严重的形式。

舒适与不舒适都是一种主观感觉，它们之间没有截然的分界线，个体每时每刻都处在舒适与不舒适之间，且在不断地发生变化，这就需要护士在日常护理工作中，通过仔细观察患者的表情和行为，认真倾听患者的表述或家属提供的线索，收集客观资料，进行科学分析，才能正确评估其舒适或不舒适的程度。

二、影响舒适的因素

（一）身体因素

1. 个人卫生不良　患者因疾病而致日常活动受限，生活自理受到影响，导致个人卫生不良，引起不适。

2. 姿势和体位不当　致使肌肉和关节疲劳、疼痛，影响其生理功能。

3. 压力和摩擦　因疾病限制不能随意翻身或使用绷带、石膏固定时松紧不当，使局部皮肤和肌肉受压，引起疼痛。

4. 疾病所致　如出现恶心、咳嗽、疼痛、饥饿、口渴等症状。

（二）心理、社会因素

1. 焦虑　缺乏支持系统，与家人隔离或被亲朋好友忽视；缺乏经济支持；担心患病对家庭、工作产生影响；因角色改变而出现角色冲突、角色紊乱，或因角色适应不良不能安心养病等，均可影响疾病康复。

2. 环境陌生　主要见于新入院患者，因对环境不熟悉而缺乏安全感。

3. 自尊受损　因被医务人员冷落、亲友忽视，不被重视而感觉自尊受损。

以上因素均可给患者带来心理压力，从而产生不良情绪，导致心理上的不舒适。

（三）环境因素

医院环境尤其是住院环境，如温度、湿度不适宜；通风不良，室内空气污浊，环境吵闹，床单位不洁，床垫软硬不当等，都会引起患者不舒适。

三、护理原则

（一）预防在先，促进舒适

护士应熟悉影响舒适的相关因素及导致不舒适的原因，从身心、社会各方面对患者进行全面的评估，做到预防在先，积极促进患者舒适。如协助重症患者保持个人清洁卫生，采取舒适的卧位，提供良好的病室环境，让患者感觉舒适。护士还应注意自己的言行，如良好的服务态度、亲切的语言、尊敬的称呼等，不断听取患者的意见，鼓励患者积极、主动地参与护理活动，使其尽快康复。

（二）加强观察，去除诱因

不舒适属于自我感觉，客观估计比较困难，尤其是重症患者，若出现言语沟通障碍，更难表达自己的感受，这就需要护士细心观察。通过患者的非语言行为，如面部表情、手势、体位、姿势及活动能力、饮食、睡眠、皮肤颜色、有无出汗等，预知患者的舒适程度，及时发现问题，积极去除诱因。如对尿潴留的患者，可采取适当的方法诱导排尿，必要时行导尿术，以解除膀胱高度膨胀引起的不适。

（三）互相信任，心理支持

护士和患者、家属建立起相互信任的关系是促进患者心理舒适的基础。对心理、社会因素引起不舒适感觉的患者，护士可采用不做评判的倾听方式，使患者郁积在内心的苦闷、压抑得以宣泄；通过有效的沟通，正确指导患者调节情绪；与家属及单位及时联系，取得支持，共同做好患者的心理护理。

第二节　疼痛患者的护理

疼痛（pain）是一种令人痛苦的感觉，是临床疾病中最常见、最重要的症状，与疾病的发生、发展和转归有着密切的联系，也是评价治疗效果、护理效果的标准之一。因此，护士应掌握有关疼痛的知识，做好疼痛患者的护理。

一、概述

（一）疼痛的概念

北美护理诊断协会（NANDA，1978）对疼痛所下的定义是："个体经受或叙述有严重不适或不舒服的感受。"有学者认为，疼痛是由痛感觉和痛反应两个部分的组成。机体对疼痛的表现形式是多样的，如生理反应有面色苍白、出汗、肌肉紧张、血压升高、呼吸心跳加快、恶心、呕吐、休克等，行为反应有烦躁不安、皱眉、咬唇、握拳、身体蜷曲、呻吟、哭闹、击打等，情绪反应有紧张、恐惧、焦虑等，这些反应表明疼痛存在。总之，疼痛具有以下三种特征：

1. 疼痛是个体身心受到侵害的危险警告。
2. 疼痛是一种身心不舒适的感觉。
3. 疼痛常伴有生理、行为和情绪反应。

（二）疼痛发生的机制

疼痛按发生的时间分为急性疼痛和慢性疼痛。慢性疼痛一般指发生3个月以上的疼痛。疼痛形成的神经传导基本过程可分为4个环节：伤害感受器的疼痛传感（transduction）；一级传入纤维、脊髓背角、脊髓-丘脑束等上行束的疼痛上行传递（transmission）；皮层和边缘系统的疼痛整合（interpretation）；下行控制和神经介质的疼痛调控（modulation）。理论上，阻断任何环节都可使疼痛缓解。除伤害感受性疼痛的基本传导调制过程外，还有脊髓敏化、中枢神经系统重构等慢性疼痛的发生机制和脊髓损伤后的幻觉痛等疼痛现象。疼痛发生的机制是非常复杂的，关于疼痛的发生和控制机制有多种理论，其中闸门控制理论（gate control theory）目前被大多数人接受。该理论认为，疼痛的存在及其强度有赖于神经活动。在脊髓后角有类似闸门的"装置"，是一种控制疼痛感觉信号输入的闸，该闸门依次被粗和细的纤维所影响。粗纤维趋向于抑制传递（关闭闸门）而细纤维则激活传导（开放闸门）。当有信号经细纤维如痛觉A纤维或C纤维输入时，此闸门就会打开，将信号传至中枢引起疼痛的感觉反应。反之，闸门关闭，则疼痛感觉无法到达意识层面，故不会有疼痛的感觉反应。皮肤有许多粗神经纤维，利用刺激皮肤的措施，如按摩、冷热敷、触摸、针灸、经皮神经电刺激等，可增加粗纤维的活动量，减轻疼痛的感觉。此外，从大脑下传的神经冲动也影响这个机制，如个体接受适量或过量的感觉刺激，脑干会传出冲动关闭闸门且抑制疼痛冲动的传送。反之，缺乏感觉的输入，脑干就不会抑制疼痛冲动，闸门打开而疼痛即可被传送。应用此原理，可以用某些方式输入感觉，如分散注意力、引导幻想及想象，从而达到减轻疼痛的目的。

（三）疼痛的原因及影响因素

1. 疼痛的原因

（1）温度刺激：过高或过低的温度作用于体表，均会引起组织损伤，如灼伤或冻伤。受伤的组织释放组胺等化学物质，刺激神经末梢，导致疼痛。

（2）化学刺激：如强酸、强碱，不仅直接刺激神经末梢，导致疼痛，而且化学灼伤也与高温灼伤一样，使被损组织释放化学物质，作用于痛觉感受器，使疼痛加剧。

（3）物理损伤：如刀切割、针刺、碰撞、身体组织受牵拉、肌肉受压、挛缩等，均可使局部组织受损，刺激神经末梢而引起疼痛。

（4）病理改变：疾病造成体内某些管腔堵塞、组织缺血缺氧、空腔脏器过度扩张、平滑肌痉挛或过度收缩、局部炎性浸润等均可引起疼痛。

（5）心理因素：心理状态不佳、情绪紧张或低落、愤怒、悲痛、恐惧等都能引起局部血管收缩或扩张而导致疼痛，如神经性疼痛常因心理因素引起。此外，疲劳、睡眠不足、用脑过度可导致功能性头痛。

2. 影响疼痛的因素　个体对疼痛的感受和耐受力有很大的差异，同样性质、同样强度的刺激可引起不同个体的不同疼痛反应。人体所能感觉到的最小疼痛称为痛阈（pain threshold）。人体所能忍受的疼痛强度和持续时间称为疼痛耐受力（pain tolerance）。痛阈或疼痛耐受力既受年龄、疾病等生理因素的影响，也受个人经验、文化教养、情绪、个性及注意力等心理社会因素影响。

（1）年龄：年龄是影响疼痛的重要因素之一，个体对疼痛的敏感程度随年龄而不同。婴幼儿不如成人对疼痛敏感，随着年龄增长，对疼痛的敏感性也随之增加。老年人对疼痛的敏感性又逐步下降。

（2）社会文化背景：个体所处的社会环境和文化背景，可影响个体对疼痛的认知和评价，进而影响其对疼痛的反应。若患者生活在鼓励忍耐和推崇勇敢的文化背景中，往往更能够耐受疼痛。患者的文化教养也会影响其对疼痛的反应和表达方式。

（3）个人经历：个体以往对疼痛的经验可影响其对现存疼痛的反应。个体对任何一种单独刺激所产生的疼痛，都会受到以前类似疼痛经验的影响。如经历过手术疼痛的人对再次手术的疼痛格外敏感。儿童对疼痛的体验取决于父母的态度，父母对子女轻微外伤大惊小怪或泰然处之，对该儿童成年后的疼痛体验有一定的影响。

（4）心理特征：疼痛的耐受力和表达方式常因个体气质、性格不同而有所差异。自控力及自尊心较强的人对疼痛的耐受性较强，善于情感表达的人主诉疼痛的机会较多。

（5）注意力：个体对疼痛的注意程度会影响其对疼痛的感觉程度。当注意力高度集中在其他事物时，痛觉可以减轻甚至消失。如运动员在赛场上受伤时可能对疼痛毫无感觉，比赛结束后才感到疼痛或不适。松弛疗法、手术后听音乐、看电视、愉快交谈等均可分散患者对疼痛的注意力而减轻疼痛。

（6）情绪：积极的情绪可减轻疼痛，消极的情绪则加剧疼痛。

（7）疲乏：当个体处于疲乏状态时，对疼痛的感觉加剧，耐受力降低；而睡眠充足，充分休息后，疼痛感觉减轻。

二、护理评估

个体对疼痛感受的差异性很大，影响因素也较多，且对疼痛的描述方法也不尽相同，因此，一旦确定患者存在疼痛或预测疼痛将会发生，护士应细心观察，查明原因，进行个体化评估。疼痛评估是护理疼痛患者最关键的一步，一份详尽的评估资料是制订疼痛护理计划、采取护理措施、减轻或缓解患者疼痛的基础。

（一）评估内容

1. 疼痛的部位　了解疼痛发生的部位是否明确而固定，是局限于某一部位，还是逐渐或突然扩大到很大范围。如有多处疼痛，应了解疼痛是否同时发生，是否对称，它们之间有无联系。

2. 疼痛的时间　疼痛是间歇性还是持续性的，持续多久，有无周期性或规律性。6个月以内可缓解的疼痛为急性疼痛，持续6个月以上的疼痛则为慢性疼痛。慢性疼痛常表现为持续性、顽固性和反复发作性。

3. 疼痛的性质　可分为刺痛、灼痛、钝痛、触痛、酸痛、压痛、胀痛、剧痛、隐痛、绞痛和锐痛等。

4. 疼痛的程度　疼痛可分为轻度、中度和重度。了解患者疼痛是可以忍受还是无法忍受，可用疼痛评估工具判定患者疼痛的程度。世界卫生组织将疼痛程度分为四级：

0级：无痛。

1级（轻度疼痛）：无痛或有疼痛感但不严重，可忍受，睡眠不受影响。

2级（中度疼痛）：疼痛明显，不能忍受，睡眠受干扰，要求用镇痛药。

3级（重度疼痛）：疼痛剧烈，不能忍受，睡眠严重受干扰，需要用镇痛药。

5. 疼痛的表达方式　通过观察患者的面部表情、身体动作，可以了解到患者对疼痛的感受程度及疼痛的部位等。儿童常用哭泣、面部表情和身体动作表达疼痛，成人多用语言描述。疼痛患者常见的身体动作有：

(1) 静止不动：患者维持在某一种最舒适的体位或姿势，四肢或外伤疼痛的患者一般不喜欢移动他们的身体。

(2) 无目的乱动：有些患者在严重疼痛时常会无目的乱动，以分散对疼痛的注意力。

(3) 保护性动作：患者对疼痛的一种逃避性反射动作。

(4) 规律性或按摩动作：患者使用这种动作常是为了减轻疼痛的程度和感受，如头痛时用手指按压头部，腹痛时按揉腹部等。

6. 影响疼痛的因素　了解哪些因素可引起、加重或减轻疼痛，如温度、运动、姿势等。

7. 疼痛对患者的影响　疼痛是否伴随有呕吐、便秘、头晕、发热、虚脱等症状；是否影响睡眠、食欲、活动等；是否出现愤怒、抑郁等情绪改变。

（二）评估方法

1. 询问病史　护士应认真听取患者的主诉，让患者用自己的语言来描述疼痛，切不可根据自己对疼痛的理解和体验来主观判断患者疼痛的程度。当护士所观察到的疼痛表现与患者自己的描述有差异时，护士应分析原因，并与患者讨论，达成共识。

2. 观察和体格检查　注意观察患者疼痛时的生理行为和情绪反应，检查疼痛的部位是否局限于某一特定区域，是否有牵涉痛。患者剧烈疼痛时，常有面色苍白、出汗、皱眉、咬唇等痛苦表情；有呻吟或哭闹；烦躁或在床上辗转不安、无法入睡等，这些都是评估疼痛的客观指标。

3. 阅读和回顾既往病史　了解患者以往疼痛的规律以及使用止痛药物的情况。

4. 使用疼痛评估工具　用评分法测量疼痛程度，比询问患者对疼痛的感受较为客观。根据患者的年龄和认知水平选择合适的评估工具。

(1) 数字评分法(numerical rating scale，NRS)(图 6-1)：将一条直线 10 等份，一端“0”代表无痛，另一端“10”代表剧痛，患者可选择其中一个能代表自己疼痛感受的数字表示疼痛程度。

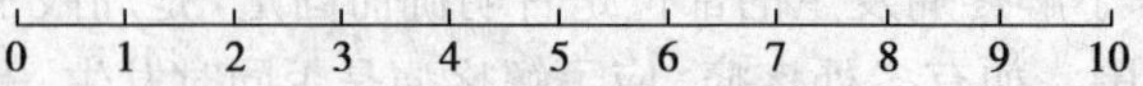

图 6-1　数字式疼痛评定法

(2) 文字描述评分法(verbal descriptor scale，VDS)(图 6-2)：将一直线等分成五段，每个点均有相应描述疼痛的文字，其中一端表示“没有疼痛”，另一端表示“无法忍受的疼痛”，患者可选择其中之一表示自己的疼痛程度。

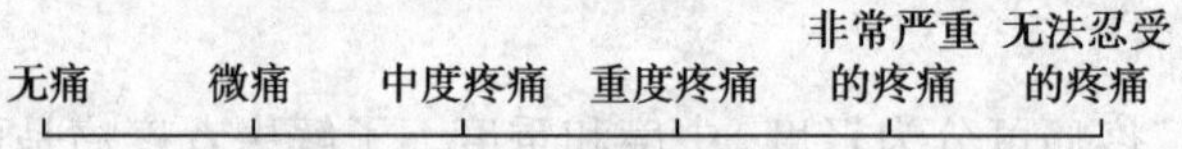

图 6-2　文字描述式疼痛评定法

(3) 视觉模拟评分法(visual analogue scale，VAS)：用一条直线，不做任何划分，仅在直线的两端分别注明不痛和剧痛，患者根据自己对疼痛的实际感觉在直线上标记疼痛的程度。这种方法使用灵活方便，患者有很大的选择自由，不需要选择特定的数字或文字。

(4) 面部表情测量图(图 6-3)：适用于 3 岁以上的儿童。图示六个代表不同疼痛程度的面孔，儿童可以从中选择一个面孔来代表自己的疼痛感觉。

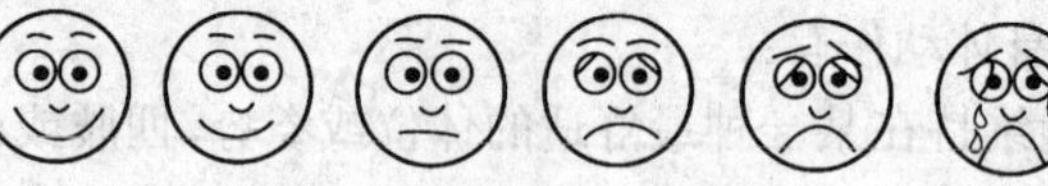

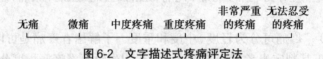

图 6-3　面部表情疼痛测定图

三、护理措施

(一) 减少或消除引起疼痛的原因

如外伤引起的疼痛，应酌情给予止血、包扎、固定、处理伤口等措施；胸腹部手术后，患者会因咳嗽或呼吸引起伤口疼痛，故术前应对其进行健康教育，指导术后深呼吸和有效咳嗽的方法，术后可协助患者按压伤口，鼓励患者咳嗽和深呼吸。

(二) 缓解或解除疼痛

1. 药物止痛　药物止痛仍然是目前解除疼痛的重要措施之一。护理人员应掌握药理知识，了解患者身体状况和有关疼痛治疗的情况，正确使用镇痛药物。在诊断未明确前不能随意使用镇痛药，以免掩盖症状，延误病情。对慢性疼痛的患者应掌握疼痛发作的规律，在疼痛发生前给药，比疼痛发生后给药效果好且用药剂量小；给药 20～30 分钟后需评估并记录镇痛药物的效果及不良反应，当疼痛缓解或停止时应及时停药，防止不良反应及耐药性、成瘾性。对于癌性疼痛的处理，目前临床普遍推行 WHO 所推荐的三阶梯疗法，其目的是逐渐升级，合理应用镇痛剂，以达到缓解疼痛的目的。其方法为：第一阶段主要针对轻度疼痛的患者，选用解热镇痛药物，如阿司匹林、布洛芬、对乙酰氨基酚等；第二阶段主要针对中度疼痛的患者，当用非阿片类的药物效果不佳时可选用阿片类药物，如可待因等；第三阶段主要针对重度和剧烈疼痛的患者，可选用阿片类的药物，如吗啡等。辅助用药：在疼痛治疗中，常采取联合用药的方法，即加用一些辅助药以减少主药的用量和不良反应。常用辅助药物有：非甾体消炎药，如阿司匹林类；弱安定类，如艾司唑仑和地西泮等；强安定类，如氯丙嗪等。

知识链接

止痛药物的给药时间

近来研究发现，放弃传统的"按需给药"，改为根据药物的半衰期"按时给药"，使血药浓度长时间维持在一定水平，可以使患者保证持续无痛状态，提高患者的生活质量；提倡口服给药途径；药物剂量应个性化；应用 PCA 装置（又称患者控制止痛法，patient-controlled analgesia），即采用数字电子技术，通过编制一定程序和输液泵来控制止痛剂的用量，缩短给药间隔，减少不良反应；硬膜外注射法（epidural analgesia）是将吗啡或芬太尼等药物注入椎管内，提高脑积液中止痛剂的浓度，且作用时间持久。这种方法对剧痛者明显，也是目前临床应用较广泛的镇痛方法。

2. 促进脊髓中有髓鞘的 Aδ 纤维的活动　此法可以阻断疼痛的传导，使痛觉冲动在脊髓上行传导阶段被阻断。

（1）按摩是临床上常用的物理止痛方法，主要针对肌肉疼痛、背部及颈部疼痛。

（2）应用冷、热疗法可减少肌肉痉挛，提高痛阈，减轻局部疼痛。

（3）针灸的刺激会促进体内啡肽及脑啡肽的释放。

（4）经皮神经电刺激疗法（TENS）采用电脉冲刺激仪，在疼痛部位或附近置 2～4 个电极，以微量电流对皮肤进行温和的刺激，使患者有刺痛、颤动和蜂鸣的感觉，达到提高痛阈、缓解疼痛的目的。

（三）心理护理

1. 减轻患者的心理压力　紧张、焦虑、恐惧或对康复失去信心等，均可加重疼痛的程度，而疼痛的加剧又反过来影响患者的情绪，形成不良循环。护理人员应以同情、安慰和鼓励的态度支持患者，建立相互信任的友好关系；鼓励患者表达其疼痛的感受及对适应疼痛所做的努力；尊重患者疼痛时的行为反应。患者情绪稳定、心境良好、精神放松，可以增强对疼痛的耐受性。

2. 分散注意力　分散患者对疼痛的注意力可减低其对疼痛的感受强度，可采用的方法有：

（1）参加活动：组织患者参加有兴趣的活动，能有效地转移其对疼痛的注意力，如唱歌、游戏、看电视、愉快地交谈、下棋等。对患儿来说，护士的爱抚、微笑、有趣的故事、玩具、糖果都能有效地转移注意力。

（2）音乐疗法：音乐疗法是科学、系统地运用音乐的特性，通过音乐的特质对人的影响，协助个人在疾病的治疗过程中达到生理、心理、情绪的整合，并通过和谐的节律刺激神经，产生愉快的情绪，使患者在疾病或医疗过程中身心改变的一种治疗方式。音乐疗法分为被动性音乐疗法和主动性音乐疗法。被动性音乐疗法中患者是倾听的角色；主动性音乐疗法中，患者是执行者的角色，如唱歌、吟诵音节、读歌词、使用乐器等。优美的旋律对降低心率、减轻焦虑和抑郁、缓解疼痛、降低血压等都有很好的效果。应注意根据患者既往听音乐的经历、民族、性别、年龄、文化、情趣、音乐的素养、目前的病情和心情选择合适的音乐。

悠扬、沉静的乐曲能振奋精神，可用于情绪悲观的患者。

(3) 有节律按摩：嘱患者双眼凝视一个定点，引导患者想象物体的大小、形状、颜色等，同时在患者疼痛部位或身体某一部位皮肤上做环形按摩。

(4) 指导想象：诱导性的想象是让患者集中注意力想象一个意境或风景，并想象自己身处其中，可起到松弛或减轻疼痛的作用。做诱导性想象之前，可先做规律性的呼吸运动和渐进性松弛运动，可使效果更好。

（四）促进舒适

通过护理活动促进舒适是减轻或解除疼痛的重要护理措施。帮助患者采取正确的姿势，提供舒适、整洁的病室环境是促进舒适的必要条件。此外，一些简单的技巧，如帮助患者适当地活动、改变姿势、变换体位，确保患者所需的每一样东西都伸手可及，在各项治疗前给予清楚、准确的解释，都能减轻患者的焦虑，使其感到身心舒适，从而有利于减轻疼痛。

第三节　卧位与舒适

影响患者不舒适的因素有很多，需要护士细心观察，认真分析，及时干预来满足其对舒适的需要。如保持病室环境整洁、维护患者身体清洁、保持床单位的舒适以及维持适当的姿势和卧位等，本节主要讨论舒适与各种卧位。

一、舒适卧位的基本要求

舒适卧位是指患者卧床时，身体各部位处于合适的位置，感到轻松自在。维持舒适卧位的基本要求是：

1. 卧床姿势应符合人体力学的基本要求，体重平均分布于身体的各个部位，关节处于正常的功能位置，避免关节僵硬。

2. 经常变换体位，改变姿势，至少每2小时一次，加强受压部位的皮肤护理。

3. 患者身体各个部位每天都应该活动。当改变卧位时，应做全范围关节运动，有禁忌证者例外。

4. 适当遮盖患者，保护身体隐私，促进身心舒适。

二、卧位的性质

根据患者的病情及活动能力，可分为主动、被动和被迫三种卧位。

（一）主动卧位

患者在床上采取自己最舒适、随意的卧位，称为主动卧位。处于此卧位的患者，常常病情较轻，活动不受限。

（二）被动卧位

患者自身无力变换卧位，躺在被安置的卧位，称为被动卧位。常见于昏迷、极度衰弱、瘫痪的患者。

（三）被迫卧位

患者意识清楚，也有变换卧位的能力，因疾病或治疗的原因被迫采取的卧位，称为被迫卧位。如肺心病患者因呼吸困难而被迫采取的端坐卧位。

此外，还可根据卧位的平衡稳定性，分为稳定性卧位和不稳定性卧位。

三、常用卧位

（一）仰卧位（supine position）

仰卧位又称平卧位，是一自然的休息姿势。根据病情和检查的需要，仰卧位又可分为：

1. 去枕仰卧位

（1）适用范围：①全麻未清醒或昏迷患者，采用去枕仰卧位，可防止呕吐物流入气管引起患者窒息或肺部并发症；②用于椎管内麻醉或脊髓腔穿刺后的患者，可防止患者因颅内压降低而引起头痛。

知识链接

椎管内麻醉或脊髓腔穿刺后的患者去枕仰卧位以防头痛

患者在脊髓腔穿刺或蛛网膜下腔麻醉后1～3天内会出现头痛。由于蛛网膜和硬脊膜被穿破，脑脊液从穿刺孔漏入硬脊膜外腔，受重力作用而出现外漏，脑脊液的漏失超过它的生成速度，导致脑脊液减少，颅内压下降，脑组织失去支撑而下沉，造成对脑膜、脑神经和血管的牵拉而产生头痛。

去枕仰卧位大约6小时可有效地减少头痛的发生。

（2）操作方法：患者去枕仰卧，头偏向一侧，两臂放于身体两侧，两腿自然平放，枕头横放于床头（图6-4）。

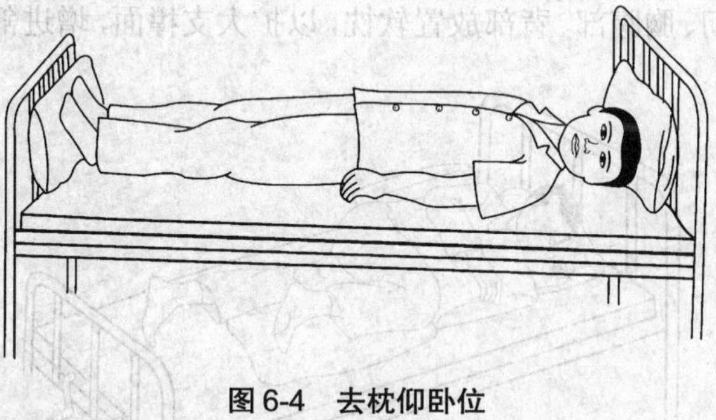

图6-4　去枕仰卧位

2. 中凹卧位

（1）适用范围：休克患者。抬高头胸部，有利于保持气道通畅，增加肺活量，改善缺氧状态；抬高下肢，有利于静脉血液回流，增加心输出量而缓解休克的症状。

（2）操作方法：患者头胸部抬高10°～20°，下肢抬高20°～30°（图6-5）。

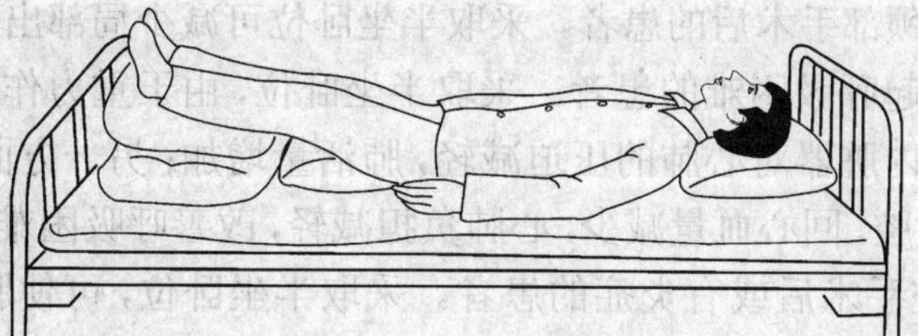

图6-5　中凹卧位

3. 屈膝仰卧位

(1) 适用范围:腹部检查或接受导尿、膀胱冲洗的患者,可使腹肌放松,便于检查。

(2) 操作方法:患者仰卧,两臂放于身体的两侧,两膝屈起,并稍向外分开(图6-6)。

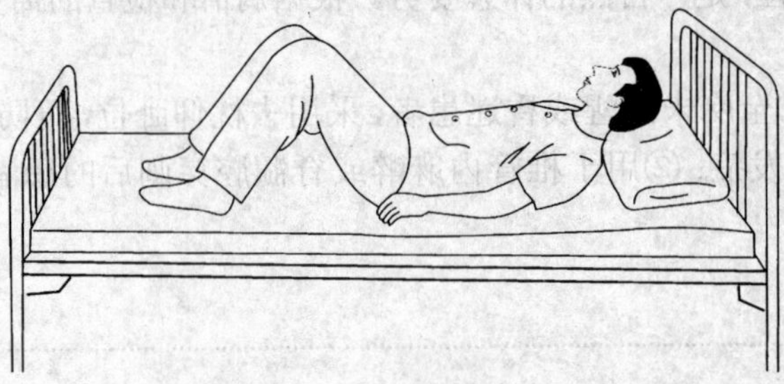

图6-6 屈膝仰卧位

(二) 侧卧位(side-lying position)

1. 适用范围

(1) 灌肠、肛门检查及配合胃镜、肠镜检查等。

(2) 臀部肌内注射。

(3) 预防压疮。

侧卧位与平卧位交替使用,可防止身体局部受压,避免压疮的发生。

2. 操作方法 患者侧卧,两臂屈肘,一手放在枕旁,一手放在胸前,下腿伸直,上腿弯曲,必要时在两膝之间、胸腹部、背部放置软枕,以扩大支撑面,增进舒适和安全(图6-7)。

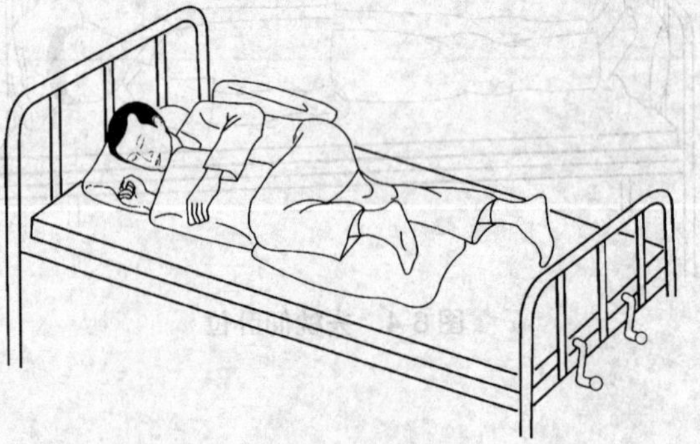

图6-7 侧卧位

(三) 半坐卧位(Fowler position)

1. 适用范围

(1) 某些面部及颈部手术后的患者。采取半坐卧位可减少局部出血。

(2) 心肺疾患引起呼吸困难的患者。采取半坐卧位,由于重力作用,使膈肌下降,胸腔容积扩大,同时腹腔内脏器对心肺的压迫减轻,肺活量增加;另一方面,半坐卧位可使部分血液滞留在下肢和盆腔,回心血量减少,心肺负担减轻,改善呼吸困难。

(3) 胸、腹、盆腔手术后或有炎症的患者。采取半坐卧位,可使腹腔渗出液流入盆腔,限制炎症扩散和毒素吸收,使感染局限。

(4) 腹部手术后的患者。采取半坐卧位,可减轻腹部切口处的张力,缓解疼痛,促进舒适，有利于伤口的愈合。

(5) 疾病恢复期体质虚弱的患者，可使其逐渐适应体位的改变，有利于向站立过渡。

知识链接

术后早期采取正确的半坐卧位预防膈下脓肿

从解剖学的角度，腹膜下有丰富的血液循环及淋巴网与腹腔脏器淋巴网吻合，因为膈肌的运动形成上腹腔的负压，有助于腹腔脏器淋巴液的回流，而这也是引起膈下感染的因素。如果患者取仰卧位，膈下间隙处于人体腹膜腔的最低点，容易使渗出液积聚于此。一般术后患者由于长期卧床，腹腔脓液引流排出不彻底而使脓液积聚，易导致膈下脓肿。因此腹腔术后患者应早期采取半坐卧位，可防止感染向上蔓延，以利脓液、血液及渗出液的吸收引流。

2. 操作方法

(1) 摇床：患者仰卧，先摇起床头支架 30°～50°，再适当摇起膝下支架，以防止患者下滑。必要时，床尾可置一软枕，垫于患者的脚下，促进舒适。放平时先放平床尾支架，再放平床头支架(图 6-8)。

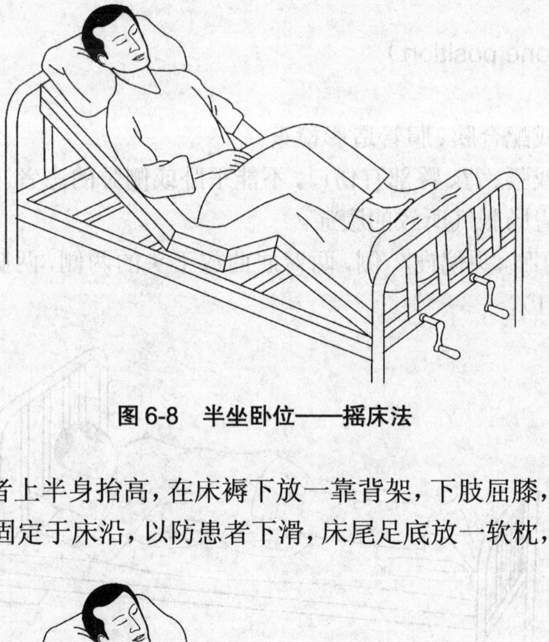

图 6-8 半坐卧位——摇床法

(2) 靠背架：将患者上半身抬高，在床褥下放一靠背架，下肢屈膝，用中单包裹膝枕垫于膝下，中单两端的带子固定于床沿，以防患者下滑，床尾足底放一软枕，其他同摇床(图 6-9)。

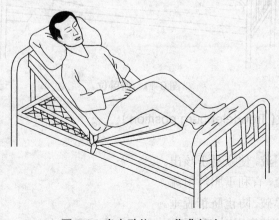

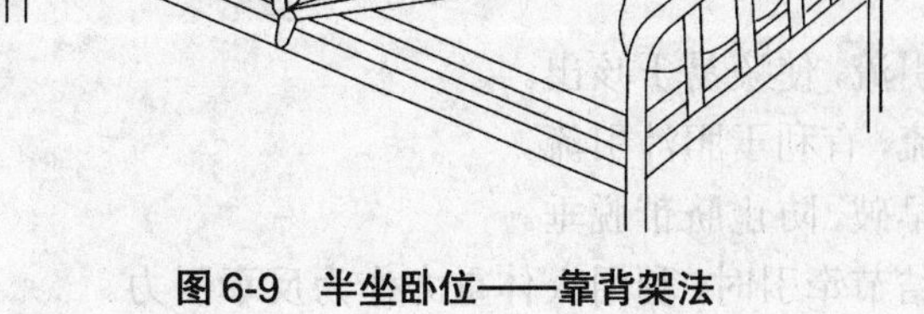

图 6-9 半坐卧位——靠背架法

（四）端坐位（sitting position）

1. 适用范围　心力衰竭、心包积液、支气管哮喘发作时的患者。患者由于呼吸极度困难，被迫日夜端坐。

2. 操作方法　扶患者坐起，身体稍向前倾，用床头支架或靠背架将床头抬高 70°～80°，膝下支架抬高 15°～20°，床上放一跨床小桌，桌上放一软枕，患者可伏桌休息（图 6-10）。必要时加床档，以保证患者安全。

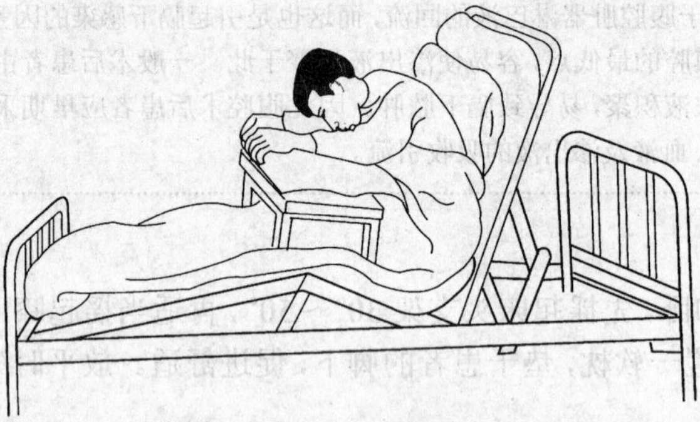

图 6-10　端坐位

（五）俯卧位（prone position）

1. 适用范围

（1）腰背部检查或配合胰、胆管造影检查。

（2）脊椎手术后或腰、背、臀部有伤口，不能平卧或侧卧的患者。

（3）可用于缓解胃肠胀气所致的腹痛。

2. 要求　患者俯卧，头偏向一侧，两臂屈曲放于头的两侧，两腿伸直，胸部、髋部及踝部各放一软枕（图 6-11）。

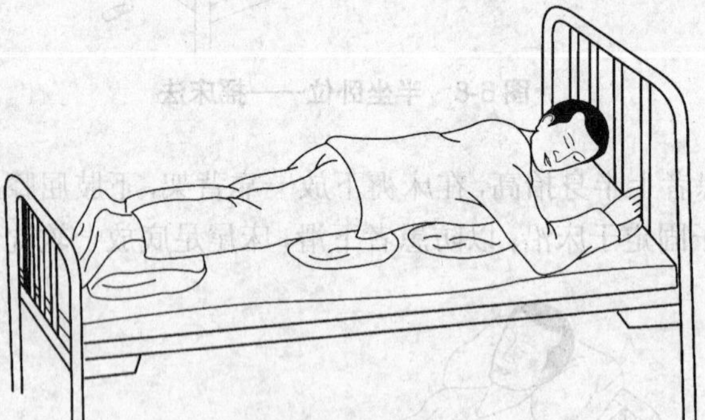

图 6-11　俯卧位

（六）头低足高位（Trendelenburg position）

1. 适用范围

（1）肺部分泌物引流，使痰易于咳出。

（2）十二指肠引流，有利于胆汁引流。

（3）妊娠时胎膜早破，防止脐带脱垂。

（4）跟骨或胫骨结节牵引时，利用人体重力作为反牵引力。

2. 要求　患者仰卧，头偏向一侧，枕头横立于床头，以防碰伤头部；床尾脚用支托物垫高15～30cm（图 6-12）。这种体位使患者感到不舒适，不宜使用时间过长。颅内压增高者禁用。

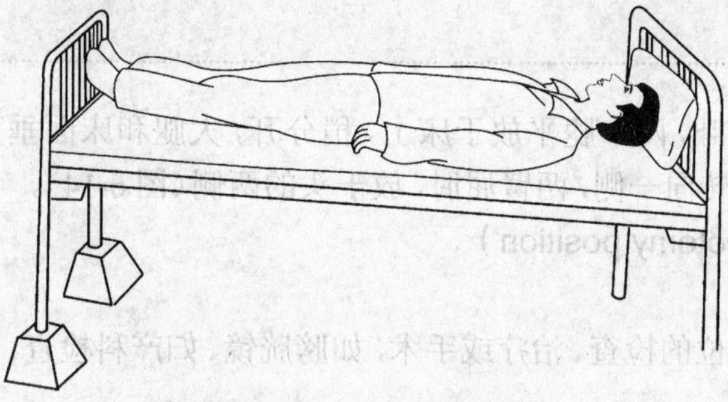

图 6-12　头低足高位

（七）头高足低位（dorsal elevated position）

1. 适用范围

（1）颈椎骨折的患者作颅骨牵引时作为反牵引力。

（2）减轻颅内压，预防脑水肿。

（3）颅脑手术后的患者。

2. 要求　患者仰卧，床头脚用支托物垫高 15～30cm 或根据病情而定（图 6-13），另用一枕横立于床尾。

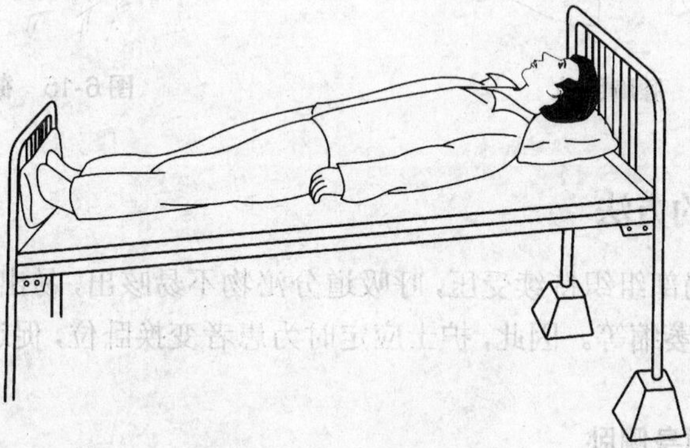

图 6-13　头高足低位

（八）膝胸卧位（knee-chest position）

1. 适用范围

（1）肛门、直肠、乙状结肠镜检查或治疗。

（2）矫正胎位不正或子宫后倾。

（3）促进产后子宫复原。

知识链接

膝胸卧位矫正胎位不正及子宫后倾机制

孕妇妊娠 30 周前胎位多能自行转为头位，若妊娠 30 周后仍为臀位应予矫正，常采取膝胸卧位矫正。方法是：让孕妇排空膀胱，松解裤带取膝胸卧位，每日 2 次，每次 15 分钟，连续 1 周后复查。这种卧位使胎儿臀退出盆腔，借助胎儿重力的作用，使胎儿头与胎儿背所形成的弧形顺着宫底弧面滑动，转为头位。同时因臀部抬起，腹部悬空，由于重力作用使腹部脏器前倾，对子宫后倾的矫正也起到良好作用。

2. 要求　患者跪卧，两小腿平放于床上，稍分开，大腿和床面垂直，胸部紧贴床面，腹部悬空，臀部抬起，头转向一侧，两臂屈肘，放于头的两侧(图6-14)。

(九) 截石位(lithotomy position)

1. 适用范围

(1) 会阴、肛门部位的检查、治疗或手术，如膀胱镜、妇产科检查、阴道灌洗等。

(2) 产妇分娩。

2. 要求　患者仰卧于检查台上，两腿分开，放于支腿架上(支腿架上放软垫)，臀部齐台边，两手放在身体两侧或胸前(图6-15)。注意遮挡患者及保暖。

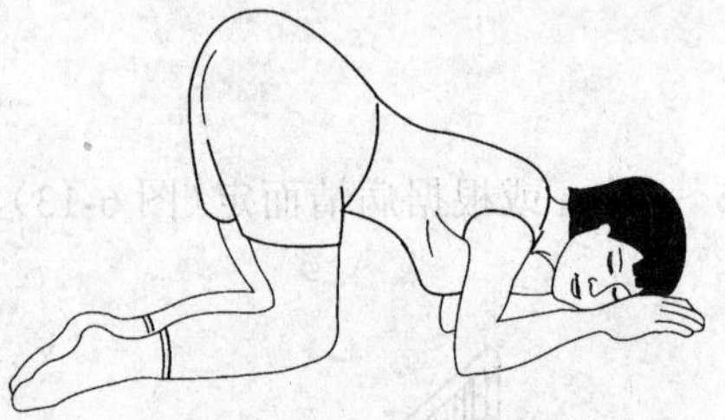

图6-14　膝胸卧位

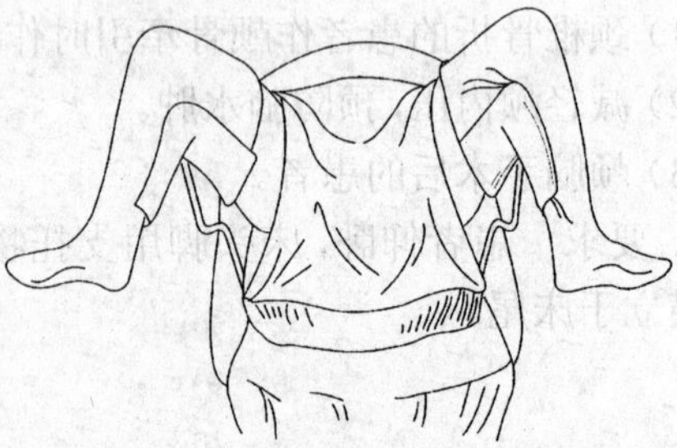

图6-15　截石位

四、变换卧位的方法

患者长期卧床，局部组织持续受压，呼吸道分泌物不易咳出，易出现压疮、坠积性肺炎、消化不良、便秘、肌肉萎缩等。因此，护士应定时为患者变换卧位，促进患者的舒适，预防并发症的发生。

(一) 协助患者翻身侧卧

【目的】

1. 协助不能起床的患者更换卧位，使患者感觉舒适。

2. 预防并发症，如压疮、坠积性肺炎等。

3. 检查、治疗和护理的需要。

【评估】

1. 患者的年龄、体重、目前的健康状况、需要变换卧位的原因。

2. 患者的生命体征、意识状况、躯体及四肢活动能力，局部皮肤受压情况、手术部位、伤口及引流情况，有无骨折固定、牵引等情况存在。

3. 患者及家属对变换卧位的作用和操作方法的了解程度、配合能力等。

【计划】

1. 用物准备　必要时备软枕。

2. 患者准备　患者了解翻身侧卧的目的并愿意合作。

【实施】

1. 操作方法

(1) 核对床号、姓名。

(2) 向患者及家属解释操作目的及有关注意事项。

(3) 固定床轮。

(4) 协助患者仰卧，两手放于腹部，将各种导管及输液装置等安置妥当，必要时将盖被折叠于床尾或一侧。

(5) 翻身。

▲一人协助患者翻身侧卧法(图 6-16)

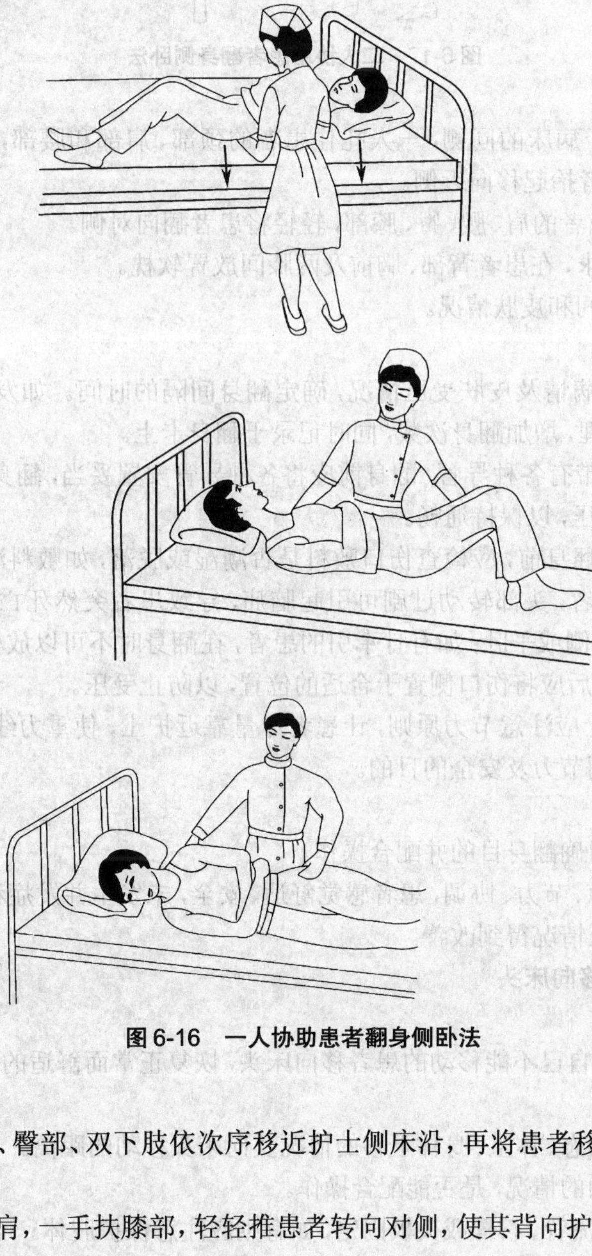

图 6-16 一人协助患者翻身侧卧法

1) 将患者肩部、臀部、双下肢依次序移近护士侧床沿，再将患者移近护士侧床沿，嘱患者屈膝。

2) 护士一手扶肩，一手扶膝部，轻轻推患者转向对侧，使其背向护士。

▲二人协助患者翻身侧卧法（图 6-17）

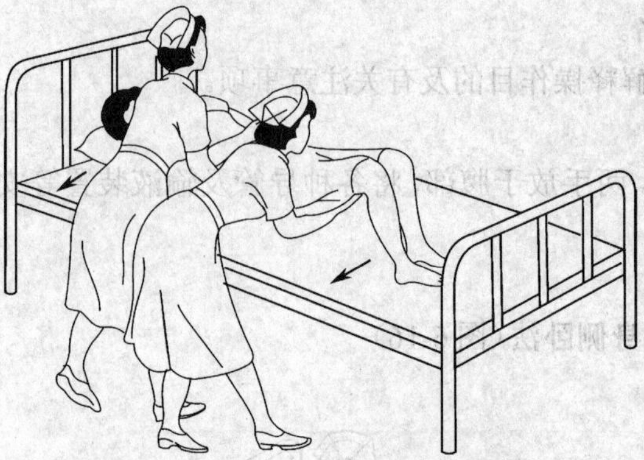

图 6-17 二人协助患者翻身侧卧法

1）护士两人站于病床的同侧，一人托住患者的颈部、肩部和腰部，另一人托住臀部和腘窝，两人同时将患者抬起移向近侧。

2）两人分别扶患者的肩、腰、臀、膝部，轻轻将患者翻向对侧。

（6）按侧卧位要求，在患者背部、胸前及两膝间放置软枕。

（7）记录翻身时间和皮肤情况。

2. 注意事项

（1）根据患者的病情及皮肤受压情况，确定翻身间隔的时间。如发现患者皮肤有红肿或破损时，应及时处理，增加翻身次数，同时记录于翻身卡上。

（2）如患者身上带有各种导管，翻身前应将各种导管安置妥当，翻身后应检查导管有无脱落、移位、扭曲、受压，以保持通畅。

（3）为手术患者翻身前，应检查伤口敷料是否潮湿或脱落，如敷料潮湿，应先换药再翻身；颅脑手术后的患者，头部转动过剧可引起脑疝，导致患者突然死亡，故翻身动作要轻，且翻身后只能卧于健侧或平卧；如有骨牵引的患者，在翻身时不可以放松牵引；石膏固定或伤口较大的患者翻身后应将伤口侧置于合适的位置，以防止受压。

（4）翻身时，护士应注意节力原则，让患者尽量靠近护士，使重力线通过支撑面保持平衡，缩短重力臂，达到节力及安全的目的。

【评价】

1. 患者或家属明确翻身目的并配合操作。

2. 护士动作轻稳、节力、协调，患者感觉舒适、安全，未发生并发症和意外。

3. 患者皮肤受压情况得到改善。

（二）协助患者移向床头

【目的】

协助滑向床尾而自己不能移动的患者移向床头，恢复正常而舒适的卧位。

【评估】

1. 患者的意识状态、体重、身体下移的情况及向床头移动的距离。

2. 患者身体活动的情况，是否能配合操作。

3. 有无输液、引流管、石膏或夹板固定，如有则应注意保护肢体。

【实施】

1. 操作方法

(1) 向患者及家属解释操作目的及有关事项。

(2) 将各种导管及输液装置安置妥当，必要时将盖被折叠于床尾或一侧。

(3) 根据病情放平床头支架，枕头横立于床头。

(4) 移动患者。

▲一人协助患者移向床头法（图 6-18）

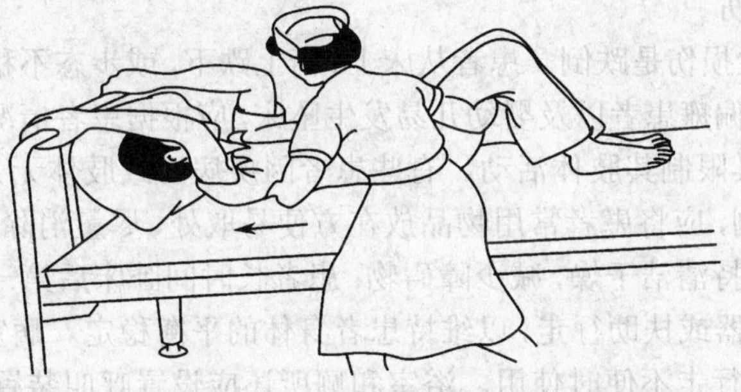

图 6-18　一人协助患者移向床头法

1) 患者仰卧屈膝，双手握住床头栏杆。

2) 护士一手托住患者的肩部，另一手托住患者的臀部。

3) 护士在托起患者的同时，嘱患者两脚蹬床面，挺身上移。

▲二人协助患者移向床头法：患者仰卧屈膝，护士两人分别站于病床两侧，交叉托住患者的颈肩部和臀部，或一人托住颈肩部及腰部，另一个人托住背及臀部，两人同时抬起患者移向床头。

(5) 放回枕头，协助患者取舒适卧位，整理床单位。

2. 注意事项

(1) 根据患者的病情、意识状态、体重、身体下移的情况及向床头移动的距离选择移动的方法。

(2) 如患者身上带有各种导管，移动前应将导管安置妥当，移动后检查导管是否脱落、移位、扭曲、受压，以保持通畅。

(3) 在操作过程中应避免拖拉患者，以免擦伤皮肤。

【评价】

1. 患者上移达到预定的高度。

2. 患者感觉舒适、安全。

3. 护士动作轻稳、协调，未造成患者皮肤损伤。

4. 护患沟通有效，患者乐意接受操作。

第四节　患者安全的护理

随着现代护理模式体现“以人为本”的特点，注重患者安全就是重视生命，也体现了对患者的关怀和仁爱之心。所以加强患者安全管理意识，是护理人员的职业素质的体现，也是护理工作的核心内容之一。

一、影响安全的因素

安全(safety)是个体的基本需要，安全的健康照顾和社区环境是个体生存的基本条件。对于患者来说，安全尤为重要，因为疾病的因素，患者出现身体功能或意识的障碍，在日常生活中容易发生意外，如跌倒、自伤、感染等，或由于意识障碍发生非计划拔管等危险情况，因此护士必须重视患者安全状况的评估，掌握安全护理的专业知识，积极主动地提供护理措施，保证患者安全。影响患者安全的常见因素有以下几个方面。

(一)机械性损伤

最常见的机械性损伤是跌倒。患者从床上、椅上跌下，或步态不稳跌倒。躁动不安、神志不清、年老虚弱或偏瘫患者以及婴幼儿易发生坠床，应根据患者情况适当加以保护，应使用床档或其他保护具限制其肢体活动。有些患者因疾病而致肢体无力，移动、取放物品时容易失去平衡而跌倒，应将患者常用物品放在方便易取处，尽量消除安全隐患。为防止行走时跌倒，地面应保持清洁干燥，减少障碍物；患者长时间卧床后第一次下床活动时，需要给予协助，可用辅助器或扶助行走，以维持患者身体的平衡稳定。病室的走廊、浴室、厕所应设置扶手，供患者行走不便时使用。浴室和厕所还应设置呼叫装置，方便患者呼救。同时应加强锐器如玻璃、刀剪、针头的管理，防止因保管或使用不当对患者造成伤害。

(二)温度性损伤

温度包括热或冷。热大部分来自火、气或易燃易爆的物品和电路故障引起的烫伤，因此医院应加强对水、电、气和易燃易爆物品的管理，定期对相关的设备进行检查维修，对患者自带的电器，如电动剃须刀等，使用前应进行安全检查，并对患者进行安全用电的宣教。应用冷、热疗时，应严格遵守操作规程，规范患者局部皮肤变化及患者主诉，如有不适应及时处理(详见第九章)。

(三)化学性损伤

化学性损伤通常是由于药物使用不当或错用引起。因此，护理人员应该具备药理知识，严格执行药物管理制度，在执行药疗时一定要认真查对，同时还应该向患者及家属讲解有关安全用药的常识(详见第十二章)。

(四)生物性损害

生物性损害包括微生物及昆虫对人体的伤害。病原微生物医院常见的生物性损害(详见第六章)。昆虫如苍蝇、蚊子、虱、蚤、蟑螂等对人体叮咬不仅严重影响患者的休息，还可致过敏性伤害，甚至传播疾病，故应采取措施，予以消灭并加强防范。

(五)医源性损害

医源性损害是指由于医务人员言谈及行为不慎而造成患者心理或生理上的伤害。如医务人员对患者不够尊重，交谈时用语不当冒犯患者，或使用语言不够准确，造成患者对疾病、治疗等的误解而情绪波动，加重病情；再者工作不负责任，发生医疗差错事故给患者心理及生理上造成损伤，重者危及生命；或因工作方法和管理不当，造成医院内感染。因此，医院需强化医务人员的素质教育，改善服务态度，并制定相应的杜绝差错事故的措施。

二、患者安全的护理

(一)跌倒坠床的预防和护理

跌倒是患者突然或非故意地停顿，倒于地面或倒于比初始位置更低的地方。住院患者跌倒是医院常见意外事件之一，患者发生跌倒、坠床后不仅影响身心健康和生活能力，增加患者及家庭的痛苦和负担，更成为医疗纠纷的隐患，还可能影响患者对医疗安全的信任及心理的健康，影响患者康复。2008 年卫生部出台的“患者安全十大目标”中的第 7 条便是“防范与减少患者跌倒”的发生。护士应及时进行患者跌倒、坠床的危险评估（表 6-1），对高危患者，标注跌倒 / 坠床的明显标识，必要时使用合适的身体约束，以使跌倒、坠床的可能减至最小。

表 6-1 住院患者跌倒 / 坠床危险因素评估表

跌倒坠床危险因素	分值
1. 最近一年曾有不明原因跌倒 / 坠床	1 分
2. 意识障碍（意识丧失，癫痫史，意识混乱，无方向感）	1 分
3. 视力障碍	1 分
4. 活动障碍、肢体偏瘫	3 分
5. 年龄≥65 岁	1 分
6. 体能虚弱	3 分
7. 头晕、眩晕、体位性低血压	2 分
8. 服用影响意识或活动的药物：散瞳剂、镇静安眠剂、降压利尿剂、麻醉止痛剂	1 分
9. 住院中无家人或其他人员陪伴	1 分

1. 首次评分≥4 分，组织进行复评，指导护士加强患者管理，定期巡视患者，了解防范措施落实情况。对评估≥4 分的患者，记录护理问题——高危性伤害 / 跌倒，做好健康教育，告知预防跌倒 / 坠床注意事项并记录在护理记录单上，病床边挂“跌倒 / 坠床”标识，做好交接班。

2. 高危性跌倒 / 坠床患者（评分≥4 分）入院或转入 24 小时内由责任护士评估记录一次，以后常规每周评估记录一次。病情改变（如意识、肢体活动改变）后由护士重新评估。

3. 如确定为跌倒 / 坠床高危患者，患者或家属应在《预防患者跌倒 / 坠床告知书》上签名，并进行预防跌倒 / 坠床的相关知识宣教。

4. 发生跌倒 / 坠床后应立即采取处理措施，密切观察病情变化并准确记录，及时向上级报告跌倒 / 坠床事件。护理管理部门应对不良事件组织讨论、分析，提出改进措施。

（二）非计划性拔管（unplanned extubation）的护理

非计划性拔管（UEX）是指患者留置的各种管路意外拔除或脱落，包括未经医护人员同意，患者将插管拔除，或医护人员操作不当所致拔管。非计划性拔管是临床风险管理不容忽视的重点问题之一，它直接关系到患者的安全和有效治疗，是常见的护理不良事件。管路脱落发生率作为 2009 年颁布的等级医院评价指标，是衡量医院质量的重要内容，也越来越受到医院管理部门的重视。非计划性拔管的预防和护理措施如下：

1. 维持患者舒适和镇静　吸痰动作需轻柔，为患者做好口腔护理，保持口腔湿润，采取舒适体位，尽量降低病房噪音，提供人性化护理。烦躁患者遵医嘱给予适量的镇静剂，并进行镇静评分，使患者保持适当的镇静程度。

2. 妥善的固定导管　正确固定气管插管及气管切开导管，每天及时检查并更换固定胶带。各种管道的标识、刻度。有刻度的记录刻度，没刻度的用油性笔做个标记或度量外露长度。及时发现管道有无脱出。固定管道留有一定的活动空间，防止患者躁动时导管发生滑脱。

3. 有效的肢体约束 有效的肢体约束可以很大程度上降低UEX的发生，约束前医护人员需跟患者及其亲属介绍约束的目的。采用适当的约束方法，既能保持患者的舒适度，又能较好的对患者的肢体进行约束，从而减少UEX的发生。

4. 加强患者心理护理 通过交流，了解患者的感受，给予其有效的心理支持，增强其信心和安全感。从患者角度，了解可能存在的非计划拔管因素并及早预防。向患者解释置管的目的，说明配合治疗的重要性，指导患者积极配合。此外，做好患者的生活护理。

三、保护具的应用

保护具(protective device)是用来限制患者身体或机体某部位的活动，维护患者安全与治疗效果的各种器具。

【目的】

防止小儿、高热、谵妄、昏迷、躁动及危重患者发生坠床、撞伤、抓伤等意外，确保患者安全。

【评估】

1. 患者的病情、年龄、意识、生命体征、肢体活动等情况。

2. 患者与家属对保护具使用的目的及方法的了解程度、配合程度。

【计划】

1. 用物准备

(1) 床档：根据医院条件，准备多功能床档、半自动床档或木杆床档。

(2) 约束带：根据病情需要准备宽绷带、棉垫、肩部约束带、膝部约束带或尼龙扣约束带。

(3) 支被架：肢体瘫痪或灼伤患者暴露疗法需保暖时准备。

2. 患者准备 患者或家属了解使用保护具的重要性、安全性，并能配合。

【实施】

1. 常见保护具的使用方法

(1) 床档(bedside rail restraints)

1) 多功能床档(图6-19)：使用时插入两侧床沿，不用时插于床尾。必要时可将床档取下垫于患者背部，做胸外心脏按压时使用。

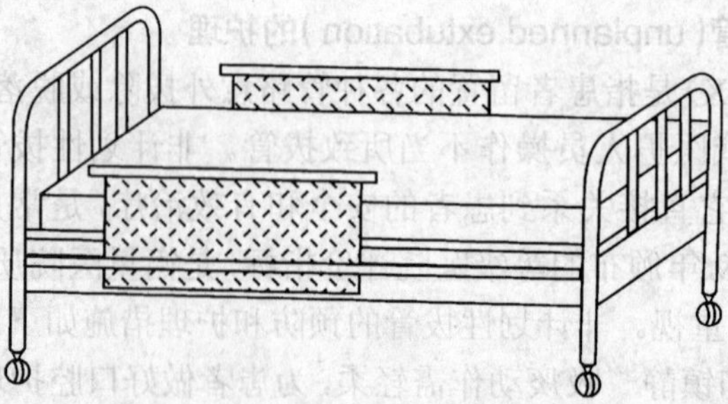

图6-19 多功能床档

2) 半自动床档(图6-20)：可按需升降。

3) 木杆床档(图6-21)：使用时将床档稳妥固定于两侧床边，床档中间为活动门，操作时将门打开，平时关闭。

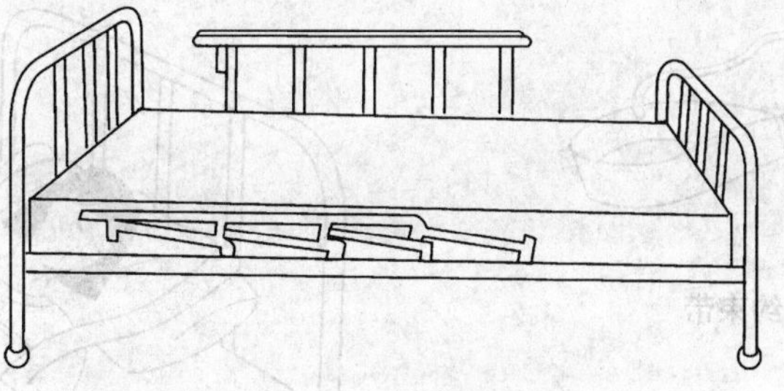

图 6-20　半自动床档

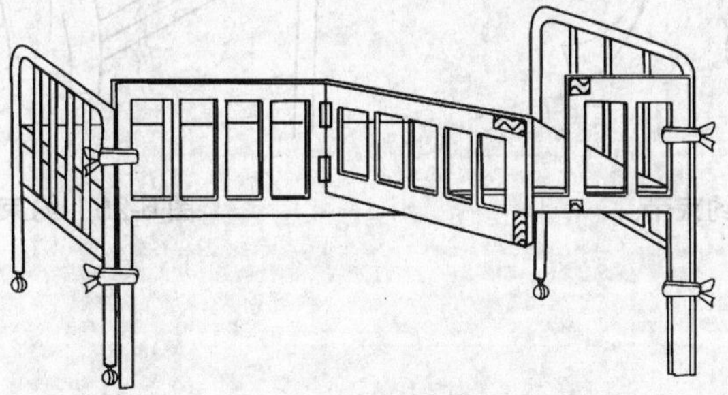

图 6-21　木杆床档

（2）约束带（restraint）：是一种保护患者安全的装置。用于躁动、有自伤或坠床危险的患者，或治疗时需要固定身体某一部位，限制其身体或肢体的活动。

1）宽绷带约束：常用于固定手腕和踝部。使用时，先用棉垫包裹手腕部或踝部，再用宽绷带打成双套结（图 6-22），套在棉垫外稍拉紧，使肢体不脱出（图 6-23），松紧度以不影响血液循环为宜，然后将带子系于床沿上。

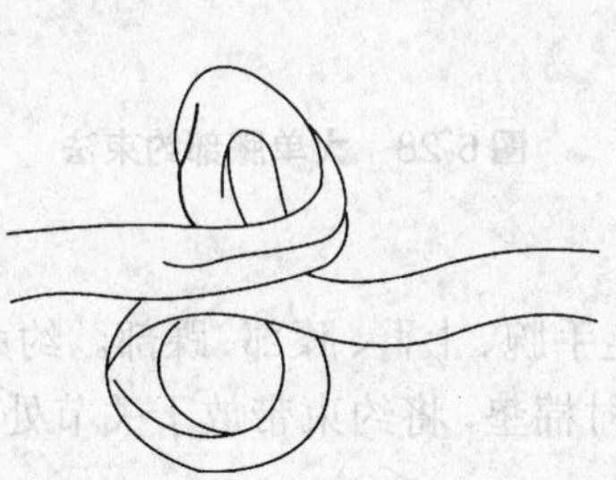

图 6-22　双套结

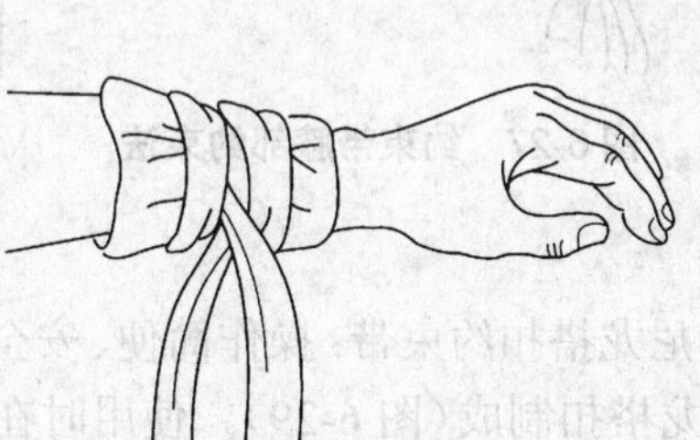

图 6-23　宽绷带约束法

2）肩部约束带：用于固定肩部，限制患者坐起。肩部约束带用宽布制成，宽 8cm，长 120cm，一端制成袖筒（图 6-24）。使用时，患者两侧肩部套上袖筒，腋窝垫棉垫，两袖筒上的细带在胸前打结固定，把两条较宽的长带尾端系于床头（图 6-25），必要时将枕头横立于床头。

3）膝部约束带：用于固定膝部，限制患者下肢活动。膝部约束带用布制成，宽 10cm，长 250cm，宽带中部相距 15cm 分别打两条两头带（图 6-26）。使用时两膝衬棉垫，将约束带横放于两膝上，两头带各缚住一侧膝关节，然后将宽带两端系于床沿（图 6-27），亦可用大单进行固定（图 6-28）。

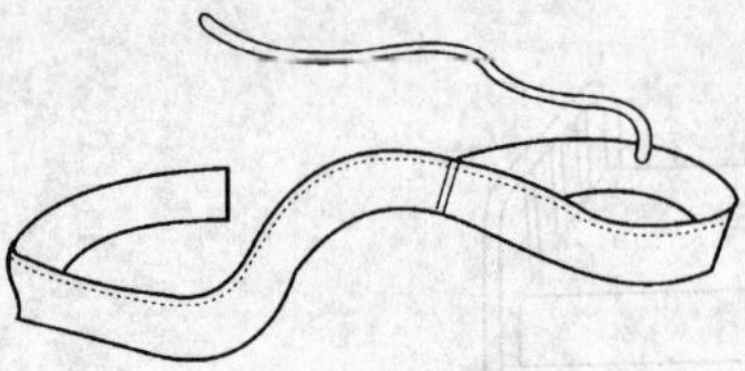

图 6-24　肩部约束带

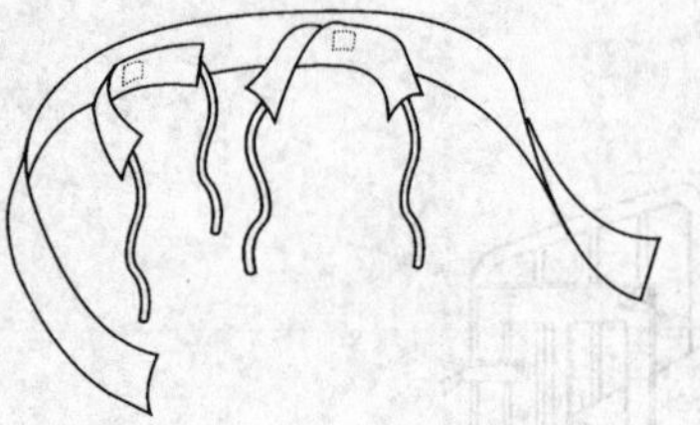

图 6-26　膝部约束带

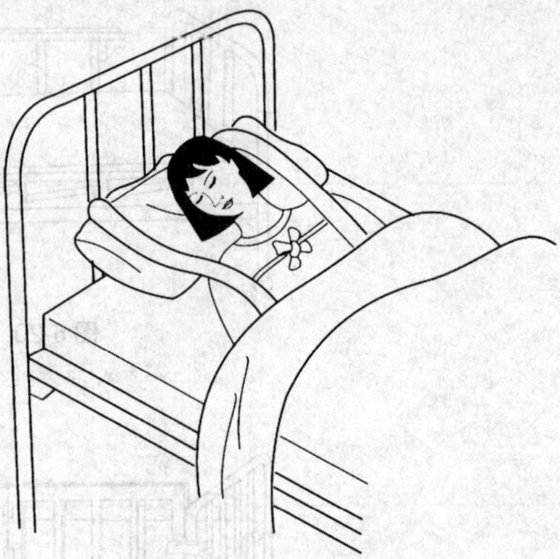

图 6-25　约束带肩部约束法

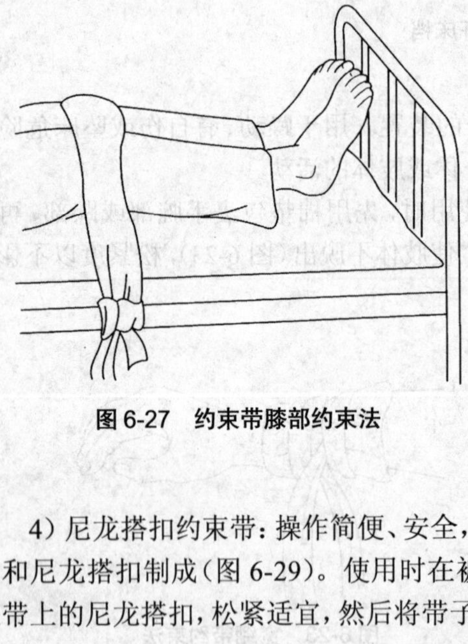

图 6-27　约束带膝部约束法

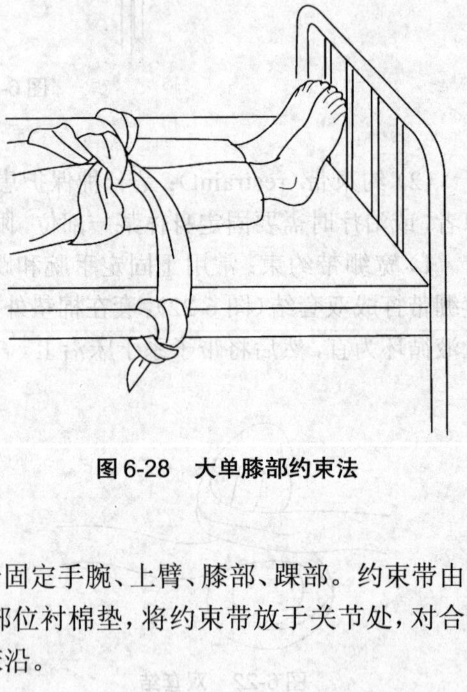

图 6-28　大单膝部约束法

4）尼龙搭扣约束带：操作简便、安全，可用于固定手腕、上臂、膝部、踝部。约束带由宽布和尼龙搭扣制成（图 6-29）。使用时在被约束部位衬棉垫，将约束带放于关节处，对合约束带上的尼龙搭扣，松紧适宜，然后将带子系于床沿。

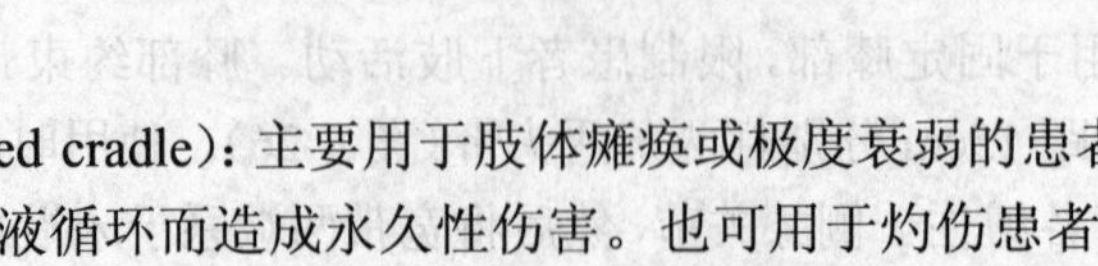

图 6-29　尼龙扣约束带

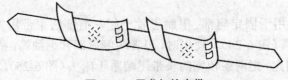

5）支被架（overbed cradle）：主要用于肢体瘫痪或极度衰弱的患者，防止盖被压迫肢体，影响肢体的功能和血液循环而造成永久性伤害。也可用于灼伤患者暴露疗法需要保暖时。使用时，将支被架罩于防止受压的部位，盖好盖被（图 6-30）。

2. 注意事项

(1) 严格掌握保护具的适用范围，维护患者自尊。

(2) 保护具只能短期使用，使用时应使肢体处于功能位置，并协助患者翻身，保证患者安全、舒适。

(3) 使用约束带时带下应垫衬垫，固定需松紧适宜。注意观察受约束部位的血液循环，约15～30分钟一次；定时松解，约2小时一次；必要时进行局部按摩，以促进血液循环。

(4) 记录使用保护具的原因、时间、观察结果、护理措施及解除约束的时间。

(5) 向患者及家属介绍约束带使用的必要性，消除其心理障碍；介绍保护具应用的操作程序，说明操作要领及注意事项，以防止并发症的发生。

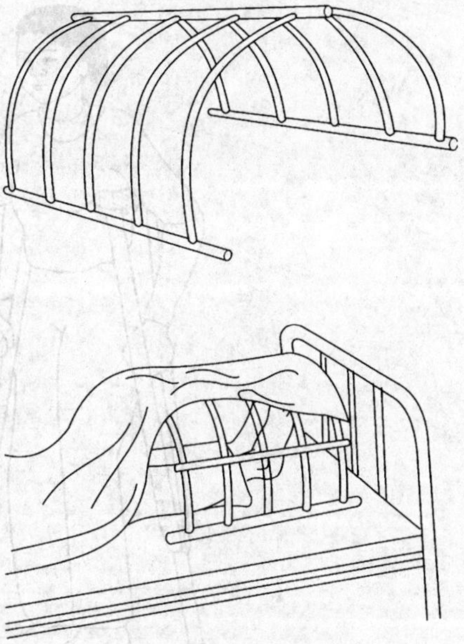

图 6-30　支被架

【评价】

1. 能满足使用保护具患者的基本需要，并保证患者安全和舒适。
2. 患者无血液循环不良、皮肤破损、骨折等意外发生。
3. 患者及家属了解使用保护具的原因和目的，能积极配合。
4. 各项检查、治疗和护理能够顺利进行。

四、助行辅助器的应用

辅助器是为患者提供保持身体平衡的支持物，是维护患者安全的护理措施之一。

【目的】

使用辅助器材辅助身体有残障、疾病及高龄行动不方便的患者活动，保障患者安全。

【评估】

1. 患者的病情、年龄及身体残障的程度。
2. 患者及家属对辅助器材使用方法的了解程度。

【计划】

1. 用物准备　根据需要准备拐杖或手杖。
2. 患者准备　患者及家属了解辅助器材使用的方法，并能熟练应用。

【实施】

1. 使用方法

(1) 拐杖(crutches)(图 6-31)：拐杖是提供给短期或长期残障者离床时使用的一种支持性辅助用具。使用拐杖最重要的是长度合适、安全、稳妥，拐杖的长度包括腋垫和杖底橡胶垫，简易计算方法为：使用者身高减去40cm。使用时使用者双肩放松，身体挺直站立，腋窝与拐杖顶垫间相距2～3cm，拐杖末端着地点应侧离足跟15～20cm。握紧把手时手、肘应可以弯曲。拐杖底面应该较宽并有较深的凹槽，且具有弹性。

使用不合适的拐杖可导致腋下受压造成神经损伤、腋下和手掌挫伤、跌倒等，不合适的拐杖与姿势还会引起背部肌肉劳损、酸痛。

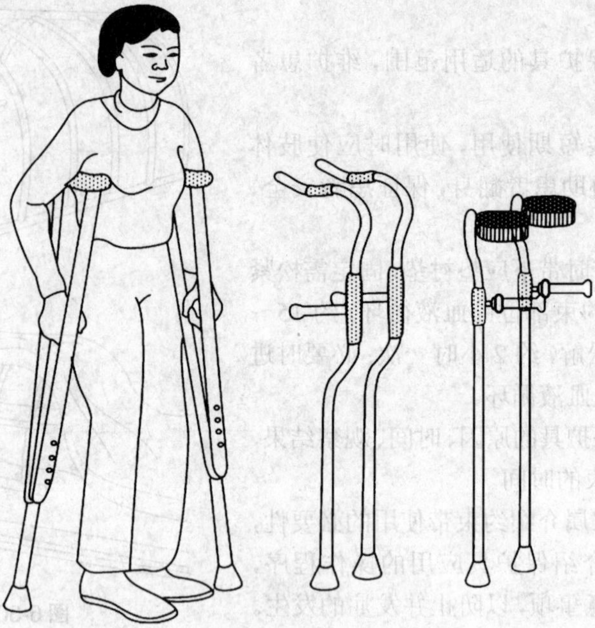

图 6-31 拐杖

指导患者使用拐杖时应注意：①患者意识清楚，身体状态良好；②使用者的手臂、肩部或背部无伤痛，活动不受限制，以免影响手臂的支撑力；③穿安全、防滑的平底鞋，鞋子要合脚，衣服宽松合身；④地面干燥，无可移动的障碍物；⑤调整拐杖，将全部的螺钉栓紧；⑥选择较大的练习场地，避免拥挤和分散注意力；⑦备一椅子，供患者练习疲劳时休息。

(2) 手杖(cane)(图 6-32)：是一种手握式的辅助用具，常用于不能完全负重的残障者或老年人。手杖应该由患肢的对侧手臂握住用力，手杖的合适长度需符合以下要求：①肘部在负重时能稍微弯曲；②手柄适于抓握，弯曲部与髋部同高，手握手柄时感觉舒适。

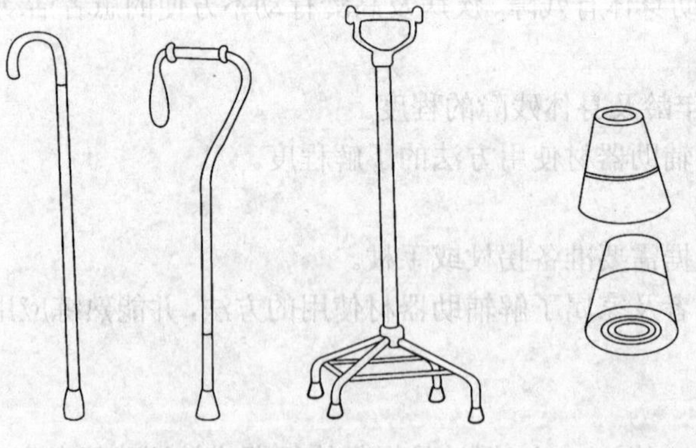

图 6-32 手杖

手杖可为木质或金属制，木质手杖的长短不能调整。金属手杖可依身高来调整。手杖的底端可为单支点或四支点。图 6-32 所示 A 和 B 属标准型手杖，B 适用于手无法握有曲度把手者；C 具有四支点，四支点的拐杖比单支点的支持力和支撑面积要大得多，因而稳定得多，常用于步态极为不稳或地面不平的时候；D 是橡胶底垫，可加强手杖或拐杖的摩擦力和稳定性来预防跌倒。橡胶底垫应有吸力，弹性好，宽面，有凹槽。手杖和拐杖的底端应经常检查，确定橡皮底垫的凹槽能产生足够的吸力与摩擦力，且紧固于手杖的底端。

2. 健康教育　向患者及家属介绍拐杖或手杖的选用及使用方法、注意事项及相关知识，防止不良反应的发生。

【评价】

患者行动时的稳定性增加，安全、方便，无并发症发生。

（周　洁）

复习思考题

1. 女性，53岁。原有食管静脉曲张，因食入油炸食物，致破裂出血，呕血后感心慌、气促、胸闷，脉细弱。请问：应帮助其采取什么卧位？患者的卧位属于什么性质？采取此种卧位的目的是什么？如何为患者安置卧位？

2. 女性，37岁。因“子宫肌瘤”收治入院，择期行子宫肌瘤切除术。术后2天，应如何指导患者安置卧位？为什么？

3. 男性，45岁。因“右上腹疼痛1天”入院。入院诊断：急性胆囊炎，急诊手术治疗。请问：该患者为什么会发生腹部疼痛？手术前我们可采取哪些护理措施帮助患者减轻疼痛？手术后我们应给予哪些镇痛方法？手术后应给患者安置何种体位？安置这些体位的作用是什么？

第七章 清洁护理

学习要点

1. 特殊口腔护理、床上洗发、床上擦浴、会阴部护理；
2. 褥疮的预防与护理；
3. 晨晚间护理；
4. 卧有患者床更换床单法。

清洁是人的基本需要，是维持和获得健康的重要保证。在日常生活中，每个健康的人都能满足自身清洁的需要。但当患病时，由于疾病原因，自理能力降低，无法满足自身清洁的需要，这对患者生理和心理都会产生不良影响。因此，护士应及时评估患者清洁状况，做好生活护理工作，使患者在生理、心理上感到轻松、愉快，预防感染及并发症的发生。

案例分析

女性，45 岁。有糖尿病史，近来因血糖再升高入院治疗。体检发现患者口腔牙龈红肿、疼痛，口腔黏膜干燥，右侧有一溃疡。且患者反映平时常有牙龈红肿、疼痛现象，根据患者口腔情况，请写出：

1. 患者口腔存在的问题有哪些？
2. 应如何处理患者口腔问题？
3. 请为患者做口腔卫生指导。

第一节 口腔护理

口腔是病原微生物侵入人体的途径之一。健康人的口腔内存有大量的致病菌和非致病菌。在正常情况下，进食、饮水、刷牙漱口等活动起到清洁口腔的作用，一般不会引起口腔问题。当患病时，不能经口进食，唾液分泌减少，口腔干燥，口腔自净能力下降，以及抗生素、激素、免疫抑制剂等的大量使用，导致机体免疫功能紊乱或菌群失调，口腔内细菌迅速繁殖，引起口臭及口腔感染，甚至全身感染。同时，口腔出现问题还会导致患者的食欲下降、局部疼痛，影响营养物质的摄入。另外，口腔异味，牙齿缺失、破损或不洁还会影响个人形象，给社会交往带来消极影响。

知识链接

口腔保健标准

WHO 口腔健康标准：牙齿清洁，无龋洞，无疼痛感；牙龈颜色正常，无出血现象。

刷牙“三三制”：即每天三餐后刷牙，牙齿的三个面都刷到，每次刷牙必须持续三分钟。睡前不应吃对牙齿有刺激性或腐蚀性的食物，减少食物中糖类及碳水化合物的含量。

一、口腔卫生指导

护理人员应向患者及家属宣传口腔卫生的重要性，介绍口腔护理的有关知识，并指导患者进行正确的口腔清洁方法，鼓励患者保持良好的口腔卫生习惯，每日2～3次常规进行口腔清洁。

（一）刷牙

可清除牙齿表面以及牙龈边缘下面的牙菌斑。为了全面清洁牙齿，应将牙刷的毛面与牙齿呈45°角，勿使牙刷顶端离开牙齿表面，牙刷以环形前后刷动，每次只刷2～3个牙齿。使用牙刷顶部的刷毛以振动的方式刷洗前排的牙齿内面（图7-1）。清洁牙齿咬合面时，应前后刷洗，最后刷洗舌面。刷牙后彻底漱口对清除口腔内的食物碎屑和残余牙膏十分重要。

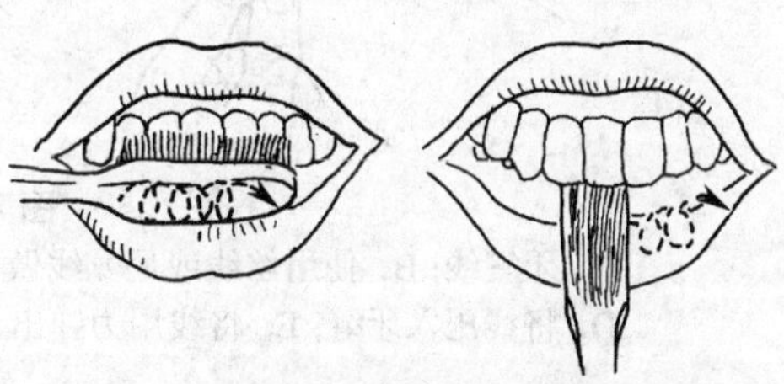

图7-1　正确刷牙法

1．牙刷　应尽量选择外形较小的牙刷，便于刷到牙齿的各面。可选软毛牙刷，这样不会磨损牙龈，并可按摩牙龈部位。波浪形牙刷更易清除颊面和近中牙面菌斑。牙刷应保持清洁干燥，并经常更换。

2．牙膏　不应具有腐蚀性，含氟牙膏具有抗菌及保护牙齿的作用，可推荐患者使用。牙膏不宜长期使用一种类型，可轮流更换。

（二）牙线

刷牙不能完全清除牙齿周围的牙菌斑和碎屑，牙线可清除牙齿间的牙菌斑，有助于预防牙周病，协助清除口腔碎屑，每日应使用牙线1～2次。使用牙线时，首先拉出一小段，将线头两端略松地缠于两手的示指或中指上两至三圈（图7-2）。先清洁下面牙齿，用拇指或中指支撑将牙线拉直，引导牙线沿牙齿侧面缓和地滑进牙缝内，同时带出食物残渣；将牙线贴紧牙齿的邻接牙面并使其略成C型，然后上下左右缓和地刮动，清洁牙齿的表面、侧面以及牙龈深处的牙缝；刮完牙齿的一边邻面后，再刮同一牙缝的另一邻面，直至牙缝中的食物残渣、牙菌斑及软牙垢随牙线移动而被带出为止。清洁上面牙齿时用一只手的拇指和另一手的示指握住牙线；当清洁内侧牙齿时将拇指置于牙齿的外面移动牙线，防止面颊部干扰牙线移动。

当牙线变脏或有磨损时，换一节干净牙线，使用牙线后彻底漱去刮下的食物残渣、牙菌斑及软牙垢。操作中切忌损伤牙龈部位。

知识链接

牙线的种类

牙线用棉、丝、麻、尼龙或涤纶等材料制成，分上蜡或不上蜡两种。上蜡牙线一般用来去除牙间隙的食物残渣和软垢，但不易去净附着于牙面上的牙菌斑。不上蜡的牙线直径较小，有利于去除牙菌斑。

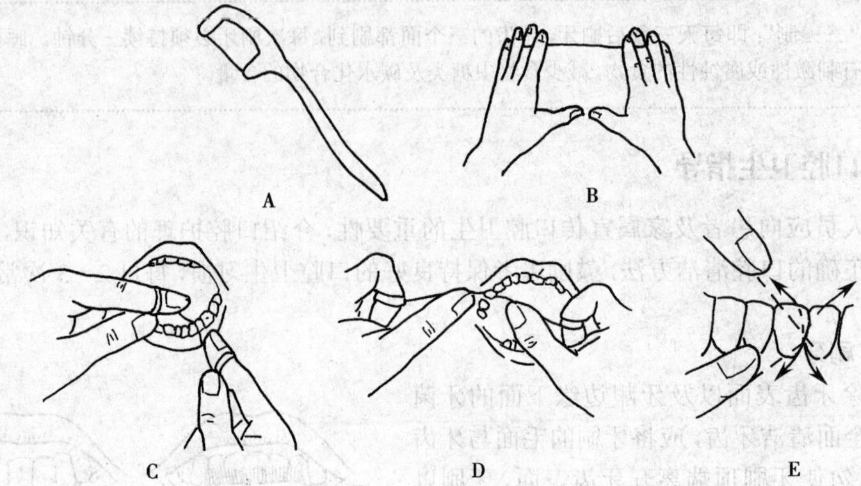

图 7-2 牙线剔牙法

A. 牙签线；B. 使用丝线或尼龙线做牙线；C. 用拉锯式轻轻将牙线越过相邻牙接触点；D. 将线压入牙缝；E. 将线用力弹出，每个牙缝反复数次

（三）义齿的清洁护理

义齿是人工制作的牙齿，义齿同样会积存食物碎屑，每日至少应清洁 2 次。于进食后取下义齿，用牙刷、牙膏彻底清洁义齿内、外两面，再以冷水冲净，漱口后重新装入口腔。晚上应将义齿取下，使牙床得到充分休息。为防止义齿丢失或损坏，取下的义齿应浸没于贴有标签的冷水中，每日换水一次，不可浸于热水中，也不可用乙醇等消毒液，以免变色、变形和老化。

二、特殊口腔护理

对昏迷、禁食、鼻饲、危重、高热、口腔疾患、术后等生活不能自理的患者，应每日进行口腔护理 2～3 次。

【目的】

1. 保持口腔清洁、湿润，使患者舒适，预防口腔感染等并发症。

2. 去除口臭、牙垢，增进食欲，保持口腔正常功能。

3. 观察口腔黏膜和舌苔的变化、口腔气味变化，提供病情变化的动态信息，协助诊断。

【评估】

1. 患者的病情、自理能力等。

2. 患者口腔情况，包括口唇、口腔黏膜、牙、牙龈、舌、扁桃体、口腔气味等。

3. 患者的心理反应、合作程度。

【计划】

1. 用物准备

（1）口腔护理盘：治疗碗（内盛漱口液、无菌棉球、镊子、弯血管钳）、治疗巾、弯盘、吸水管、杯子（内盛漱口液）、棉签、手电筒、清洁面巾纸，必要时备张口器等。

（2）常用漱口液：见表 7-1。

（3）外用药：按需准备。常用的有液状石蜡、冰硼散、西瓜霜、新霉素、锡类散等。

表7-1 口腔护理常用漱口液

名称	作用
生理盐水	清洁口腔、预防感染
1%～3%过氧化氢溶液	除臭、抗菌
1%～4%碳酸氢钠溶液	用于真菌感染
0.02%呋喃西林溶液	清洁口腔，广谱抗菌
2%～3%硼酸溶液	防腐、抑菌
0.1%醋酸溶液	用于铜绿假单胞菌感染
0.08%甲硝唑溶液	用于厌氧菌感染

2. 患者准备 了解口腔护理的目的和方法，并愿意配合操作。

【实施】

1. 操作方法

(1) 护士洗手，戴口罩。携用物至床旁，核对患者床号、姓名。

(2) 协助患者侧卧，或仰卧，头侧向护士，铺治疗巾于患者颌下，置弯盘于口角处。

(3) 湿润口角，协助清醒患者用吸水管吸水漱口，观察口腔黏膜有无出血、溃疡等现象。对长期使用抗生素、激素的患者，应注意观察有无真菌感染。对昏迷及牙关紧闭、无法自行开口的患者，可用张口器。

(4) 有活动义齿应取下，用凉开水冲洗干净，浸入凉开水中备用。

(5) 嘱患者咬合上下牙，用压舌板撑开一侧颊部，用弯血管钳夹含有漱口液的棉球，由臼齿向门牙纵向擦洗；同法擦洗对侧。嘱患者张口，依次擦洗一侧牙齿的上内侧面、上咬合面、下内侧面、下咬合面，再弧形擦洗颊部。同法擦洗另一侧。每擦一个部位，更换一个棉球。最后擦洗舌面、舌下及硬腭部，勿触及咽部，以免引起患者恶心。

(6) 协助意识清醒者漱口，用面巾纸擦净口角处水渍。再次检查口腔，口腔黏膜如有溃疡及真菌感染，酌情涂药于患处，口唇干裂者可涂液状石蜡。

(7) 撤去弯盘及治疗巾，协助患者取舒适卧位，清理用物，整理床单位。

(8) 处理用物，洗手，记录。

2. 注意事项

(1) 擦洗动作要轻柔，特别是对凝血功能不良的患者，防止碰伤黏膜及牙龈。

(2) 昏迷患者禁忌漱口。需用张口器时，应从臼齿处放入。牙关紧闭者不可使用暴力使其张口，以免造成损伤。

(3) 擦洗时须用血管钳夹紧棉球，每次只夹一个，防止棉球遗留在口腔内，棉球不可过湿，以防患者将溶液吸入呼吸道。

(4) 如有活动义齿，应先取下浸泡在清水中保存。

(5) 传染病患者用过的物品按隔离消毒原则处理。

(6) 健康教育：介绍口腔护理的相关知识，根据患者口腔问题进行有针对性的指导。

【评价】

1. 患者口腔无异味，感觉舒适。

2. 患者口腔感染减轻或痊愈。

3. 护士操作轻稳、规范，护患沟通有效。

第二节　头发护理

保持头发的清洁、整齐是人们日常清洁卫生的一项重要内容。头发不洁，除散发难闻的气味外，还可导致脱发和其他头皮疾患。干净、整齐的头发不但可以预防感染的发生，还可以使人感到舒适，增强自信。对于病情较重、生活自理能力下降的患者，护士应协助进行头发护理。

一、床上梳发

【目的】

1. 维护患者的形象，增强其自信心，建立良好的护患关系。

2. 去除头皮屑，使头发整齐、清洁，减少感染机会。

3. 按摩头皮，刺激头部血液循环，促进头发的生长和代谢。

【评估】

1. 头发的长度、浓密程度、光泽和弹性、有无假发等；询问患者喜欢的发型，查看头发卫生情况，如有污垢和异味，先洗发后梳发。

2. 患者病情和自理程度。

【计划】

1. 用物准备　治疗巾、梳子、30%乙醇、塑料袋（放脱落头发）。

2. 患者准备　患者理解梳发的目的，能配合操作。

【实施】

1. 操作方法

(1) 携用物到床旁，向患者解释以取得合作。

(2) 协助患者取侧卧或半坐卧位，侧卧时将头偏向一侧，铺治疗巾于枕上。半坐卧位时，铺治疗巾于肩上。

(3) 将头发从中间分向两边，护士一手握住一股头发由发梢逐渐梳向发根。如遇头发纠结成团，可用30%乙醇湿润后再梳理。将头发梳成患者喜好的发型。同法梳理另一边。

(4) 将脱落的头发放入袋中，撤下治疗巾。

(5) 协助患者卧于舒适体位，整理床单位，清理用物。

(6) 处理用物，洗手，记录。

2. 注意事项

(1) 梳头过程中，动作要轻柔，避免损伤头发，增加患者疼痛。

(2) 头发打结处，用30%乙醇充分湿润，以便于梳理。

(3) 健康教育。指导患者正确梳理头发，促进头部血液循环和头发生长代谢，保持头发清洁整齐。

【评价】

1. 患者感觉舒适，头发整洁、美观。

2. 护士操作轻稳、规范。

二、床上洗发

【目的】

1. 使头皮整齐、清洁，预防感染的发生。

2. 按摩头皮，刺激头部血液循环，促进头发的生长及代谢。

3. 维护患者的自尊和自信，建立良好的护患关系。

【评估】

1. 患者头发的分布、浓密程度、长度、光泽、卫生情况等。

2. 患者头皮有无瘙痒、感染和损伤。

3. 患者的病情、自理能力、心理反应及合作程度等。

【计划】

1. 用物准备　洗头车、小橡胶单、大毛巾、小毛巾、洗发液、眼罩或纱布、别针、干棉球2只、水壶（内盛40～45℃温水）、污水桶、梳子、镜子、护肤霜（患者自备）、电吹风。

2. 患者准备　按需要给予便盆，协助患者排便。

【实施】

1. 操作方法

(1) 护士洗手，备齐用物携至床旁，核对解释。

(2) 关闭门窗，调节室温至24～26℃。

(3) 松开患者衣领向内反折，将小毛巾围于颈部，用别针固定。

(4) 协助患者斜角仰卧，垫小橡胶单及大毛巾于枕上，移枕于肩下，头部枕于洗头车的头托上或将水盘放在患者头下，双腿屈膝。用棉球塞两耳，用眼罩或纱布遮盖双眼，或嘱患者闭眼（图7-3）。

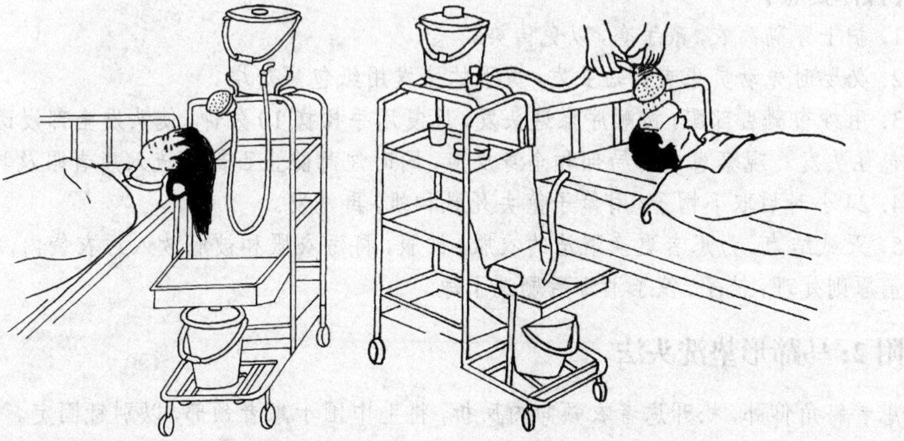

图7-3　床上洗发——洗头车法

(5) 松开头发，先用少许水沾湿头发并询问患者水温是否合适，然后用热水充分湿润头发，将洗发液倒于手掌涂遍头发，用双手指腹揉搓头发和头皮，方向由发际向头顶部，再至枕后。用热水冲洗头发，直到洗净。

(6) 解下颈部毛巾擦去头发水分。取下眼罩和耳内的棉球，用毛巾裹住头发。擦干面部后，酌情使用面霜。

(7) 一手托住患者头部，一手撤去洗头设备；移枕头及大毛巾至床头；协助患者卧于床中央，用包头的毛巾揉搓头发，再用大毛巾擦干或电吹风吹干；为患者梳头。

(8) 撤去用物，整理床单位，记录。

2. 注意事项

(1) 操作中应随时观察患者的病情变化，如患者出现病情变化时，应停止操作。

(2) 注意室温和水温，及时擦干头发防止患者受凉。

(3) 洗发时间不宜过长，以免患者疲劳。

(4) 防止水流入眼及耳内，避免沾湿衣服和床单。

(5) 健康教育。告知患者经常清洁头发可保持头发卫生，促进头部血液循环和头发生长，并能保持良好的外观形象，维护自信；指导家属掌握卧床患者洗发的知识和技能。

【评价】

1. 患者感到清洁、舒适，无不良反应发生。

2. 患者床铺干燥、整洁，无落发和潮湿。

3. 护士操作轻柔、规范，护患合作愉快。

附 1：灭头虱、虮法

【目的】

消灭头虱、虮，使患者舒适并预防疾病的感染与传播。

【用物准备】

治疗盘内备洗头用物、治疗巾 2～3 块、塑料帽子、篦子、治疗碗、纱布、隔离衣、纸袋、布口袋、清洁衣裤和被服。常用的药液有百部酊（百部 30g 加 50% 乙醇 100ml，再加 100% 乙酸 1ml，装于瓶中盖严，48 小时后即可使用）。

【操作要点】

1. 护士穿隔离衣，戴手套，以免传染。

2. 必要时先动员患者剪短头发，剪下的头发用纸包裹焚烧。

3. 用纱布蘸百部酊，按顺序搽遍头发，反复用手揉搓 10 分钟，使头发全部浸透，然后戴帽子包住头发。观察患者的局部和全身反应，同时注意防止百部酊流入患者眼及耳内。

4. 24 小时后取下帽子，用篦子篦去死虱和虮，再洗发。

5. 灭虱结束，为患者更换清洁的衣服、被服，将污衣服和被服放入污衣袋内，扎紧袋口按隔离原则处理，梳子、篦子消毒后刷洗干净。

附 2：马蹄形垫洗头法

患者斜角仰卧，松开患者衣领向内反折，将毛巾围于患者颈部，以别针固定。铺橡胶单及治疗巾于枕头上，并移置于患者肩膀下。将马蹄形垫或自制橡胶马蹄形卷、橡胶单置于患者后颈部，头部在槽中，槽口下部接污水桶（图 7-4）。

附 3：扣杯法洗头

面盆一只，盆底放一块毛巾，倒扣一只量杯（大茶杯），杯上垫一块四折的毛巾，使患者头部枕在杯底的毛巾上，面盆内置一橡胶管，利用虹吸原理，将污水引入下面的污水桶内（图 7-5）。

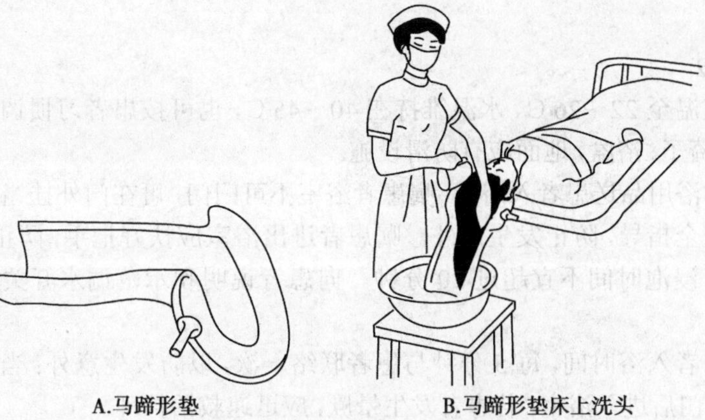

图 7-4 床上洗发——马蹄形垫法

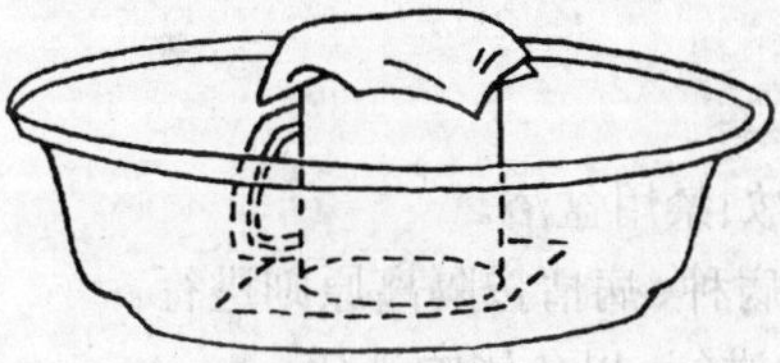

图 7-5 床上洗发——扣杯法

第三节 皮肤护理

皮肤是人体最大的器官，完整的皮肤具有保护机体、调节体温、吸收、分泌、排泄及感觉等功能。皮肤的新陈代谢迅速，排泄的废物及脱落的表皮碎屑，与外界病原微生物及尘埃结合成污物，黏附于皮肤表面，如不及时清洁皮肤，将会引起皮肤炎症。汗液呈酸性，可刺激皮肤，使其抵抗力降低，以致破坏其屏障作用，成为各种病原微生物入侵门户，造成各种感染。因此，护士应加强对卧床患者的皮肤护理。

一般情况良好，有自理能力的患者，可采用淋浴或盆浴，病情较重、长期卧床、活动受限、生活不能自理的患者，可选用床上擦浴。

一、淋浴和盆浴

【目的】

1. 满足患者对舒适和清洁的基本需要。
2. 促进皮肤的血液循环，预防感染和压疮等并发症的发生。

【评估】

1. 患者的机体状况及自行完成沐浴的能力。
2. 皮肤的清洁状况及有无异常改变。
3. 患者的清洁习惯及对清洁卫生知识的了解程度。

【计划】

1. 用物准备 浴皂或沐浴液、毛巾两条、浴巾、清洁衣裤等。
2. 患者准备 了解沐浴的目的，协助做好用物准备。

【实施】

1. 操作方法

(1) 调节室温至22～26℃，水温维持在40～45℃，也可按患者习惯调节。室内应设有信号铃、扶手、椅子、浴盆，地面应有防滑设施。

(2) 携带沐浴用品送患者入浴室，嘱患者浴室不可闩门，可在门外挂“正在使用”标记。

(3) 加强安全指导，防止发生意外。嘱患者进出浴室应扶好把手，防止滑倒，不用湿手接触电源开关，浸泡时间不宜超过20分钟。向患者说明和示范调水开关及使用信号铃的方法。

(4) 注意患者入浴时间，每5分钟与患者联络一次，以防发生意外；当患者使用信号铃时，护士应先敲门后进入浴室；若患者发生晕厥，应迅速救治护理。

(5) 若患者需要帮助，护士应酌情予以协助。

(6) 沐浴结束，整理浴室与用物。浴室门外挂“未用”标记。

(7) 洗手，记录。

2. 注意事项

(1) 妊娠7个月以上的孕妇禁用盆浴。

(2) 传染病患者，应根据病种、病情按隔离原则进行。

(3) 沐浴应在饭后1小时进行，以免影响消化。

(4) 应注意防止患者受凉、烫伤、滑倒、晕厥等意外的发生。

(5) 健康教育。指导患者经常检查皮肤卫生情况，正确选择洗浴用品。指导患者预防沐浴时意外跌倒和晕厥的方法。

【评价】

1. 患者感到皮肤清洁、舒适。

2. 患者皮肤无损伤，血液循环良好。

二、床上擦浴

【目的】

1. 保持患者皮肤清洁，使患者舒适。

2. 促进机体血液循环，增强皮肤的排泄功能，预防感染和压疮等并发症的发生。

3. 观察患者的皮肤情况和身体状况，提供病情信息。

【评估】

1. 皮肤的清洁状况。

2. 患者的卫生习惯，患者及家属对皮肤清洁知识的了解程度和要求。

3. 患者的病情、意识状态、肢体活动能力及自理能力。

【计划】

1. 用物准备　脸盆2个、水桶2个、水温计、毛巾两条、浴巾、浴皂、梳子、小剪刀、50%乙醇、护肤用品(爽身粉、润肤剂)、清洁衣裤。另备便盆、便盆布和屏风。

2. 患者准备　了解沐浴的目的，愿意配合操作，排空大小便。

【实施】

1. 操作方法

(1) 备齐用物携至床旁，做好核对、解释工作，以取得合作。根据患者情况放平床头或床尾，放下或移去近侧的床档。

(2) 关好门窗，调节室温至 22～26℃，关闭门窗、床帘遮挡。将用物放在便于操作处，面盆放于床旁桌或椅上，倒入热水约 2/3 满，调试水温在 50～52℃，也可按患者习惯调节。

(3) 将微湿小毛巾如手套式包在右手上（图 7-6），先擦洗眼睛（由内眦向外眦），然后依次擦洗一侧额部、颊部、鼻翼、耳后、下颌及颈部，同法擦另一侧。用较干毛巾再同法擦洗一遍。

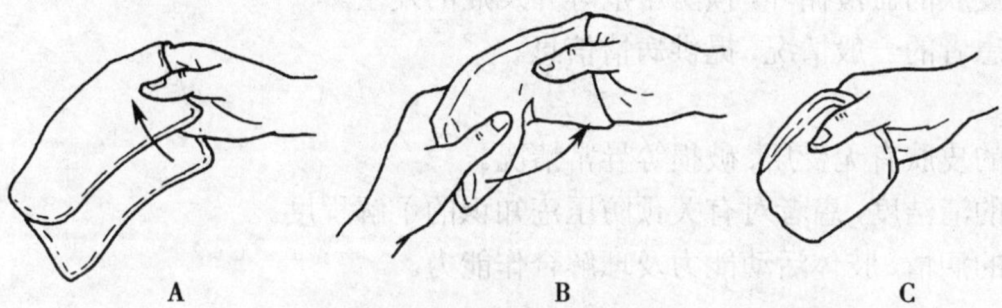

图 7-6 床上擦浴包小毛巾法

(4) 为患者脱上衣，先脱近侧后脱对侧，有肢体外伤或活动障碍者先脱健侧后脱患侧。在擦洗部位下面铺大毛巾，按顺序擦洗两上肢及胸腹部。先用涂皂液的湿毛巾擦洗一遍，再用湿毛巾擦去皂液，清洗毛巾后再擦洗至皂液干净，尤其要注意脐部的擦洗。女患者应注意乳房下皮肤皱褶处的清洁，最后用浴巾边按摩边擦干。

(5) 协助患者侧卧，背朝向护士，铺大毛巾于身体下面，按顺序擦洗颈部、背部、臀部，根据情况按摩背部。将患者双手浸泡于面盆内热水中，洗净、擦干。为患者穿上清洁衣服，先穿对侧后穿近侧，有患肢者先穿患侧后穿健侧。

(6) 换水及毛巾，协助患者仰卧、脱去裤子，铺大毛巾于一侧腿下，按顺序擦洗髋部、大腿、小腿；同法擦洗另一侧下肢。

(7) 安置患者斜角仰卧，脚盆放于床旁椅上，将患者双脚移入盆内热水中浸泡、洗净、擦干。

(8) 更换盆、水及毛巾，清洗会阴。为患者更换清洁裤子。

(9) 整理床单位，根据需要梳发、剪指甲及更换床单。清理用物，记录患者皮肤卫生情况、操作效果及患者反应。

2. 注意事项

(1) 擦洗过程中，应密切观察患者的病情变化，若患者出现寒战、面色苍白等情况，应立即停止擦洗，给予适当处理。

(2) 操作中减少暴露，防止患者受凉，保护患者的自尊。

(3) 注意节力省时，操作中动作要轻柔、敏捷，尽量减少翻动，通常于 15～30 分钟完成擦浴。

(4) 皮肤有伤口的患者，擦浴时应避免弄湿敷料，必要时沐浴后予以适当处理。

(5) 健康教育。向患者及家属讲解皮肤护理的意义、方法及进行床上擦浴的注意事项；指导患者经常观察皮肤，预防感染和压疮等并发症发生。

【评价】

1. 患者皮肤清洁、舒适，无感染、损伤及并发症发生。

2. 护士动作轻柔，关心患者，护患沟通有效。

三、背部护理

对于长期卧床患者，为防止皮肤长期受压而出现并发症，护士应对患者背部进行皮肤按摩，以刺激皮肤的血液循环，改善局部营养状况，增强皮肤抵抗力，预防皮肤破损，使患者感到舒适。常用方法有手法按摩和电动按摩器按摩。

【目的】

1. 促进皮肤的血液循环，预防压疮等并发症的发生。

2. 观察患者的一般情况，提供病情信息。

【评估】

1. 患者的皮肤有无受压、破损等异常情况。

2. 皮肤的清洁度，患者对有关预防压疮知识的了解程度。

3. 患者的病情、肢体活动能力及理解合作能力。

【计划】

1. 用物准备　毛巾、大浴巾、脸盆（内盛50～52℃的温水）、50% 乙醇、屏风。

2. 患者准备　全身状况较好，愿意配合操作。

【实施】

1. 操作方法

(1) 洗手，备齐用物携至床边，核对后解释。

(2) 调节室温至24～25℃以上，拉上窗帘或使用屏风遮挡。将盛有温水的脸盆置于床旁桌或椅上。

(3) 背部擦浴：协助患者侧卧或俯卧，暴露背部，将大浴巾一半铺在患者身下，先以热水进行擦洗。

(4) 全背按摩：用两手掌蘸少许 50% 乙醇从患者骶尾部开始，用手掌的大、小鱼际沿脊柱两侧边缘向上按摩，到肩部时做环行动作向下按摩，然后手再轻轻滑到臀部及尾骨部位。有节奏按摩至少 3 分钟。按摩力量要足够刺激肌肉组织，再用拇指指腹蘸少许 50% 乙醇由骶椎按摩到第 7 颈椎处（图 7-7）。

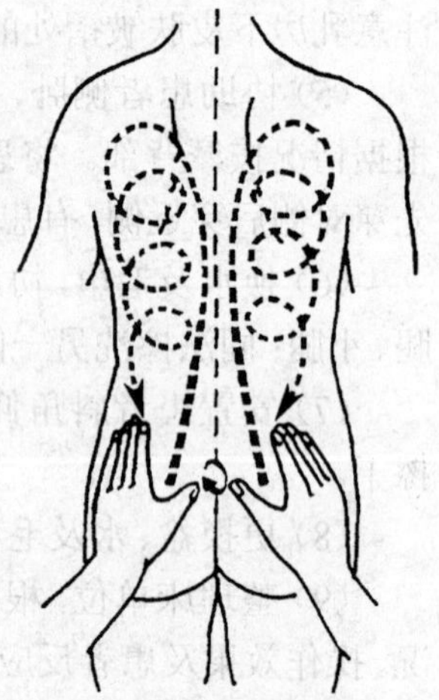

图 7-7　背部按摩

(5) 局部按摩：两手掌蘸少许 50% 乙醇，以大、小鱼际部分紧贴皮肤，作压力均匀向心方向按摩，按摩力度由轻到重，每次3～5 分钟。

(6) 按摩后，用毛巾擦去皮肤上乙醇，撤去大浴巾，协助患者穿好衣服，并取舒适卧位。

(7) 整理床单位及用物，洗手，记录。

2. 注意事项

(1) 操作者姿势正确，力度合适。

(2) 操作中注意遮盖患者，保护自尊，避免受凉。

(3) 健康教育。向患者及家属讲解背部按摩对预防压疮发生的重要性；指导患者经常自行检查皮肤，合理按摩，适度活动全身。

【评价】

1. 患者感觉舒适，对护理效果满意。

2. 患者无压疮出现，或原有皮肤异常处减轻。

四、会阴部护理

（一）床上使用便器法

臀下铺橡胶单和治疗巾，根据需要协助患者使用便器。患者平卧位时，护士一手托起患者腰骶部，同时嘱患者抬高臀部，另一手将便盆置于患者臀下，便盆阔边的一头向着患者的头部。患者侧卧法，协助患者翻身侧卧，放置便盆后，一手扶住便盆，另一手协助患者恢复平卧位。使用便盆时应注意，不可硬塞或硬拉便盆，必要时可在便盆边缘垫软纸或布垫，以保护患者骶尾部皮肤。排便结束，擦净肛门，盖上便巾，取走便盆（图 7-8）。

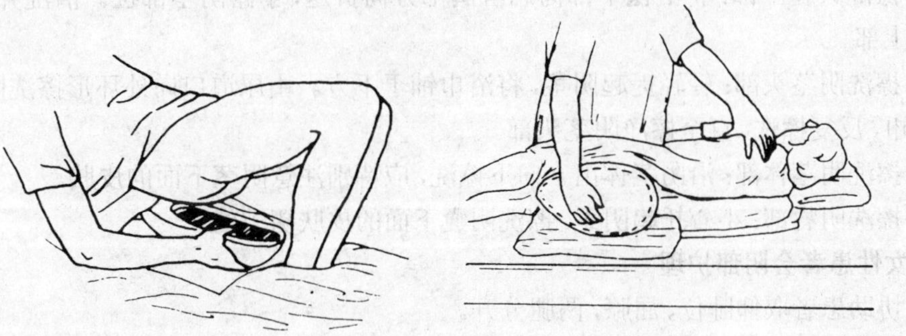

图 7-8 给便盆法

（二）会阴部护理

由于会阴部的解剖结构特点，容易发生交叉感染，对有留置导尿管、产后以及各种会阴部手术后、有泌尿生殖系统感染、大小便失禁、会阴部分泌物过多、会阴部皮肤破损的患者，护士应每日对患者进行会阴部清洁护理。

【目的】

1. 去除会阴部异味，预防和减少感染。
2. 防止皮肤破损，促进伤口愈合。
3. 增进患者舒适感。

【评估】

1. 患者病情及会阴部卫生状况。
2. 患者会阴部皮肤有无破损、感染。
3. 患者自理、心理反应及合作程度。

【计划】

1. 用物准备

（1）治疗车上层：毛巾、浴巾、清洁棉球、无菌溶液、大量杯、镊子、一次性中单、一次性手套、浴毯、卫生纸、水壶（内盛 40～42℃的温水）。

（2）治疗车下层：便盆、便盆巾（必要时）。

2. 患者准备　患者理解会阴部护理的目的，能配合操作。

【实施】

1. 操作方法

（1）携物至患者床旁，核对患者床号和姓名。

（2）拉好患者的床帘，或使用屏风，关闭门窗，保护患者隐私。

（3）松开床尾盖被，帮助患者脱下对侧裤腿盖在近侧腿部，对侧腿部用盖被遮盖，近侧腿部再酌情盖上浴毯，防止患者受凉。

（4）将橡胶单和中单垫于患者臀下，保护床单不被污染。

（5）将温水倒入患者清洁盆内，将盆和卫生纸放于床旁桌上，毛巾放于盆内。

（6）戴好一次性手套，擦洗会阴部。

▲男性患者会阴部护理

1）协助患者取仰卧位，盖被折于会阴部以下，将浴毯盖于患者胸部，暴露会阴部。

2）擦洗大腿上部：将浴毯下部向患者胸部方向折返，暴露阴茎部位。清洗并擦干两侧大腿的上部。

3）擦洗阴茎头部：轻轻提起阴茎，将浴巾铺于下方。由尿道口向外环形擦洗阴茎头部。更换毛巾，反复擦洗，直至擦净阴茎头部。

4）擦洗阴茎体部：沿阴茎体由上向下擦洗，应特别注意阴茎下面的皮肤。

5）擦洗阴囊部：小心托起阴囊，擦洗阴囊下面的皮肤褶皱处。

▲女性患者会阴部护理

1）协助患者取仰卧位、屈膝，两腿分开。

2）擦洗大腿上部：暴露会阴部，清洗并擦干两侧大腿的上部。

3）擦洗阴唇部位：左手轻轻合上阴唇部位，右手擦洗阴唇外的黏膜部分，从会阴部向肛门方向擦洗（从前向后）。

4）擦洗尿道口和阴道口部位：左手分开阴唇，暴露尿道口和阴道口，右手从会阴部向肛门方向轻轻擦洗各个部位。

（7）协助患者侧卧位，擦洗肛门。

（8）清洗后观察会阴部及其周围部位的皮肤状况。

（9）患者有大、小便失禁，可在肛门和会阴部位涂一层凡士林或氧化锌软膏。

（10）撤去中单和橡胶单。协助患者放平腿部，取舒适卧位。脱去一次性手套，撤去浴毯和脏单，协助患者穿好衣裤。

（11）协助患者取舒适卧位，整理床单位。

（12）洗手、记录。

2. 注意事项

（1）进行会阴部擦洗时，每擦洗一处毛巾需变换部位。如用棉球擦洗，每擦洗一处需更换棉球。

（2）护士操作应符合人体力学原则，保持良好的身体姿势，注意节时省力。

（3）患者有会阴部或直肠手术，使用的棉球应达到无菌要求。

（4）健康教育：教育患者经常检查会阴部卫生情况，及时做好清洁卫生，预防感染；指导患者掌握会阴部清洁方法。

【评价】

1. 患者理解操作目的和意义，主动配合操作。

2. 患者会阴部清洁、安全、无并发症发生。

五、压疮的预防及护理

压疮(pressure sores)是指局部组织长期受压，血液循环障碍，局部组织持续缺血、缺氧、营养不良而导致的软组织溃烂和坏死。因为压力是引起压疮最重要的因素，故又称为压力性溃疡。

(一)原因

1. 力学因素　造成压疮的三个主要物理力是压力、摩擦力和剪切力。通常是2～3种力联合作用而致。

(1)压力：是指局部组织所承受的垂直压力。单位面积内所承受的压力越大，组织发生坏死所需的时间越短。垂直压力是引起压疮的最主要原因。

(2)摩擦力：摩擦力易损害皮肤的角质层，增加患者对压疮的易感性。床褥和坐垫皱褶不平、有渣屑、挪动时拖拉拽患者，均会产生较大的摩擦力。

(3)剪切力：剪切力是由两层组织相邻表面间的滑行而产生的进行性的相对移动所引起的，是由摩擦力与压力综合而成，与体位有密切的关系，通常发生于半坐卧位患者的骶尾部。因为患者平卧抬高床头时身体下滑，皮肤与床面之间产生摩擦力，加上皮肤垂直方向的重力，从而导致剪切力的产生(图7-9)。

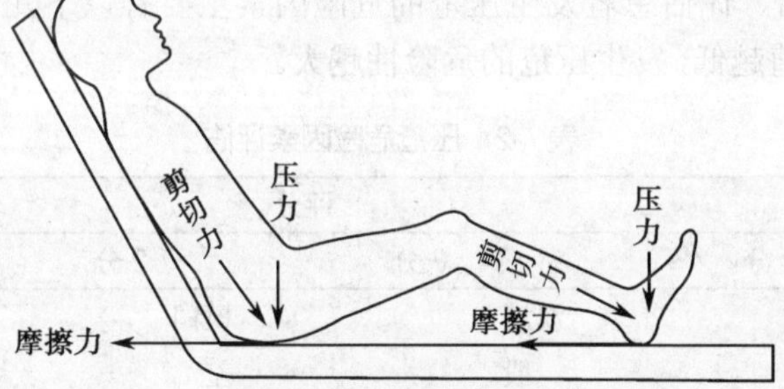

图7-9　剪切力形成图

2. 局部经常受潮湿刺激　造成潮湿的情况有出汗、伤口引流液外渗、大小便失禁等。当皮肤受潮湿刺激时，出现酸碱度改变，皮肤表皮角质层的保护能力下降，皮肤组织破溃，且很容易继发感染。

3. 全身营养不良或水肿　营养状况是压疮形成的重要因素。全身营养障碍，营养摄入不足，皮下脂肪减少，肌肉萎缩，一旦受压，受压处缺乏肌肉和脂肪组织的保护，引起血液循环障碍而出现压疮。水肿患者的皮肤顺应性下降，容易受损，因而容易导致压疮的发生。

4. 年龄　年老体弱时，皮肤弹性差，松弛而干燥，皮下脂肪减少，肌肉萎缩，加上尿液和粪便的刺激，导致皮肤表皮保护能力下降，皮肤组织极易破损而感染。

(二)易发部位

压疮多发生于缺乏脂肪组织保护、无肌肉包裹或肌层较薄、经常受压的骨隆凸处，与卧位有密切关系(图7-10)。

1. 仰卧位　好发于枕外隆凸、肩胛部、肘部、脊椎体隆凸处、骶尾部、足跟部。

2. 侧卧位　好发于耳郭、肩峰、肘部、髋部、膝关节的内外侧、内外踝。

3. 俯卧位　好发于耳郭、面颊、肩峰、女性乳房、肋缘突出部、男性生殖器、髂前上棘、膝部、足尖。

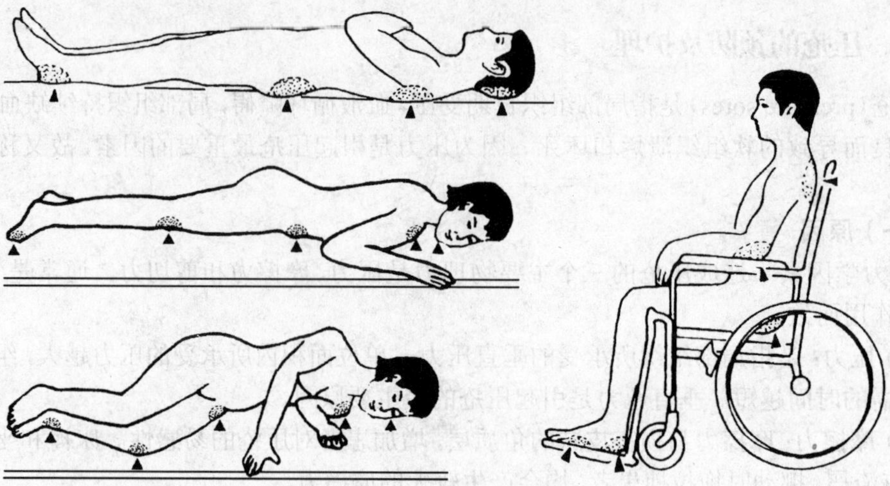

图 7-10 压疮的好发部位

4. 坐位 好发于坐骨结节、肩胛骨、足跟。

（三）易发人群

预防压疮发生的关键在于消除其诱发因素，因此首先应找出易引起压疮的危险因素。

1. 危险因素评估 评估患者发生压疮的危险因素主要有以下几项（表 7-2），总分≤16 分者易发生压疮；分值越低，发生压疮的危险性越大。

表 7-2 压疮危险因素评估

项目	评分			
	4分	3分	2分	1分
精神状态	清醒	淡漠	模糊	昏迷
营养状况	好	一般	差	极差
运动情况	活动自如	轻度受限	重度受限	运动障碍
活动情况	活动自如	扶助行走	依赖轮椅	卧床不起
排泄控制	能控制	尿失禁	大便失禁	二便失禁
循环	毛细血管再灌注迅速	毛细血管再灌注减慢	轻度水肿	中度至重度水肿
体温	36.2～37.2℃	37.3～37.7℃	37.8～38.3℃	>38.3℃
使用药物	未使用镇静剂或类固醇	使用镇静剂	使用糖皮质激素	使用镇静剂和糖皮质激素

2. 易发生压疮的高危人群

（1）老年人：皮肤松弛、干燥，缺乏弹性，皮肤脂肪萎缩变薄，易损性增加。

（2）肥胖者：过重的体重造成骨隆凸处压力增加。

（3）瘦弱者：骨隆凸处皮下脂肪层薄，缓冲作用减弱。

（4）神经系统疾病者：如痴呆、昏迷不醒者，其自发性活动减弱或丧失；瘫痪者，部分肢体活动障碍。

（5）发热者：排汗增多，汗液刺激皮肤，同时消耗大量能量。

（6）因医疗措施限制活动者：如牵引、石膏固定、手术患者。

（7）水肿患者：水肿降低自身的抵抗力。

(8) 疼痛者:为避免疼痛处于强迫体位而不敢活动者。

(9) 服用镇静剂者:自发性身体活动减少。

(10) 大便失禁者:大、小便失禁者皮肤经常受到污物、潮湿的刺激。

对于确认为易发生压疮的患者,应定时观察受压皮肤情况,及时评估,采取防范措施。

(四)压疮的预防

压疮虽然好发,但绝大多数是能预防的。精心、科学的护理,可以将压疮的发生降到最低程度,这就要求护士在工作之中要做到"六勤":勤观察、勤翻身、勤按摩、勤擦洗、勤整理、勤更换。交班时,严格交接局部皮肤情况及护理措施落实情况。

1. 避免局部组织长期受压

(1) 定时更换体位。更换卧位可以减轻组织的压力。鼓励和协助患者经常更换卧位,一般每2小时翻身一次,必要时每小时翻身一次,建立床头翻身记录卡(表7-3)。

表7-3 翻身记录卡

姓名	床号		
日期/时间	卧位	皮肤情况	执行者

(2) 保护骨隆凸处和支持身体空虚处。一些特殊的床或床垫可以减少活动障碍对皮肤和骨骼组织的损伤,如气垫褥、水褥、羊皮褥等可使支撑体重的面积加大,减少局部受压,保护骨骼隆凸处皮肤,起到预防压疮的作用。另外,还可以用软枕垫在身体空隙处,以扩大支撑面积,减轻骨隆凸部位皮肤的压力。

(3) 正确使用石膏绷带、夹板、牵引或其他矫正器械。衬垫应松紧适度,应仔细观察局部和肢端皮肤的颜色、温度变化情况,重视患者的主诉,如发现石膏绷带过紧或凹凸不平,应立即通知医生,及时调整。

2. 避免局部受潮湿、摩擦刺激

(1) 保持床铺清洁、干燥、平整,无皱褶,无碎屑。

(2) 有大小便失禁、呕吐、出汗者,应及时擦洗干净,衣服、被单随湿随换;伤口若有分泌物,要及时更换敷料,不可让患者直接卧于橡胶单上。

3. 促进血液循环

(1) 对长期卧床的患者,可每日进行全范围的关节运动,维持关节的活动性和肌肉的张力,促进肢体血液循环。

(2) 定期检查受压部位,经常进行温水擦浴,不仅能清洁皮肤,还能刺激皮肤血液循环,改善局部营养状况,增强皮肤抵抗力。

4. 改善机体营养状况 长期卧床或病重者,应注意全身营养,在病情允许的情况下给予高能量、高蛋白、高维生素等营养丰富、易于消化的膳食,确保正氮平衡。不能进食者给予鼻饲,必要时需加支持疗法,如补液、输血、静脉滴注高营养物质等,以增强抵抗力及组织修复能力。

5. 避免摩擦力和剪切力的作用

(1) 更换卧位时，应防止身体下滑。当患者取半坐卧位时，为防止身体下滑，应摇起床尾，并在腘窝处垫软枕。对长期坐轮椅者，为防止身体下滑，应给予适当约束。

(2) 协助患者更换床单、衣服及翻身时，应抬高患者身体离开床面，切忌拖、拉、拽等动作，避免形成摩擦力损伤皮肤。

(3) 正确使用便盆。使用时，应协助患者抬高臀部，不可硬塞、硬拉。必要时，可在便盆边缘垫以软纸或棉布，以防擦伤皮肤。不可使用有裂损或掉瓷的便盆。

(五) 压疮的分期

压疮的发生是一个循序渐进的过程，依据其损伤程度可分为三期：

1. 淤血红润期　局部皮肤受压或受潮湿刺激后，出现暂时性血液循环障碍。主要表现为受压部位的皮肤呈暗红色，并有红、肿、热、触痛或麻木，解除压力 30 分钟后，皮肤颜色仍不能恢复至正常。此期为可逆性改变，皮肤完整性未破坏，如及时去除致病因素，可阻止压疮的继续发展。

2. 炎性浸润期　损伤延伸到皮下脂肪层。受压部位呈紫红色，皮下产生硬结，皮肤因水肿而变薄，并有炎性渗出，形成大小不一的水疱。水疱破溃后，形成潮湿红润的创面，此期患者感觉疼痛。

3. 溃疡期　根据组织坏死程度又可分为浅度溃疡期和坏死溃疡期。前者较轻，为浅层组织感染、化脓，脓液流出后形成溃疡，患者感觉疼痛加剧。后者严重，感染向周围及深部扩展，常可深达骨面，坏死组织发黑，脓性分泌物增多，有臭味。若细菌及毒素侵入血液循环，还可造成脓毒血症或败血症，危及患者的生命。

(六) 压疮的治疗及护理

发生压疮后，应积极地进行治疗，防止进一步发展和继发感染的发生。

1. 淤血红润期　此期护理的关键在于去除危险因素，加强预防措施，避免压疮进一步发展。如增加翻身次数，红外线照射每日两次等，避免压疮继续发展。也可用水胶体敷料溃疡贴或透明贴，促进血运，改善压红和淤血。此外，加强营养，改善患者的全身营养状况。

2. 炎性浸润期　此期护理重点在于保护创面，预防感染。除采取上述措施避免损伤继续发展之外，对未破的小水疱应减少摩擦，防止破裂，促进水疱自行吸收，也可用无菌注射器抽出水疱内液体后覆盖水胶体敷料透明贴；大水疱应消毒局部皮肤，用无菌注射器抽吸水疱内液体后，再用无菌敷料包扎，或使用水胶体敷料溃疡贴、透明贴覆盖；水疱若已破溃，露出创面，则应消毒创面及创面周围皮肤后，再用无菌敷料包扎或覆盖水胶体敷料溃疡贴、透明贴；对无感染的疮面也可采用新鲜鸡蛋内膜、纤维蛋白膜、骨胶原膜等贴于疮面治疗。

3. 溃疡期　此期的治疗护理原则为解除压迫，清洁创面，去除坏死组织和促进肉芽组织的生长。治疗的基本方法是清创后用无菌敷料包扎，伤口可用生理盐水或 3% 过氧化氢溶液冲洗，去除坏死组织，抑制细菌生长。为控制感染和增加局部营养供给，可在创面处覆盖浸有抗生素溶液或人血白蛋白溶液的纱布，或涂上胶原酶油膏后，用无菌敷料包扎，均有较好效果。对于干痂创面可用清创胶、水胶体敷料溃疡贴、透明贴覆盖；黑色坏死组织和黄色腐肉的创面在清除坏死组织后用水凝胶敷料清创胶、泡沫敷料覆盖创面；肉芽生长期的创面可用溃疡糊、泡沫敷料覆盖；潜行窦道渗出液多者可用藻酸盐填充条、泡沫敷料覆盖创面，渗出液少者可用溃疡糊、泡沫敷料覆盖创面；感染伤口可用银离子泡沫敷料覆盖，促进伤口愈合。

对大面积、深达骨质的压疮，如经上述治疗均不理想，可采用外科治疗方法加速愈合。具体方法包括引流、清除坏死组织、植皮及修补缺损组织等，以缩短压疮的病程，减轻患者痛苦，为创伤的恢复创造有利条件。

知识链接

湿性伤口愈合疗法

据研究，湿润环境更有利于创面上皮细胞形成，使创面不经过一般的结痂过程而自然愈合，而且愈合速度要比干性环境快一倍。并且湿性治疗更换敷料时可整块揭除，不会损伤肉芽组织和新生上皮组织，可有效地减轻常规换药带来的痛苦。

第四节 晨、晚间护理

一、晨间护理

【目的】

1. 使患者清洁、舒适，预防并发症的发生。

2. 保持病室整洁、美观、舒适。

3. 观察和了解病情，为诊断、治疗和护理提供依据。

【评估】

1. 患者的状况 患者的病情、自理能力、精神状态、睡眠情况、皮肤情况、心理需要等。

2. 床单位和病室 床单位的整洁程度，床上用物是否需要更换，病室的温度、湿度和通风情况等。

【实施】

1. 对于病情较轻、能自理的患者，应鼓励其自行洗漱。护士可根据需要进行扫床、更换床单，整理好床单位。

2. 对于病情较重、不能自理或部分自理的患者，如危重、高热、昏迷、瘫痪、大手术后或年老体弱者，护士应协助其完成晨间护理，内容包括：

(1) 协助患者排便、洗漱，必要时进行口腔护理，协助患者翻身并检查皮肤受压情况，用温水擦洗背部并用50%乙醇按摩骨隆凸处。

(2) 整理床单位，按需要更换衣服和床单(卧有患者床的整理及更换床单法)。

(3) 与患者进行晨间交流，询问夜间睡眠情况，给予必要的心理护理和健康教育。

(4) 整理病室，酌情开窗通风，保持病室内空气新鲜。

【评价】

1. 患者感到清洁、舒适，无压疮及肺炎等并发症发生。

2. 病床及病室保持整齐、清洁。

二、晚间护理

【目的】

1. 保持病室安静、整洁、空气流通，使患者清洁、舒适，易于入睡。

2. 观察和了解病情，预防并发症的发生。

【评估】

1. 患者的状况 患者的病情、自理能力、身体是否有不适、睡眠的习惯和需要等。

2. 病室和床单位 病室的温度、湿度、光线等是否适合患者的睡眠，床铺是否整洁、舒适。

【实施】

1. 协助患者排便、洗漱，必要时给予口腔护理，用热水泡脚。女患者协助其冲洗会阴。检查全身皮肤受压情况，按摩背部及骨隆凸处，根据情况更换衣服和床单，整理好床铺。

2. 保持病室安静、空气流通，减少噪音，调节光线和室温，创造良好的睡眠环境。根据需要增减盖被。

3. 经常巡视病房，了解患者的睡眠情况，观察病情并酌情处理。

【评价】

1. 患者感觉清洁、舒适。

2. 病床、病室整洁，室内安静，患者容易入睡。

3. 加强与患者交流，了解患者身心状况。

三、卧有患者床的整理及更换床单法

（一）卧有患者床整理法

【目的】

1. 保持病床平整、舒适，预防皮肤感染和压疮。

2. 满足患者身心需要，保持病室整洁、美观。

【评估】

1. 患者病情，意识状态，肢体活动能力，自理能力，心理反应及合作程度。

2. 患者的清洁习惯，是否需要便器。

3. 床单位的清洁程度，病室环境是否安全、保暖，有无患者正在治疗或饮食。

【计划】

1. 用物准备 床刷及套（略湿润）。

2. 患者准备 患者了解整理目的并能积极配合。

【实施】

1. 操作方法

(1) 洗手，戴口罩。备齐用物携至患者床旁，核对床尾卡。酌情关闭门窗调节室温，必要时屏风或窗帘遮挡患者。

(2) 再次向患者解释操作目的和配合方法；移开床旁桌椅，如病情许可，放平床头和床尾支架，意识不清者设床档，调整床的高度至方便操作的位置。

(3) 松开床尾盖被，把枕头移向对侧，并协助患者背向护士侧卧，盖好被子。

(4) 从床头到床尾松开近侧各层床单，取床刷扫净一次性中单上的渣屑，搭在患者身上，然后从床头到床尾扫净大单上的渣屑。

(5) 将大单、一次性中单逐层拉平铺好。

(6) 协助患者翻身侧卧于扫净侧，转到对侧以同样的方法扫净中单和橡胶单或一次性中单、大单上的渣屑并拉平铺好各层。

(7) 协助患者平卧，整理盖被，棉胎上缘与被套封口端平齐，拉平棉胎和被套，两侧边缘向内折叠与床沿平齐，尾端塞于床垫下或内折与床尾平齐；取下枕头，拍松后放回患者头下。

(8) 移回床旁桌椅，根据病情摇起床头和膝下支架，整理床单位，帮助患者取舒适卧位，打开门窗，整理用物后洗手。

2. 注意事项

(1) 操作中保证患者安全、舒适，必要时使用床档，以防止患者在变换体位时坠床。

(2) 病室内有患者进餐或做治疗时应暂停整理。整理前护士应洗手，污染用物应放入污衣袋内。操作中动作要轻稳，避免尘埃飞扬。护士每整理一张床后均须用消毒毛巾擦手。

(3) 操作中注意节时省力(同备用床)。

(4) 若两人配合操作，注意动作协调一致。

(5) 操作中注意与患者交流，随时观察患者的反应，一旦病情发生变化，应立即停止操作。

(6) 健康教育：告知患者在整理过程中，如感觉不适应立即向护士说明，防止意外发生。告知患者被服一旦被渗出液、尿液、粪便等污染，应立即通知护士，请求更换。

【评价】

1. 患者感觉舒适、安全。

2. 操作轻稳，节时省力，床单位整洁、美观。

3. 护患沟通有效，满足患者身心需要。

(二) 卧有患者床更换床单法

【目的】

同卧有患者床整理法。

【评估】

同卧有患者床整理法。

【计划】

1. 用物准备　清洁大单、一次性中单、被套、枕套、床刷及套(略湿润)，需要时准备清洁衣裤和便器。

2. 患者准备　患者了解更换床单的目的并能积极配合。

【实施】

1. 操作方法

(1) 携物至床旁，核对患者。移开床旁桌椅，放平床上支架，设床栏。

(2) 松开床尾盖被，按需给便盆。

(3) 更换床单法

▲侧卧位更换床单法

1) 把枕头移向对侧，协助患者背向护士侧卧，盖好被子。

2) 从床头到床尾松开近侧各层床单，将一次性中单污染面向内翻卷塞于患者身下；再将大单污染面向内翻卷塞于患者身下，扫净床褥。

3) 将清洁大单中线与床中线对齐，正面向上铺在床褥上，将近侧大单展开，对侧一半大单塞入患者身下，按铺床法铺好近侧大单；将一次性中单中线对齐铺于近侧大单上，卷对侧一次性中单塞于患者身下，将近侧一次性中单拉紧塞入床垫下(图 7-11)。

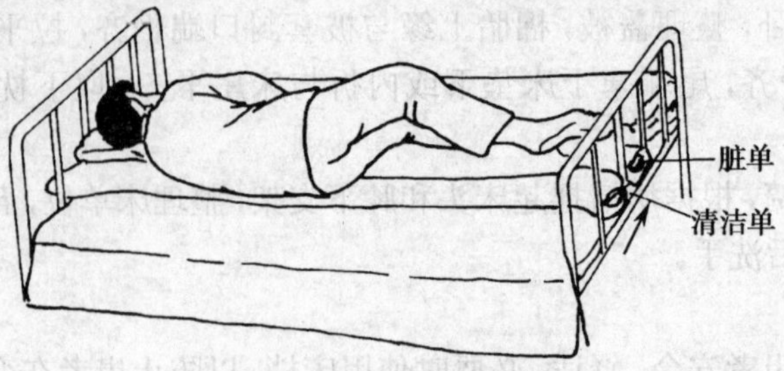

图 7-11 侧卧更换床单法

4）协助患者平卧，护士转向对侧，移枕头于患者头下并协助患者背向护士侧卧于铺好的一侧；松开各层床单，取出一次性污中单放于医疗垃圾桶内，将污大单放于护理车下层（或污衣袋内）；从床头至床尾扫净床褥渣屑，取下床刷套放于护理车下层（或污衣袋内），床刷放于护理车上层；从患者身下取出清洁大单和一次性中单，展开拉紧铺好。

▲平卧位更换床单法

1）先松开大单、一次性污中单。

2）一手托起患者的头部取出枕头，拆下枕套放于护理车的下层，枕芯放于椅子上，将床头大单、一次性中单卷成筒状塞在患者的肩下（图 7-12A）。

3）将卷成筒状的清洁大单放在床头，对齐床中线，铺好床头大单。

4）抬起患者上半身，将污大单、一次性污中单一起从患者的肩下卷至臀下，同时将清洁大单拉至臀下（图 7-12B）。

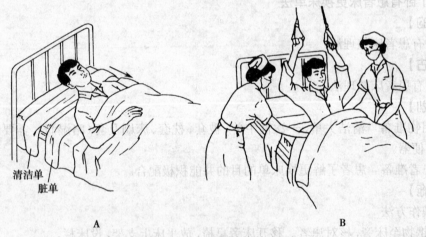

图 7-12 平卧更换床单法

5）放下患者的上半身，抬起患者的臀部迅速撤下污大单、橡胶单和污中单或一次性污中单，将清洁大单拉至床尾，展平铺好。将一次性污中单置于医疗垃圾桶内，污大单放于护理车下层（或污衣袋内）。

6）将大单中部边缘拉紧，塞入床垫下。

7）铺好一侧的一次性中单，另一半塞入患者的身下，转至对侧，拉出患者身下的一次性中单，展平铺好。

（4）协助患者平卧，铺清洁被套于盖被上，打开被套尾端开口，从污被套里取出棉胎（S 形折叠）放于清洁被套内，套好被套，棉胎上缘与被套封口端平齐，拉平棉胎和被套，取出污被套放于护理车的下层（或污衣袋内）。拉平棉胎和被套系带，两侧边缘向内折叠与床沿平齐，尾端塞于床垫下或内折与床尾平齐。

（5）套好枕套，轻轻拍松，置于患者头下。

（6）移回床旁桌椅，根据病情摇起床头和膝下支架，整理床单位，帮助患者取舒适卧位，打开门窗；整理用物后洗手。

2. 注意事项　同卧有患者床的整理法。

【评价】

同卧有患者床的整理法。

（刘耀辉）

复习思考题

1. 特殊口腔护理的适应证有哪些？

2. 压疮发生的原因包括哪些？

3. 男性，58岁。长期卧床，近日发现其尾骶部皮肤呈紫色，有水疱，皮下可触及硬结。问：

(1) 该患者出现了什么并发症？

(2) 属哪一期？

(3) 应如何进行护理？

第八章　生命体征的观察及护理

学习要点

1. 体温、脉搏、呼吸、血压的正常值及生理变化。
2. 异常体温、脉搏、呼吸、血压的评估与护理。
3. 测量体温、脉搏、呼吸、血压的方法；体温单的绘制方法。
4. 体温过高、体温过低、稽留热、弛张热、间歇热、不规则热，心动过缓、心动过速、脉搏短绌，深度呼吸、潮式呼吸、高血压、低血压的概念。

生命体征是体温、脉搏、呼吸、血压的总称。正常情况下生命体征相对稳定，但在病理情况下，其变化极其敏感。因此生命体征是机体内在活动的一种客观反映，是衡量机体身心状况的有效指标。护士通过对患者生命体征的观察与测量，可以了解疾病的发生、发展和转归，为预防、诊断、治疗疾病和护理计划的制订提供可靠依据，所以生命体征的观察与测量具有极其重要的临床意义。

案例分析

男性，20 岁。持续 2 周体温在 39～40℃左右波动，且日差不超过 1℃，P 100 次 / 分钟，R 24 次 / 分钟，神志清楚，面色潮红，口唇干裂，食欲差。

请写出：

1. 患者目前的发热程度和热型。
2. 对患者可采取哪些护理措施？
3. 物理降温后体温下降至 38.5℃，如何绘制到体温单上？

第一节　体　　温

机体温度分为体核温度和体表温度。体温（body temperature）是指身体内部（胸腔、腹腔和中枢神经）的温度，又称体核温度，其特点是相对稳定且较体表温度高。体表温度是指皮肤表面的温度。由于受环境温度的影响，体表温度低于体核温度。医学上所说的体温是指机体深部的平均温度。

一、正常体温及生理性变化

（一）体温的产生及调节

1. 体温的产生　体温是由三大营养物质（碳水化合物、脂肪、蛋白质）氧化分解而产生。三大营养物质在体内氧化分解产生的能量，50% 左右迅速转化成热能以维持体温，并不断地散发到体外，其余的能量转移到三磷酸腺苷（ATP）的高能磷酸键中，供机体利用，最终仍转化为热能散发到体外。

2. 体温的调节　正常情况下，通过体温调节，人体的产热与散热保持动态平衡，所以人体有相对恒定的体温。体温调节分生理性体温调节和行为性体温调节两类。

生理性体温调节是指通过下丘脑的体温调节中枢，控制产热与散热效应器的活动，将体温维持在一个调定点，约37℃。机体的温度感受装置能经常感受体温的高低并发出信息，反馈到下丘脑的体温调节中枢，下丘脑的体温调节中枢能根据这种反馈信息与调定点比较，不断地调整产热与散热活动，如血管的舒缩、骨骼肌及汗腺的活动，使体温与调定点一致。

行为性体温调节是以生理性体温调节为基础，根据环境温度与个人对冷、热的敏感性来进行调节，主要通过调整身体的姿势和行为来实现。如天冷时人体增加衣服或蜷曲四肢和身体。

3. 产热与散热　人体以化学的方式产热，产热的主要部位是内脏和骨骼肌。使产热增加的因素有进食、寒战、强烈的情绪反应、交感神经兴奋、甲状腺激素分泌增加、环境温度增高或暂时性降低；相反，禁食、肌肉活动的减少等会使产热减少。

散热的途径有皮肤、呼吸道和排泄。皮肤是主要的散热器官，占总散热量的70%，呼吸道散热占29%，排泄散热占1%。人体的散热方式主要有四种：辐射、传导、对流、蒸发。

(1) 辐射：是指热由一个物体表面通过电磁波的形式传到另一个与它不接触的物体表面的散热方式。它是人体安静状态下处于气温较低环境中主要的散热方式。影响辐射散热的因素包括环境温度、有效的辐射面积、皮肤的颜色以及衣着的情况等。

(2) 传导：指热在一个物体内部或两个直接接触的物体间传导的散热方式，热由温度高的部位传向温度低的部位。影响传导散热的因素有物体接触面积、温差的大小及物体导热的性能。由于水的导热性能好，临床上常采用冰袋、冰帽、冰水冷敷为高热患者物理降温，就是利用传导散热的原理。

(3) 对流：指通过气体或液体的流动交换热量的散热方式，是传导散热的一种特殊形式。对流依空气或液体的密度差异决定流速，人体通过血液循环将热传导到体表再通过其他散热方式散发出去。

(4) 蒸发：指从液体变为气体的过程中吸收体热的一种散热方式。人体的呼吸道、口腔黏膜及皮肤随时都在进行蒸发散热。当环境温度等于或高于人体皮肤温度时，蒸发是主要的散热方式。

（二）正常体温及生理性变化

1. 正常体温　体温以摄氏温度（℃）和华氏温度（℉）来表示，两者换算公式为：

$$℃=(℉-32)\times 5/9 \quad ℉=℃\times 9/5+32$$

由于体核温度不易测试，临床上测量体温常以口腔、腋下和直肠温度为标准。在三种测量方法中，直肠温度最接近人体深部温度，但在日常护理工作中，采用口腔和腋下温度测量更为方便。正常体温的范围见表8-1。

表8-1　成人体温正常范围及平均值

部位	正常范围（℃）	平均值（℃）
腋窝	36.0～37.0	36.5
口腔	36.3～37.2	37.0
直肠	36.5～37.7	37.5

2. 生理性变化　体温并不是固定不变的，而是受许多生理因素的影响，在一定的范围内波动，波动的幅度一般不超过0.5～1.0℃。影响体温的生理因素有：

(1) 昼夜因素：正常人的体温在24小时内呈周期性变化，与机体的昼夜活动规律有关。一般清晨2～6时体温较低，白昼开始活动后逐渐升高，下午1～6时体温最高。

(2) 年龄：不同年龄由于基础代谢水平不同，其体温也不同。儿童新陈代谢旺盛，体温略高于成人；老年人代谢率低，体温略低于成年人。新生儿尤其是早产儿，因体温调节中枢尚未发育完善，调节体温的能力差，其体温容易受环境温度的影响而变化，因此对新生儿应加强防寒保暖护理。

(3) 性别：一般来说，女性比男性的皮下脂肪厚，维持体热能力强，所以女性体温比同龄且体型差不多的男性约高0.3℃。成年女性的基础体温随月经周期而出现规律性变化，即在排卵前体温较低，至排卵日最低，排卵后体温又逐渐上升。体温的这种规律性变化与血中孕激素水平周期性变化有关，即在排卵后由于孕激素水平上升，体温会升高约0.2～0.3℃。因此在临床上可通过连续测量基础体温了解月经周期中有无排卵和确定排卵日期。

(4) 饮食：进食后，由于食物的特殊动力作用，可以使体温暂时性升高0.3℃左右。而饥饿、禁食时体温会降低。进食冷或热的食物可以暂时影响口腔的温度。

(5) 药物：镇静和麻醉药物可抑制体温调节中枢或影响传入途径的活动并能扩张血管，增加散热，降低机体对寒冷环境的适应能力。因此对手术患者应加强术中、术后的保暖护理。

(6) 肌肉活动：剧烈的肌肉活动可使骨骼肌紧张并强烈收缩，产热增加，导致体温升高。临床上测量体温应在安静状态下测量。

此外，环境温度、情绪激动、精神紧张等因素都会对体温产生影响，在测量体温时应加以注意。

二、异常体温评估及护理

(一) 体温过高

1. 定义　体温过高(hyperthermia)指机体体温升高超过正常范围。一般而言，是指腋下温度超过37℃或口腔温度超过37.3℃，一昼夜体温波动在1℃以上。

病理性的体温升高包括发热和过热。发热(fever)是由于各种原因，下丘脑体温调节中枢的调定点上移，引起产热增加而散热减少，导致体温升高超过正常范围，是临床上常见的症状。临床上发热的原因可分为感染性发热和非感染性发热两类。各种病原体感染引起的发热属于感染性发热，非感染性发热由病原体以外的物质引起。过热指调定点并未发生上移，而是由于机体体温调节障碍、散热障碍、产热器官功能异常等，体温调节机构不能将体温控制在与调定点相适应的水平上，是被动性体温升高。

2. 发热程度的划分　以口腔温度为标准，按照发热的高低将发热分为：

(1) 低热：37.3～38℃

(2) 中度热：38.1～39℃

(3) 高热：39.1～41℃

(4) 超高热：41℃以上

3. 发热的临床过程　发热的临床过程一般分为三个阶段：

(1) 体温上升期：其特点为产热大于散热，体温升高。患者表现为畏寒、皮肤苍白、干燥无汗、疲乏不适，有时伴寒战。体温上升的方式有骤升和渐升。骤升是指体温在数小时内升至高峰，如肺炎球菌性肺炎；渐升是指体温在数小时内逐渐上升，数日内达到高峰，如伤寒。

（2）高热持续期：其特点为产热和散热在较高水平上趋于平衡。患者表现为热性面容（颜面潮红、皮肤灼热、呼吸加深加快）、心率增快、头痛、头晕，可有食欲不振、恶心、呕吐、腹胀、便秘、口干、尿少，甚至惊厥、谵妄、昏迷。高热持续时间因病情及治疗效果而异，可持续数小时、数日甚至数周不等。

（3）退热期：其特点为散热增加，产热趋于正常，体温恢复至正常。患者表现为大量出汗和皮肤温度降低。退热方式有骤退和渐退。骤退是指体温在数小时内降至正常，如大叶性肺炎、疟疾等；渐退是指体温在数日内降至正常，如伤寒、风湿热等。高热骤退时，由于大量出汗，造成循环血量不足，患者可发生虚脱，尤其是年老体弱、婴幼儿及患有心血管疾病的患者容易发生，医务人员必须加强观察。

4. 热型　将测得的体温连续绘制在体温单上所构成的体温曲线形态称为热型（fever type）。某些发热性疾病具有典型的发热形态，认真观察有助于疾病的诊断。常见的热型有（图 8-1）：

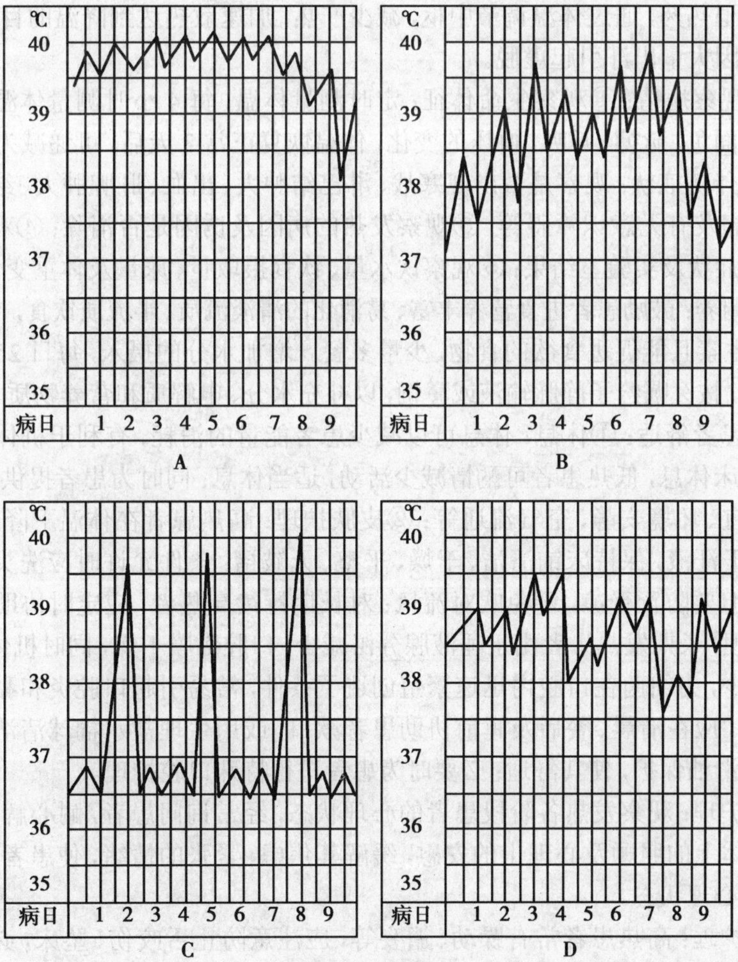

图 8-1　常见热型

A. 稽留热；B. 弛张热；C. 间歇热；D. 不规则热

（1）稽留热（constant fever）：体温持续在 39～40℃达数日或数周，24 小时波动不超过 1℃。常见于伤寒、肺炎等。

（2）弛张热（remittent fever）：体温持续高于正常，24 小时波动在 1℃以上，但最低温度仍高于正常水平。常见于败血症、风湿热等。

（3）间歇热（intermittent fever）：体温骤然升高至 39℃或以上，持续数小时或更长时间，然后迅速降至正常或正常以下，经过一段时间间歇后，又突然升高，如此有规律地反复发作。常见于疟疾。

（4）不规则热（irregular fever）：发热无规律，持续时间不定。常见于流行性感冒、肿瘤发热等。

值得注意的是，目前抗生素的广泛使用或应用解热药、肾上腺皮质激素等，使热型变得不典型。

5. 护理措施

（1）降低体温：可选用物理降温和药物降温的方法。物理降温有局部和全身疗法两种。体温超过 39℃，选用局部冷疗，可采用冷毛巾、冰袋、化学制冷袋、通过传导方式散热。体温超过 39.5℃可采用温水拭浴、乙醇拭浴的全身冷疗方法，具体方法见第九章冷热疗法。药物降温常用退热药，通过体温调节中枢，减少产热，加速散热达到降温的目的。使用中注意防止退热时因大量出汗引起虚脱。

（2）加强观察病情：①观察生命体征：定时测量体温，每 4 小时测量体温一次，同时密切观察患者的面色、脉搏、呼吸、血压的变化，体温恢复正常 3 天后，可递减为 1～2 次 / 日；②观察发热的伴随症状：观察是否出现寒战、淋巴结肿大、出血、肝脾肿大、结膜冲血、单纯疱疹、关节肿痛及有无意识障碍等；③观察发热的病因及诱因是否消除；④观察治疗效果：比较治疗前后症状及实验室结果；⑤观察饮水量、饮食摄取量、尿量及体重变化。

（3）饮食调养：鼓励患者进食营养丰富、易消化的清淡流质、半流质饮食，应食用低脂肪、高蛋白、高维生素且能促进食欲的食物，少量多餐。增加水分的摄入，每日 2500～3000ml。对不能进食者，按医嘱给予静脉输液或鼻饲，以补充水分、电解质和营养物质。

（4）促进患者舒适：①休息：休息可以减少患者能量的消耗，有利于机体的康复；高热患者应绝对卧床休息，低热患者可酌情减少活动，适当休息；同时为患者提供合适的休养环境，如室温适宜、环境安静、空气流通等；②皮肤护理：高热患者在体温下降时往往大量出汗，应及时擦干汗液，保持床铺清洁、干燥、平整、无皱褶；条件允许时应洗头、沐浴以保持皮肤的清洁，但要防止受凉，避免吹对流风；对长期持续高热者，应定时协助翻身，防止压疮；③口腔护理：长期发热患者由于唾液腺分泌减少，口腔黏膜干燥，同时机体抵抗力下降，饮水、进食减少，为细菌在口腔内迅速繁殖创造了条件，常易引起口腔炎和黏膜溃疡；为预防口腔内感染，应在清晨、餐后及睡前协助患者漱口，或用生理盐水棉球清洁口腔；为口唇干裂患者涂润滑油保护，使其舒适；必要时为患者进行特殊口腔护理。

（5）心理护理：观察发热各阶段患者的心理状态，经常询问患者，耐心解答患者提出的问题，通过身体上的照顾及心理上的安慰，缓解其焦虑、紧张的情绪，使患者达到接受治疗与护理的最佳心理状态。

（6）安全护理：高热患者常有躁动、谵妄等，应注意防止舌咬伤、坠床，必要时用床档、约束带保护患者。

（7）健康教育：与患者共同探讨发热原因及防护措施，讲解物理降温的方法及其必要性；介绍休息、饮食调节及清洁卫生的重要性等。

（二）体温过低

1. 定义　体温过低（hypothermia）是由于各种原因引起的产热减少或散热增加，导致体温低于35℃，又称体温不升。多因体温调节中枢尚未发育成熟或末梢循环不良，对外界环境温度变化不能自行调节所致。常见于早产儿、下丘脑受伤、严重营养不良、全身衰竭的危重患者。也可见于低温环境、低温麻醉、药物中毒等情况。

2. 临床分级

（1）轻度：32.1～35℃。

（2）中度：30～32℃。

（3）重度：<30℃，瞳孔散大，对光反射消失。

（4）致死温度：23～25℃。

3. 临床表现　皮肤苍白、口唇及耳垂呈紫色、发抖、心跳及呼吸减慢、血压下降、尿量减少、意识障碍甚至昏迷。

4. 护理措施

（1）保暖措施：提供合适的环境温度（24～26℃），新生儿置温箱中。还可采用增加盖被、饮热饮料、增加衣物、放置热水袋或电热毯等措施予以保暖。

（2）观察病情：密切观察患者的生命体征和病情变化，至少每小时测体温一次，直至体温恢复正常并稳定。如果是治疗性体温过低，要防止冻伤。同时要注意呼吸、脉搏、血压的变化。

（3）心理护理：经常与患者交谈，了解患者的情绪变化，做好心理疏导工作。

（4）健康教育：教会患者避免导致体温过低的因素，如营养不良、衣服穿着过少、供暖设施不足、某些疾病等。

三、体温的测量

（一）体温计的种类及构造

1. 水银体温计　又称玻璃汞柱式体温计，是临床上最常用的体温计，分口表、肛表、腋表三种（图8-2）。是一种外标刻度的真空毛细玻璃管，一端贮存水银，当水银受热膨胀后沿毛细管上升，其高度与受热的程度成正比。体温计的毛细管下端和水银槽之间有一凹陷处，使水银柱遇冷不致下降，以便检视温度。水银体温计的刻度为35～42℃，每1℃分成10小格，在0.5℃和1℃处用较粗且长的线标示，在37℃处则以红线标记。

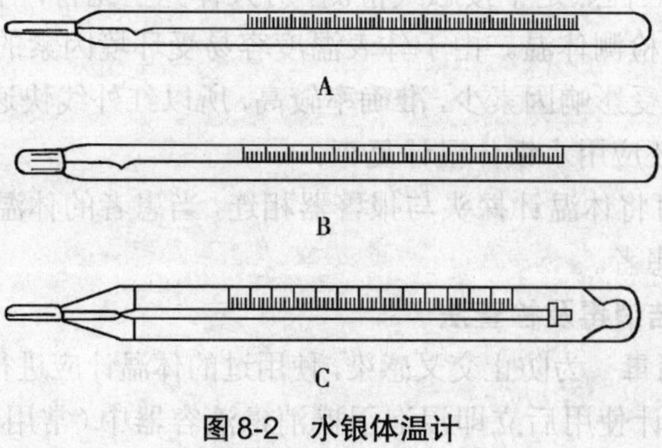

图8-2　水银体温计

A. 口表；B. 肛表；C. 腋表

2. 电子体温计　采用电子感温探头测量体温，测得的温度直接用数字显示，直观，准确，灵敏度高。有集体用电子体温计和个人用电子体温计两种（图 8-3）。使用时，将探头插入塑胶护套中置于测量部位，当体温计发出蜂鸣声，再持续 3 秒后，即可读取所显示的体温值。塑料护套为一次性用物，用毕可丢弃。

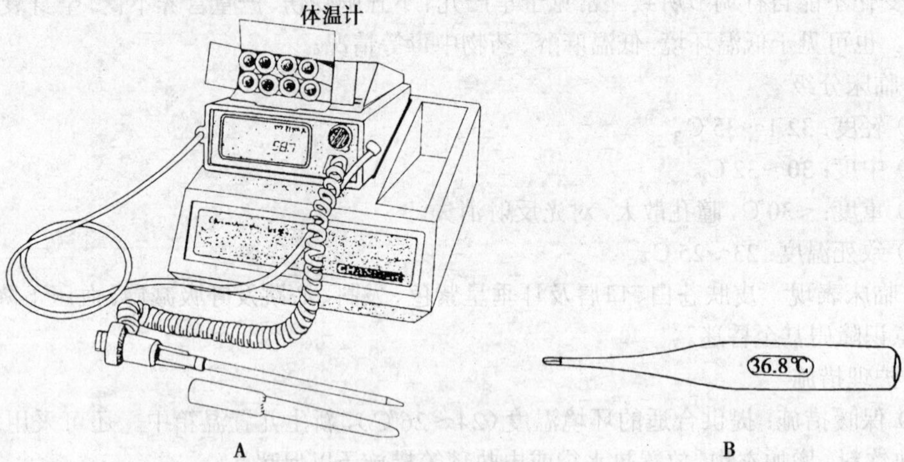

图 8-3　电子体温计

A. 医院用电子体温计；B. 个人用电子体温计

3. 可弃式体温计　为一次性使用的体温计。其构造为一含有对热敏感的化学指示点状薄片，测温时点状薄片随机体温度的变化而变色，显示所测得的温度（图 8-4）。可测口温和腋温。

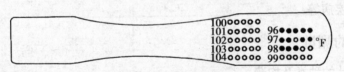

图 8-4　可弃式体温计

4. 感温胶片　是一种对温度敏感的胶片，可贴在前额和腹部，根据胶片颜色的改变来了解体温的变化，它不能显示具体的温度数值，只用于判断体温是否在正常范围。适用于新生儿及婴幼儿测量体温。

5. 红外线快速体温检测仪　该仪器通过接收人体红外线辐射来检测体温，可在 1 秒内快速完成体温测试，其优点是不接触式检测，对人体完全无害，可有效避免交叉感染，适合社区等人流大的区域检测体温。由于体表温度容易受环境因素的影响，而耳道深部的温度接近人体深部温度且受影响因素少，准确率较高，所以红外线快速体温检测仪多测耳温。但是疑有体温偏高者，还应用水银体温计复查。

6. 报警体温计　可将体温计探头与报警器相连，当患者的体温超过一定限度，它就会自动报警，适用于危重患者。

（二）体温计的清洁消毒及检查法

1. 体温计的清洁消毒　为防止交叉感染，使用过的体温计应进行消毒处理。方法：①水银体温计消毒法：体温计使用后立即浸泡于盛消毒液容器中（常用的消毒液有 1% 过氧乙酸、70% 乙醇等），30 分钟后取出，用手或用离心机将水银柱甩至 35℃以下，再放入另一盛消毒液容器中浸泡30分钟后取出，用冷开水冲洗干净，再用消毒纱布擦干，存放于消毒盒内备用；口表、腋表、肛表应分别消毒和存放；②电子体温计消毒法：仅消毒电子感温探头部分，消毒方法应根据制作材料的性质选用不同的消毒方法，如擦拭、熏蒸等。

2. 体温计的检测　为保证测量准确，要定期检测体温计。检测时，将需要检视的全部体温计水银柱甩至35℃以下，同时放入36～40℃的水中，3分钟后取出检视。凡误差在0.2℃以上或玻璃管有裂痕、水银柱自动下降者则不能使用。

（三）测量体温的方法

【目的】

1. 判断体温有无异常。

2. 动态观察体温的变化，了解患者的一般情况及疾病的发生、发展规律，为诊断、治疗、护理提供依据。

【评估】

1. 患者的一般情况（如年龄、性别）、病情、意识状态、治疗情况等。

2. 影响体温测量准确性的因素。

3. 患者的心理状态、合作程度。

【计划】

1. 用物准备　测量盘内备已消毒的体温计（检查体温计有无破损，清点体温计数目，将已消毒的体温计用消毒纱布擦干，检查汞柱是否在35℃以下，放于清洁容器内）、盛消毒液的容器、消毒纱布、记录本、笔、秒表。若测肛温，另备润滑油、棉签、卫生纸。

2. 患者准备

（1）体位合适，情绪稳定。

（2）测量体温前30分钟内无运动、进食、冷热敷、沐浴、坐浴等活动。

【实施】

1. 操作方法

（1）携用物至床边，核对床号、姓名，并对患者予以解释，以取得配合。

（2）根据患者病情及年龄的不同，选择不同部位测量体温。

1）口温测量法：嘱患者张口抬舌，将口表水银端斜放于舌下热窝处（图8-5），指导患者闭口用鼻呼吸，勿用牙咬体温计。3分钟后取出，擦净，检视记录，浸于盛消毒液容器中。

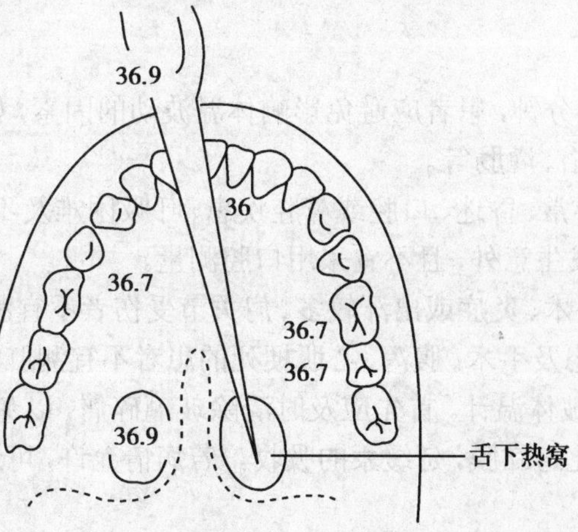

图8-5　舌下热窝

2）腋温测量法（图 8-6）：解开上衣，擦干腋下汗液，将体温计水银端放于腋窝深处紧贴皮肤，嘱患者屈臂过胸夹紧体温计，不能合作者由医护人员协助夹紧上臂。10 分钟后取出，擦净，检视记录，浸于盛消毒液容器中。

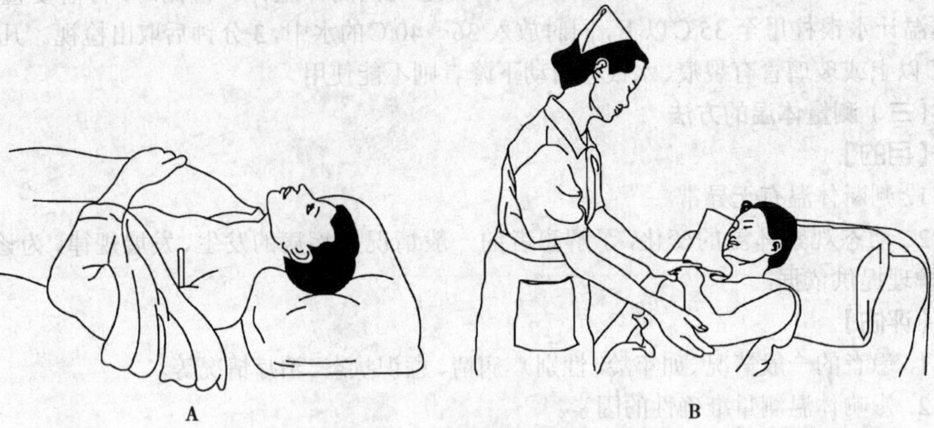

图 8-6　腋温测量法

3）肛温测量法（图 8-7）：嘱患者屈膝仰卧或侧卧，暴露臀部，将肛表水银端涂润滑油，轻轻插入肛门 3～4cm，3 分钟后取出，消毒棉球擦净体温计，卫生纸擦净肛门，协助患者取舒适体位，检视记录，将体温计浸于盛消毒液容器中。

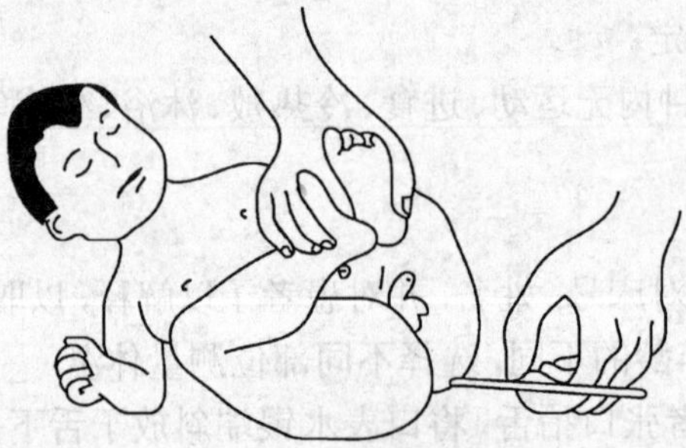

图 8-7　肛温测量法

2．注意事项

（1）测温前 20～30 分钟，患者应避免影响体温波动的因素，如进食、饮水、面颊部冷热敷、剧烈运动、沐浴、坐浴、灌肠等。

（2）婴幼儿、精神异常、昏迷、口腔或鼻腔疾患、呼吸困难及不能合作者测体温时，医护人员应守候在旁，防止发生意外，且不宜采用口腔测量。

（3）腋下有创伤、手术、炎症或出汗较多、肩关节受伤者不宜测腋温。

（4）直肠或肛门疾患及手术、腹泻、心肌梗死的患者不宜测肛温。

（5）若患者不慎咬破体温计，首先应及时清除玻璃碎屑，以免损伤口腔黏膜，再口服蛋清水或牛奶，以保护消化道黏膜，延缓汞的吸收。若病情允许，可进粗纤维食物（如韭菜、芹菜等），以加速汞的排出。

（6）所测体温如与病情不符，应重新测量，并在患者旁守护监测。

(7) 健康教育:

1) 向患者及家属讲解测量体温的重要性。

2) 教会患者及家属测量体温和检视体温的方法

3) 指导患者测量体温时避免影响体温准确性的因素。

【评价】

1. 患者理解测量体温的目的，愿意配合。

2. 患者了解测量体温的相关知识及注意事项。

3. 测量结果准确。

4. 测量体温过程中患者有安全感、舒适感。

(四) 体温曲线的绘制(详见本章第五节)

知识链接

婴幼儿测量体温的部位

婴幼儿除了肛门、腋窝可以作为测量体温的部位外，还可以在以下部位测量体温。

1. 颌下　测颌下颈温。将体温计置于颌下颈部皮肤皱褶处，10 分钟后取出。此方法尤其适用于 1 岁以内较胖的患儿。

2. 背部肩胛间　测背部肩胛间温。患儿取去枕仰卧位，将体温计水银端经一侧(左或右)颈下插入脊柱与肩胛骨之间的斜方肌部位，插入长度为 4.5～6.5cm，测量时间为 10 分钟。可作为暖箱内新生儿常规测温方法。

3. 腹股沟　测腹股沟温。被测试者侧卧，小腿弯曲 135°，大腿与腹壁间≤90°，将体温表水银端放于腹股沟中点处，紧贴皮肤，测量时间为 10 分钟。

此外，臀部、腹部、鼓膜及耳背均可作为婴幼儿体温测量的部位。

第二节　脉　搏

在每个心动周期中，由于心脏的收缩和舒张，动脉内的压力和容积也发生周期性的变化，导致动脉管壁产生有节律的搏动，称为动脉脉搏，简称脉搏(pulse)。

一、正常脉搏及生理性变化

(一) 脉搏的产生

心脏窦房结自律细胞发出兴奋冲动，传至心脏各部，致使心脏收缩。心脏收缩时，左心室将血液射入主动脉，主动脉内的压力骤然升高，动脉管壁随之扩张；心脏舒张时，动脉管壁弹性回缩。这种动脉管壁随着心脏的舒缩而出现的周期性起伏波动，即形成动脉搏动。

(二) 正常脉搏及生理性变化

1. 脉率　指每分钟脉搏搏动的次数(频率)。正常情况下，脉率和心率是一致的。正常成人在安静状态下，脉率为 60～100 次 /min。脉率受诸多生理因素影响而变化。

(1) 年龄：年龄愈小，脉率愈快，随着年龄的增长而逐渐减慢，老年时轻度增加(表 8-2)。

(2) 性别：女性比同龄男性脉率稍快，通常相差 5 次 / 分。

(3) 情绪：情绪波动可影响脉率。兴奋、恐惧、愤怒、焦虑可使脉率增快，忧郁、安静可使脉率减慢。

表 8-2　脉率的正常范围与平均脉率

年龄	正常范围（次 /min）		平均脉率（次 /min）	
出生～1 个月	70～170		120	
1～12 个月	80～160		120	
1～3 岁	80～120		100	
3～6 岁	75～115		100	
6～12 岁	70～110		90	
	男	女	男	女
12～14 岁	65～105	70～110	85	90
14～16 岁	60～100	65～105	80	85
16～18 岁	55～95	60～100	75	80
18～65 岁	60～100		72	
65 岁以上	70～100		75	

（4）活动：一般人运动后脉率会加快，休息则相反。

（5）体型：身材细高者比矮壮者的脉率慢，因体表面积越大，脉率越慢。

（6）饮食、药物：进食、使用兴奋剂、浓茶、咖啡可使脉率增快；禁食、使用镇静剂或洋地黄药物后可减慢。

（7）其他：气温过高或过低可使脉率增加。某些特殊的生理状况如妊娠期可使脉率加快。

2．脉律　脉律是指脉搏的节律性，反映左心室的收缩状况。正常脉搏搏动规则均匀，间隔时间相等，但正常小儿、青年和部分成年人可发生吸气时脉搏增快，呼气时脉搏减慢现象，称为窦性心律不齐，一般无临床意义。

3．脉搏的强弱　脉搏的强弱即血流冲击血管壁的力量强度的大小，其强弱取决于心搏出量、脉压、外周阻力的大小，也与动脉壁的弹性有关。正常时每搏的强弱相等。

4．动脉壁的情况　正常的动脉壁光滑、柔软，有一定弹性。

二、异常脉搏的评估与护理

（一）异常脉搏的评估

1．脉率异常

（1）速脉：成人在安静状态下脉率每分钟超过 100 次称为速脉，又称为心动过速（tachycardia）。常见于发热、甲状腺功能亢进、心力衰竭、休克等患者。一般体温每升高 1℃，成人脉率约增加 10 次 / 分，儿童则增加 15 次 / 分。

（2）缓脉：成人在安静状态下每分钟脉率少于 60 次 / 分称为缓脉，又称为心动过缓（hradycardia）。常见于颅内压增高、房室传导阻滞、甲状腺功能减退等患者。

2．脉律异常　脉搏的搏动不规则，间隔时间长短不一，称为脉律异常。

（1）间歇脉（intermittent pulse）：在一系列正常均匀的脉搏中，出现一次提前而较弱的脉搏，其后有一较正常延长的间歇（即代偿性间歇），称为间歇脉（或过早搏动）。如每隔一次或两次正常脉搏后出现一次过早搏动，称为二联律或三联律。常见于各种器质性心脏病患者，如心肌病、心肌梗死、洋地黄中毒等。正常人在过度疲劳、兴奋、体位改变时也偶尔出现间歇脉。

(2) 脉搏短绌(pulse deficit)：同一单位时间内脉率少于心率，称为脉搏短绌(又称为短绌脉)。其特点是脉搏细弱，极不规则；听诊时心律完全不规则，心率快慢不一，心音强弱不等。其发生机理是由于心脏收缩力强弱不等，有些心排出量少的搏动可发生心音，但不能引起周围血管的搏动，造成脉率少于心率。常见于心房纤颤的患者。

3. 脉搏强弱异常

(1) 洪脉(bounding pulse)：当心输出量增加，脉搏充盈度和脉压较大时，脉搏搏动强大有力，称为洪脉。常见于高热、甲状腺功能亢进、主动脉瓣关闭不全等患者。

(2) 丝脉(thready pulse)：当心输出量减少，动脉充盈度降低时，脉搏搏动细弱无力，扪之如细丝，称为丝脉，又称细脉。常见于大出血、休克、主动脉瓣狭窄等患者。

(3) 水冲脉(water hammer pulse)：脉搏骤起骤降，急促有力称为水冲脉。主要是由于收缩压偏高、舒张压降低，使脉压增大所致。常见于主动脉瓣关闭不全、甲状腺功能亢进患者。触诊时，将患者手臂抬高过头并紧握其腕部掌面，可感到急促有力的冲击。

(4) 交替脉(alternating pulse)：指节律正常而强弱交替出现的脉搏。主要由于心室收缩强弱交替而引起，为心肌损害的一种表现。常见于高血压心脏病、冠状动脉粥样硬化心脏病等患者。

(5) 奇脉(paradoxical pulse)：当平静吸气时，脉搏明显减弱甚至消失的现象称奇脉。其产生原因与吸气时左心室的搏出量减少有关。常见于心包积液、缩窄性心包炎等患者，是心脏填塞的重要体征之一。

4. 动脉壁的异常　早期动脉硬化可触知动脉壁弹性消失，呈条索状；严重时动脉壁不仅硬，而且呈纡曲和结节状，诊脉时如按在琴弦上。主要原因为动脉壁的弹力纤维减少，胶原纤维增多，使动脉管壁变硬，呈条索、纡曲状。

(二) 异常脉搏的护理

1. 休息与活动　指导患者多卧床休息，适当活动，以减少心肌耗氧量。

2. 观察病情　异常脉搏是某些疾病的重要征象。患者一旦出现异常脉搏，应密切监测脉搏变化，并指导患者按时服药，观察药物疗效和不良反应；对安置起搏器的患者应做好相应的处理。

3. 氧疗　根据患者的病情实施氧疗。

4. 心理护理　提供针对性的心理安慰，以缓解紧张、焦虑、恐惧心理。

5. 健康教育　保持情绪稳定，饮食清淡易消化，戒烟限酒，勿用力排便，学会自我观察药物的不良反应及简单的急救技巧等。

三、脉搏的测量

(一) 测量脉搏的部位

凡浅表、靠近骨骼的动脉均可用于诊脉。桡动脉是最常用和最方便的诊脉部位，其次为颞动脉、颈动脉、肱动脉、腘动脉、足背动脉、胫后动脉和股动脉等(图 8-8)。

(二) 测量脉搏的方法

【目的】

1. 判断脉搏有无异常。

2. 通过观察脉搏变化，间接了解心脏状况。

3. 协助诊断，为治疗、护理提供依据。

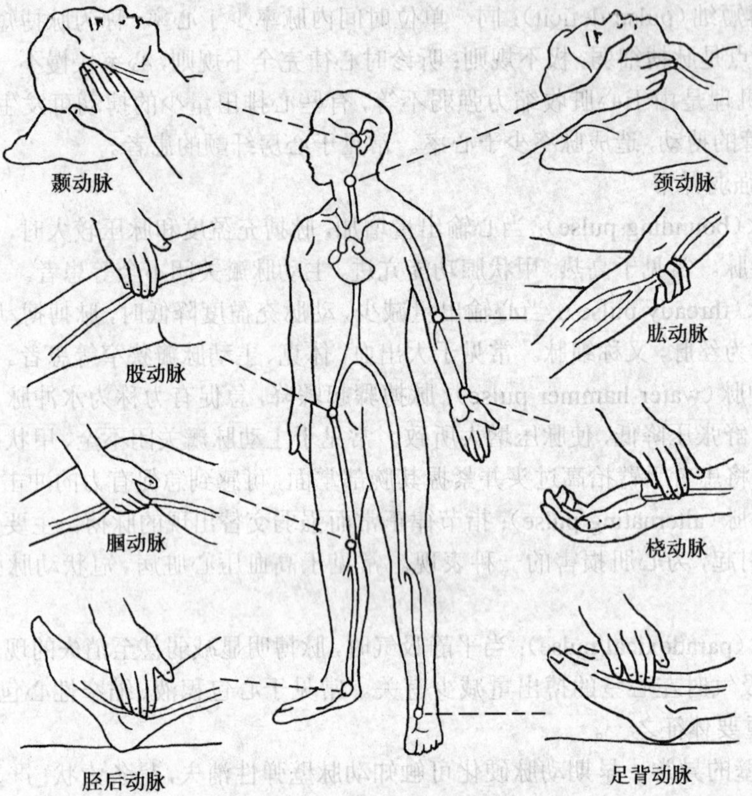

图 8-8　常用诊脉部位

【评估】

1. 患者的一般情况，如年龄、性别、目前的病情和治疗情况。

2. 患者 30 分钟内有无剧烈运动、情绪激动等影响因素存在。

3. 患者的心理状况与合作程度。

【计划】

1. 用物准备　记录本、笔、有秒针的表，必要时备听诊器。

2. 患者准备

(1) 体位舒适，情绪稳定。

(2) 测脉搏前 30 分钟内无剧烈运动、紧张、恐惧、哭闹等。

【实施】

1. 操作方法　以桡动脉为例。

(1) 备齐用物携带至床旁，核对床号、姓名后向患者解释测量脉搏的配合方法。

(2) 协助患者取坐位或卧位，手臂放松平置于舒适位置，腕部伸展，掌心向下。

(3) 测量者用示指、中指、无名指的指端按在患者桡动脉上，压力大小以能清楚触及脉搏搏动为宜。

(4) 计数：一般情况下测脉搏 30 秒，结果乘以 2 即可。异常脉搏、婴幼儿、危重患者应测 1 分钟。脉搏细弱难以触诊时，可用听诊器测心率 1 分钟。

(5) 若发现患者有脉搏短绌的表现，应由 2 人同时测量，一人听心率，另一人测脉率，由听心率者发出“开始”、“停止”口令，计数 1 分钟（图 8-9）。记录方式以分数式表示：心率 / 脉率/时间。如120/70次/分。

2. 注意事项

(1)不可用拇指诊脉，因拇指小动脉搏动较强，易与患者脉搏相混淆。

(2)为偏瘫患者测量脉搏，应选择健侧肢体。

(3)测脉率的同时，应注意脉搏强弱、节律、动脉壁弹性等，以便及时发现异常。

(4)健康教育

1)向患者及家属介绍监测脉搏的重要性和注意事项。

2)向患者及家属介绍测量脉搏的基本方法与脉搏的正常值。

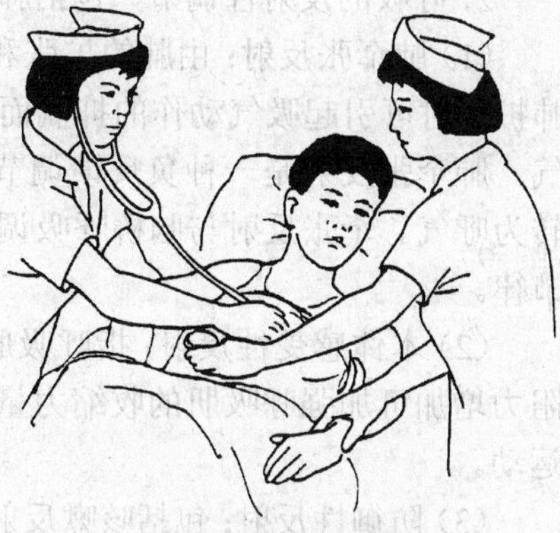

图8-9　脉搏短绌测量法

【评价】

1. 患者理解测量脉搏的意义。

2. 患者了解测量脉搏的正常值及注意事项。

3. 患者配合良好，测量结果准确。

(三)脉搏曲线的绘制(详见本章第五节)

第三节　呼　　吸

机体在新陈代谢过程中，需要不断地从外界环境中摄取氧气，并排出二氧化碳，这种机体与环境之间的气体交换过程称为呼吸(respiration)。呼吸的生理意义主要是维持机体内环境氧和二氧化碳含量的相对稳定，保证组织细胞代谢的正常进行。

一、正常呼吸及生理性变化

(一)呼吸的过程　呼吸的全过程由三个互相关联的环节组成。

1. 外呼吸　即肺呼吸。是指外界环境与血液之间在肺部进行的气体交换，包括肺通气和肺换气两个过程。

2. 气体运输　通过血液循环将氧由肺运送到组织细胞，同时将二氧化碳由组织细胞运送到肺。

3. 内呼吸　即组织换气。指血液与组织、细胞之间的气体交换。交换的结果使动脉血变成静脉血，体循环毛细血管的血液不断地从组织中获得二氧化碳，释放出氧气，达到组织换气的目的。

(二)呼吸运动的调节

呼吸运动是一种节律性的活动，由呼吸器官和辅助呼吸肌共同完成。呼吸运动具有随意性和自主性，受呼吸中枢的调节，呼吸中枢通过反射活动来调节呼吸运动。

1. 呼吸中枢　指中枢神经系统内产生和调节呼吸运动的神经细胞群，它们分布于脊髓、延髓、脑桥、间脑、大脑皮质等部位，在呼吸运动调节过程中，各级中枢发挥各自不同的作用，相互协调和制约。延髓和脑桥是产生基本呼吸节律的部位，大脑皮质可随意控制呼吸运动。

2. 呼吸的反射性调节 包括肺牵张反射、本体感受器反射及防御性反射。

(1) 肺牵张反射：由肺的扩张和缩小引起的反射性的呼吸变化，称肺牵张反射。即：当肺扩张时可引起吸气动作的抑制而产生呼气，当肺缩小时可引起呼气动作的终止而产生吸气。肺牵张反射是一种负反馈调节机制。其生理意义是使吸气不致过长、过深，促使吸气转为呼气。牵张反射与脑桥呼吸调节中枢共同调节着呼吸的频率和深度，维持正常的呼吸节律。

(2) 本体感受性反射：指呼吸肌本体感受器传入冲动引起的反射性呼吸变化。呼吸道阻力增加可加强呼吸肌的收缩力量，使呼吸运动增强。本体感受性反射参与维持正常呼吸运动。

(3) 防御性反射：包括咳嗽反射和喷嚏反射。喉、气管和支气管黏膜上皮的感受器受到机械或化学刺激时，可引起咳嗽反射，以排除呼吸道刺激物；鼻黏膜受到刺激时，可引起喷嚏反射，以排除异物和有害物质。因此，防御性反射是对机体有保护作用的呼吸反射。

3. 化学性调节 动脉血氧分压（PaO_2）、二氧化碳分压（$PaCO_2$）以及氢离子浓度（$[H^+]$）对呼吸运动的影响称为化学性调节。其中 $PaCO_2$ 是调节呼吸中最重要的生理性化学因素。$PaCO_2$ 下降，出现呼吸运动减弱暂停；$PaCO_2$ 升高，使呼吸加深加快，肺通气增加；$PaCO_2$ 超过一定水平，则抑制呼吸中枢，出现呼吸困难，头痛头昏，甚至昏迷，即出现 $PaCO_2$ 麻醉。$PaCO_2$ 对呼吸的调节是通过中枢和外周化学感受器两条途径实现的。$[H^+]$对呼吸的调节同 $PaCO_2$。PaO_2 降低时，引起呼吸加深加快，肺通气加强，PaO_2 是通过外周化学感受器对呼吸运动进行调节。

（三）正常呼吸及生理性变化

1. 正常呼吸 成人安静状态下呼吸频率为每分钟 16～20 次，节律规则，呼吸运动均匀且不费力。呼吸与脉搏的比例约为 1∶4，男性及儿童以腹式呼吸为主，女性以胸式呼吸为主。

2. 生理性变化 呼吸受许多生理因素的影响而在一定范围内波动。

(1) 年龄：年龄越小，呼吸频率越快。如新生儿呼吸每分钟约 44 次。

(2) 性别：同年龄的女性呼吸频率比男性稍快。

(3) 活动：剧烈运动可使呼吸加深加快，呼吸也因说话、唱歌、哭、笑以及吞咽、排泄等动作而有所改变。休息和睡眠时呼吸减慢。

(4) 情绪：强烈的情绪变化，如紧张、害怕、恐惧、愤怒、悲伤等会刺激呼吸中枢，导致屏气或呼吸加快。

(5) 血压：血压大幅度变动时，可以反射性影响呼吸，血压升高，呼吸减慢减弱，血压降低，呼吸加快加强。

(6) 其他：环境温度升高或海拔增加，均会使呼吸加快加深。

二、异常呼吸的评估与护理

（一）异常呼吸的评估

1. 频率异常

(1) 呼吸增快：成人在安静状态下呼吸每分钟超过 24 次，称为呼吸增快，也称为气促（表 8-3），常见于发热、疼痛、缺氧、甲状腺功能亢进等患者。一般体温每升高 1℃，呼吸频率约增加 4 次 / 分。

表 8-3　正常和异常呼吸对比

呼吸名称	呼吸形态	特点
正常呼吸	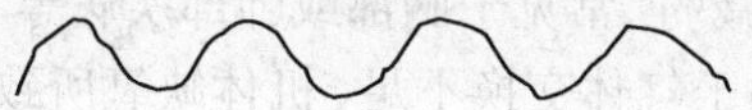	规则、平稳
呼吸增快	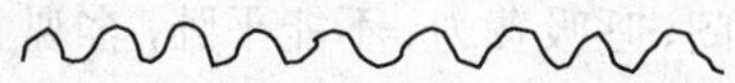	规则、快速
呼吸减慢	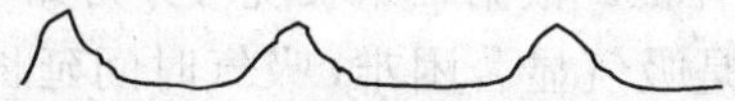	规则、缓慢
深度呼吸	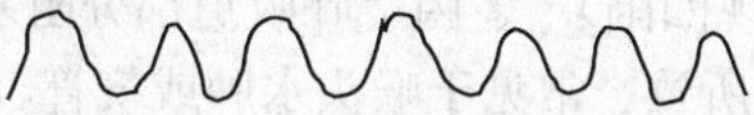	深而大
潮式呼吸	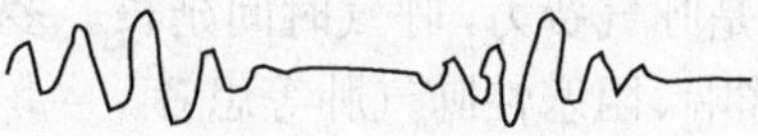	潮水般起伏
间断呼吸	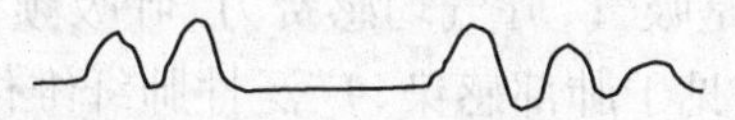	呼吸和呼吸暂停交替出现

(2) 呼吸减慢：成人呼吸每分钟少于 10 次，称为呼吸减慢。常见于颅内压增高、安眠药中毒等患者。

2．节律异常

(1) 潮式呼吸：又称陈 - 施氏呼吸（Cheyne-Stokes respiration）（表 8-3），是一种周期性呼吸异常。呼吸由浅慢逐渐转为深快，再由深快变为浅慢，然后暂停（5～30 秒），再出现上述状态的呼吸，如此周而复始，如潮水涨落一样，故称潮式呼吸。产生机制是由于呼吸中枢的兴奋性降低，只有当缺氧严重，二氧化碳积聚到一定程度，才能刺激呼吸中枢，使呼吸恢复或加快，当积聚的二氧化碳呼出后，呼吸中枢又失去有效的兴奋，呼吸又再次减弱或暂停，从而形成周期性变化。多见于脑炎、脑膜炎、尿毒症、巴比妥类药物中毒等患者。有些老年人在深睡时也可出现潮式呼吸，是脑动脉硬化的表现。

(2) 间断呼吸：又称毕奥呼吸（Biot's respiration）（表 8-3），为呼吸与呼吸暂停交替出现。其特点是有规律地呼吸几次后，突然停止呼吸，间隔短时间后，又开始呼吸，如此反复交替。其产生机制同潮式呼吸，但比潮式呼吸更为严重，预后更为不良，常出现在临终前。

(3) 点头呼吸：又称胸锁乳突肌呼吸。呼吸时，头随呼吸上下移动，常见于昏迷患者。

(4) 叹息样呼吸：表现为在一段浅快的呼吸节律中出现一次深大呼吸，并伴有叹息声。可见于神经衰弱、精神紧张的患者。如反复发作叹息样呼吸是临终前表现。

3．深浅度异常

(1) 深度呼吸：又称库斯莫呼吸（Kussmaul's respiration），是一种深而大的呼吸（表 8-3）。多见于尿毒症、糖尿病等引起的代谢性酸中毒患者。

(2) 浅快呼吸：是一种浅表而不规则的呼吸，有时呈叹息样。多见于呼吸肌麻痹、胸肺有疾患、休克患者，也可见于濒死的患者。

4．声音异常

(1) 蝉鸣样呼吸：吸气时有一种高音调似蝉鸣样的音响，多因声带附近有异物，使空气通过时发生困难所致。见于喉头水肿、痉挛、喉头异物等患者。

(2) 鼾声呼吸：呼气时发出鼾声。由于气管或支气管内有较多的分泌物蓄积所致，多见于昏迷等患者。

5. 形态异常

(1) 胸式呼吸加强、腹式呼吸减弱：常见于腹膜炎、腹水、妊娠后期、腹腔巨大肿瘤等。

(2) 腹式呼吸加强、胸式呼吸减弱：常见于胸部或肺部疾病等。

6. 呼吸困难(dyspnea)　是由于气体交换不足、机体缺氧所致的呼吸频率、节律和深浅度的异常。患者自感空气不足、胸闷、呼吸费力、不能平卧，客观上表现为烦躁、张口耸肩、口唇及指(趾)甲发绀、鼻翼扇动等体征。根据临床表现可分为如下几种：

(1) 吸气性呼吸困难：其特点是吸气显著困难，吸气时间延长，有明显的三凹征(吸气时胸骨上窝、锁骨上窝、肋间隙出现凹陷)。多因上呼吸道部分阻塞，气流不能顺利进入肺，吸气时呼吸肌收缩，肺内负压增高所致。常见于喉头水肿或气管、喉头异物等患者。

(2) 呼气性呼吸困难：其特点是呼气费力，呼气时间延长。多因下呼吸道部分梗阻，气流呼出不畅所致。常见于支气管哮喘、阻塞性肺气肿等患者。

(3) 混合性呼吸困难：其特点是吸气、呼气均感费力，呼吸频率快而表浅。多因广泛性肺部病变，呼吸面积减少所致。常见于肺部感染、广泛性肺纤维化、大面积肺不张、大量胸腔积液等患者。

(二) 异常呼吸的护理

1. 环境与休息　注意环境安静，保持空气清新，调节好室内温度和湿度，禁止吸烟。卧床休息，安置合适体位，以减少耗氧量。

2. 观察病情　观察呼吸的频率、节律、深度、声音、形态有无异常；有无咳嗽、咳痰、咯血、发绀、呼吸困难及胸痛表现；观察药物的治疗效果和不良反应。

3. 心理护理　消除患者的紧张、恐惧心理，稳定情绪，使其产生安全感，主动配合治疗。

4. 饮食　强调营养的重要性，平衡饮食，增强抵抗力，预防呼吸道感染的发生。

5. 保持呼吸道通畅　及时清除呼吸道分泌物，必要时给予吸痰。

6. 改善呼吸困难　根据病情给予氧气吸入或使用人工呼吸机，以改善呼吸困难。

7. 选用促进呼吸功能的有效措施

(1) 有效咳嗽：咳嗽是一种防御性呼吸反射，可排除呼吸道内的异物、分泌物，具有清洁、保护和维持呼吸道通畅的作用。护士应给予指导，使患者学会有效地咳嗽。有效咳嗽的方法是：患者取坐位或半坐卧位，屈膝，上身前倾，双手抱膝或在胸部和膝盖上置一枕头用两肋夹紧，深吸气后屏气3秒(有伤口者应将双手压在伤口两侧)，然后患者的腹肌收缩，用力做爆破性咳嗽，将痰咳出。

(2) 叩击：叩击胸背部，借助振动，使分泌物松脱而排出体外。方法：患者取坐位或侧卧位，操作者将手固定成背隆掌空状态，即手背隆起，手掌中空，手指弯曲，拇指紧靠示指，有节奏地自下而上，由外向内轻轻叩打，叩击过程中鼓励患者咳嗽。注意不可在裸露的皮肤、肋骨以下、脊柱、乳房等部位叩击。叩击力量以患者不感到疼痛为宜(图8-10)。

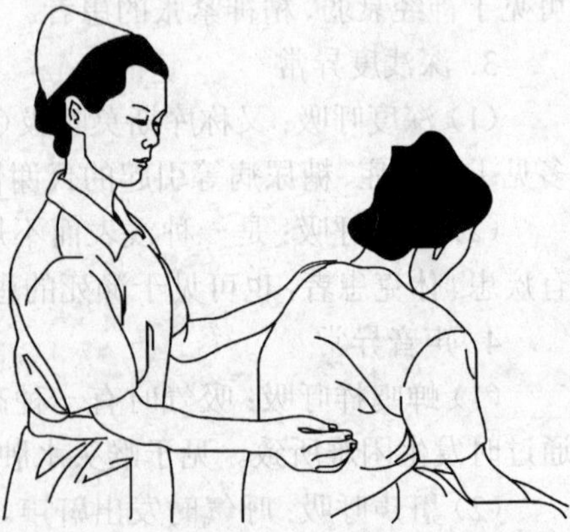
图8-10　叩击

(3) 体位引流：将患者置于特殊体位，借助重力使肺部及深部支气管的痰液引流至较大的支气管而咳出的方法称体位引流。引流时将患肺处于高处，引流的支气管开口向下。主要适用于支气管扩张、肺脓肿等有大量脓痰的患者，可起到重要的治疗作用。高血压、心力衰竭、极度衰弱以及应用人工呼吸等患者禁用。

(4) 湿化和雾化：通过湿化，可提高吸入气体的湿度，有助于维持呼吸系统的正常生理功能，保护气管、支气管黏膜，稀释痰液。

8. 健康教育

(1) 教育患者养成良好的生活习惯，如戒烟限酒、饮食清淡、适量运动等。

(2) 指导患者学会呼吸训练的方法。

三、呼吸的测量

【目的】

1. 判断呼吸有无异常。

2. 动态监测呼吸变化，了解患者呼吸功能情况。

3. 协助诊断，为预防、治疗、康复、护理提供依据。

【评估】

1. 患者的一般情况，如年龄、性别、意识，目前的病情和治疗情况。

2. 有无影响呼吸的因素，如30分钟内有无剧烈活动、情绪激动等。

3. 患者的心理状态、合作程度。

【计划】

1. 用物准备　有秒针的表、记录本、笔，必要时备棉花。

2. 患者准备　体位舒适，情绪稳定，保持自然呼吸状态。

【实施】

1. 操作方法

(1) 测量脉搏后，测量者仍保持诊脉手势，观察患者的胸或腹部的起伏，一次起伏为一次呼吸。一般情况下测30秒，将所测数值乘以2即为呼吸频率。如患者呼吸异常或被测量者是婴幼儿时应测量1分钟（图8-11）。

(2) 危重患者呼吸微弱不易观察时，可用少许棉花置于患者鼻孔前，观察棉花纤维被吹动的次数，计数1分钟（图8-12）。

(3) 记录。

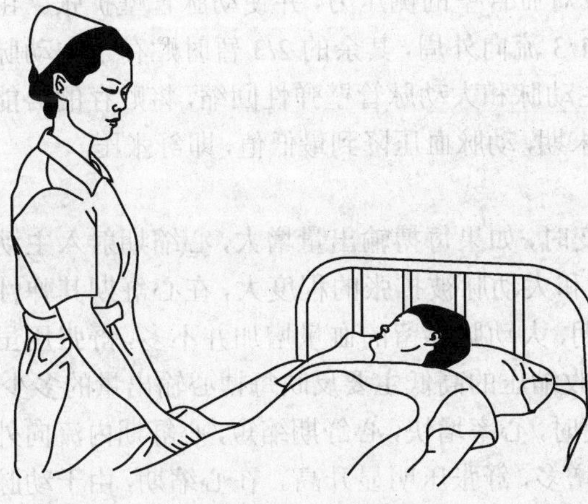

图8-11　测量呼吸

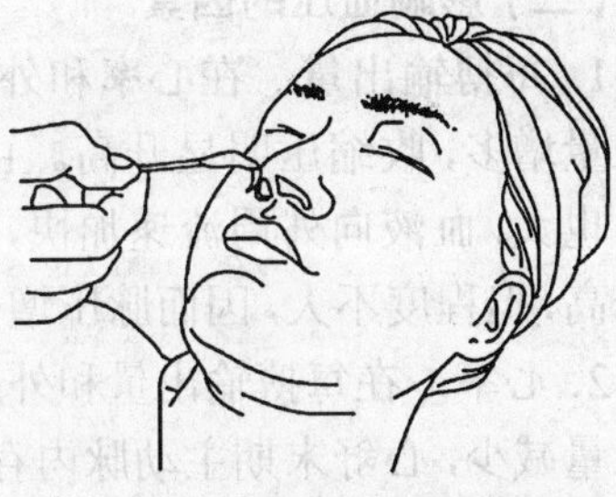

图8-12　危重患者呼吸测量

2. 注意事项

(1) 测量呼吸时应转移患者的注意力，使之处于自然呼吸状态，以保证测量的准确性。

(2) 若有剧烈运动、情绪激动等，应休息30分钟，待情绪稳定后再测。

(3) 在观察患者呼吸频率的同时，要注意观察呼吸的节律、深浅度、音响、形式及有无呼吸困难的症状等。

(4) 健康教育

1) 向患者及家属讲解监测呼吸的重要性。

2) 向患者及家属介绍呼吸生理、呼吸正常值及测量呼吸的注意事项。

【评价】

1. 患者及家属能理解监测呼吸的重要性，愿意配合。

2. 测量方法正确，测量结果准确。

呼吸曲线的绘制（详见本章第五节）

第四节　血　　压

血压(blood pressure)是血液在血管内流动时对血管壁的侧压力。一般是指体循环的动脉血压。在一个心动周期中，动脉血压随着心室的收缩和舒张而发生规律性的波动。当心室收缩时，动脉血压上升达最高值称收缩压(systolic pressure)；当心室舒张末期，动脉血压下降达最低值称舒张压(diastolic pressure)；收缩压与舒张压之差为脉压(pulse pressure)，脉压主要反映动脉血压波动的幅度及动脉管壁的弹性；在一个心动周期中，动脉血压的平均值称为平均动脉压(mean arterial pressure)，舒张压加1/3脉压或1/3收缩压加2/3舒张压即为平均动脉压。

一、正常血压及生理性变化

（一）血压的形成

在循环系统中，足够的血液充盈是形成血压的前提条件，心脏收缩射血和外周阻力则是形成血压的两个重要因素。此外大动脉的弹性贮器作用对血压的形成也起到重要的作用。

在心动周期中，心室收缩所释放的能量一部分以动能形式推动血液向前流动，另一部分以势能形式贮存在弹性血管的管壁中形成对血管壁的侧压力，并使动脉管壁扩张。由于有外周阻力的存在，左心室射出的血量，仅1/3流向外周，其余的2/3暂时贮存于主动脉和大动脉内，形成较高的收缩压。心室舒张，主动脉和大动脉管壁弹性回缩，将贮存的势能转化为动能，推动血液继续流动。在心室舒张末期，动脉血压降到最低值，即舒张压。

（二）影响血压的因素

1. 每搏输出量　在心率和外周阻力不变时，如果每搏输出量增大，心缩期射入主动脉的血量增多，收缩压明显升高。由于主动脉和大动脉被扩张的程度大，在心舒期其弹性回缩力也大，血液向外周流速加快，到心舒末期，大动脉存留的血量增加并不多，舒张压虽有所升高，但程度不大，因而脉压增大。因此，收缩压的高低主要反映每搏心输出量的多少。

2. 心率　在每搏输出量和外周阻力不变时，心率增快，心舒期缩短，心舒期内流向外周的血量减少，心舒末期主动脉内存留的血量增多，舒张压明显升高。在心缩期，由于动脉压升高，血流速度加快，因此心缩期内仍有较多的血液从主动脉流向外周，但收缩压升高不如舒张压明显，因而脉压减小。因此，心率主要影响舒张压。

3．外周阻力　在心输出量不变而外周阻力增大时，心舒期中血液向外周流动的速度减慢，心舒末期存留在主动脉中的血量增多，舒张压明显升高。在心缩期，由于动脉血压升高，血流速度加快，收缩压升高不如舒张压明显，脉压减小。因此，舒张压的高低主要反映外周阻力的大小。

4．主动脉和大动脉管壁的弹性　大动脉管壁的弹性对血压起缓冲作用。随着年龄的增长，血管的胶原纤维增生，血管壁的弹性降低，使血管的可扩张性减小，收缩压升高，舒张压降低，脉压增大。

5．循环血量和血管容积　正常情况下，循环血量和血管容积相适应，以保持一定水平的体循环充盈压，如果循环血量减少或血管容积扩大，血压便会下降。

（三）正常血压及生理性变化

1．正常值　临床上一般以肱动脉血压为准。正常成人在安静状态下血压比较稳定，其正常范围为：收缩压 90～139mmHg；舒张压 60～89mmHg，脉压为 30～40mmHg。

血压也可以 kPa 来表示，其换算公式：

$$\text{kPa} \times 7.5 = \text{mmHg} \qquad \text{mmHg} \times 0.133 = \text{kPa}$$

2．生理性变化　在各种生理情况下，动脉血压可发生各种变化。影响血压的生理因素有：

（1）年龄：随着年龄的增长，血压会增高，以收缩压增高显著（表 8-4）。儿童血压的计算公式为：收缩压 = 80 + 年龄 × 2，舒张压 = 收缩压 × 2/3。

表 8-4　各年龄组的血压平均值

年龄	血压（mmHg）	年龄	血压（mmHg）
1 个月	84/54	14～17 岁	120/70
1 岁	95/65	成年人	120/80
6 岁	105/65	老年人	140～160/80～90
10～13 岁	110/65		

（2）性别：女性在更年期前，血压低于男性，更年期后，与男性差别较小。

（3）昼夜和睡眠：通常清晨起床前的血压最低，饭后略有升高，晚餐后的血压值最高，睡觉时又会降低。睡眠不佳时，血压稍增高。

（4）环境：在寒冷环境中，血管收缩，血压可略有升高，在高温环境下，皮肤血管扩张，血压可略下降。

（5）体位：立位血压高于坐位血压，坐位血压高于卧位血压，这与重力引起的代偿机制有关。对于长期卧床或使用某些降压药物的患者，若由卧位改为立位时，可有体位性低血压发生，护理上要引起注意。

（6）部位：一般右上肢高于左上肢，下肢高于上肢。其原因是右侧肱动脉来自主动脉弓的第一大分支无名动脉，而左侧肱动脉来自主动脉弓的第三大分支锁骨下动脉，由于能量消耗，右侧血压比左侧高 10～20mmHg，下肢血压高于上肢 20～40mmHg，其原因是股动脉的管径比肱动脉粗，血流量大有关。

（7）运动　运动时血压的变化与肌肉运动的方式有关，以等长收缩为主的运动，如持续握拳，血压升高；以等张收缩为主的运动，如步行、骑车，在运动开始时血压有所上升，继而由于血流量重新分配和有效循环血量的改变，血压会逐渐恢复正常。

此外，情绪激动、紧张、恐惧、兴奋、吸烟、饮酒、体位对血压也有一定影响。

二、异常血压的评估与护理

（一）异常血压的评估

1. 高血压（hypertension） 指以体循环血压升高为主的一组综合征。高血压是最常见的心血管疾病，但很难在正常血压和高血压之间划一条明确的分界线，目前我国基本采用中国分类标准 2010 年版（表 8-5），18 岁以上成年人收缩压≥140mmHg 和（或）舒张压≥90mmHg 即为高血压。根据引起高血压的原因不同，将高血压分为原发性高血压和继发性高血压两大类。其中 95% 患者的高血压因为病因不明称为原发性高血压，约 5% 的患者血压升高是继发于某种疾病的临床表现，称为继发性高血压。

表 8-5 中国高血压分类标准（2010 版）

分级	收缩压（mmHg）		舒张压（mmHg）
正常血压	＜120	和	＜80
正常高值	120～139	和（或）	80～89
高血压：	≥140	和（或）	≥90
1 级高血压（轻度）	140～159	和（或）	90～99
2 级高血压（中度）	160～179	和（或）	100～109
3 级高血压（重度）	≥180	和（或）	≥110
单纯收缩性高血压	≥140	和	＜90

注：若收缩压、舒张压分属不同的等级，则以较高的分级为准

2. 低血压（hypotension） 低血压也是临床上的一种常见体征。一般把青壮年血压低于 90/60mmHg 称为低血压。但低血压并不完全具有病理意义。有些人虽有低血压，但无异常感觉和病理改变，称为生理性低血压；而有病理意义的低血压称为病理性低血压。当血压低于正常范围时有明显血容量不足的表现，如脉搏细数、心悸、头晕等，常见于大量出血、休克、急性心力衰竭等患者。

3. 脉压异常

（1）脉压增大：常见于主动脉瓣关闭不全、主动脉硬化、甲状腺功能亢进等。

（2）脉压减小：常见于主动脉瓣狭窄、心包积液等。

（二）异常血压的护理

1. 休息与活动 注意休息，减少活动，保证充足的睡眠时间。

2. 观察病情 密切观察病情，监测血压的变化，观察药物的不良反应，注意有无潜在并发症发生。监测血压时要做到“四定”，即定血压计、定体位、定部位、定时间。

3. 饮食 高血压患者应进易消化、低脂肪、低胆固醇、高维生素、富含纤维素的食物，根据血压的高低适当限制盐的摄入，避免辛辣等刺激性食物。

4. 心理护理 患者血压异常时医务人员应保持神态镇静，应与患者的基础血压值对照后，给予合理的解释和安慰。消除引起患者紧张、焦虑、恐惧等不良因素，保持稳定情绪。

5．应急处理 对血压过低者应迅速安置患者平卧位，针对病因给予应急处理，同时密切观察血压变化。

6．健康教育 向患者介绍引起高血压的基本常识、自我监控血压与紧急情况处理等方面的知识。指导患者合理饮食、休息、运动，倡导健康的生活方式。

三、血压的测量

（一）血压计的种类

主要有汞柱式血压计（分立式和台式两种）、无液血压计、电子血压计三种（图 8-13）。

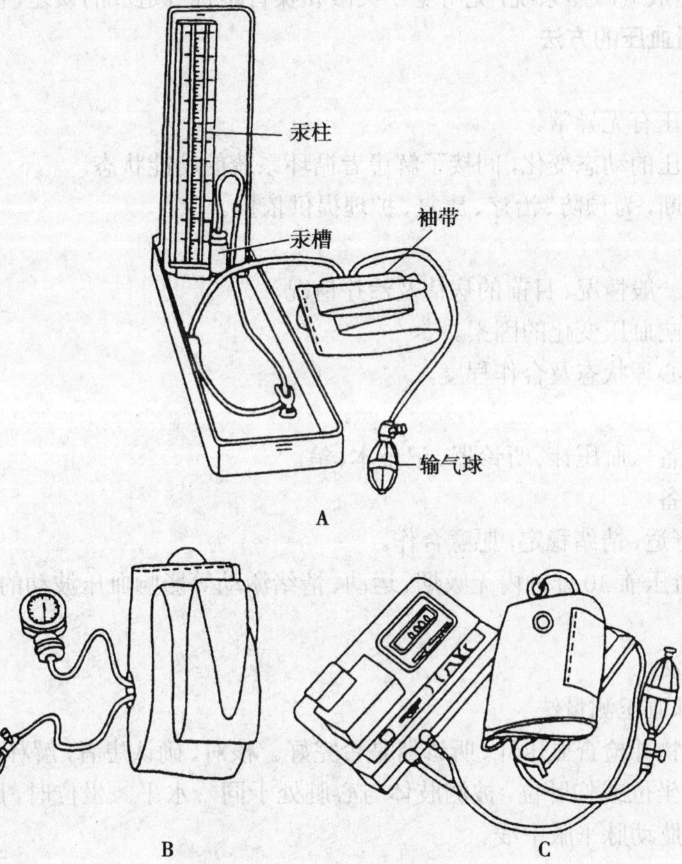

图 8-13 血压计的种类

A. 水银血压计；B. 无液血压计；C. 电子血压计

（二）血压计的构造

1．袖带 袖带为长方形扁平的橡胶囊，长 24cm，宽 12cm（下肢袖带长 35cm，宽 14cm；小儿袖带宽度是其上臂周径的 1/3～1/2），外层布套长 50cm。橡胶囊上有两根橡胶管，一根接输气球，另一根接测压计。袖带的宽度和长度一定要符合要求，宽度比被测肢体的直径宽 1/5，长度应能全部包绕肢体。

2．输气球和压力阀门 输气球可向袖带气囊内充气，压力阀门可调节压力的大小。

3．血压计

(1) 水银血压计（图 8-13A）：由玻璃管、标尺、水银槽三部分组成。玻璃管上标有双刻度（标尺）为 0～300mmHg 和 0～40kPa，最小分度值分别为 2mmHg 和 0.5kPa。玻璃管上端和大气相通，其下端和水银槽相通。水银槽内装有 60g 水银，并有控制开关。当输气球送入空气后，水银由玻璃管底部上升，水银顶端的中央凸起指示出压力的刻度。水银血压计优点是测得的数值准确，但它体积较大，玻璃管易破裂。

(2) 无液血压计（图 8-13B）：又称弹簧表式或表式血压计。外形似表，呈圆盘状，正面盘上标有刻度，盘中央有一指针提示血压数值。其优点是携带方便，但欠准确。

(3) 电子血压计（图 8-13C）：袖带内有一换能器，可自动采样，微电脑控制数字运算，自动放气减压，数秒钟内可测得收缩压、舒张压、脉搏数值，类型较多。其优点是操作方便，不用听诊器，省略放气减压系统，无听觉不灵敏和噪音干扰等造成的误差，但准确性较差。

（三）测量血压的方法

【目的】

1. 判断血压有无异常。
2. 监测血压的动态变化，间接了解患者循环系统的功能状态。
3. 协助诊断，为预防、治疗、康复、护理提供依据。

【评估】

1. 患者的一般情况、目前的病情及治疗情况。
2. 有无影响血压变化的因素。
3. 患者的心理状态及合作程度。

【计划】

1. 用物准备　血压计、听诊器、记录本、笔。
2. 患者准备

(1) 体位舒适，情绪稳定，愿意合作。

(2) 测量血压前 30 分钟内无吸烟、运动、情绪激动等影响血压波动的因素。

【实施】

1. 操作方法

(1) 肱动脉血压测量法

1) 备齐用物并检查血压计、听诊器是否完好。核对、确认患者，解释并取得配合。

2) 患者取坐位或仰卧位，被测肢体与心脏处于同一水平。坐位时，肱动脉平第四肋软骨；仰卧位时，肱动脉平腋中线。

3) 嘱患者露出上臂，伸肘，掌心向上；放平血压计，打开水银槽开关，驱尽袖带内空气，将袖带平整地缠在上臂中部，袖带下缘距肘窝 2～3cm；松紧度以放入 1 指为宜。

4) 戴听诊器，先触及肱动脉搏动最明显处，再将听诊器胸件置于该处（听诊器胸件勿塞入袖带内），用一手稍加固定，另一手关闭气门，握住气球，充气至肱动脉搏动音消失后继续充气至水银柱升高 20～30mmHg（2.6～4kPa），然后以每秒钟 4mmHg 的速度放气，使水银柱缓慢下降，观察水银柱所指刻度，当闻及第一声搏动音时，水银柱所指刻度为收缩压；继续放气，当搏动音突然变弱或消失时，水银柱所指刻度为舒张压（图 8-14）。

5) 测量后，解开袖带，驱尽袖带内余气，关闭气门，整理袖带放入血压计盒内。将血压计盒盖向水银槽侧倾斜 45°，使水银全部进入槽内，关闭水银槽开关平稳放置。协助患者穿衣袖，取舒适体位。

6) 记录血压值：用分数式表示，收缩压 / 舒张压 mmHg，如 120/80mmHg。当变音和消失音之间有差异时，两读数都应记录，方式为收缩压/变音～消失音mmHg，如120/80～60mmHg。

（2）腘动脉血压测量法（图8-15）

1）协助患者取仰卧、俯卧或侧卧位，露出大腿部。

2）将袖带缠于大腿下部，其下缘距腘窝3～5cm，如肢体肥胖，袖带不能缠满一周，可用宽布带包于袖带外面，缠在肢体上，布带末端要塞紧，将听诊器胸件置于腘动脉搏动处，同上肢测量方法。

3）如用上肢袖带测下肢血压，因袖带相对过窄，测得血压偏高。

4）记录时注明下肢血压。

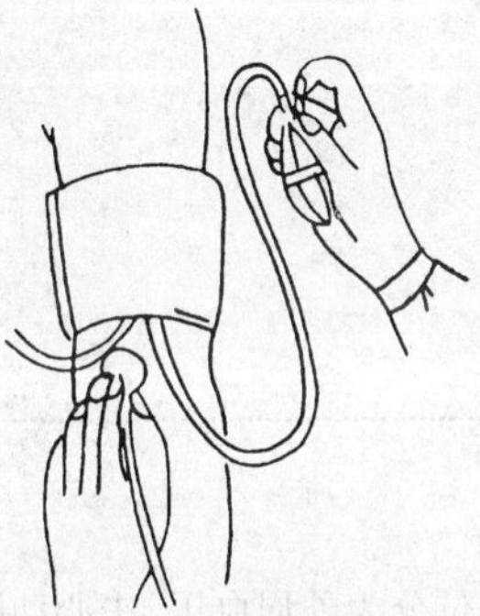

图8-14　听诊器胸件放置位置

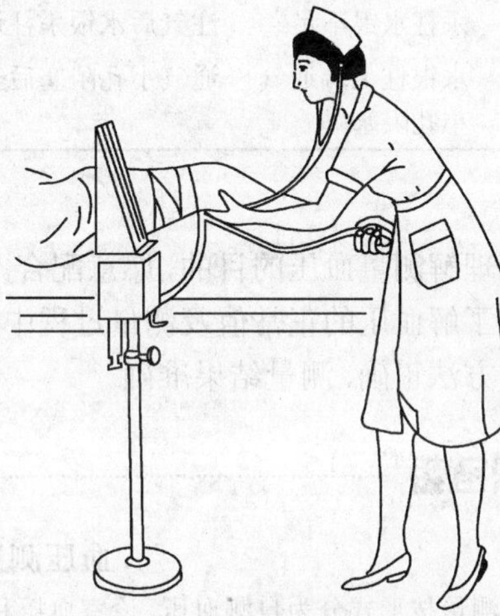

图8-15　下肢血压测量法

2. 注意事项

（1）测量前，应检查血压计汞柱是否保持在零点水平、玻璃管有无裂隙、水银是否充足、橡胶管和输气球是否漏气。

（2）需密切观察血压的患者，应做到四定：定时间、定部位、定体位、定血压计，以便准确观察血压的动态变化。

（3）为偏瘫、肢体外伤、手术的患者测量血压应选择健侧肢体，避免因血液循环障碍影响血压测量值。

（4）当血压听不清或异常时，应重测。重测时，应待水银柱降至零点，稍等片刻后再测量。

（5）充气不可过猛、过高，防止水银外溢。放气不可过快，以免一时看不清或听不清搏动音变化而使测得的血压值不准确。

（6）WHO规定，以动脉搏动音消失的值为舒张压。当变音和消失音之间有差异时，或危重患者应记录两个读数，即变音（消失音）数值，如130/70～40mmHg。

（7）掌握正确的测量血压方法，防止误差产生。常见的影响血压测量值的因素见表8-6。

（8）健康教育：给患者及家属讲解测量血压的目的、注意事项及血压的正常值；指导患者及家属掌握正确测量血压，正确判断血压测量结果。

表 8-6　影响血压测量值的因素

项目	影响因素	原因
血压值偏高	袖带过窄	袖带过窄需用较高的空气压力才能阻断动脉血流，使测得血压偏高
	袖带过松	袖带过松使橡胶袋呈球状，导致有效的测量面积变窄，测得血压偏高
	肢体过低	被测者肢体低于心脏位置
	放气速度太慢	使得静脉充血，使舒张压偏高
血压值偏低	袖带过宽	袖带过宽使大段血管受压，导致搏动音在到达袖带下缘之前已消失，故测得血压偏低
	袖带过紧	袖带过紧使血管在未充气前已受压，导致测得血压偏低
	肢体过高	被测者肢体高于心脏位置
	汞柱水银不足	注气后水银汞柱达不到顶部
	水银柱上端通气小孔阻塞	通气小孔阻塞后空气进出困难，可造成收缩压偏低，舒张压偏高现象

【评价】

1. 患者理解测量血压的目的，愿意配合。
2. 患者了解血压的正常值及测量过程中的注意事项。
3. 操作方法正确，测量结果准确。

知识链接

血压测量与临床

血压的测量按形式分为自测血压、诊室血压和动态血压，按部位分为外周血压、中心动脉压和踝部血压。自测血压能更好地反映血压的真实水平，预测心脑血管事件的发生；动态血压监测能提供 24 小时平均收缩压和舒张压、血压昼夜变化等大量信息，和诊室血压相比，能更好地预测心脑血管事件及对治疗的反应；中心动脉压预测心脑血管事件比肱动脉血压更为准确。踝部（胫后动脉或足背动脉）收缩压与肱动脉收缩压的比值称为踝臂指数（ABI），是诊断外周动脉疾病最简易且较准确的无创检测方法，正常范围在 1.0～1.3，ABI≤0.9 可作为下肢动脉阻塞和狭窄程度的诊断标准。踝部血压的测量方法主要有 3 种，多普勒辅助听诊法、示波法和听诊器听诊法。

（四）血压计的校正

为了确保血压计的准确性，应定期检查、校正。水银血压计的校正方法是：关闭压力阀门，充气。如水银柱不能上升至顶部，表示水银量不足或漏气，则该血压计不能使用；如水银柱里出现气泡，应调节或检修，不可带着气泡测量。其他血压计可请有关专业人员检查、校正。

（五）血压的记录（详见本章第五节）

第五节　体温单绘制

体温单用于记录患者的体温、脉搏、呼吸曲线及其他情况，如出入院、手术、分娩、转科或死亡时间，大小便、出入液量、血压、体重等（附表 1）。由于从体温单上可以反映出患者的病情概况，所以在患者住院期间体温单排列在病历的首页，以便于查看。

一、眉栏填写

1. 用蓝钢笔填写姓名、科别、病室、床号、住院号及入院日期、住院天数等项目。

2. “日期”栏填写时，每页第一日应填写“年 - 月 - 日”(例如：2014-03-09)，其余 6 天只填日。如在 6 天中遇到新的月份或年度开始，则应填写“月 - 日”或“年 - 月 - 日”。

3. “住院日数”栏，从住院当日为第一日开始填写，直至出院。

4. “手术(分娩)后日数”用红钢笔填写，手术当日填写“手术”(分娩)，以手术(分娩)的次日为第一天，依次填写至第 14 天为止。若在 14 天内进行第二次手术，则将第一次手术日数作为分母，第二次手术日数作为分子进行填写。

二、40～42℃横线之间填写

在 40～42℃之间相应时间栏内用红钢笔纵行填写入院、转入、手术、分娩、出院、死亡等时间，时间按 24 小时制记数。除了手术不写具体时间外，其他项目精确到分钟，转科时间由接收科室填写转入的时间。

三、体温、脉搏、呼吸曲线的绘制

(一)体温曲线的绘制

1. 将所测量的体温值用蓝色笔绘制在体温单上。符号为：口温以蓝点“●”、腋温以蓝叉“×”、肛温以蓝圈“○”表示，相邻温度用蓝线相连。

2. 每一小格为 0.2℃，将实际测得的度数用蓝笔绘制在体温单 35～42℃的相应时间间隔内。

3. 物理或药物降温半小时后，应重测体温，将测得的体温以红圈“○”表示，划在降温前温度的同一纵格内，并用红虚线与降温前的温度相连，下次测得的温度用蓝线仍与降温前的温度相连。

4. 如体温不升，在 35℃线相应时间格内用蓝笔划一蓝点“●”，并于蓝点处向下划箭头“↓”，长度不超过两小格，再与相邻温度相连，或将“不升”二字写在 35℃线以下。

5. 当体温与上次温度差异较大或与病情不符时，应重测，无误者在原体温符号上方用蓝笔写上一英文小写字母“v”(verified 核实)。

6. 如患者因拒测、外出行诊疗活动或请假等原因未测体温，则在体温单 40～42℃之间相应时间格内用红钢笔纵行填写“拒测”、“外出”或“请假”，并且前后两次体温断开不连接。

7. 需每两小时测一次体温时，应记录在 q2h 体温专用记录单上。

(二)脉搏曲线的绘制

1. 脉搏符号以红点“●”表示，心率以红“○”表示。相邻脉搏以红线相连。

2. 每一小格为 4 次 / 分，将实际测得的脉率或心率，用红笔绘制于体温单相应时间格内，相邻脉率或心率用红线相连。

3. 脉搏与体温重叠时，先划体温符号，再用红笔在外划红圈“○”表示。

4. 脉搏短绌时，相邻脉率和心率用红线相连，在脉搏与心率两曲线之间用红笔划直线填满。

(三)呼吸曲线的绘制

1. 将实际测得的呼吸次数，用阿拉伯数字表示，免写计量单位，用红钢笔填写在相应的呼吸栏内，相邻的两次呼吸上下错开记录，每页首次呼吸从上开始写。

2. 使用呼吸机患者的呼吸以 ® 表示，在体温单呼吸栏相应时间内 30 次横线下顶格用黑笔划 ®。

四、底栏填写

底栏的内容包括血压、体重、尿量、大便次数、出入液量等。用蓝钢笔填写，以阿拉伯数字记录于相应栏内，免写计量单位。

1. 大便次数　每 24 小时记录一次前一日的大便次数。如无大便以"0"表示；大便失禁以"※"表示；人工肛门用"☆"表示；灌肠以"E"表示，"1/E"表示灌肠后大便 1 次，"0/E"表示灌肠后无大便，"1¹/E"表示自行排便 1 次，灌肠后又排便 1 次。

2. 尿量　记录前一日的总量，每天记录一次。导尿用"C"表示，尿失禁用"※"表示。

3. 入量　按医嘱或护理常规将前一日 24 小时总摄入量记录于体温单入量栏内。

4. 出量　按医嘱或护理常规将前一日 24 小时总排出量记录于体温单出量栏内。

5. 体重　以千克（kg）为单位。一般新入院患者记录体重，住院患者每周记录体重一次。

6. 血压　以 mmHg 为单位记录于体温单的血压栏内。一日内连续测量血压时，则上午写在前半格内，下午写在后半格内；术前血压写在前面，术后血压写在后面。如为下肢血压应当标注。

7. 其他栏作为机动，根据病情需要记录相关内容，如特别用药、药物过敏试验等。

（邢彩珍）

复习思考题

1. 发热过程分哪几个阶段？各阶段有什么特点？其临床表现如何？

2. 为一位患者测量口腔温度时，患者不慎咬破体温计，你如何处理？

3. 男性，50 岁，因心房纤颤而入院。入院时测心率 160 次 / 分，脉搏 90 次 / 分，且心律完全不规则，心率快慢不一，心音强弱不等。请问：

（1）此患者的脉搏属于哪种异常脉搏？

（2）解释其发生机理？

（3）如何测量患者脉搏？

（4）测量后应如何记录？

4. 男性，65 岁，测得的血压为 150/110mmHg。请判断高血压的程度？并阐述常见的影响血压测量值的因素有哪些？

第九章 冷热疗法

学习要点

1. 冷热疗法、继发效应的概念、作用及禁忌证；
2. 常用的冷、热疗技术的操作方法及注意事项；
3. 乙醇拭浴法的目的、操作方法及注意事项。

冷、热疗技术是临床常用的物理治疗方法，它是通过对人体局部或全身用冷或热刺激，达到止血、降温、消炎、止痛和促进舒适的目的。作为冷热疗法的主要实施者，护理人员应及时、有效地评估患者局部或全身的冷、热状况，正确应用冷、热疗技术，确保患者安全，满足患者身心需要。

案例分析

女性，29 岁。2 天前受风后出现发热、头痛、咽痛症状。体检：T 40℃，P 94 次 /min，R 24 次 /min，BP 124/78mmHg，神志清楚，咽部充血，扁桃体分布少量白色脓性分泌物，心肺无明显异常。诊断：急性化脓性扁桃体炎。医嘱：乙醇拭浴降温。

请写出：

1. 拭浴溶液如何配制？
2. 操作中使用的热水袋和冰袋应如何使用？为什么？
3. 哪些部位禁忌拭浴？哪些部位应增加擦拭时间？为什么？
4. 如何观察与记录拭浴效果？

第一节 概 述

一、概念

冷热疗法(cold and heat therapy)是指利用低于或高于人体温度的物质作用于体表皮肤，通过神经传导引起皮肤、内脏器官血管的收缩或舒张，从而改变机体各系统体液循环和新陈代谢，达到治疗目的的一种治疗方法。

二、冷热疗法的效应

冷与热作用于人体表面，通过神经体液的调节，引起局部与全身血液分布的变化及温度的变化，从而产生一定的治疗作用。

1. 生理效应　冷、热疗法虽然都是从皮肤表面实施的，却可以引起局部或全身的反应。机体对冷、热刺激的局部生理反应见表 9-1。

表9-1 冷、热刺激的生理效应

生理效应	用热	用冷	生理效应	用热	用冷
细胞代谢	增加	减少	血液流动	增快	减慢
需氧量	增加	减少	淋巴流动	增快	减慢
血管	扩张	收缩	结缔组织伸展性	增强	减弱
毛细血管通透性	增加	减少	神经传导速度	增快	减慢
血液黏滞度	降低	增加	体温	上升	下降

2. 继发效应(secondary effect) 正常情况下，局部用热或用冷时的典型效应是引起周围小血管的扩张和收缩。而当用冷或用热超过一定时间，产生与生理效应相反的作用，此种现象称为继发效应。如持续用热1小时后，扩张的小血管会收缩，同样持续用冷30分钟至1小时后，局部会发生小动脉扩张10～15分钟。这是机体为了避免长时间用热或用冷引起局部组织损伤而产生的防御反应。因为小动脉长时间扩张会造成组织水肿，而小动脉长时间收缩则会造成组织缺血缺氧。因此，为患者持续用热或用冷以20～30分钟为宜，若反复使用，中间给予1小时的复原时间，防止继发效应的发生。

三、影响冷热疗效果的因素

1. 方法 无论热疗还是冷疗，均有湿法和干法两大类。一般来说，湿法效果优于干法，这是由于水的传导与渗透力均比空气强，因此，在相同温度条件下，湿热效应比干热强，湿冷效应比干冷强。临床上应根据病变部位与治疗要求选择不同的用热、用冷方法。

2. 面积 冷、热应用所产生的效应与应用面积的大小成正比。应用面积越大，产生的效应越强，应用面积越小，效应就越弱。但要注意，使用面积越大，患者的耐受性越低，易出现全身不良反应如热疗引起晕厥、冷疗引起血压上升。

3. 时间 冷、热疗法应用需要有一定的时间才能产生效应，在一定的时间内，疗效会随着时间的延长而增强。但应用时间过长，会发生继发效应，甚至引起不良反应如烫伤、冻伤等。

4. 温度差 用冷、用热的温度与体表的温度相差越大，机体对冷、热刺激的反应就越强，反之则对冷、热刺激反应越小。此外，环境温度也会影响冷、热效应，如室温过低，则散热过快，热效应降低。

5. 部位 皮下冷感受器比热感受器多8～10倍，故浅层皮肤对冷较敏感。人的身体皮肤有厚有薄，手和脚的皮肤较厚，对冷、热刺激的耐受力强；而躯体的皮肤较薄，如前臂内侧、颈部，对冷、热的刺激较为敏感。血液循环情况也能影响疗效，血液循环良好的部位，用冷、用热效应增强，故为高热患者降温时，可将冰袋或冰囊放在患者腋下、腹股沟等大血管经过的地方，以增强散热效果。

6. 个体差异 由于年龄、性别、机体状况、精神状态、以及神经系统对冷、热刺激的调节，不同个体对冷、热的耐受力有所差异。因此，同一强度的冷、热刺激于不同的个体，会产生不同的效应。老年人感觉功能减退，对冷、热刺激的反应较迟钝；婴幼儿体温调节中枢发育不完善，对冷、热刺激较敏感。身体虚弱、昏迷、感觉迟钝、麻痹及血液循环障碍等患者对冷、热反应的敏感性降低，容易防止烫伤或冻伤。

第二节 冷 疗 法

一、冷疗法的作用

1. 降低体温 冷疗直接作用于皮肤，通过传导与蒸发方式散热，降低体温。头部冷疗，可降低脑细胞的代谢，提高脑组织对缺氧的耐受性，减少脑细胞损害，防止脑水肿。适用于高热、中暑、颅脑外伤、脑缺氧的患者。

2. 减轻局部出血或充血 冷疗使局部血管收缩，血流速度减慢，血流量减少，血液黏稠度增加，有利于血液凝固而控制出血，此外冷疗还可降低毛细血管通透性，减轻局部组织充血。适用于鼻出血、扁桃体摘除术后、软组织损伤早期等。

3. 减轻局部组织肿胀和疼痛 冷疗抑制细胞的活动，降低神经末梢的敏感性，减轻疼痛。同时冷疗可收缩血管，降低毛细血管通透性，减少渗出，减轻因局部组织肿胀压迫神经末梢而引起的疼痛。适用于牙痛、软组织损伤早期等。

4. 控制炎症扩散 冷疗使局部血流量减少，降低细胞的新陈代谢和细菌的活力，限制炎症扩散。适用于炎症早期。

二、冷疗法禁忌证

1. 局部血液循环明显不良 用冷疗会加重血液循环障碍，而导致组织变性坏死。故大面积组织损伤、微循环障碍、休克、水肿、周围血管病变等患者不宜用冷疗。

2. 慢性炎症或深部有化脓性病灶 用冷疗可使局部血流量减少，妨碍炎症的吸收。

3. 大面积组织损伤、破裂 因用冷疗可使血液循环不良，血流减慢，影响伤口愈合，故大范围的组织损伤应禁忌用冷疗。

4. 对冷过敏、心脏病、昏迷、感觉异常、神经病变及体质虚弱者均应慎用冷疗。

5. 冷疗的禁忌部位

(1) 枕后、耳郭、阴囊处：用冷疗易引起冻伤。

(2) 心前区：用冷疗易引起反射性心率减慢、心律不齐、心房纤颤或心室纤颤。

(3) 腹部：用冷疗易引起腹痛、腹泻。

(4) 足底：用冷疗易引起反射性末梢血管收缩而影响散热或反射性地引起一过性冠状动脉收缩。

三、冷疗技术

冷疗法（cold therapy）是用低于人体温度的物质，作用于机体的局部或全身，以达到止血、止痛、退热、消炎的治疗方法。

根据冷疗的面积和方式，分局部冷疗法与全身冷疗法两大类。局部冷疗方法包括冰袋、冰囊、冰帽、冰槽、冷湿敷、化学制冷袋等，全身冷疗方法包括乙醇拭浴、温水擦浴。

（一）局部冷疗

1. 冰袋（冰囊）的使用

【目的】

降温、镇痛、局部消肿、止血、消炎。

【评估】

(1) 患者的年龄、病情、体温及治疗情况。

(2) 患者局部皮肤情况，如颜色，温度，有无硬结、淤血、炎症等，有无感觉障碍及对冷是否过敏等。

(3) 患者的意识状态、活动能力及合作程度等。

【计划】

(1) 用物准备：冰袋(冰囊)及布套、冰块、帆布袋、木槌、盆(内盛冷水)、勺、毛巾(图9-1)。

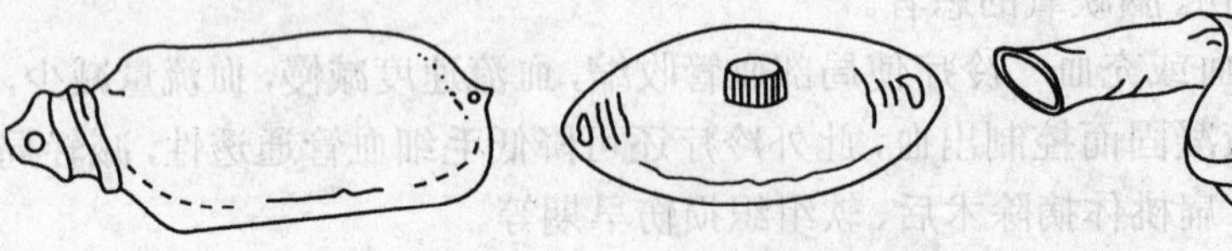

图9-1 冰袋、冰帽、冰囊

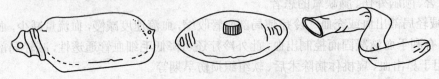

(2) 患者准备：了解冰袋使用的目的、方法，能够积极配合治疗。

(3) 环境准备：酌情关闭门窗，避免对流风。

【实施】

(1) 操作方法

1) 准备冰袋

①护士洗手，备齐用物；②将冰块放入帆布袋内，用木槌敲成小块，放入盆中，用冷水冲去冰块的棱角，避免棱角损坏冰袋发生漏水或引起患者不适；③用勺将冰块装入冰袋至1/2～2/3满，排气后夹紧袋口，擦干，倒提冰袋，检查无漏水后装入布套内备用。

2) 携冰袋至床旁，核对患者床号和姓名，向患者或家属解释使用冰袋(冰囊)的方法，以取得合作。

3) 将冰袋放至所需的部位。高热降温时，一般将冰袋置于前额、头顶部(图9-2)，冰囊置于体表大血管分布处，如颈部、腋窝、腹股沟等处。扁桃体摘除术后止血将冰囊置于颈前颌下(图9-3)。

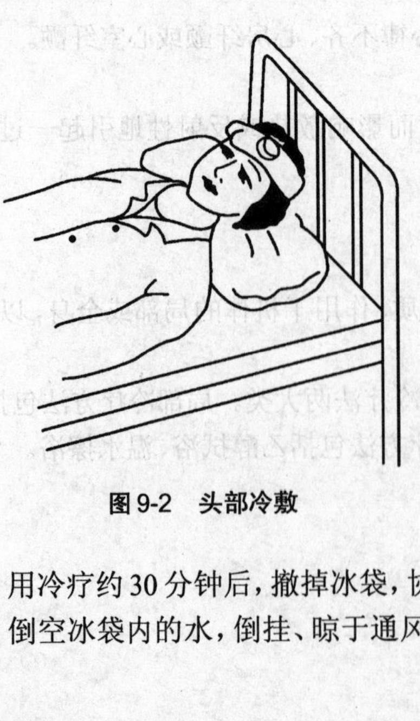

图9-2 头部冷敷

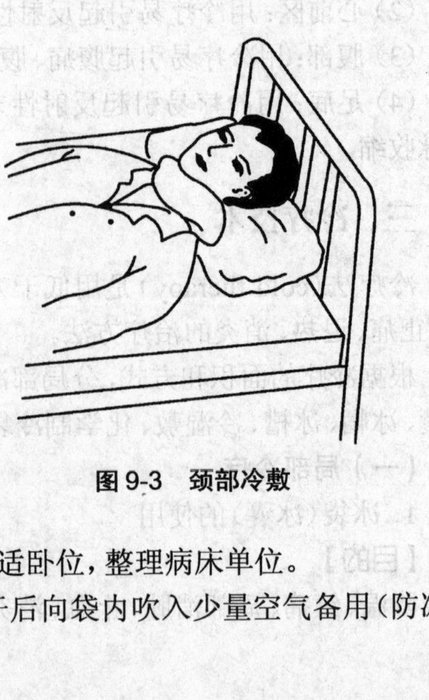

图9-3 颈部冷敷

4) 用冷疗约30分钟后，撤掉冰袋，协助患者取舒适卧位，整理病床单位。

5) 倒空冰袋内的水，倒挂、晾于通风阴凉处，晾干后向袋内吹入少量空气备用(防冰袋的两层橡胶粘连)；布套清洁晾干后备用。

6）洗手，记录用冷部位、时间、效果及反应。降温后30分钟测体温，并记录在体温单上。

（2）注意事项

1）用冷疗时间正确，最长不超过30分钟，休息60分钟后可再次使用，给予局部组织复原时间。

2）随时检查冰袋（冰囊）有无漏水、冰块融化情况，及时更换。

3）注意观察局部皮肤变化，如出现发紫、麻木感应立即停止使用，防止冻伤。

4）健康教育

①使用冰袋（冰囊）前，向患者介绍使用方法；②说明局部冷疗的影响因素和禁忌使用冷疗的部位；③向患者讲解局部冷疗所产生的生理效应、治疗作用和继发效应。

【评价】

（1）冰袋完整，无漏水，布套干燥。

（2）患者感觉舒适，无损伤发生，达到冷疗目的。

2．冰帽（冰槽）的使用

【目的】

用于头部降温，防治脑水肿，降低脑组织耗氧量，减轻脑细胞损害。

【评估】

（1）患者头部状况。

（2）其余同冰袋使用。

【计划】

（1）用物准备：冰帽（冰槽）、冰块、帆布袋、木槌、盆及冷水、勺、海绵垫3块、水桶、肛表，橡胶单及中单，冰槽降温时备不脱脂棉球2个及凡士林纱布2块。

（2）患者准备：了解用冷疗的意义，能够积极配合治疗。

（3）环境准备：室温适宜，酌情关闭门窗，避免对流风。

【实施】

（1）操作方法

1）护士洗手，备齐用物。

①将冰块放入帆布袋内，用木槌敲成小块，放入盆中，用冷水冲去冰块的棱角，以避免冰块棱角损坏冰帽发生漏水或引起患者不适；②用勺将冰块装入冰帽内，擦干冰帽外壁的水迹。

2）携用物至床旁，再次核对患者，向患者或家属解释使用冰帽（冰槽）的方法，以取得合作。

3）移去枕头，铺橡胶单及中单于患者头下，防止床单受潮。

4）铺治疗巾于冰帽内，将患者头部置于冰帽内，海绵垫垫于患者的后颈部及双耳郭。使用冰槽的患者双耳道塞不脱脂棉球，防止冰水流入耳内，双眼用凡士林纱布遮盖，保护角膜。

5）将冰帽（冰槽）的排水管置于水桶中，注意水流情况（图9-4）。

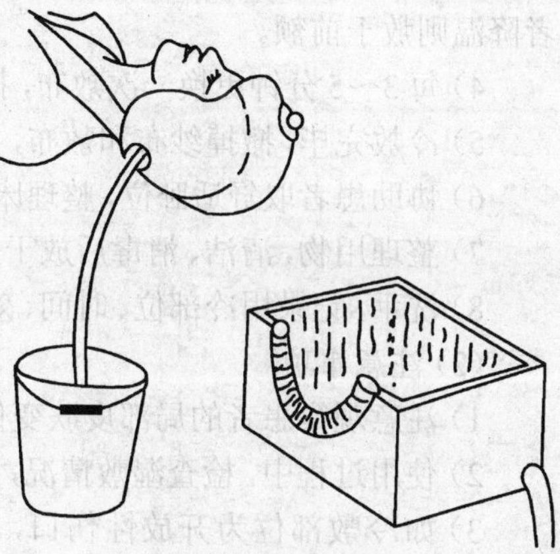

图9-4 冰帽、冰槽

6）观察患者生命体征、局部皮肤情况、感觉等，记录用冷部位、时间、效果及反应。

7）整理用物，冰帽处理同冰袋，冰槽将水倒空后消毒备用。

（2）注意事项

1）用冷时间正确，最长不超过30分钟，休息60分钟后可再次使用，给予局部组织复原时间。

2）观察患者皮肤变化，特别是头部皮肤变化，防止耳郭发生青紫、麻木及冻伤。

3）注意心率变化，每30分钟测量一次体温，维持肛温在33℃左右，不宜低于30℃。以免发生心房、心室纤颤或房室传导阻滞。

4）健康教育：向患者及家属解释头部冷疗所产生的作用，并介绍使用方法。

【评价】

（1）操作方法正确，患者未发生不良反应，无冻伤发生。

（2）患者感觉舒适、安全。

3. 冷湿敷技术

【目的】

用于降温、止血、扭伤早期消肿与止痛。

【评估】

（1）患者冷湿敷局部无有开放性伤口。

（2）其余同冰袋使用。

【计划】

（1）用物准备：盆（内盛冰水）、弯盘、凡士林、纱布、敷布2块、敷钳2把、棉签、小橡胶单、治疗巾、干毛巾，如有伤口备换药盘。

（2）患者准备：了解冷湿敷的目的、方法，愿意配合操作。

（3）环境准备：室温适宜，酌情关闭门窗，必要时备屏风或床帘遮挡。

【实施】

（1）操作方法

1）护士洗手，备齐用物至床旁，核对患者床号和姓名，向患者或家属解释以取得合作。

2）给患者取舒适体位，暴露患处，在冷湿敷部位下垫小橡胶单和治疗巾，冷敷部位涂凡士林后盖一层纱布。

3）将敷布浸入冰水中，用敷钳将敷布拧至不滴水（图9-5），抖开，敷于患处。如高热患者降温则敷于前额。

4）每3～5分钟更换一次敷布，持续冷敷15～20分钟。

5）冷敷完毕，撤掉纱布和敷布，擦去凡士林。

6）协助患者取舒适卧位，整理床单位。

7）整理用物，清洁、消毒后放于原处备用。

8）洗手，记录用冷部位、时间、效果、反应。

（2）注意事项

1）注意观察患者的局部皮肤变化及全身反应，以免发生冻伤。

2）使用过程中，检查湿敷情况，及时更换敷布。

3）如冷敷部位为开放性伤口，需遵守无菌技术操作原则，冷敷后按外科换药法处理伤口。

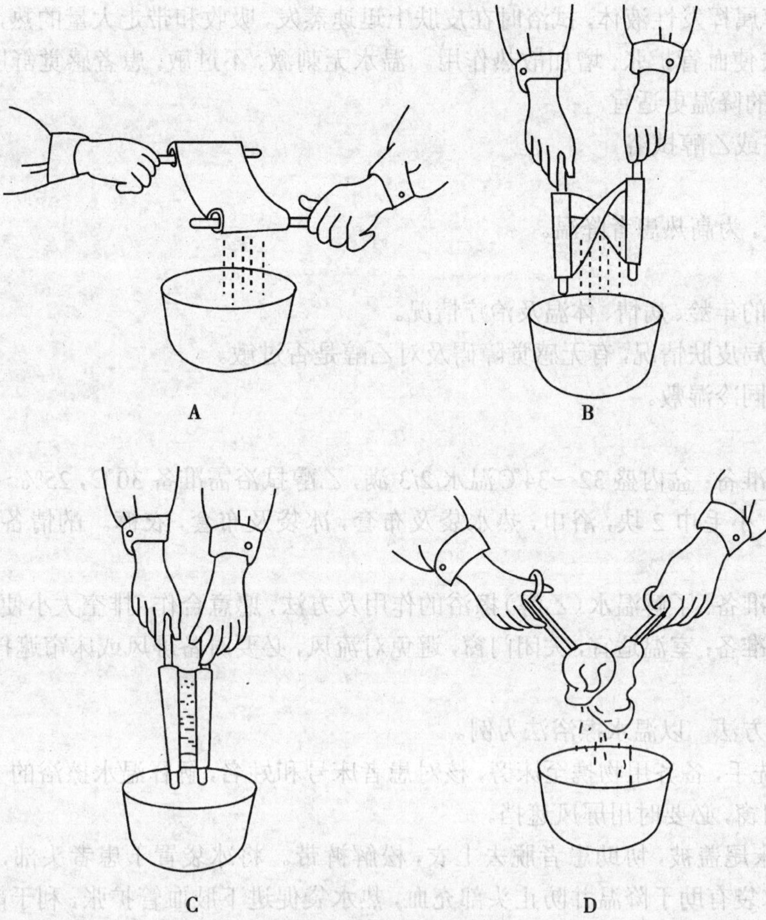

图 9-5　拧敷布法

4）健康教育

①冷湿敷前，向患者介绍冷湿敷的方法和过程；②向患者解释冷湿敷所产生的治疗作用及影响因素。

【评价】

达到治疗目的，患者无不适反应。

知识链接

一次性化学制冷袋

1. 一次性化学制冷袋为特制密封的聚乙烯塑料袋，用隔离夹分为两个独立的部分，分别装有两种不同的化学物质：十水碳酸钠和硝酸铵。使用时取下袋中间的隔离夹，挤压塑料袋，使两种化学物质充分混合即发生化学反应，约 3 分钟后温度降至 0℃左右，可持续使用 30～60 分钟。

2. 应用时用两层布包裹，置于需冷敷的部位，每 10～15 分钟更换一次，以免发生冻伤。使用过程中，应随时观察塑料袋有无漏液现象，一旦嗅到氨味，立即更换。如果药液外溢，使皮肤受到刺激，可酌情给予食醋外敷或外科换药处理。

（二）全身冷疗

用乙醇或温水进行全身拭浴，通过蒸发和传导作用来增加机体的散热，达到全身降温的目的。乙醇属挥发性液体，拭浴时在皮肤上迅速蒸发，吸收和带走大量的热，另一方面乙醇可刺激皮肤使血管扩张，增加散热作用。温水无刺激，不过敏，患者感觉舒服，尤其对新生儿、婴幼儿的降温更适宜。

温水擦浴或乙醇拭浴

【目的】

全身用冷，为高热患者降温。

【评估】

（1）患者的年龄、病情、体温及治疗情况。

（2）患者局皮肤情况，有无感觉障碍及对乙醇是否过敏。

（3）其余同冷湿敷。

【计划】

（1）用物准备：盆内盛32～34℃温水2/3满，乙醇拭浴需准备30℃，25%～35%的乙醇200～300ml；小毛巾2块，浴巾，热水袋及布套，冰袋及布套，衣裤。酌情备大单、被套、便器。

（2）患者准备：了解温水（乙醇）擦浴的作用及方法，愿意合作，排空大小便。

（3）环境准备：室温适宜，关闭门窗，避免对流风，必要时备屏风或床帘遮挡。

【实施】

（1）操作方法　以温水擦浴法为例。

1）护士洗手，备齐用物携至床旁，核对患者床号和姓名，解释温水擦浴的方法，以取得合作。关闭门窗，必要时用屏风遮挡。

2）松开床尾盖被，协助患者脱去上衣，松解裤带。将冰袋置于患者头部，热水袋置于患者足底。冰袋有助于降温并防止头部充血，热水袋促进下肢血管扩张，利于散热、减轻头部充血，使患者感觉舒适。

3）暴露擦拭部位，下垫浴巾，以浸湿的小毛巾拧至半干，包裹于手掌成手套状，以离心方向擦拭，边擦边按摩，最后用浴巾拭干皮肤。每侧部位擦拭3分钟，擦浴全过程不宜超过20分钟，避免患者受凉。

4）擦拭上肢：①自颈外侧经肩部、上臂外侧、前臂外侧至手背，更换小毛巾；②自侧胸经腋窝、上臂内侧、肘窝、前臂内侧至掌心。同法擦拭对侧上肢。

5）擦拭背部：协助患者翻身侧卧，背向护士，下垫浴巾，分左、中、右三部分擦拭背部（自颈下至臀部）。拭浴毕，用浴巾擦干皮肤，协助患者穿好上衣、翻身仰卧、脱去裤子。

6）擦拭下肢：露出下肢，下垫浴巾同法擦拭，其顺序为：①自髋部沿大腿外侧至足背，更换小毛巾；②自腹股沟沿大腿内侧至足内踝，更换小毛巾；③自臀下沿大腿后侧经腘窝至足跟。同法擦拭对侧下肢。拭浴毕，用浴巾擦干皮肤。

7）撤热水袋，协助患者穿好裤子并取舒适卧位，整理床单位。

8）清理用物，清洁、消毒后放原处。洗手，记录擦浴时间、效果及反应。

9）擦浴后30分钟，测体温并将体温绘制于体温单上。如体温降至39℃以下，应取下头部冰袋。

（2）注意事项

1）擦浴过程中注意观察患者反应和局部皮肤情况，询问患者感觉。如出现面色苍白、寒战、脉搏和呼吸异常，应立即停止擦浴并通知医生，给予相应的处理。

2）在体表大血管分布处，如腋窝、肘窝、腹股沟、腘窝等处稍用力擦拭，并延长擦拭时间，以促进散热。

3）禁忌擦拭胸前区、腹部、后颈部、足底等部位，以免引起不良反应。

4）血液病患者和新生儿禁用乙醇拭浴。

5）健康教育：向患者介绍擦浴的方法，说明擦浴产生的治疗作用。

【评价】

操作方法正确，达到治疗目的，患者无不适反应。

知识链接

医用冰毯全身降温仪（冰毯机）

医用冰毯全身降温仪是利用半导体制冷原理，将水箱内蒸馏水冷却后通过主机与冰毯内的水进行循环交换，促进与毯面接触皮肤进行散热，以达到降温的目的。冰毯机上连有肛温传感器，可设定肛温的上、下限，根据肛温变化自动切换“制冷”开关，将肛温控制在设定的范围内。冰毯机有两种应用方法：单纯降温法和亚低温治疗法，前者用于高热患者，后者用于重型颅脑损伤患者。使用时患者脱去上衣，在冰毯面覆盖中单，将冰毯置于患者整个背部，并保持接触。

第三节　热　疗　法

一、热疗的作用

1. 促进炎症消散和局限　热疗一方面使局部血管扩张，血液循环加快，促进炎性渗出物的吸收和消散。另一方面使血流加快，局部血量增多，白细胞数量增多，增强吞噬功能，加速炎症过程，促使炎症局限。适用于炎症后期。

2. 减轻深部组织充血　热疗使皮肤血管扩张，血流量增加，全身血液循环血量重新分布从而减轻深部组织充血。

3. 减轻疼痛　热疗可增加肌肉组织、结缔组织的伸展性，使肌肉、肌腱和韧带松弛，增加关节的活动范围，减轻肌肉痉挛和关节强直引起的疼痛。同时使局部血液循环改善，加速组胺等致痛物质的排出和炎性渗出物的吸收，解除局部神经末梢的压迫和刺激，减轻疼痛。

4. 保暖　热疗使局部血管扩张，促进血液循环，适度升高体温使患者感到温暖舒适。适用于年老体弱、早产儿、末梢循环不良、危重患者。

二、热疗法禁忌证

1. 急腹症未明确诊断前　用热疗可减轻疼痛，从而掩盖病情真相而贻误诊断和治疗。

2. 面部危险三角区感染　该处血管丰富，面部静脉无静脉瓣且与颅内海绵窦相通，用热疗可使该处血管扩张，血流量增多，导致细菌及毒素进入血液循环，造成颅内感染或败血症。

3. 软组织损伤早期　软组织损伤48小时内，用热疗可使血管扩张，通透性增高，加重皮下出血、肿胀、疼痛。

4. 各种脏器内出血和出血性疾病　用热疗可使局部血管扩张，促进血液循环，增加脏器的血流量和血管的通透性，从而加重出血。对于出血性疾病患者，用热疗可增加出血倾向。

5. 急性炎症　用热可使局部温度升高，有利于细菌繁殖及分泌物增多，加重病情。如牙龈炎、细菌性结膜炎。

6. 治疗部位有金属移植物 金属是热的良好导体，用热易造成烫伤。

7. 感觉功能障碍、意识不清的患者慎用。

三、热疗技术

热疗法（heat therapy）是利用高于人体温度的物质，作用于机体的局部和全身，以达到促进血液循环、消炎、解痉和消除疲劳的目的。

热疗分干热疗法和湿热疗法两大类。干热疗技术有热水袋、烤灯、化学加热袋等，湿热疗技术有湿热敷、热水坐浴、温水浸泡等。

（一）干热疗法

1. 热水袋的使用

【目的】

保暖、舒适、解痉、镇痛。

【评估】

(1) 患者的年龄、病情、治疗情况及对热的耐受性。

(2) 患者局部皮肤情况，如颜色，温度，有无硬结、淤血、炎症，及有无感觉障碍等。

(3) 患者的意识状况、活动能力及合作程度等。

【计划】

(1) 用物准备：热水袋及布套、水温计、内盛热水（水温 60～70℃）的水壶、毛巾。

(2) 患者准备：了解使用热水袋的目的和注意事项，并愿意配合。

(3) 环境准备：室温适宜，酌情关闭门窗，避免对流风。

【实施】

(1) 操作方法

1) 准备热水袋：①护士洗手，备物，检查热水袋有无破损，调试水温至 60～70℃；②放平热水袋，取下塞子，一手持热水袋袋口的边缘，另一手提水壶灌入热水 1/2～2/3 满，边灌水边提高热水袋口端以防热水外溢；③逐渐放平热水袋，驱尽袋内空气，旋紧塞子，擦干；④倒提热水袋轻轻抖动，检查无漏水后，装入布套，系紧带子。避免热水袋直接与患者皮肤接触，防止烫伤患者。

2) 携热水袋至床旁，再次核对患者床号和姓名，做好解释。将热水袋放至所需部位，热水袋外可用毛巾包裹，注意观察用热部位的皮肤状况。

3) 用热 30 分钟后，撤掉热水袋，协助患者取舒适卧位，整理床单位。

4) 将热水袋倒空，倒挂晾干后，向袋内吹气旋紧塞子（防热水袋的两层橡胶粘连），存放于阴凉处备用，热水袋布套清洁、晾干后备用。

5) 洗手，记录使用部位、时间、效果、患者反应。

(2) 注意事项

1) 使用热水袋过程中经常巡视患者，观察局部皮肤情况，如发现潮红、疼痛等反应，应立即停止使用，并在局部涂凡士林，以保护皮肤。

2) 婴幼儿、老年人、意识不清、麻醉未清醒、末梢循环不良、感觉障碍等患者使用热水袋时，水温应调节在 50℃以内，热水袋布套外再包一块大毛巾，并定时检查局部皮肤情况，防止烫伤。

3）治疗时间不宜超过30分钟，以防发生继发效应，如持续使用，应及时更换热水，并做好交接班。

4）末梢血液循环不良、感觉障碍或减退、意识不清、年老体弱等患者应慎用热疗。

5）健康教育。介绍热水袋使用方法、治疗作用，说明影响热疗的因素及禁忌使用的部位和疾病。

【评价】

达到热疗的目的，患者感觉舒适，无过热、心悸、头晕、疼痛等不良反应。

知识链接

化学加热袋

化学加热袋是大小不等的密封塑料袋，具有保暖、解痉、镇痛作用。袋内装有两种化学物质，如铁粉、活性炭、食盐等物质。使用时通过搓揉，使袋内的两种化学物质充分混合，发生化学反应而产热。化学加热袋的最高温度可达76℃，平均温度为56℃，可持续使用2小时左右。

因化学加热袋袋内两种化学物质反应初期热度不足，以后逐渐加热并达到高峰期，温度可达70℃以上，因此，使用化学加热袋要注意防止烫伤，袋外一定要加布套或包裹，使用过程随时观察局部皮肤情况，老年人、小儿、昏迷、感觉麻痹的患者不宜使用化学加热袋。

2. 烤灯的使用　烤灯是利用红外线、可见光线、电磁波等的辐射热产生热效应而起到治疗作用。适用于感染的伤口、压疮、神经炎、关节炎、植皮供皮区等部位的照射治疗。

【目的】

消炎，解痉，镇痛，促进创面干燥、结痂和肉芽组织生长。

【评估】

(1) 患者的年龄、病情、治疗情况。

(2) 患者局部皮肤情况、有无开放伤口及感觉障碍等。

(3) 患者的意识状况、活动能力及合作程度等。

【计划】

(1) 用物准备：烤灯、凡士林、纱布，必要时备有色眼镜、屏风。

(2) 患者准备：了解烤灯的热疗作用，同意并会正确使用烤灯。

(3) 环境准备：室温适宜，无对流风，必要时屏风或床帘遮挡。

【实施】

(1) 操作方法

1）洗手，戴口罩，检查烤灯的性能，根据需要选择不同功率的灯泡。

2）携烤灯至床旁，再次核对患者的床号和姓名，向患者或家属解释以取得合作。

3）协助患者取舒适卧位，暴露治疗部位，注意保暖，必要时屏风或床帘遮挡。若为前胸、面颈部照射应戴有色眼镜或纱布遮盖，防止损伤眼镜。

4）移动烤灯对准治疗部位，调节灯距，一般为30～50cm。

5）将烤灯接通电源，打开开关，进行治疗。用手试温，温度以患者感觉温热为宜，每次照射20～30分钟。

6）照射完毕，关闭开关，协助患者取舒适卧位，整理病床单位。

7）切断电源，将烤灯放回原处备用。

8）洗手，记录照射部位、时间、效果及反应。

（2）注意事项

1）根据治疗部位选择不同功率的灯泡：胸腹部和腰背部选择500～1000W，手足部25W，鹅颈灯40～60W。

2）注意观察患者全身、局部反应，皮肤出现桃红色为合适剂量，如出现紫红色立即停止照射，局部涂凡士林保护皮肤。

3）对于意识不清、感觉障碍、血液循环障碍者应适当加大灯距，防止烫伤。

4）照射完毕，嘱患者休息15分钟后方可外出，防止感冒。

5）健康教育：介绍使用方法、治疗作用，说明使用烤灯的注意事项。

【评价】

（1）患者感觉舒适，无过热、心悸、头晕等不良反应。

（2）达到热疗目的，经治疗局部皮肤症状减轻。

（二）湿热疗法

1．热湿敷技术

【目的】

消炎、消肿、解痉、镇痛。

【评估】

（1）患者的年龄、病情、治疗情况。

（2）患者局部皮肤情况，尤其注意评估热湿敷局部有无开放性伤口。

（3）患者的意识状况、活动能力及合作程度等。

【计划】

（1）用物准备：治疗盘内：敷布2块、敷钳2把、弯盘、纱布、凡士林、棉签、小橡胶单、治疗巾、大毛巾、塑料纸、棉垫。内盛热水（50～60℃）的小盆、水温计，必要时备热水袋、屏风。

（2）患者准备：了解热湿敷的作用，能配合热湿敷治疗。

（3）环境准备：室温适宜，无对流风。

【实施】

（1）操作方法

1）护士洗手，戴口罩。携用物至床旁，再次核对患者床号和姓名，解释。

2）协助患者取舒适体位，暴露治疗部位，在热敷部位下垫小橡胶单和治疗巾，热敷部位涂凡士林后盖一层纱布。凡士林可减缓热传导，防止烫伤患者，并使热疗效果持久。

3）将敷布浸入热水中，双手各持一把敷钳将敷布拧至不滴水，抖开敷布，用手腕掌侧试温，以不烫手为宜，敷于患处，依次盖上塑料纸、棉垫。如病情需要，且患处不忌压迫，可将热水袋放置于棉垫上，再加盖大毛巾以维持温度。

4）每3～5分钟更换一次敷布，持续15～20分钟。注意保持水温在50～60℃，以保证治疗效果。用热期间应询问患者的感觉，观察局部皮肤变化，如患者感到过热，可揭开敷布一角散热。

5）热敷完毕，撤掉敷布、纱布，轻轻拭去凡士林，盖好治疗部位，协助患者取舒适卧位，整理病床单位。

6）清理用物，清洁、消毒后放于原处备用。

7）洗手，记录用热部位、时间、效果及反应。

(2) 注意事项

1) 注意调节水温，维持适当的温度，防止烫伤。

2) 面部热敷者，嘱患者热敷后30分钟方可外出，以防感冒。

3) 热敷部位若有伤口，严格按照无菌技术操作，热敷后按外科换药法处理。

4) 健康教育：介绍操作方法及注意事项，说明热湿敷的治疗作用及影响因素。

【评价】

(1) 患者理解热疗意义，配合良好。

(2) 患者感觉舒适，无烫伤发生。

2. 温水浸泡

【目的】

消炎、镇痛、清洁和消毒伤口。用于手、足、前臂、小腿部位的晚期感染。

【评估】

(1) 患者的年龄、病情、治疗情况和对热的耐受程度。

(2) 患者局部皮肤和伤口情况。

(3) 患者的意识状况、活动能力及合作程度等。

【计划】

(1) 用物准备：盆内盛40～45℃热水（根据医嘱添加药物）1/2满，纱布，长镊子，毛巾，水温计，必要时备屏风。

(2) 患者准备：了解温水浸泡的作用及方法，清洗浸泡部位的皮肤，排空膀胱。

(3) 环境准备：环境整洁、舒适，室温适宜。

【实施】

(1) 操作方法

1) 护士洗手，携用物至床旁，再次核对患者的床号和姓名，做好解释以取得合作。

2) 护士酌情调节水温，嘱患者将肢体慢慢放入浸泡液中，防止烫伤患者。

3) 用镊子夹取纱布反复清洗创面（镊子尖端勿触及创面），使之清洁，浸泡30分钟。注意保持浸泡液的温度。

4) 浸泡完毕，用毛巾擦干肢体，如有伤口按外科换药法处理伤口。协助患者取舒适卧位，整理病床单位。

5) 清理用物，清洁、消毒后放于原处备用。

6) 洗手，记录浸泡部位、时间、效果及反应。

(2) 注意事项

1) 浸泡过程中随时听取患者对用热的反应，检查水温及患者皮肤颜色，随时调节水温，防烫伤发生。

2) 浸泡部位如有伤口，浸泡盆、药液及用物均需无菌，浸泡后按外科换药法处理伤口。

3) 健康教育：介绍温水浸泡的方法、注意事项、治疗作用。

【评价】

患者感觉舒适，无烫伤发生。

3. 热水坐浴技术

【目的】

消炎、镇痛、消肿。用于会阴部、肛门疾病及手术后。

【评估】

(1) 患者的年龄、病情、治疗情况。

(2) 患者局部皮肤及伤口情况，有无感觉障碍。

(3) 患者的意识状况、活动能力及合作程度等。

【计划】

(1) 用物准备：坐浴椅上置坐浴盆、热水（水温 40～45℃），药液（遵医嘱配制，常用 1∶5000 的高锰酸钾溶液），无菌纱布，毛巾，水温计。

(2) 患者准备：患者须清楚正确的坐浴方法，排空大小便及清洗坐浴部位，洗手。

(3) 环境准备：室温适宜，关闭门窗，必要时屏风或床帘遮挡。

【实施】

(1) 操作方法

1) 护士洗手，携用物至床旁，再次核对患者的床号和姓名，做好解释以取得合作。

2) 测量水温，将热水倒入坐浴盆内 1/2 满，加入药液搅匀。用床帘或屏风遮挡。

3) 嘱患者先试水温，协助患者脱裤至膝部，然后将臀部完全浸入盆中，浸泡 15～20 分钟，必要时腿部用大毛巾遮盖。

4) 坐浴完毕用纱布擦干坐浴部位。协助患者穿好衣裤，取舒适卧位，整理病床单位。

5) 清理用物，清洁、消毒后放于原处备用。

6) 洗手，记录坐浴时间、药液、效果及反应。

(2) 注意事项

1) 女性患者月经期、妊娠后期、产后 2 周内、阴道流血和盆腔急性炎症均不宜坐浴，以免引起或加重感染。

2) 坐浴过程中随时观察患者面色、呼吸和脉搏，如患者主诉有乏力、头晕、心悸等不适症状，应立即停止坐浴，扶患者上床休息，防止跌倒。

3) 坐浴部位若有伤口，需备无菌坐浴盆、药液及用物，坐浴后按外科换药法处理伤口。

4) 健康教育：向患者介绍热水坐浴的方法、注意事项及治疗作用。

【评价】

患者感觉舒适，无烫伤发生。

（邓丽金）

复习思考题

1. 请描述冷疗法与热疗法的生理效应，比较冷疗法与热疗法的止痛原理。

2. 冷、热疗法的种类有哪些？比较各疗法的异同点。

3. 请说出冷、热疗法的禁忌证并解释原因。

4. 当局部皮肤有开放性伤口时，冷、热湿敷时应注意什么问题？

5. 男性，22 岁。运动会参加百米赛跑不慎摔倒，踝关节扭伤，局部肿胀、疼痛明显，活动受限。针对此种情况，请问护士应做如何处理？实施中应注意什么？

第十章　饮食与营养

学习要点

1. 概念：基本饮食、治疗饮食、试验饮食、管饲法、鼻饲法、要素饮食。
2. 基本饮食、治疗饮食的种类、适用范围、饮食原则及用法。
3. 试验饮食的种类、目的及用法。
4. 鼻饲法的目的、操作方法及注意事项。
5. 病区饮食管理及患者饮食过程中的护理措施。

饮食是人类最基本的生理需要之一，合理的饮食与营养可以维持机体正常的生长发育和生理功能，提高机体的免疫力，营养失衡则容易使机体患病。当机体患病时，根据病情给予合适的营养可以达到治疗或辅助治疗的目的。随着医学科学的发展，营养治疗已经越来越受到重视。因此护理人员应正确评估患者的营养状态，给予科学合理的饮食指导，以满足患者饮食与营养的需要，促进患者早日康复。

案例分析

男性，75 岁。高血压病史 10 年。患者于晨起时突感头晕摔倒，致蛛网膜下腔出血，急诊入院治疗。护理查体：T 36.8℃，P 80 次 /min，R18 次 /min，BP 200/96mmHg，昏迷状态，左上肢肌力 1 级，左下肢肌力 2 级。医嘱：一级护理，鼻饲饮食，低流量给氧。

请写出：

1. 为该昏迷患者插胃管时，应取什么体位？为什么？
2. 如何证实胃管是否在胃内？
3. 插鼻饲管过程中，应注意哪些问题？
4. 请为患者制订一份详细的鼻饲饮食护理计划。

第一节　营养与健康

一、人体对营养物质的需求

食物中能被机体消化、吸收和利用的成分称为营养素。机体需要不断地从外界摄取足够食物来维持正常的生长发育和活动能力。人体所需要的营养素包含六大类，分别是碳水化合物、蛋白质、脂肪、维生素、矿物质和水。

（一）热能

人体进行各种生命活动所需要消耗的能量称为热能。人体所需要的热能是食物在体内通过酶的氧化作用所释放出来的能量，碳水化合物、蛋白质、脂肪是提供热能的主要营养素。根据中国营养学会的推荐标准，我国成年男子每日热能供给量为10.0～17.5MJ/d，成年女子为9.2～14.2MJ/d。

（二）营养素

1. 碳水化合物 碳水化合物(carbohydrate)，是人体热能的主要来源。主要来自粮谷类、薯类、水果，少部分来源于食糖如蔗糖、麦芽糖。主要功能：储存和提供热能；构成机体的重要物质；调节脂肪代谢；提供膳食纤维；节省蛋白质；抗生酮作用；保肝解毒；增强肠道功能。

膳食纤维属于碳水化合物中的多糖类，是植物性食品中不能被体内胃肠道消化酶消化，但能被大肠内的某些微生物部分酵解或利用的非淀粉多糖类和木质素的合称。主要存在于粗粮、谷类、豆类、蔬菜、水果等植物性食物中。中国营养学会建议膳食纤维的摄入量以每日25～35g为宜。膳食纤维的主要功能是：①改善葡萄糖代谢，增加胰岛素的敏感性，降低血糖；②增进肠蠕动，促进排便，预防便秘、痔疮、大肠癌等；③降低人体血清甘油三酯和胆固醇，防治动脉硬化、高血压、冠心病等心血管疾病；④预防乳腺癌；⑤减轻重金属离子如铜、铅、汞、镉等在体内的蓄积，达到解毒的目的。

2. 蛋白质 蛋白质(proteins)由多种氨基酸组成，是一切生命的物质基础，是人体组织更新和修补的主要原料。正常情况下，每日供给量成人男性为80g/d、女性为70g/d。主要功能：构成和修补机体组织；构成酶、抗体、激素等生理物质，调节生理功能；调节胶体渗透压和体内酸碱平衡；提供热能。体内蛋白质不足可导致腹泻、水肿、贫血、发育迟缓、智力发育障碍、对疾病抵抗力减退。

3. 脂肪 脂肪(fat)是机体内主要的储能物质。主要来自食用油(动物油和植物油)、坚果类(花生、芝麻、核桃等)、豆类、蛋黄、奶油、肥肉等。主要功能：供给和贮存能量；构成机体组织；维持体温，保护内脏；促进脂溶性维生素的吸收；提供必需脂肪酸和胆固醇；增加饱腹感。

4. 矿物质 矿物质(mineral)又称无机盐，人体中钙、磷、镁、钠、硫、钾、氯含量较多，约占矿物质总量的60%～80%，称为宏量元素；其他如铁、铜、锌、硒、锰、钼、碘、钴、铬、钒、硅、镍、氟、锡共14种，存在数量极少，被称为微量元素。矿物质必须从食物中摄取，在人体组织的生理功能中发挥重要的作用，如钙、磷、镁是构成骨骼、牙齿的主要原料；维持机体酸碱平衡和正常渗透压；血液中的血红蛋白、甲状腺素等需要铁、碘的参与才能合成。

5. 维生素 维生素(vitamins)是维持人体生命活动必需的一类有机物质，是保持人体健康的重要活性物质。大多数的维生素必须从食物中获取。一类是脂溶性维生素如维生素A、维生素D、维生素E、维生素K、β-胡萝卜素、麦角固醇等，主要存储在肝脏或脂肪组织中，过量摄入易引起中毒；另一类是水溶性维生素如B族维生素、维生素C，其中B族维生素包括维生素B_1、B_2、B_6、B_{12}、叶酸、泛酸等，易被人体吸收和排泄，不存储于人体中。

6. 水 水是人体组织最重要的组成部分，约占体重的60%～70%。一般情况下，成人每日的需水量为2000～3000ml，主要来源于饮用水、食物中的水、体内代谢水。水的主要功能是构成人体组织、参与体内物质运输与代谢、促进血液循环、调节体温、溶解营养素和代谢物、维持消化吸收功能。

二、营养与健康的关系

（一）合理饮食、营养对维持健康的作用

人类为了生存和发展，必须通过饮食摄取足够的营养物质。合理的饮食、营养是维持机体正常的生理功能、生长发育、组织代谢等生命活动的物质基础，对于维持和促进健康有非常重要的作用。

1. 促进生长发育　科学、合理的饮食可以供给足够的营养素，满足机体生长发育的需要。丰富而充足的营养素是维持机体生命活动重要的物质基础，对人体的发育起着决定性的作用。

2. 构成人体组织　如蛋白质是构成人体细胞的重要成分；糖类参与构成神经组织；维生素参与酶的合成；钙、磷是骨骼的主要成分。

3. 供给能量　碳水化合物、脂肪、蛋白质是主要的产能营养素，在体内氧化分解产生的能量供给机体的生命活动。

4. 调节机体功能　神经系统、内分泌系统、各种酶共同参与调节机体的活动，各种营养素是上述调节系统的物质基础，任何一种营养素的缺乏均可影响机体的正常功能和新陈代谢。

（二）平衡膳食

合理营养是健康的物质基础，而平衡膳食又是合理营养的根本途径。平衡膳食是指膳食中的营养素种类齐全、比例恰当、数量充足，所供给的营养素与机体的需要保持平衡。根据我国居民的膳食特点，中国营养学会提出一般人群在日常生活中应做到：食物多样，谷类为主，粗细搭配；多吃蔬菜、水果和薯类；每天吃奶类、大豆或其制品；常吃适量的鱼、禽、蛋和瘦肉；减少烹调油用量，吃清淡少盐膳食；食不过量，天天运动，保持健康体重；三餐分配要合理，零食要适当；每天足量饮水，合理选择饮料；如饮酒应限量；吃新鲜卫生的食物。为了便于理解和在日常生活中实行，中国营养学会特别制定了“中国居民平衡膳食宝塔”，将每日需摄入食物的种类和数量以直观的方式体现出来（图 10-1）。

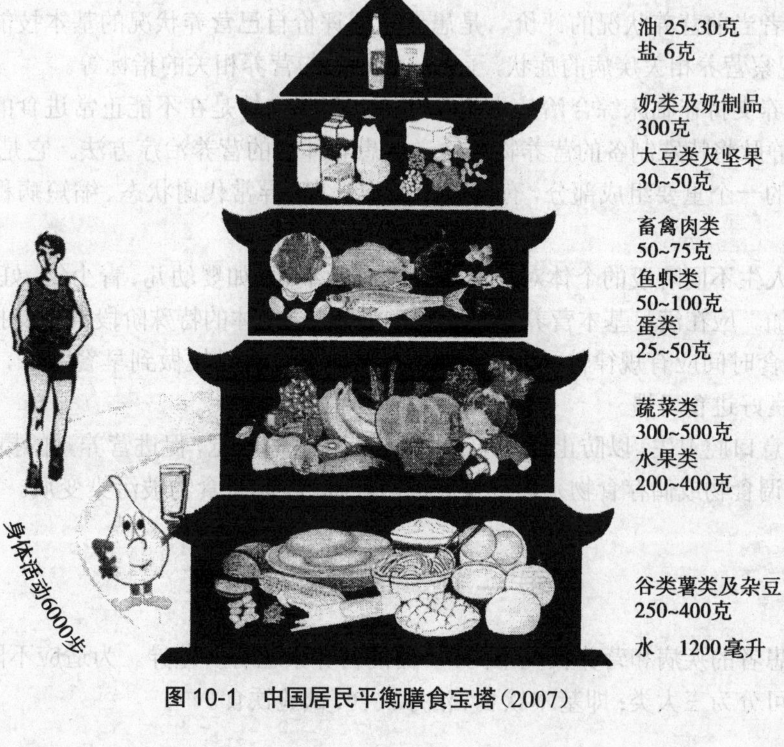

图 10-1　中国居民平衡膳食宝塔（2007）

知识链接

三种营养素掌管睡眠

1. 入睡困难应补镁。镁是极重要的微量元素，对调节人体睡眠功能方面起到关键作用。失眠是缺镁的症状之一。美国《医学假说》杂志刊登的一项研究显示：缺镁可能都是大多数抑郁症和心理健康问题的重要因素，这些健康问题会导致入睡困难。富含镁的食物有深绿色带叶蔬菜、芝麻、南瓜籽、豆类、小扁豆及某些鱼类。

2. 夜间老醒要补钾。美国《睡眠》杂志的一项研究表明：夜间睡觉不好的人群通过补钾可改善睡眠。富含钾的食物有香蕉、鳄梨、豆类、土豆及绿叶蔬菜。

3. 白天犯困补维生素D。美国《临床睡眠医学杂志》2012年刊登的一项研究认为：白天经常犯困与体内维生素D水平偏低密切相关。富含维生素D的食物有沙丁鱼、三文鱼、牛奶、酸奶、金枪鱼及维生素D强化食品。

三、营养指导

随着经济的繁荣及社会的发展，人们的物质生活日益丰富，对健康饮食的重视程度也越来越高。护士应掌握有关饮食和营养方面的知识，并指导患者及家属正确摄取营养，满足机体的需求，达到促进健康、维持健康、恢复健康的目的。一般来说护士进行营养指导的内容有：

1. 营养与疾病的关系　饮食不当、营养过剩或不足均可导致疾病发生，如急性胃肠炎、缺铁性贫血、佝偻病、冠心病、糖尿病、高血压等。

2. 食物的种类及功能　包括各类食物的营养特点及适宜的摄入量、食物的保存及加工方法等。

3. 患者的饮食宜忌　可根据患者的病情提供疾病膳食原则和参考食谱。

4. 患者当前营养状况的评价　是患者掌握评价自己营养状况的基本技能，如了解体重的变化，观察营养相关疾病的症状，了解化验单中与营养相关的指标等。

5. 营养支持在临床综合治疗中的重要性　营养支持是在不能正常进食的情况下，通过消化道或静脉将特殊制备的营养物质输送入患者体内的营养治疗方法。它是现代临床综合治疗方法的一个重要组成部分，有提高免疫力、纠正异常代谢状态、缩短病程、促进患者康复的作用。

处在人生不同阶段的个体对营养的需求有所不同，如婴幼儿、青少年、妊娠或哺乳期营养需求增加。应在满足基本营养需要的基础上，结合个体的特殊阶段给予支持。

6. 进食时间应有规律性，一般可采用早、中、晚三餐制，做到早餐吃好，中餐吃饱和晚餐吃少的良好进食习惯。

7. 注意口腔卫生，以防止龋齿的发生，保持良好的味觉，促进营养素的摄入。

8. 烹调食物或储存食物须达到良好的清洁标准，防止食物被污染变质。

第二节　医 院 饮 食

由于患者的疾病和营养状况不同，所需的营养素也有所差异。为适应不同病情的需要，医院饮食可分为三大类：即基本饮食、治疗饮食、试验饮食。

一、基本饮食

基本饮食（basic diet）包括普通饮食、软质饮食、半流质饮食和流质饮食四种（表10-1）。

表10-1 基本饮食

饮食种类	适用范围	饮食原则	用法
普通饮食	消化功能正常、无饮食限制者，病情较轻或处于疾病恢复期的患者	易消化、无刺激性食物，保证能量充足、营养素齐全、比例恰当、美观可口。限制油煎、坚硬、胀气食物	每日3餐，蛋白质约70～90g/d，总能量约9.20～10.88MJ/d
软质饮食	咀嚼困难者，如老年人及幼儿、口腔疾患、术后和肠道疾病恢复期的患者	以软、烂、无刺激性、易消化的食物为主，如软饭、面条、馒头，菜、肉应切碎、煮烂	每日3～4餐，蛋白质约60～80g/d，总能量约9.20～10.04MJ/d
半流质饮食	发热、吞咽与咀嚼困难、口腔和胃肠道疾患及术后患者	少食多餐，无刺激、易咀嚼及吞咽，膳食纤维含量少，食物呈半流体状，如粥、面条、肉末、豆腐、菜末、蒸鸡蛋等	每日5～6餐，蛋白质约50～70g/d，总能量约6.28～8.37MJ/d
流质饮食	高热、口腔疾患、急性消化道疾患、大手术后及其他重症或全身衰竭的患者	食物呈流体状，易吞咽、消化，无刺激性，如牛奶、豆浆、米汤、菜汁、果汁、米汤等。因所含能量和营养素不足，只能短期使用	每日6～7餐，每餐液体量为200～300ml，蛋白质约40～50g/d，总能量约3.5～5.0MJ/d

二、治疗饮食

治疗饮食（therapeutic diet）是指在基本饮食的基础上，根据病情的需要，适当调整能量和营养素，从而达到治疗或辅助治疗目的的一种饮食（表10-2）。

表10-2 治疗饮食

饮食种类	适用范围	饮食原则和用法
高能量饮食	热能消耗较高的患者，如结核病、大面积烧伤、甲状腺功能亢进、体重不足及产妇等	在基本饮食的基础上加餐2次，如牛奶、豆浆、鸡蛋、蛋糕、水果、巧克力及甜食等。总能量为12.55MJ/d
高蛋白饮食	慢性消耗性疾病（如结核、恶性肿瘤）、营养不良、贫血、大面积烧伤、甲状腺功能亢进、低蛋白血症、孕妇、哺乳期的妇女等	在基本饮食的基础上增加富含蛋白质的食物，如肉类、鱼类、蛋类、乳类、豆类等。蛋白质供给量为1.5～2.0g/（kg·d），每日总量不超过120g/d，总能量为10.46～12.55MJ/d
低蛋白饮食	限制蛋白质摄入的患者，如急性肾炎、尿毒症、肝性脑病等	成人饮食中蛋白质的摄入量<40g/d，视病情可减少至20～30g/d；肾功能不全的患者应以动物性蛋白为主，忌用豆制品；而肝性脑病的患者应以植物蛋白为主
低脂肪饮食	肝、胆、胰疾病，高脂血症、动脉硬化、冠心病、肥胖症及腹泻等患者	限制动物脂肪的摄入，食物宜清淡、少油，禁用肥肉、蛋黄、奶油、动物脑。高脂血症、动脉硬化者不必限制植物油（椰子油除外）。成人脂肪量<50g/d，肝胆胰疾病者<40g/d
低胆固醇饮食	高胆固醇血症、高脂血症、动脉硬化、冠心病、高血压等患者	限制高胆固醇食物，如动物内脏、脑、鱼子、蛋黄、肥肉和动物油等，胆固醇的摄入量<300mg/d

续表

饮食种类	适用范围	饮食原则和用法
低盐饮食	用于心脏病、急慢性肾炎、肝硬化腹水、高血压、各种原因所致水钠潴留的患者	成人食盐摄入量＜2g/d（含钠0.8g），但不包括食物内自然存在的氯化钠。禁食腌制食品，如咸菜、皮蛋、火腿、香肠、咸肉、虾米等
无盐低钠饮食	同低盐饮食，但水肿较重者	无盐饮食，除食物内自然含钠量外，烹调时不放食盐；低钠饮食，除无盐外，还需控制摄入食物中自然存在的含钠量（＜0.5g/d），两者均禁用腌制食物。对需无盐或低钠者，还应禁用含钠多的食物和药物，如含碱食品（油条、挂面、汽水等）和碳酸氢钠等药物，烹调时可采用增加糖、醋、无盐酱油、少钠酱油等调味
高纤维素饮食	便秘、肥胖、高脂血症、糖尿病等患者	选择含纤维素多的食物，如韭菜、芹菜、粗粮、豆类、竹笋、香蕉、菠菜等，成人食物纤维素量＞30g/d
少渣饮食	伤寒、痢疾、腹泻、肠炎、食管胃底静脉曲张、咽喉部及消化道手术的患者	少用纤维素多的食物，如韭菜、芹菜、粗粮、豆类等，不用坚硬带碎骨的食物

三、试验饮食

试验饮食（test diet）亦称诊断饮食，指在特定时间内，通过对饮食内容的调整，以协助诊断疾病和提高检查结果正确性的一种饮食。

（一）胆囊造影饮食

适用于需要进行造影检查，以观察胆囊及胆管的形态和功能的患者。

1. 造影前一日　患者午餐进高脂肪饮食（如油煎荷包蛋2只或奶油巧克力40～50g，脂肪量约为25～50g），以刺激胆囊收缩和排空，有助于造影剂进入胆囊。晚餐进食无脂肪、低蛋白、高碳水化合物清淡饮食。晚餐后口服造影剂，禁食、禁饮至次日早晨。

2. 造影当日　检查当日禁用早餐，第一次摄X线片后，如胆囊显影良好，可进食高脂肪餐，服后30～60分钟，进行第二次摄片。

（二）隐血试验饮食

用于配合大便隐血试验，以了解消化道有无出血。

试验期为3天，试验期间禁食易造成隐血试验假阳性结果的食物，如肉类、肝脏、血类食品、含铁药物及大量绿色蔬菜等。可进食牛奶、豆制品、白菜、冬瓜、土豆、白萝卜、菜花、山药等，第4天留取粪便做隐血试验。

（三）甲状腺 ^{131}I 试验饮食

用于协助检查甲状腺功能，排除外源性摄入碘对检查结果的干扰，明确诊断。

试验期为2周，在试验期间患者禁食含碘食物及其他一切影响甲状腺功能的药物及食物，如海带、紫菜、海参、虾、鱼、加碘食盐等，并禁用碘消毒皮肤。2周后做甲状腺 ^{131}I 功能测定。

（四）肌酐试验饮食

用于检查、测定肾小球的滤过功能。

试验期为3天，试验期间禁食肉类、禽类、鱼类，禁止喝茶与咖啡，限制蛋白质的摄入，蛋白质的供给量＜40g/d，全天主食不超过300g，蔬菜、水果、植物油不限，能量不足可添加藕粉及含糖的点心等，第三天留取患者的尿液做肌酐试验。

第三节 一般饮食护理

一、影响饮食与营养的因素

（一）生理因素

1. 年龄 不同年龄的人对食物的喜好不同，每日所需的食物量和对特殊营养素的需求也不同。如儿童、青少年生长发育快，对营养素的需要量增加，需摄入足够的蛋白质、各种维生素和微量元素；老年人由于新陈代谢减慢，对营养素的需要量逐渐减少，但对钙的需求却增加。婴幼儿消化功能尚未发育完善，老年人消化功能减退，应供给柔软易于消化的食物。

2. 活动 活动量的不同，对营养的需求也不同，活动量大的人所需营养素和能量一般高于活动量小的人。

3. 身高和体重 一般情况下，体格健壮、高大的人对营养素的需要量较大。

4. 特殊生理状况 妊娠期和哺乳期的妇女对营养素的需求量明显增加，并有饮食习惯的改变。妊娠期女性摄入营养素的比例应均衡，同时需要增加蛋白质、维生素、铁、钙、碘的摄入量。

（二）心理因素

不良情绪如焦虑、恐惧、忧郁、痛苦与悲哀等会使患者食欲减退，甚至厌食，愉悦的情绪状态如快乐、激情等会促进食欲。食物感官性状如食物的形状、软硬度、新鲜与否、温度、生熟、色、香、味等，均可影响机体对食物的选择。

（三）病理因素

1. 疾病影响 疾病可引起机体对饮食和营养素的需求发生改变，如发热、甲状腺功能亢进、慢性消耗性疾病的患者，所需的营养素增加。疾病可引起食物的摄取、消化、吸收、排泄的障碍，疾病带来的不良情绪及疼痛等会使患者食欲减退。

2. 食物过敏或不耐受 人们对食物的过敏反应常与免疫因素有关，如有的患者食用虾、蟹等海产品，可引起腹泻、哮喘、荨麻疹等过敏反应，对营养的摄入和吸收造成影响。人们对食物的不耐受性与遗传因素或个人对特定食物的习惯性厌恶有关，如乳糖酶缺乏，可引起机体对乳制品的不耐受，一旦食用可导致腹泻等。

3. 药物的使用 在治疗过程中某些药物可增进食欲，如抗组胺药赛庚啶能增进食欲；有些药物可降低食欲，如非肠溶性红霉素易刺激胃黏膜而致胃发生炎性反应，降低食欲；有的药物则可影响营养素的吸收，如苯妥英钠可干扰维生素 D 的吸收和代谢，引起钙的吸收不良。

（四）环境因素

1. 自然环境 不同地域和气候环境会影响人们对食物的选择，并形成特定的饮食文化，如我国南方潮湿，人们喜食辣椒，北方饮食偏咸等。

2. 社会环境 社会通过媒体宣传引导人们健康的饮食方式。食物、饮料常成为许多社交活动的辅佐物，人们常喜欢用聚餐的方式来交流情感，表达愉快的心情并享受饮食的乐趣。但住院患者常单独用餐，会出现食欲不佳而影响进食。

3. 进餐环境 环境的整洁、空气新鲜、无不良刺激、餐具洁净等均可促进食欲。

（五）社会文化因素

1. 饮食习惯 饮食习惯受许多因素的影响，如营养知识的了解、家庭饮食习惯、经济条件、地域等因素，一般在幼年时期即已养成。

2. 经济状况 影响人们对食物的购买力和饮食习惯。经济状况好，能满足人们对食物的需求，但有可能出现营养过剩；经济状况差，会影响饮食及营养的质量，严重者会发生营养不良。

3. 生活方式 现代生活方式的改变也在影响着人们的饮食、营养需求和习惯。如家庭的小型化及工作的高效率、快节奏使得接受快餐、速食食品的人越来越多。

4. 宗教信仰 不同宗教信仰的人对食物的种类、制作及进食的时间、方式等常有特殊的要求。

二、患者一般饮食的护理

（一）营养状况的评估

营养状况评估的目的是确认患者在营养方面存在的问题。一般从患者的饮食状况、体格检查、体重测量、皮脂厚度测量等判定患者的营养状况。

1. 饮食状况 包括患者食欲，用餐时间的长短，进食的方式，摄入食物的种类、摄入量，饮食是否有规律，有无食物过敏史，有无特殊喜好或厌恶的食物等。

2. 体重测量 准确评估患者当前体重（current body weight，CBW）和标准体重（ideal body weight，IBW），标准体重提供的是对个体应有的体重范围的估计。

标准体重计算公式：

男性：标准体重（kg）=［身高（cm）－100］×0.9

女性：标准体重（kg）=［身高（cm）－100］×0.85

实测体重占标准体重的百分数计算公式：

$$\frac{\text{实测体重}-\text{标准体重}}{\text{标准体重}}\times 100\%$$

正常体重的范围是：标准体重±10%。增加10%～20%为超重，超过20%为肥胖，减少10%～20%为消瘦，低于20%为明显消瘦。

3. 皮脂厚度测量 通过测量皮脂厚度来了解体内脂肪存积情况，测量的部位有肱三头肌部、肩胛下部、腹部等处。最常测量的部位为肱三头肌部。其标准为：男性为12.5mm，女性为16.5mm。

4. 体格检查 通过对毛发、皮肤、指甲、骨骼肌肉、消化系统等方面的评估，来了解患者的基本营养状况（表10-3）。

表10-3 不同营养状况的身体征象

评价项目	营养良好	营养不良
毛发	浓密，有光泽，坚固，不易脱落	缺乏自然光泽，干燥，稀疏，容易脱落
牙齿	光亮，无蛀牙，无疼痛	灰色、棕色或黑色斑点，蛀牙，牙齿不正，常脱落
皮肤	皮肤有光泽，湿润，弹性好	无光泽，干燥，粗糙，弹性差，颜色苍白或色素沉着
指甲	粉色，坚实	汤匙甲，指甲粗糙，无光泽，易断裂，中间线状隆起
肌肉和骨骼	肌肉结实，皮下脂肪丰满而有弹性，姿势良好无畸形	肌肉松弛无力，皮下脂肪菲薄，肋间隙、锁骨上窝凹陷，肩胛骨和髂骨嶙峋突出

5. 实验室检查 通过实验室检查，测定被检者体液或排泄物中的营养素、营养素代谢产物或与之有关的化学成分，以判断个体的营养水平。实验室检查是评价人体营养状况最客观的指标，对及早发现营养缺乏的类型和程度有重要意义。目前常见的检查项目包括血清蛋白质、尿素氮、淋巴细胞总数等。

（二）饮食护理

在对患者进行营养评估的基础上，为患者进行有针对性的饮食护理，可帮助患者摄入充足、合理的营养素，促进康复。

1. 病区饮食管理 患者入院后，由病区医生根据病情开出饮食医嘱，确定患者所需饮食的种类，护士填写入院饮食通知单，送交营养室，并填写在病区的饮食单上，同时在患者的床尾或床头注明标记，作为分发食物的依据。

因病情需要更改饮食时，如流质饮食改为半流质饮食，手术前需要禁食或病愈出院需要停止饮食等，由医生开出医嘱，护士按医嘱填写饮食更改通知单或饮食停止通知单，送交营养室，由营养室做出相应的处理。

2. 进食前护理

(1) 饮食指导：根据医嘱和患者的病情并结合患者的饮食习惯和爱好，制订饮食计划，在准备食物时应考虑其色、香、味、形和多样化，通过视觉、嗅觉、味觉的刺激，以促进消化液分泌，引起患者的食欲，利于食物的消化。注意在饮食指导时尽量符合患者的饮食习惯，选择患者易于接受的食物，以提高饮食依从性。

(2) 提供舒适的进食环境：优美整洁的环境、适宜的温湿度、空气清新、整洁美观的餐具可使患者心情愉快，增进食欲。因此患者进食的环境应清洁、整齐、空气清新，气氛轻松愉快。

1) 去除一切不良气味及不良视觉印象。如整理床单位，饭前半小时开窗通风，移去便器。

2) 避免在饭前进行令人感到不愉快或不舒适的治疗。

3) 同病室有危重患者应以屏风遮挡，病情允许可安排在餐厅进餐，以增进轻松、愉快的气氛。

(3) 患者准备

1) 督促并协助患者洗手、漱口或做口腔护理，按需要给予便盆，用后撤去。

2) 协助患者采取舒适的体位，如病情允许患者可下床进餐。不能下床者，可采取坐位或半坐卧位，并在床上安放跨床小桌（图 10-2）。不能取坐位者，取侧卧位或仰卧位。为避免呛咳，应将患者头部稍垫高并偏向一侧。

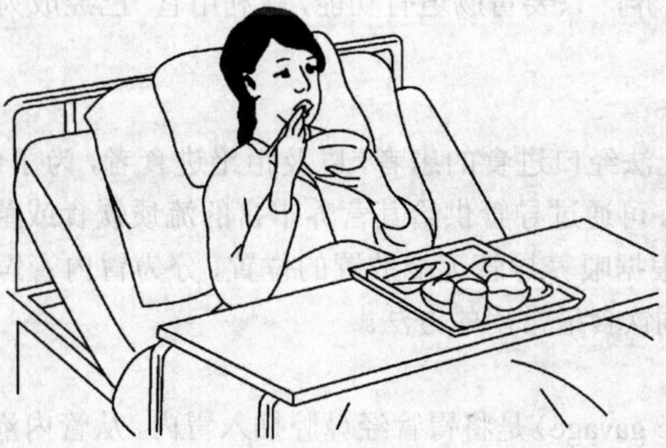

图 10-2 跨床小桌

3）取得患者的同意后，将治疗巾或餐巾围于患者胸前，以保持衣服和被单的清洁，并做好进食准备。

3．进食时护理

（1）护士洗净双手，衣帽整洁。根据饮食单上的饮食要求，协助配餐员及时将饭菜准确无误地分发给每位患者。

（2）禁食或限量饮食者，告知原因，取得患者的合作，同时在床尾卡上标记，做好交接班。

（3）鼓励患者自行进食，并协助将餐具、食物放在易取处。不能自行进食者应予喂食，喂食时应耐心，喂食量及速度适中，温度适宜。进流质者，可用吸管进食。

（4）双目失明或双眼被遮盖的患者，喂食时应告知食物名称以增加进食的兴趣，促进消化液的分泌。如患者要求自己进食，可按时钟平面图放置食物，告知食物名称及方位，利于患者取用食物。

（5）巡视病房，观察患者的进食情况，鼓励患者进食。检查治疗饮食和试验饮食的落实情况，评估患者饮食营养需要是否得到满足，教育、纠正不良饮食习惯及违反医疗原则的饮食行为，征求患者对饮食烹调的意见。

（6）及时处理进食过程中可能出现的问题，如恶心、呕吐、呛咳等。

4．进食后护理

（1）撤去餐具，督促患者洗手、漱口或做口腔护理，整理床单位。

（2）做好护理记录，如进食种类、量、患者进食时和进食后的反应等，以了解患者的饮食需要是否得到满足。

（3）对暂禁食或延迟进食的患者做好交接班。

第四节　特殊饮食护理

对于病情危重、消化吸收功能障碍、不能或不愿经口进食的患者，为了保证足够营养素的摄入、消化、吸收，以满足机体生命活动的需要，常采取特殊的方式进行营养支持。临床上根据患者的不同情况将特殊饮食分为两类，包括胃肠内营养和胃肠外营养。此外，根据饮食供给方式的不同，又将胃肠内营养分为口服营养和管饲营养；根据食物组成成分的不同，将胃肠内营养分为要素饮食、非要素饮食等。与胃肠外营养相比，胃肠内营养除了吸收营养外，还有助于维持完整的肠黏膜结构和屏障功能，防止肠道菌群易位，故在选择营养支持方面应首选胃肠内营养，“只要胃肠道有功能，就利用它”已经成为共识。

一、管饲饮食

对于不能经口或无法经口进食的患者，以及拒绝进食者，为了保证患者能摄入足够的营养物质、水分和药物，可通过导管供给其营养丰富的流质饮食或营养液，这种方法称为管饲法（tube feeding）。根据喂养导管远端放置的位置，分为胃内管饲和肠内管饲。其中鼻-胃管（鼻饲）是实施管饲饮食最常用的方法。

▲鼻饲法

鼻饲法（nasogastric gavage）是将胃管经鼻腔插入胃内，从管内灌注流质食物、药物和水分的方法。

【目的】

供给食物和药物，满足患者营养和治疗的需要，促进康复。适用于：

1. 不能经口进食者，如昏迷、口腔疾患或口腔手术后、消化道疾病（肿瘤、食管狭窄）、有吞咽或咀嚼困难的患者；牙关紧闭、不能张口（破伤风）的患者。

2. 拒绝进食（精神病）的患者。

3. 早产儿、虚弱、病情危重等患者。

【评估】

1. 患者的病情、意识状况、鼻腔情况（有无鼻中隔偏曲、鼻腔黏膜肿胀、炎症、息肉、阻塞等）。

2. 患者对插管的心理反应，有无插管的经历及合作程度。

【计划】

1. 用物准备

(1) 治疗车上层

1) 插管时：无菌鼻饲包（内置普通胃管或硅胶胃管、压舌板、镊子或止血钳、50ml 注射器、纱布 2 块、治疗碗 2 个）、鼻饲流食（量约 200ml，温度 38～40℃）、温开水适量、弯盘、治疗巾、液状石蜡、听诊器、棉签、胶布、别针、夹子或橡胶圈、纸巾、手电筒、无菌手套、速干手消毒剂。必要时备漱口液或口腔护理用物。

2) 拔管时：治疗盘内置治疗碗、纱布、弯盘、无菌手套、棉签、纸巾、按需备松节油或 75% 乙醇溶液等。

(2) 治疗车下层：医用垃圾桶、生活垃圾桶。

2. 患者准备

(1) 了解插管的目的、操作过程及配合的相关知识，解除其紧张、恐惧的情绪，以取得合作。

(2) 患者如有眼镜或义齿者应取下，妥善放置。

3. 环境准备　环境宽敞、舒适，温度适宜，空气清新、无异味。

【实施】

1. 操作方法

(1) 插管

1) 护士洗手，戴口罩。

2) 备齐用物，携至床旁，核对患者床号、姓名，再次向患者及家属解释目的、需配合事项，以取得合作。询问患者是否需要便器。

3) 根据病情协助取坐位、半坐卧位或仰卧位；无法坐起者取右侧卧位；昏迷患者取去枕仰卧位，头向后仰。

4) 准备 2～3 条胶布。铺治疗巾于患者颌下，弯盘置于口角旁，纸巾置于方便取用处。观察、清洁鼻腔，选择通畅一侧插管。

5) 打开无菌包，戴无菌手套，用纱布或镊子夹持取出胃管，用空注射器注入少量空气，检查是否通畅。

6) 测量插管长度：鼻尖至耳垂再至剑突，或前额发际至剑突距离，一般成人约 45～55cm；做好标记，用液状石蜡润滑胃管前端。

7) 一手持纱布托住胃管，一手持镊子夹住胃管前端沿一侧鼻孔先稍向上平行再向后下缓缓插入，至咽喉部时（10～15cm），嘱患者做吞咽动作，顺势将胃管插入至所需长度。

8）如为昏迷患者插管，为提高成功率，操作时应去枕仰卧，头向后仰（便于胃管沿咽后壁下行），当胃管插入 15cm（会厌部）时，左手托起患者头部，使下颌靠近胸骨柄（增大咽喉部弧度以利胃管顺利通过），右手继续将胃管徐徐插入至所需长度（图 10-3）。

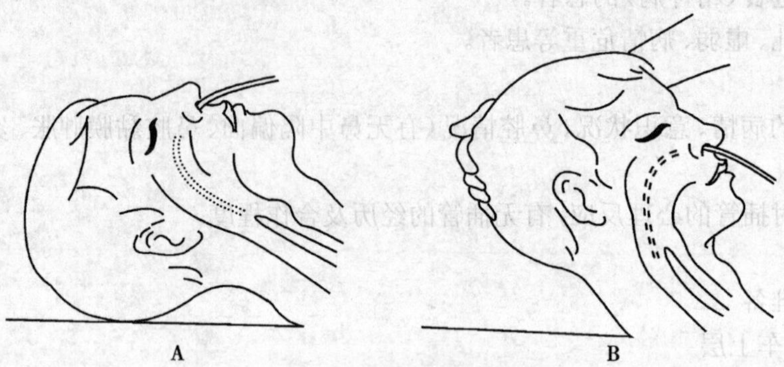

图 10-3　为昏迷患者插胃管

9）确定胃管是否在胃内，其方法有三种：①胃管末端接注射器，能抽出胃液，证明在胃内；②将听诊器放于胃部，同时用注射器向胃内快速注入 10ml 空气，能听到气过水声，证明在胃内；③将胃管末端放入水中，无气泡逸出，证明在胃内。如有大量气泡逸出，表明误入气管。

10）确定胃管在胃内后，用胶布固定胃管于鼻翼及面颊部。

11）注食前，先注入少量温开水（不少于 10ml），然后灌注流质饮食或药物（如为固体药物，需研碎、溶解方可注入），再注入少量温开水（冲净管腔，避免鼻饲液积存在管腔中变质，造成胃肠炎或堵塞管腔）。操作中注意患者的感受，注入速度应适中，不宜过快或过慢。

12）注食完毕，抬高胃管末端，将胃管末端反折或盖紧末端管盖，用纱布包好，用橡皮圈系紧或用夹子夹紧，别针固定于患者衣领或枕旁（图 10-4）。

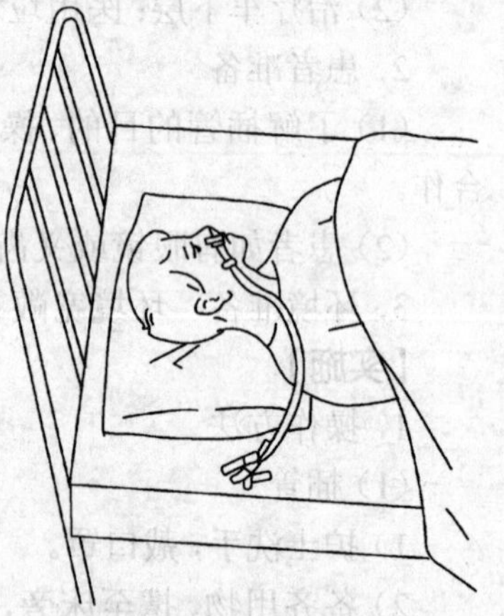

图 10-4　胃管固定法

13）洗净注射器，放入治疗盘内，盖上纱布备用，所有用物应每日消毒一次。协助患者清洁口、鼻腔，整理床单位，嘱患者维持原卧位 20～30 分钟。

14）洗手，记录插管时间、患者反应、鼻饲液种类及量等。

（2）拔管

1）洗手、戴口罩，携用物至床旁，核对患者床号、姓名，说明拔管的原因，以取得合作。

2）置弯盘于患者颌下，夹紧胃管末端放于弯盘内，揭去胶布。

3）戴手套，用纱布包裹近鼻孔处胃管，嘱患者做深呼吸，在患者呼气时拔管，边拔边用纱布擦拭胃管，至咽喉处快速拔出，以免液体滴入气管内。

4）手套翻转脱下，同胃管投入医疗垃圾桶。清洁患者口鼻及面部，擦去胶布痕迹，协助患者漱口，取舒适卧位。

5）整理床单位，清理用物。洗手，记录拔管时间和患者反应。

2. 注意事项

（1）鼻饲前应进行有效的护患沟通，向患者解释鼻饲目的及配合方法，减轻患者的心理压力。

（2）操作时动作应轻稳，以防损伤鼻腔及食管黏膜。食管-胃底静脉曲张、食管癌和食管梗阻的患者禁忌鼻饲。

（3）插管过程中应观察患者反应：出现恶心症状，可暂停片刻，嘱患者做深呼吸，待缓解后再插入；出现呛咳、呼吸困难、发绀等情况，表明胃管插入气管，应立即拔出，休息片刻后重新插入；插入不畅时应检查胃管是否盘曲在口腔中，可将胃管拔出少许，再缓慢插入。

（4）每次鼻饲量不超过200ml，间隔时间不少于2小时，温度38～40℃。新鲜果汁和奶液应分别注入，防止产生凝块。

（5）每次鼻饲前应证实胃管在胃内，并用温开水冲管，确保胃管通畅后方可进行鼻饲，鼻饲完毕应再次注入少量温开水，冲净胃管，防止堵塞。

（6）长期鼻饲者应每天进行2次口腔护理，定期更换胃管，普通胃管每周更换一次，硅胶胃管每月更换一次，聚氨酯胃管放置时间可长达两个月。更换胃管应于当晚最后一次喂食后拔出，翌日晨再从另一侧鼻孔插入。

（7）鼻饲液应现配现用，防止变质。

【评价】

1. 操作方法正确，轻稳，无黏膜损伤及其他并发症。

2. 护患沟通有效，患者理解插管意义并主动配合。

3. 患者获得基本的营养、药物及水分。

▲肠内管饲

短期喂养者可选用鼻-十二指肠或鼻-空肠置管，长期喂养可经空肠造瘘口途径。临床上主要用于胃内管饲有误吸危险及胃排空不佳者，如昏迷、高位肠瘘等患者。

二、要素饮食

【概述】

要素饮食（elemental diet）又称要素膳或元素膳，是一种人工精制、营养素齐全、由无渣小分子物质组成的水溶性营养合成剂，含有人体所需的易于消化吸收的营养成分，含游离氨基酸、单糖、必需脂肪酸、维生素、无机盐类和微量元素。用于改善危重患者、严重烧伤、消化功能不良及肿瘤患者的营养状况，促进伤口的愈合，达到辅助治疗的目的。其特点是营养价值高，成分明确、全面、平衡，不含纤维素，无需消化即可直接被小肠吸收。

【适应证】

高分解代谢性疾病如严重创伤、大手术后、严重化脓性感染、大面积烧灼伤等；消化吸收不良如非感染性严重腹泻、消化道瘘、短肠综合征等；慢性消耗性疾病如恶性肿瘤、结核等。

【禁忌证】

3个月内的患儿、消化道出血、糖尿病及胃切除术后大量应用要素饮食易引起倾倒综合征的患者应慎用。

【用法】

要素饮食可通过口服、鼻饲、经胃或空肠造瘘处滴注的方法供给患者。

1. 口服 干粉制剂使用时，按病情需要将粉状要素膳食按比例加水（可用蒸馏水、生理盐水、温开水），配制成5%、10%、15%、20%或25%的液体。要素饮食口服剂量为50ml/次，渐增至100ml/次，6～10次/天，可添加果汁、菜汤调味。适用于病情较轻且能经口进食者。

2. 分次注入 将配制好的要素饮食用注射器通过鼻胃管分次注入胃内，每日4～6次，每次250～400ml。适用于胃肠功能较好，经鼻胃管或胃造瘘管行胃内营养的患者。

3. 间歇滴注 将配制好的要素饮食放入输液瓶内，经输注管缓慢滴入，每日4～6次，每次250～400ml。

4. 连续滴注 装置与间歇滴注相同，将配制好的要素饮食在12～24小时内连续注入体内，可用肠内营养输注泵保持恒定的输入速度（图10-5）。速度从40～60滴/小时开始，渐增至120ml/h，最高可达150ml/h，浓度宜从5%开始，逐渐调至20%～25%，用增温器加热保温，维持温度41～42℃。适用于胃肠功能和耐受性较差，经十二指肠或空肠给予营养的患者。

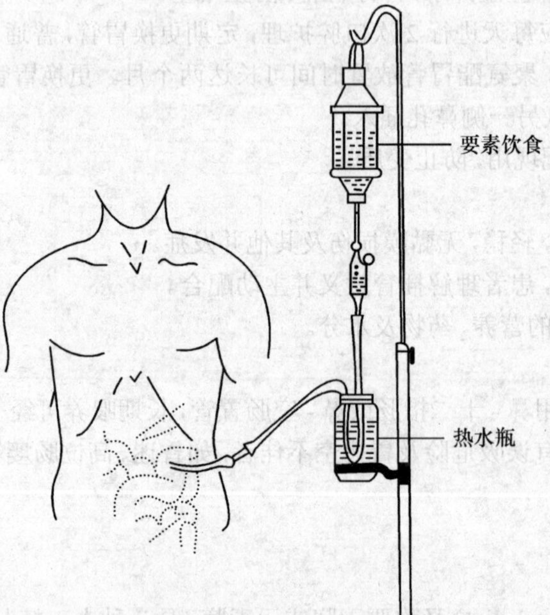

图10-5 空肠造瘘滴注要素饮食

【注意事项】

1. 严格执行无菌操作，所有配制用物均应严格灭菌后使用。

2. 每天配制一次，已配制的溶液应存放于4℃冰箱内保存，24小时内用完，防止放置时间过长而变质。

3. 口服温度为38℃，鼻饲或经造瘘处滴入温度为41～42℃。

4. 要素饮食应用时以低、少、慢开始，逐渐增加，待患者耐受后再稳定配餐标准、用量、速度。停用时需逐渐减量，不可骤停，以免引起低血糖反应。

5. 滴注过程中应经常巡视患者，如出现恶心、呕吐、腹胀、腹泻等症状，应及时查明原因，按需要调整速度、温度及量，反应严重者可暂停滴入。

6. 长期使用者应补充维生素和矿物质。

7. 定期检查血糖、尿糖、血尿素氮、电解质、肝功能等指标，观察尿量、大便次数及形状，定期测体重，作好营养评估。

8. 每次输注要素饮食前后均应用温开水冲净管腔，防止食物积滞于管腔中而腐败变质。

知识链接

肠内营养输注泵

肠内营养输注泵采用微电脑自控系统使滴速控制范围更宽，且带有自动报警装置，使用安全可靠。使用时将营养液放于肠内营养泵专用的容器内，其输注管嵌入输液泵内，滴注端接胃管。适用于危重患者的肠内营养输注，如严重创伤患者、大型手术后患者等。

三、胃肠外营养

胃肠外营养（parenteral nutrition，PN）是通过周围静脉或中心静脉输入能量及各种营养素的一种营养支持方法。由于胃肠外营养不受患者食欲和消化功能的影响，在不能进食，没有消化酶的参与下，仍能使患者得到其所需的全部营养物质，包括热能、氨基酸、脂肪、各种维生素、电解质和微量元素，是抢救重危患者的有效措施之一。根据输入营养液量的不同，胃肠外营养可分为部分胃肠外营养和全胃肠外营养。全胃肠外营养（total parenteral nutrition，TPN）是指当患者禁食时，其所需的营养素全部经过静脉途径供给的方法。

【适应证】

严重烧伤及创伤、多发性骨折、化脓性感染的患者，外科手术前后需要营养支持者，肿瘤及其他消耗性疾病引起的营养不良者，肠炎、消化道瘘、急性胰腺炎、脑外伤、免疫功能低下者。静脉营养普遍应用于临床，凡是营养不良或潜在的营养不良且胃肠道无功能的患者都可接受静脉营养支持治疗。

【禁忌证】

严重水电解质、酸碱平衡紊乱的患者；休克患者；出凝血功能紊乱的患者。

【用法】

1. 营养液的配制　营养液必须含有全部人体所需的营养物质，即水分、能量（碳水化合物和脂肪乳剂）、氨基酸、微量元素、维生素。

2. 输注途径　营养液可通过外周静脉和中心静脉途径输入体内。根据患者的病情和静脉情况、营养支持的时间、营养液的量和组成选择合适的输注途径。当营养治疗时间 <2 周、部分补充营养、中心静脉置管有困难时，宜选择周围静脉（如上肢末梢静脉）途径；当营养治疗的时间 >2 周，全量补充营养时，宜选择中心静脉（如锁骨下静脉、颈内静脉、颈外静脉）途径。

【注意事项】

1. 严密监测　在使用前及使用过程中要对患者进行全面而细致临床观察和实验室监测，注意有无并发症的发生，一旦发现应及时报告医生，配合处理。

2. 导管及皮肤的管理　妥善固定导管，加强巡视，防止导管脱出或拔出；每日清洁、消毒穿刺部位皮肤，导管进入静脉处的敷料每 24 小时应更换 1 次，更换时严格按无菌操作程序处理，注意观察局部皮肤情况；严禁从留置的导管处输入药物、血液等，亦不可在此采集血样、监测静脉压。

3．营养液的管理　营养液应现配现用，若不能立即使用应放在4℃冰箱内保存，且保证在24小时内输注完毕。放于冰箱内储存的营养液应在使用前0.5～1小时取出，放于室温下复温后再输入，防止液体过冷引起患者不适，但不可长时间暴露于阳光和高温下，防止变质。

4．输液的管理　注意控制输液速度，必要时可使用输液泵控制速度；输液浓度从低浓度开始，逐渐增加；输液导管和输液袋每12～24小时更换1次；若需要停止胃肠外营养，应提前2～3天逐渐减量，防止骤然停用引起低血糖。

（邓丽金）

复习思考题

1. 医院饮食分哪几类？请说出各类饮食的适用范围及饮食原则。

2. 请为下列患者制订适宜的饮食计划：

肝硬化腹水、肾病综合征、急性肾炎、冠心病、肝性脑病、甲亢。

3. 护士应如何协助双目失明的患者进食？

4. 男性，30岁，胃溃疡病史5年，入院前一日饮高浓度白酒200ml后，出现上腹部隐痛，进行加重，医嘱：大便潜血试验。为了协助检查明确诊断，作为一名责任护士，请为患者制订一份详细的饮食护理计划，并指导实施。

第十一章　排泄护理

学习要点

1. 概念：灌肠法、多尿、少尿、无尿、导尿术、留置导尿术、尿潴留、尿失禁。
2. 排尿、排便的评估。
3. 异常排尿、排便活动的评估及护理措施。
4. 灌肠法、导尿术、留置导尿术的操作技术。

排泄是人体最基本的生理需要之一，也是维持生命的必要条件。人体排泄废物的主要途径是消化道和泌尿道，许多因素可以直接或间接地影响人体的排泄功能，从而导致排便、排尿活动改变。因此，护士应掌握与排泄有关的知识和护理技术，及时、准确地评估患者的排泄功能，选择适宜的护理措施帮助患者维持正常的排泄形态，使之获得最佳的健康和舒适状态，以满足患者的基本生理需要。

案例分析

男性，65岁。退休工人，有糖尿病史11年，5年前被诊断为“前列腺增生”，表现为排尿不畅、夜尿增多、尿速变慢、尿流分叉断续，近2个月排尿困难症状加重，某日饮酒后小腹胀痛，不能自行排尿，非常痛苦，来院就诊。请写出：

1. 该患者目前最主要的健康问题是什么？
2. 护士可采取哪些措施减轻患者痛苦？
3. 遵医嘱给予紧急导尿并留置导尿管，导尿过程中有哪些注意事项？留置导尿管后应提供哪些护理？
4. 完善各项术前准备后行前列腺增生摘除术，术后遵医嘱为患者进行膀胱冲洗。应选择哪种冲洗方法为宜？操作中的注意事项有哪些？

第一节　排便的护理

一、与排便有关的解剖生理

（一）大肠的解剖

大肠是参与人体排便活动的主要器官。大肠长约1.5m，分盲肠、结肠、直肠和肛管四个部分。盲肠为大肠与小肠的衔接部分，结肠分为升结肠、横结肠、降结肠和乙状结肠四个部分；直肠长约10～14cm；肛管上接直肠，下止于肛门，长约3～4cm；肛管被肛门括约肌包绕，平时处于收缩状态。肛门内括约肌为平滑肌，有协助排便的作用；肛门外括约肌为横纹肌，是控制排便的重要肌束。

（二）与排便有关的生理

1. 大肠的主要生理功能　吸收肠道内水分、电解质和维生素，利用肠内细菌制造维生素，形成粪便并排出体外。

2. 大肠的运动方式　大肠的运动少而慢，对刺激的反应比较迟缓。

（1）袋状往返运动：是空腹时最常见的一种运动形式。

（2）分节或多袋推进运动：是进食后较多见的一种运动形式。

（3）蠕动：是一种对肠道排泄起重要推进作用的运动。

（4）集团蠕动：是一种由胃 - 结肠反射和十二指肠 - 结肠反射引起的收缩力很强、行进很快、向前推进距离很长的强烈蠕动。胃 - 结肠反射通常在进食后或进食时立即发生，十二指肠 - 结肠反射通常在进食后约 30～60 分钟，食物进入十二指肠后发生。集团蠕动可将一部分大肠内容物从横结肠推至乙状结肠和直肠，从而刺激排便反射，对于肠道排泄有重要意义。

3. 排便反射　肠蠕动将粪便推进直肠使直肠内压升高，当直肠内压力升高达到一定的阈值即可刺激直肠壁的感受器，其兴奋冲动经盆神经和腹下神经传至脊髓腰骶段的初级排便中枢，同时上传至大脑皮质，引起便意和排便反射。排便活动受大脑皮质的控制，如果环境条件许可，大脑皮质发放下行冲动到脊髓初级排便中枢，通过盆神经传出冲动，使降结肠、乙状结肠、直肠收缩，肛门内括约肌舒张，同时阴部神经冲动减少，肛提肌收缩，肛门外括约肌舒张。此外，由于支配腹肌、膈肌的神经兴奋，腹肌和膈肌收缩，腹内压增加，共同促进粪便排出。

二、排便评估

（一）影响排便的因素

1. 生理因素

（1）年龄：可影响人对排便的控制。婴幼儿神经肌肉系统发育不全，未建立正常的排便反射而不能控制排便；老年人则随着年龄增加，腹壁肌肉张力下降，胃肠蠕动减慢，肛门括约肌松弛等，导致肠道控制能力下降而出现排便功能的异常。

（2）排便的生理节奏：每个人都有自己独特的生理节奏，即生物钟现象。不规律的作息时间，可使生物钟紊乱而影响排便。

2. 心理因素　是影响排便的重要因素。抑郁时身体活动减少，肠蠕动减少而导致便秘；情绪紧张、焦虑则可兴奋迷走神经，使肠蠕动增加而引起吸收不良、腹泻。

3. 社会文化因素　排便属于个人隐私，当个体自理能力不足需要他人协助排便，或住院患者因排便环境改变而造成个人隐私丧失和自尊受损时，就可能压抑排便的需要而造成便秘。

4. 生活方式

（1）饮食：一方面，均衡饮食与足量的液体是维持正常排便活动的重要条件。适宜的进食量、丰富的膳食纤维在肠道内可提供必要的粪便容积，促进肠道蠕动，减少大肠对水分的再吸收，使大便柔软而易于排出；足量液体摄入可以液化肠内容物，使食物顺利通过肠道。当进食量过少、膳食纤维摄入过少或水分摄入不足时，可导致粪便变硬、排便不畅，甚至出现便秘。另一方面，饮食结构与摄入量可改变粪便的量与质，如食蛋白质多者粪便味重，偏食精细食物者粪便量少，食绿色蔬菜多者粪便色深。

（2）活动：活动可维持肌肉的张力，刺激肠道蠕动，有助于维持正常的排便功能。长期卧床、习惯久坐、缺乏活动者，可因肌肉张力减退、肠蠕动减少而致排便困难。

(3) 排便习惯：个体常有其固有的排便习惯，如采用蹲或坐的排便姿势、使用某种固定的便具、使用缓泻剂或通便剂、排便时从事阅读或听音乐等活动。当这些生活习惯由于环境的改变无法维持时，可影响正常排便活动。

5. 与疾病相关的因素

(1) 疾病：肠道疾病可影响排便，如肠道肿块、息肉、炎症、溃疡、寄生虫等；身体其他系统的病变亦可使排便异常，如肝胆疾病、胰腺疾病、脊髓损伤、脑卒中等。

(2) 药物：药物可影响排便形态和粪便质量，如缓泻剂刺激肠蠕动，减少肠道水分吸收而促使排便；长时间服用抗生素，肠道菌群失调而致便秘或腹泻；麻醉剂或止痛药可使肠运动能力减弱而导致便秘。

(3) 治疗和检查：一些特殊治疗或检查也可影响排便，如胃肠道X线检查或镜检前，常因需禁食、灌肠而影响排便；腹部、肛门部位手术后，因肠壁肌肉的暂时麻痹或伤口疼痛而造成排便困难。

（二）粪便观察

1. 排便次数　正常成人一般每天排便1～3次，婴幼儿每天排便3～5次。若成人排便每天超过3次或每周少于3次，婴幼儿每天超过6次或每1～2天少于1次，应视为排便异常。

2. 排便量　正常成人每日排便量约100～300g。膳食影响排便量，如进食低纤维、高蛋白等精细食物者粪便量少，进食大量蔬菜、水果、粗粮者粪便量多。疾病状态下排便量也会改变，如急性腹泻患者大便量多且稀薄，慢性痢疾患者大便量少且带有脓血。

3. 颜色　正常粪便因含胆色素呈黄褐色或棕黄色，婴儿粪便呈黄色或金黄色。摄入的食物或药物可影响粪便颜色：食大量叶绿素丰富的蔬菜，粪便呈暗绿色；摄入动物血、肝类食物或服用含铁剂的药物，粪便呈酱色；服用炭粉、铋剂等药物，粪便呈无光灰黑色；服钡剂后大便呈灰白色。一些疾病状况也可引起粪便颜色改变：胆道梗阻可见陶土色便，上消化道出血可见柏油样便，下消化道出血可见暗红色或鲜红色血便，肠套叠、阿米巴痢疾可见暗红色果酱样便，霍乱、副霍乱可见白色米泔水样便。

4. 气味　粪便气味是由食物残渣与结肠中的细菌发酵而产生的，强度由腐败菌的活动性及动物蛋白的量而定，通常素食者味轻，肉食者味重。严重腹泻患者因未消化的蛋白质与腐败菌作用，粪便呈碱性反应，气味恶臭；下消化道溃疡、恶性肿瘤患者粪便呈腐败臭；上消化道出血的柏油样粪便呈腥臭味；消化不良、乳儿糖类未充分消化或吸收脂肪酸产生气体，粪便呈酸性反应，气味为酸臭。

5. 形状与软硬度　正常粪便为成形的软便。消化不良或急性肠炎者，粪便呈不成形的稀便或水样便；便秘时粪便干结，可呈栗子样；直肠、肛门狭窄或部分梗阻时，粪便常呈扁条形或带状。

6. 内容物　正常粪便内容物主要为食物残渣、脱落的上皮细胞、肠道细菌、胆色素衍生物等机体代谢后的废物及少量润滑肠道的黏液。当粪便中混有血液、脓液或肉眼可见的黏液时，提示消化道有出血或感染发生。例如患肠炎时可见大量的黏液便，患痢疾、直肠癌时可见脓血便，患痔疮或肛裂时可见鲜红色血液粘于粪便表面或便后滴血。肠道寄生虫感染患者的粪便中可查见蛔虫、蛲虫、绦虫节片等。

（三）常见异常排便活动

正常排便受意识控制，排便自然，无痛苦，无障碍，腹部无胀气。多种因素可引起排便活动异常。

1. 大便失禁（fecal incontinence） 是指肛门括约肌失去意识的控制，大便不自主地排出体外。

（1）原因：神经肌肉系统的病变或损伤、胃肠道疾患、精神障碍、情绪失调等。

（2）症状和体征：患者不自主地排出大便。

2. 腹泻（diarrhea） 是指正常排便形态改变，频繁排出松散、稀薄的粪便甚至水样便。由于肠蠕动增加，胃肠内容物迅速通过胃肠道，肠黏膜吸收水分功能发生障碍，加之肠黏膜受刺激，肠液分泌增加，所以当粪便到达直肠时仍然呈液态，形成腹泻。短时期的腹泻可以帮助机体排出刺激物质和有害物质，是一种保护性防御反应；但持续而严重的腹泻可使机体丧失大量水分和胃肠液，导致水、电解质失调和酸碱平衡紊乱，长期腹泻者常因肠道吸收障碍而出现营养不良。

（1）原因：食物中毒、饮食不当或使用泻剂不当，消化系统的感染、肿瘤等疾患或消化系统发育不成熟，全身感染、中毒以及变态反应，某些内分泌疾病（如甲状腺功能亢进），药物的不良反应，情绪紧张、焦虑等。

（2）症状和体征：排便次数增多；粪质稀薄松散或呈液体样，可带有黏液、脓血或未消化食物；伴有恶心、呕吐、肠痉挛、肠鸣、腹痛、疲乏等不适，有急于排便的需要和难以控制的感觉；严重者可引起皮肤干燥、眼球下陷等脱水体征。

3. 便秘（constipation） 指正常的排便形态改变，排便次数减少，排出过干、过硬的粪便，且排便不畅，排便困难。

（1）原因：常见的原因是排便习惯不良或生活节奏改变使排便受限而抑制便意，使直肠对粪便刺激的敏感性降低而不易产生便意，导致粪便在大肠内停留过久，水分被过度吸收，粪便干硬而不易排出。此外，饮食结构不合理，缺乏足够的纤维素，饮水量不足，长期卧床或缺乏活动，紧张、抑郁等强烈的情绪反应，滥用缓泻药、栓剂、灌肠等导致正常排便反射消失，药物的不良反应，肠癌、巨结肠等某些肠道的器质性病变，中枢神经系统功能障碍，各类直肠、肛门手术，妊娠、老年等特殊生理状态，均与便秘有关。

（2）症状和体征：粪质干硬，排便不畅且费力；感觉排便不尽或直肠、肛门处有堵塞感；伴有腹胀、腹痛、食欲不振、消化不良、疲乏无力、头痛、失眠等主观不适；触诊腹部较硬实，偶可触及包块，肛诊可触及粪块。长期便秘者，因过量吸收由肠道内的食物残渣被细菌分解产生的一些毒素而对人体产生有害影响。

4. 粪便嵌塞（fecal impaction） 指粪便持久滞留堆积在直肠内，坚硬不能排出。常发生于慢性便秘的患者。

（1）原因：由于便秘未能及时解除，粪便持续滞留在直肠内，水分被过度吸收而坚硬；同时乙状结肠排下的粪便不断加入，最终使粪块变得又大又硬不能排出。

（2）症状和体征：患者反复有排便冲动，但即使用力排便也只有少量液化的粪水流出，却不能排出粪块。常伴有食欲差、腹部胀痛、肛门坠胀疼痛等症状，主观痛苦感明显。直肠指检可触及粪块。

三、异常排便活动的护理

异常排便活动通常是肠道功能紊乱的表现。应根据不同患者的具体情况予以有针对性的病因护理，同时做好相应的症状护理。

（一）大便失禁的护理

1. 心理护理　患者自尊受损，常自卑、忧郁，又期望得到理解和帮助，心情紧张而窘迫。护理人员应尊重、理解患者，当患者发生大便失禁时应主动给予安慰与支持，不要训斥或嘲笑患者，尽量帮助患者树立信心，使其配合治疗和护理。

2. 保护皮肤　床上铺一次性尿垫或使用一次性尿布，并及时更换；每次排便后用温水洗净肛周及臀部的皮肤，保持皮肤清洁干燥。必要时在肛门周围涂搽油性软膏以保护皮肤，避免皮肤破损感染。同时注意观察骶尾部皮肤情况，预防压疮发生。

3. 帮助重建控制排便的能力

(1) 定时刺激排便：观察患者的排便时间和便前表现，掌握其排便规律，并按规律定时给予便器，促使患者按时自己排便，或遵医嘱定时应用导泻栓剂或灌肠，以刺激定时排便。

(2) 肛门括约肌及盆底肌肉锻炼：指导患者选择适宜体位试做排便动作，先慢慢收缩肌肉，然后再慢慢放松，每次10秒左右，连续10次，每日数遍，以患者感觉不疲乏为宜。

4. 营造舒适的病房环境　及时清理排泄物，及时更换污染衣、被，定时开窗通风以除去不良气味，保持患者、床单位、病室整洁，使患者感到舒适。

5. 若病情允许，保证患者每天摄入足量的液体。

（二）腹泻的护理

1. 卧床休息　休息有利于减少肠蠕动，并可减轻体力消耗。注意腹部保暖。对不能自理的患者应协助及时给予便器，协助生活料理。便器清洗干净后，置于易取处，以方便患者取用。

2. 心理护理　护士应安慰患者，减轻其对腹泻的焦虑和恐惧情绪。剧烈腹泻的患者如果不慎大便失禁，护士应给予心理支持，并协助患者及时清除秽物和异味，使患者感到舒适。

3. 膳食调理　酌情给予清淡的流质或半流质食物，避免油腻、辛辣、高纤维食物。严重腹泻者暂时禁食。

4. 防治水、电解质紊乱　鼓励患者多饮水，按医嘱给予止泻剂、口服补盐液或静脉补液。

5. 维持皮肤完整性　嘱患者每次便后用软纸轻拭肛门，并用温水清洗，必要时在肛门周围涂油膏保护，特别是婴幼儿、老年人、身体衰弱者。

6. 病情观察　观察并记录排便次数以及粪便性状，必要时留大便标本送检；病情危重者，应注意生命体征变化。如疑为传染病则按肠道隔离原则护理。

7. 健康教育　向患者讲解有关腹泻的原因、防治措施及护理知识。指导患者选择合理的饮食，预防脱水和电解质紊乱；注意饮食卫生，养成良好的卫生习惯。

8. 去除病因　根据腹泻原因给予积极治疗。如肠道感染者，应遵医嘱给予抗生素治疗。

（三）便秘的护理

1. 心理护理　根据患者情况给予解释和指导，以稳定患者情绪，消除其紧张心理。

2. 提供合适的排便环境　患者可住单间，以提供隐蔽的排便环境；住多人间者，排便前应请无关人员回避，在病床之间拉上床帘或用屏风遮挡。给患者留有足够的排便时间，并应避开查房、治疗护理和进餐时间，以消除紧张情绪，利于排便。

3. 采取适宜的排便姿势　病情无禁忌者应尽量下床排便。需床上使用便器者，尽量采用坐姿或抬高床头等接近自然的排便姿势。对术后需绝对卧床休息的择期手术患者，术前应有计划地训练患者适应床上排便的姿势及床上使用便器的方法。

4. 腹部环形按摩　排便时用手沿结肠解剖位置自右向左环行按摩，以刺激肠蠕动，促使降结肠的内容物向下移动，并可增加腹内压，促进排便；或用单手或双手的示指、中指、无名指在左下腹乙状结肠部深深按下，由近心端向远心端按摩。指端轻压肛门后端也可促进排便。

5. 遵医嘱用药　根据患者病情，遵医嘱选用缓泻药物口服或使用简易通便剂促进排便。缓泻药可使粪便中的水分含量增加，加快肠蠕动，加速肠内容物的运行而起到导泻的作用。对于老年人、儿童，应选择作用缓和的泻药，慢性便秘的患者可选用蓖麻油、番泻叶、酚酞（果导）、大黄等泻药或开塞露、甘油栓等简易通便剂。

6. 针刺疗法　常用穴位有大肠俞、天枢、足三里、关元、气海等。

7. 灌肠　以上方法均无效时，遵医嘱给予灌肠。

8. 健康教育　对于功能性便秘的患者，护理的重点应是加强健康教育，预防便秘再发；即使是对于器质性便秘者，通过健康教育帮助患者及家属了解有关排便的知识，认识维持正常排便习惯的意义，也有利于减轻便秘的程度。

（1）建立良好的排便习惯：指导患者选择一个适合自身排便的时间，每天固定在此时间排便，并坚持训练，不随意使用缓泻药、灌肠等方法。早餐后是训练排便反射的最佳时间，因为食物进入胃后通过胃-结肠反射刺激大肠集团蠕动而引起排便反射，在早餐后此反射最强。

（2）合理膳食：指导患者改善饮食结构，多摄取可促进排便的蔬菜、水果、粗粮等高纤维食物；适当提供轻泻食物如梅子汁等促进排便；适当食用油脂类的食物。病情无禁忌者应保证足够的液体摄入量，每日不少于2000ml。

（3）适当运动：鼓励患者根据身体状况拟订规律的活动计划，如散步、做操、打太极拳等，并协助患者进行运动；卧床患者可进行床上活动，指导患者进行增强腹肌和盆底部肌肉的运动，以增加肠蠕动和肌张力，促进排便。

（4）充足的休息与睡眠：以减轻压力，放松心情，保持正常的消化功能。

（5）正确使用缓泻剂或通便剂：教会患者使用缓泻剂或通便剂的方法，但是不可长期使用。因为使用缓泻剂或通便剂后结肠内容物被彻底排空而暂时解除便秘，但随后几天因无足量的粪便刺激，直肠内压不能达到引起排便反射的压力阈值而不能正常排便，倘若此时再次使用缓泻药或通便剂，结肠内容物再次被动彻底排空。如此反复，其结果是造成结肠扩张弛缓，正常的排便反射失去作用而只对缓泻药、栓剂、灌肠等强烈刺激作出反应，产生对缓泻剂或通便剂的生理依赖，导致慢性便秘的发生。

（6）便秘时过度用力排便可造成血压急剧升高、腹压升高、心跳加快，从而使心脏负荷加大，心肌耗氧量增加，对于心脏病患者可能诱发心绞痛和心肌梗死，甚至引起猝死。因此，心脏病、高血压、肥胖症患者应积极预防便秘，发生便秘时应注意防止过度用力排便。

（四）粪便嵌塞的护理

1. 润肠通便　早期可使用栓剂、口服缓泻剂润肠通便。

2. 灌肠　必要时先行油类保留灌肠，2～3小时后再做清洁灌肠。

3. 人工取便　在清洁灌肠无效后按医嘱进行人工取便。操作时嘱患者左侧卧位，术者戴上手套，一手分开患者臀部，另一手示指涂润滑剂后慢慢伸入患者直肠内，将大块粪便破碎后取出。操作时动作应轻柔，避免损伤直肠黏膜。用人工取便易刺激迷走神经，故心脏病、脊椎受损者须慎重使用。取便时若患者出现面色苍白、出冷汗、心悸、头昏等不适症状，须立刻停止操作。

4. 健康教育 粪便嵌塞常由慢性便秘逐步发展而来，故健康教育的重点在于防止便秘、及时解除便秘。具体内容见便秘的护理。

四、与排便有关的护理技术

（一）灌肠法

灌肠法（enema）是将一定量的液体由肛门经直肠灌入结肠，帮助患者清洁肠道、排出粪便和积存的气体或由肠道供给药物或营养，以达到确定诊断和治疗目的的方法。

根据灌肠目的不同，灌肠法可分为不保留灌肠和保留灌肠。不保留灌肠是将一定量的溶液由肛门经直肠灌入结肠，刺激肠蠕动以清除肠腔内粪便和积气的方法。保留灌肠是将药液灌入并保留在直肠或结肠内，通过肠黏膜吸收而达到治疗疾病目的的方法。

根据灌入的液体量，不保留灌肠又可分为大量不保留灌肠、小量不保留灌肠。反复使用大量不保留灌肠以达到彻底清洁肠道的目的的方法则称为清洁灌肠。

案例分析

男性，40 岁。某单位财务人员，因大便干硬、排便困难到门诊就诊。患者诉近 2 个月反复发生便秘，约 4～5 天排便一次，大便干硬，排便困难。曾自行到药店买过果导片、开塞露等使用，但每次只能暂时缓解病情，近来由于腹胀加剧，且失眠，食欲不振。患者愁眉苦脸，诉说病史时语快声高，反复询问医生自己是否患有“肠癌”等疾病。体检：腹部较饱满，肠鸣音弱，触诊腹部较硬实，偶可触及包块，肛诊可触及粪块。遵医嘱该患者需行腹部平片检查，检查前护士为其灌肠。

请写出：

1. 根据病情应为此患者采用哪种灌肠法？
2. 本操作的操作要点。
3. 该患者的健康教育要点。

▲大量不保留灌肠

【目的】

1. 软化和清除粪便，排除肠内积气，以解除便秘或肠胀气。
2. 清洁肠道，为肠道手术、检查或分娩作准备。
3. 稀释并清除肠道内的有害物质，减少毒物吸收而减轻中毒。
4. 为高热或中暑患者进行物理降温。

【评估】

1. 核对医嘱，了解灌肠目的。
2. 评估患者的病情是否适合灌肠，有无急腹症、消化道出血、妊娠、严重心血管疾病、肝性脑病、充血性心力衰竭、水钠潴留等疾病，有无意识不清、传染病、痔疮、肛裂、肛瘘等。
3. 评估患者具备的健康知识与对操作的心理反应。
4. 评估患者配合操作的能力。

【计划】

1. 用物准备

(1) 选用符合患者病情的灌肠溶液：常用 0.1%～0.2% 的肥皂液、生理盐水；每次用量成人 500～1000ml，小儿 200～500ml，1 岁以下小儿 50～100ml；温度一般为 39～41℃，高热降温时用 28～32℃，中暑患者用 4℃。

（2）灌肠用具选择：①一次性灌肠包：包内有一次性灌肠袋、孔巾、治疗巾、卫生纸、一次性手套，有的还配有医用软皂、润滑油棉球。一次性灌肠袋是用聚氯乙烯塑料制成，经环氧乙烷灭菌。由袋体、吊耳、引流管路、肛门管、调节器组成，容量1000ml；②灌肠筒：灌肠筒为搪瓷或不锈钢硬质容器，连接有全长约120cm的橡胶管、玻璃接管。

（3）将用物按便于使用的原则摆放整齐。①治疗车上层：治疗盘内备一次性灌肠包、内盛灌肠液的量杯、水温计、弯盘，选用灌肠筒时则需另备肛管、液体调节开关、润滑剂、棉签、一次性手套及一次性会阴垫。治疗盘外备速干手消毒剂；②治疗车下层：便器、便器巾、医疗垃圾桶、生活垃圾桶。

2．环境准备　酌情关闭门窗、放下窗帘，根据季节调节室温。必要时设屏风或拉开床帘，请无关人员暂时回避。

3．患者准备　理解配合操作，灌肠前排空膀胱。

【实施】

1．操作方法（以使用一次性灌肠包为例）

（1）携用物至床旁，再次核对患者及灌肠溶液。

（2）协助患者取左侧卧位，以使乙状结肠、降结肠处于下方，利用重力作用使灌肠液顺利流入乙状结肠和降结肠；双膝屈曲，使腹肌松弛；脱裤至膝部，将臀部移至床沿，充分暴露肛门以方便插管。取侧卧位前酌情设床档。不能自我控制排便者可取屈膝仰卧位，两腿略分开，臀下垫便盆。盖好盖被只暴露臀部，以减少不必要的暴露，维护患者隐私，使患者放松。

（3）速干手消毒剂消毒双手。再次检查一次性灌肠包，打开灌肠包，取出手套戴好，取出治疗巾垫于臀下，孔巾盖于臀部，露出肛门，将弯盘置臀边，卫生纸置治疗巾上备用。

（4）取出灌肠袋，关闭调节器。将灌肠溶液倒入灌肠袋内，将灌肠袋吊耳挂在输液挂钩上，调节输液挂钩高度，使液面距肛门约40～60cm。

（5）取出润滑油棉球或用棉签蘸取润滑剂，润滑肛管前端。开启液体调节开关排尽管内气体，关闭液体调节开关。

（6）一手垫卫生纸分开患者臀部，暴露肛门，另一手持肛管轻轻插入直肠7～10cm（小儿插入4～7cm），插管的同时嘱患者做深呼吸。

知识链接

老年患者大量不保留灌肠技巧

老年人肛门括约肌松弛，常规大量不保留灌肠法由于肛管插入对刺激比较敏感的直肠部位，且灌肠压力大，溶液流速快，导致灌肠时液体不易保留，常边灌边流出。在操作中采用较细的肛管，插入20cm深度到达乙状结肠部位，可有利于保留液体以充分软化粪便，提高灌肠效果。

（7）一手固定肛管，另一手开放液体调节开关，使液体缓缓流入（图11-1）。

（8）操作中观察：①如果灌肠筒内液面下降过慢或停止下降，多因肛管前端孔道被阻塞，可移动肛管或挤捏肛管，使堵塞管孔的粪便脱落而使液体顺利流入；②患者感觉腹胀或产生便意时，可嘱患者张口深呼吸，放松腹部肌肉，并降低灌肠筒的高度以降低灌入溶液的压力，或调整调节夹减慢流速，或暂停片刻；③患者出现脉速、面色苍白、大汗、剧烈腹痛、心悸气促等异常时，可能是发生肠道剧烈痉挛或出血，应立即停止灌肠，与医生联系，给予及时处理。

(9) 待灌肠液将流尽时关闭液体调节开关，用卫生纸包裹肛管后轻轻拔出。擦净患者肛门，取下灌肠袋放入医疗垃圾桶。移开弯盘置治疗车下层，取出治疗巾、孔巾放入医疗垃圾桶，脱下手套。

(10) 移去输液架或输液挂钩，协助患者取舒适卧位，协助穿裤，整理病床，放下床档。

(11) 嘱患者尽量保留灌肠液5～10分钟后再排便，以使灌肠液在肠中有足够的作用时间，有利于粪便充分软化而易于排出。降温灌肠后灌肠液要保留30分钟后再排便。对不能下床的患者，将便器、卫生纸、呼叫器放于易取处。对自理能力不足的患者应扶助上卫生间或给予便器，排便后及时取出便器，协助擦净肛门、穿裤。待患者排便后拉开床帘或窗帘，打开窗户通风。洗手，取下口罩。

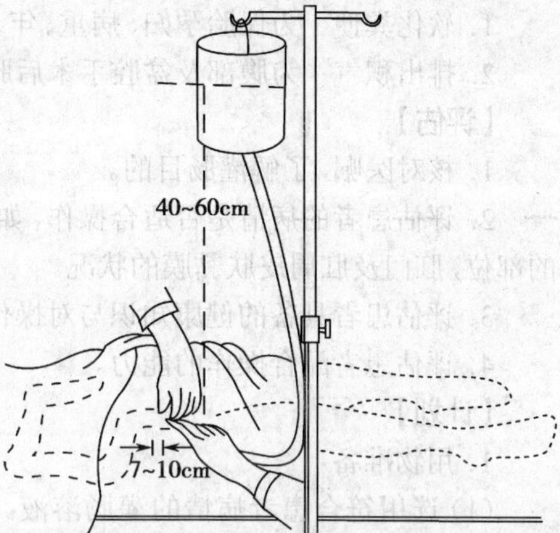

图11-1 大量不保留灌肠

(12) 观察并记录患者的反应和治疗效果：①在体温单大便栏目处记录排便次数；②降温者应于排便后30分钟测量体温，记录在体温单底栏。

2. 注意事项

(1) 正确掌握灌肠的适应证和禁忌证，急腹症、消化道出血、妊娠、严重心血管疾病的患者禁忌灌肠。

(2) 选择适宜病情的灌肠溶液。肝性脑病患者禁用肥皂水灌肠，以减少氨的产生和吸收；充血性心力衰竭、水钠潴留的患者禁用生理盐水灌肠。

(3) 准确掌握灌肠液的温度、浓度、量、灌入压力以及流速等。为伤寒患者灌肠时，每次溶液用量不得超过500ml，压力要低，液面距肛门不得超过30cm。

(4) 注意观察病情变化。灌肠过程中若患者感觉腹胀或有便意，可嘱患者张口深呼吸，并减慢液体流速或暂停灌入；若患者出现面色苍白、出冷汗、剧烈腹痛、脉搏增快、心悸气急等异常病情变化，应立即停止灌肠，并通知医生紧急处理。

(5) 注意观察灌肠效果。观察排出物的量与性状以估计肠道清洁程度，必要时留标本及时送检；降温灌肠者，应保留30分钟后再排便，排便后再隔30分钟复测体温。

(6) 健康教育：向患者及家属讲解大量不保留灌肠的目的、意义以及操作配合要点，以取得理解与配合；为便秘患者灌肠时，向患者及家属讲解维持正常排便习惯的重要性，指导患者保持健康的生活习惯以维持正常排便；为中暑、高热、中毒等患者灌肠时应针对病情进行相关健康教育。

【评价】

1. 患者理解操作的目的和意义，主动配合操作。

2. 达到治疗目的，如患者便秘解除或腹胀减轻，或中毒减轻，或体温下降；操作安全，无并发症发生。

3. 患者获得有关排便和灌肠的知识。

▲小量不保留灌肠

【目的】

1. 软化粪便　为保胎孕妇、病重、年老体弱、小儿等患者解除便秘。

2. 排出积气　为腹部及盆腔手术后肠胀气患者排除肠道积存气体，减轻腹胀。

【评估】

1. 核对医嘱，了解灌肠目的。

2. 评估患者的病情是否适合操作，如是否存在意识障碍及意识障碍的程度，腹胀、腹痛的部位，肛门及肛周皮肤黏膜的状况。

3. 评估患者具备的健康知识与对操作的心理反应。

4. 评估患者配合操作的能力。

【计划】

1. 用物准备

(1) 选用符合患者病情的灌肠溶液。常用的灌肠溶液有：①“1、2、3”溶液（50% 硫酸镁 30ml、甘油 60ml、温开水 90ml）；②甘油或液状石蜡 50ml，加等量温开水；③各种植物油 120～180ml。溶液温度为 38℃。

(2) 将用物按便于使用的原则摆放整齐：①治疗车上层：治疗盘上无菌巾内备注洗器（图 11-2）、棉球、润滑剂、弯盘、血管钳，无菌巾外备盛灌肠液的量杯、水温计、一次性肛管、一次性手套、卫生纸、一次性会阴垫，治疗盘外备速干手消毒剂；②治疗车下层：便器、便器巾、医疗垃圾桶、生活垃圾桶。

2. 患者准备、环境准备同大量不保留灌肠。

【实施】

1. 操作方法

(1) 携用物至床旁，再次核对患者及灌肠溶液。

(2) 同大量不保留灌肠法为患者安置体位、垫巾。

(3) 速干手消毒剂消毒双手，打开灌肠包，戴上手套，润滑肛管前段，用注洗器抽吸灌肠液，连接肛管并排尽管内气体，用血管钳夹闭肛管，一并置于弯盘内移至患者臀边。

(4) 同大量不保留灌肠法插入肛管。

(5) 固定肛管，松开血管钳，缓缓注入灌肠液（图 11-3）。注入速度不得过快过猛，以免刺激肠黏膜引起排便反射。注毕用血管钳夹闭肛管，取下注洗器，再吸取溶液，松开血管钳后再行灌注。如此反复直至灌肠溶液全部注入完毕。

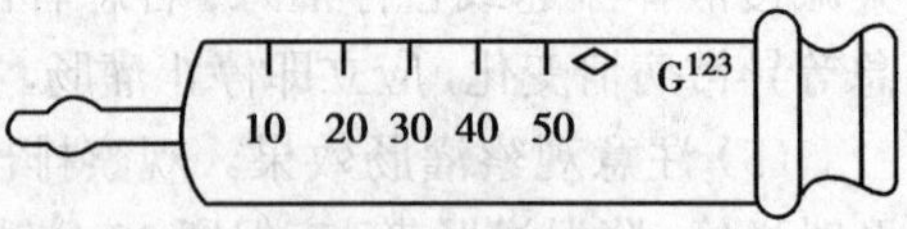

图 11-2　注洗器

(6) 血管钳夹闭肛管尾端或反折肛管尾端，用卫生纸包住肛管轻轻拔出并分离肛管，放入医疗垃圾桶内。污染的弯盘和血管钳置治疗车下层，用卫生纸擦净患者肛门，取下手套。

(7) 协助患者取舒适卧位，嘱患者尽量保留灌肠液 10～20 分钟后再排便，以充分软化粪便。

(8) 将用物分类处理；对不能下床的患者，将便器、卫生纸、呼叫器放于易取处。洗手，取下口罩。

(9) 对自理能力差的患者应扶助上卫生间或给予便器，排便后及时取出便器，协助擦净肛门、穿裤，整理床单位，开窗通风，洗手。

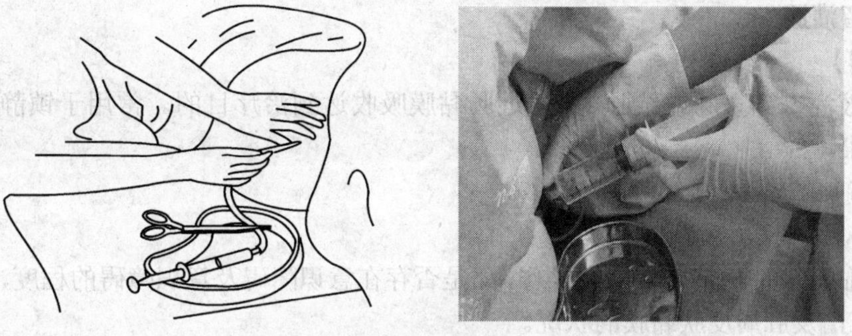

A. 注洗器法

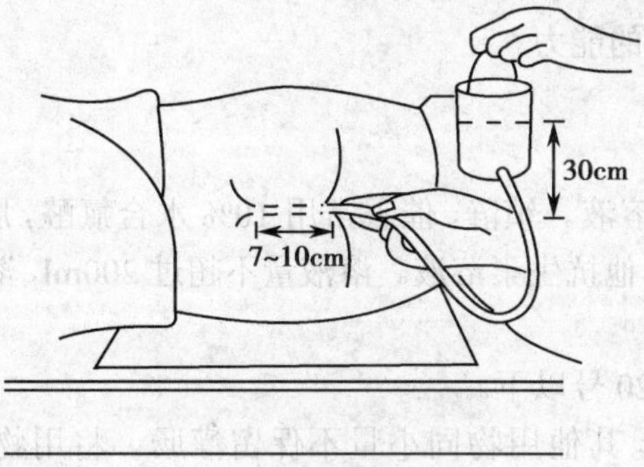

B. 小容量灌肠筒法

图 11-3 小量不保留灌肠

(10) 观察并记录患者的反应和治疗效果。

2. 注意事项

(1) 灌肠时插管深度为 7～10cm，灌肠液注入速度不得过快，若使用小容量灌肠筒，压力宜低，液面距肛门不超过 30cm（图 11-3B）。

(2) 每次抽吸灌肠液时应反折肛管尾端，以防止空气进入肠道，引起腹胀。

(3) 健康教育：向患者及家属讲解维持正常排便习惯的重要性，指导患者及家属保持健康的生活习惯以维持正常排便。

【评价】

1. 患者理解操作的目的和意义，主动配合操作；安全，无并发症发生。

2. 患者排出大便或积气，腹胀减轻。

3. 患者获得有关排便和灌肠的知识。

▲清洁灌肠

清洁灌肠即反复多次进行大量不保留灌肠，目的是彻底清除肠道内粪便，为直肠、结肠检查或手术前做肠道准备。

清洁灌肠的程序和注意事项与大量不保留灌肠大致相同。需注意以下几点：

1. 灌肠液　首次用 0.1% 肥皂液，以后用生理盐水，禁止用清水反复灌洗，以防水、电解质紊乱；每次灌注溶液量约 500ml。

2. 灌肠次数　以灌肠后排出液无粪块为标准，两次灌肠之间应有休息的间歇，以避免患者疲乏。

3. 灌肠压力　压力要低，液面距肛门的高度不超过 40cm。

▲保留灌肠

【目的】

将药液灌入到直肠或结肠内，通过肠黏膜吸收达到治疗目的。常用于镇静、催眠和治疗肠道感染。

【评估】

1. 核对医嘱，了解灌肠目的。

2. 评估患者的病情是否适合操作，如是否存在意识障碍及意识障碍的程度，腹胀、腹痛的部位，肛门及肛周皮肤黏膜的状况。

3. 评估患者具备的健康知识与对操作的心理反应。

4. 评估患者配合操作的能力。

【计划】

1. 用物准备

(1) 遵医嘱准备灌肠溶液。镇静、催眠常用10%水合氯醛，肠道抗感染常用2%小檗碱、0.5%～1%新霉素或其他抗生素溶液。溶液量不超过200ml，溶液温度39～41℃。另备温开水5～10ml。

(2) 肛管：管径要细，20号以下。

(3) 必要时备小垫枕，其他用物同小量不保留灌肠。将用物按便于使用的原则摆放整齐。

2. 患者准备　理解配合操作，灌肠前排空大小便，做好睡前准备。

3. 环境准备　同大量不保留灌肠。

【实施】

1. 操作方法

(1) 携用物至床旁，再次核对患者及灌肠溶液。

(2) 根据病情选择卧位。慢性细菌性痢疾的病变部位多在直肠或乙状结肠，患者宜取左侧卧位；阿米巴痢疾的病变部位多在回盲部，患者宜取右侧卧位。

(3) 将小垫枕、一次性治疗巾垫于臀下，使臀部抬高约10cm以利于药物保留。

(4) 同小量不保留灌肠法备注洗器和肛管。

(5) 一手垫卫生纸分开患者臀部，暴露肛门口，另一手持肛管轻轻插入直肠15～20cm，插管的同时嘱患者做深呼吸。

(6) 固定肛管，松开血管钳，按小量不保留灌肠法缓缓注入药液。药液注入完毕再注入5～10ml温开水。

(7) 同小量不保留灌肠法拔管。拔管后用卫生纸轻轻按揉患者肛门片刻。

(8) 协助患者整理衣裤，取舒适卧位。嘱患者尽量保留药液1小时以上，以使药液充分被吸收。余同小量不保留灌肠法。

(9) 观察并记录患者的反应和治疗效果，记录灌肠时间，灌肠液的种类、量。

2. 注意事项

(1) 灌肠前应了解灌肠的目的、病变部位，以确定灌肠的卧位和插管深度。

(2) 采取有利于药物吸收和保留的措施。灌肠前嘱患者排空大小便，肠道抗感染者以晚上睡眠前灌肠为宜；灌肠时将臀部抬高约10cm；选择的肛管要细，以20号以下为宜；插入要深，15～20cm；液量要少，不超过200ml；压力要低，液面距肛门不超过30cm；灌入的速度要慢；灌入的液体需保留1小时以上。

(3) 肛门、直肠、结肠手术后的患者以及大便失禁的患者不宜做保留灌肠。

(4) 健康教育：向患者及家属讲解有关的疾病知识和保留灌肠的方法，正确配合治疗。

【评价】

1. 患者理解操作的目的和意义，主动配合操作。

2. 患者能有效保留药液，肠道感染减轻，或镇静，能安静入睡；安全，无并发症发生。

3. 患者获得保留灌肠的相关知识。

(二) 简易通便法

简易通便法是通过软化粪便、润滑肠壁、刺激肠蠕动促进排便，帮助患者解除便秘。适用于老年人、体弱和久病卧床的便秘者。

1. 开塞露法　开塞露用甘油或山梨醇制成，装在塑料容器内，使用时将封口端剪去，先挤出少许液体润滑开口处，患者取左侧卧位，放松肛门外括约肌。将开塞露的前端轻轻插入肛门后再将药液全部挤入直肠内（图11-4），嘱患者保留5～10分钟后排便。

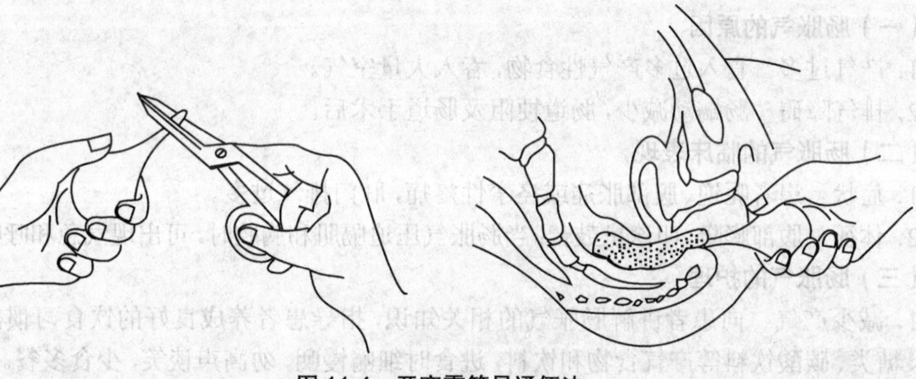

图11-4　开塞露简易通便法

2. 肥皂栓法　将普通肥皂削成底部直径约1cm、高约3～4cm的圆锥形，放入热水中，以软化并溶去切削后形成的锐利边缘。护士戴手套，将肥皂栓由肛门轻轻插入直肠内（图11-5），抵住肛门处轻轻按摩，嘱患者保留5～10分钟后排便。患者如有肛门黏膜溃疡、肛裂及肛门剧烈疼痛，则不宜使用肥皂栓通便。

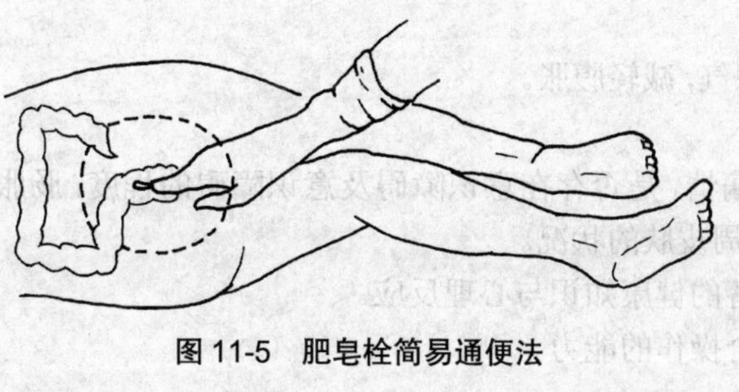

图11-5　肥皂栓简易通便法

(三) 口服高渗溶液清洁肠道

患者口服高渗溶液后，肠道内形成高渗环境，使肠道内水分大量增加，从而软化粪便，刺激肠蠕动，加速排便，达到清洁肠道的目的。适用于直肠、结肠检查和手术前肠道准备。

常用溶液有甘露醇、硫酸镁。患者术前3天进半流质饮食，术前1天进流质饮食。

1. 甘露醇通便法　术前1天下午2:00～4:00口服甘露醇溶液1500ml（20%甘露醇500ml+5%葡萄糖1000ml混匀）。一般服后15～20分钟即反复自行排便。

2. 硫酸镁通便法　患者术前3天每晚口服50%硫酸镁10～30ml。术前1天下午2:00～4:00口服25%硫酸镁200ml（50%硫酸镁100ml+5%葡萄糖盐水100ml）后再口服温开水1000ml。一般服后15～30分钟即可反复自行排便，2～3小时内可排便2～5次。

口服高渗溶液清洁肠道操作方法简便，患者依从性较好。但短期内饮水较多，有些患者难以耐受。护士应观察患者的一般情况，注意排便次数及粪便性质，判断是否达到清洁肠道的目的，并做好记录。

五、肠胀气的护理

正常情况下，胃肠道内的气体只有150ml左右。胃内的气体可通过口腔嗝出，肠道内的气体部分在小肠被吸收，其余的可通过肛门排出，不会产生不适。当胃肠道内积聚有过量气体不能排出时，称为肠胀气（flatulence）。

（一）肠胀气的原因

1. 产气过多　食入过多产气性食物，吞入大量空气。

2. 排气障碍　肠蠕动减少，肠道梗阻及肠道手术后。

（二）肠胀气的临床表现

1. 症状　患者呃逆、腹部胀痛或痉挛性疼痛，肛门排气过多。

2. 体征　腹部膨隆，叩诊呈鼓音；当肠胀气压迫膈肌和胸腔时，可出现气急和呼吸困难。

（三）肠胀气的护理

1. 减少产气　向患者讲解肠胀气的相关知识，指导患者养成良好的饮食习惯，如少食豆类、糖类、碳酸饮料等产气食物和饮料，进食时细嚼慢咽，勿高声谈笑，少食多餐。

2. 促进排气　协助患者根据情况采取适当活动促进肠蠕动，如床上变换体位、腹肌收缩锻炼等床上活动或下床活动；轻微胀气可进行腹部热敷、腹部按摩、针刺疗法以促进排气；严重时，遵医嘱给予药物治疗或行肛管排气。

3. 去除病因　积极治疗肠道疾患，去除引起肠胀气的原因。

（四）肛管排气法

肛管排气法是将肛管从肛门插入直肠，以帮助排出肠腔内积气的方法。

【目的】

帮助排除肠腔积气，减轻腹胀。

【评估】

1. 评估患者的病情，是否存在意识障碍及意识障碍的程度，肠胀气的程度及已采取的护理措施，肛门及肛周皮肤的状况。

2. 评估患者具备的健康知识与心理反应。

3. 评估患者配合操作的能力。

【计划】

1. 用物准备　治疗盘内备肛管、玻璃接头、橡胶管（应有足够长度，以不影响患者翻身为宜）、玻璃瓶（内盛水3/4满，瓶口系带）、弯盘、一次性手套，治疗盘外备卫生纸、胶布（1cm×15cm）、安全别针、速干手消毒剂。酌情备屏风。

2. 患者准备　了解肛管排气的目的、过程和注意事项，配合操作。

3. 环境准备　同大量不保留灌肠。

【实施】

1. 操作方法

(1) 携用物至床旁，再次核对患者。

(2) 协助患者取左侧卧位，以利于肠腔内气体排出；双膝屈曲，脱裤至露出肛门，以方便操作。注意防止不必要的暴露。不能侧卧者取仰卧位。

(3) 将玻璃瓶系于床边。将橡胶管一端插入玻璃瓶液面下，以防止外界空气进入直肠内加重腹胀，并可观察气体排出情况；将橡胶管另一端连接玻璃接头，再接肛管。

(4) 戴上手套，润滑肛管前端，嘱患者张口呼吸，将肛管轻轻插入直肠15～18cm。

(5) 用胶布将肛管固定于臀部。橡胶管留出足以翻身的长度，必要时用安全别针固定在床单上（图11-6）。

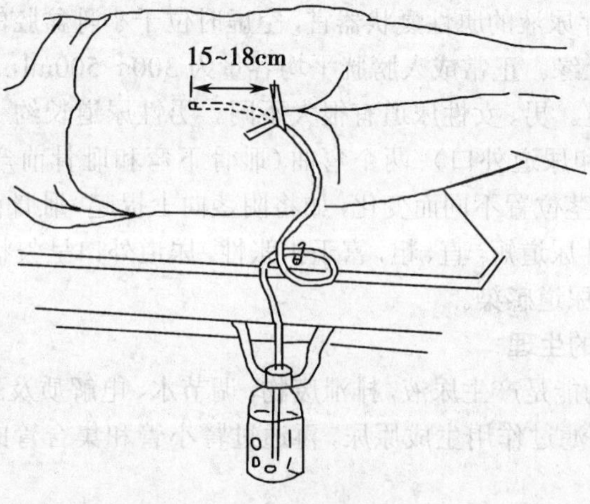

图11-6　肛管排气法

(6) 观察排气情况，酌情进行处理。

(7) 拔出肛管，清洁肛门，协助患者取舒适卧位，整理床单位，询问患者腹胀有无减轻。清理用物，洗手，记录。

2. 注意事项

(1) 保护患者隐私，防止不必要的暴露。

(2) 注意观察排气情况：有气体排出时可见瓶内液面下有气泡自管端逸出；若排气不畅，应帮助患者更换体位及按摩腹部，以促进排气。

(3) 保留肛管时间一般不超过20分钟。因为长时间留置肛管会减少括约肌的反应，甚至导致肛门括约肌永久性松弛。必要时可2～3小时后再行肛管排气。

(4) 健康教育：向患者及家属讲解有关肠胀气的知识和排气的方法，正确配合治疗。

【评价】

1. 患者理解操作的目的和意义，主动配合操作。

2. 患者排出肠内积气，腹胀减轻或消失；安全，无并发症发生。

3. 患者获得肛管排气的相关知识。

第二节 排尿的护理

排尿活动是人体最基本生理需要之一。泌尿系统产生的尿液可将机体代谢产生的终末产物（如尿素、肌酐、尿酸等含氮物质）、过剩盐类、有毒物质和药物排出体外，同时调节水、电解质、酸碱平衡，维持机体内环境的稳定。当机体受到损伤时，泌尿系统功能可出现障碍，从而影响机体的排尿活动。因此，在护理工作中应加强对排尿活动的观察，了解患者的身心需要，提供适宜的护理。

一、与排尿有关的解剖生理

（一）与排尿有关的解剖

泌尿系统由肾脏、输尿管、膀胱及尿道组成。肾脏是成对的实质性器官，位于脊柱两侧，第12胸椎和第3腰椎之间。输尿管是连接肾脏与膀胱之间的尿液通道，成人全长约25～30cm。膀胱是贮存尿液的肌性囊状器官，空虚时位于小骨盆腔的前部，耻骨联合后方，顶部不超过耻骨联合上缘。正常成人膀胱平均容量为300～500ml，最大可达800ml。尿道是尿液排出体外的通道。男、女性尿道有很大不同。男性尿道长约18～20cm，有三个狭窄（尿道内口、尿道膜部和尿道外口）、两个弯曲（耻骨下弯和耻骨前弯），耻骨下弯固定无变化，而耻骨前弯则随阴茎位置不同而变化，如将阴茎向上提起，耻骨前弯即可消失。女性尿道长约4～5cm，较男性尿道短、直、粗，富于扩张性，尿道外口呈矢状裂，与阴道口、肛门相邻，比男性更容易发生尿道感染。

（二）与排尿有关的生理

肾脏的主要生理功能是产生尿液，排泄废物，调节水、电解质及酸碱平衡。当血液流经肾脏时，通过肾小球的滤过作用生成原尿，再通过肾小管和集合管的重吸收和分泌作用生成终尿。

尿的生成是连续的，但排尿是间断的。肾脏生成的尿液由肾盂经输尿管流向膀胱储存起来，当成人膀胱内尿量增加至400～500ml时，膀胱充盈而扩张，使膀胱壁的牵张感受器受压力的刺激而兴奋，冲动沿盆神经传入脊髓骶段的排尿反射初级中枢（S_2～S_4）；同时冲动也达到脑干和大脑皮质的排尿反射高级中枢，产生尿意。

排尿活动是一种受大脑皮质控制的反射活动，而且膀胱平滑肌具有较大的伸展性。当尿意产生且条件允许时，冲动沿盆神经传出，引起膀胱逼尿肌收缩，膀胱括约肌和尿道括约肌松弛，于是尿液被强大的膀胱内压驱出。如果环境不适宜排尿，排尿反射将受到抑制。但小儿大脑皮质发育不完善，对初级排尿中枢的控制能力较弱，所以小儿排尿次数较多，且易发生夜间遗尿现象。

二、排尿评估

（一）影响排尿的因素

1. 生理因素

(1) 年龄：婴儿因大脑发育不完善，排尿不受意识控制，2～3岁以后才能自我控制；老年人常因膀胱肌肉张力减弱而出现尿频。

(2) 性别：妇女在妊娠时，可因子宫增大压迫膀胱致使排尿次数增多；在月经周期中排尿形态也有改变，多数妇女行经前有体液潴留、尿量减少的现象，行经开始尿量增加。老年男性常因前列腺增生压迫尿道而引起排尿不畅和排尿困难。

2. 心理因素　心理因素对正常排尿有很大的影响。当个体处于过度的焦虑和紧张的情形下，有时会出现尿频、尿急，有时也会抑制排尿出现尿潴留。排尿还受暗示的影响，任何听觉、视觉或其他身体感觉的刺激均可诱发排尿，如有的人听见流水声便产生尿意。

3. 环境因素　排尿应该在隐蔽的场所进行。当个体处在缺乏隐蔽的环境时，就会产生许多压力而影响正常的排尿。物理环境如气候变化也会影响排尿。夏季炎热，身体大量出汗，体内水分减少，尿量减少；冬季寒冷，身体外周血管收缩，循环血量增加，体内水分相对增加，尿量增加。

4. 生活方式

(1) 液体的摄入量：如果其他影响体液的因素不变，液体的摄入量将直接影响尿量。短时间内饮水过多或摄入含水量丰富的水果、蔬菜，尿量就多。食物或液体中的某些成分也会影响排尿，如咖啡、茶、酒类饮料有利尿作用，使尿量增多。摄入含盐较高的饮料或食物则会造成水钠潴留，使尿量减少。

(2) 排尿习惯：大多数人在潜意识里会形成一些排尿时间的习惯，如多数人习惯起床或睡前排空膀胱。而儿童期的排尿训练对成年后的排尿形态也有影响。排尿的姿势、时间是否充裕和环境是否合适也会影响排尿的完成。

5. 与疾病相关的因素　任何影响尿液的生成与排泄的因素均可引起排尿异常。

(1) 疾病：如泌尿系统的肿瘤、结石、感染、狭窄、外伤等，或是失血、休克、脱水、内分泌紊乱等全身情况改变，以及神经系统的损伤和病变等疾病状态，都可引起排尿异常。

(2) 药物：某些药物直接影响排尿，如应用脱水利尿剂可使尿量增加，止痛剂、镇静剂影响神经传导而干扰排尿。

(3) 治疗及检查：某些外科手术过程中患者失液，补液不足可致尿量减少；术中使用麻醉剂可干扰排尿反射，易致尿潴留。某些诊断性检查前要求患者禁食禁水，使体液减少，影响尿量。有些检查(如膀胱镜检查)可能造成尿道水肿、损伤，导致排尿形态的改变。

(二) 尿液的观察

1. 尿量　尿量是反映肾脏功能的重要指标之一。正常情况下每次排尿量约200～400ml，24小时尿量约1000～2000ml，平均1500ml左右。食物和饮水、药物可引起暂时性的尿量异常，持续性的尿量异常多见于病理状况。

(1) 多尿：指24小时尿量超过2500ml。主要因内分泌代谢障碍或肾小管浓缩功能不全引起，如尿崩症、糖尿病、原发性醛固酮增多症、急性肾衰竭多尿期等患者。

(2) 少尿：指24小时尿量少于400ml或每小时尿量少于17ml。常见于发热、液体摄入过少、休克等患者以及心脏、肾脏、肝脏功能衰竭患者。

(3) 无尿或尿闭：指24小时尿量少于100ml或12小时内完全无尿。常见于严重休克、急性肾衰竭、药物中毒等患者。

2. 颜色　正常尿液因含尿色素而呈淡黄色或深黄色，某些食物、药物也可影响尿的颜色，如摄入大量胡萝卜或核黄素后尿液呈深黄色，服用利福平的患者尿液呈橘红色。在病理情况下，尿的颜色可有以下变化：

(1) 肉眼血尿：血尿颜色的深浅与尿液中所含红细胞量的多少有关，含红细胞量多时呈洗肉水色或血色。常见于急性肾小球肾炎、输尿管结石、泌尿系统肿瘤、结核及感染等。

(2) 血红蛋白尿：尿液中含有血红蛋白为血红蛋白尿，尿液呈浓茶色、酱油色。血红蛋白尿是由于各种原因导致大量红细胞在血管内被破坏，血红蛋白经肾脏排出而引起。常见于急性溶血、恶性疟疾。

(3) 胆红素尿：尿液中含有胆红素为胆红素尿。尿液呈深黄色或黄褐色，振荡尿液后泡沫也呈黄色。常见于阻塞性黄疸和肝细胞性黄疸。

(4) 乳糜尿：尿液中含有淋巴液，排出的尿液呈乳白色为乳糜尿。常见于丝虫病、淋巴管炎患者。

3. 透明度　正常尿液澄清、透明，放置后可因尿盐沉淀而出现微量絮状物，但加热、加酸或加碱后，尿盐溶解，尿液即可澄清。当泌尿系统感染时，尿液中含有大量的脓细胞、红细胞、上皮细胞、细菌或炎性渗出物，使排出的新鲜尿液即呈白色絮状混浊，且加热、加酸或加碱不能变清，称为脓尿。

4. 气味　正常尿液的气味来自尿内的挥发性酸，如静置一段时间后，尿素分解产生氨，故有氨臭味。当泌尿道有感染时新鲜尿液出现氨臭味；糖尿病酮症酸中毒时，因尿中含有丙酮，故有烂苹果气味；有机磷农药中毒者尿液有大蒜臭味；膀胱直肠瘘患者尿液可有粪臭味。

5. 比重　正常尿液比重波动于1.015～1.025之间。尿比重的高低反映肾脏的浓缩功能。一般尿比重与尿量成反比，如果尿量减少而比重不增，即属异常。尿比重降低常见于尿崩症、肾功能不全患者；尿比重增高常见于急性肾小球肾炎、心功能不全等；若尿比重经常固定为1.010左右，提示肾功能严重障碍。

6. 酸碱度　正常尿液 pH 值为4.5～7.5，平均为6，呈弱酸性。饮食的种类可影响尿液的酸碱度，如进食大量蔬菜时尿液可呈碱性，进食大量肉类时尿液可呈酸性。酸中毒患者的尿液可呈强酸性，严重呕吐的患者尿液可呈强碱性。

（三）常见异常排尿活动

正常情况下，排尿受意识支配，可自主随意进行，无痛，无障碍。一般成人白天排尿3～5次，夜间0～1次。

1. 膀胱刺激征　尿频、尿急、尿痛合称为膀胱刺激征。产生膀胱刺激征的原因主要有膀胱及尿道感染或机械性刺激，常同时伴有血尿。

(1) 尿频：指单位时间内排尿次数增多，是由膀胱炎症或机械性刺激引起。常见于膀胱炎、尿道炎、肿瘤、结石等。

(2) 尿急：指患者突然有强烈尿意，且一有尿意即迫不及待需要排尿，难以控制。主要与膀胱三角区或后尿道、前列腺等部位炎症、肿瘤、结石产生的刺激造成排尿反射活动特别强烈有关，有时与精神因素有关。

(3) 尿痛：指患者排尿时膀胱区及尿道有疼痛感。疼痛部位多在耻骨上区、会阴部和尿道内，尿痛性质可为灼痛或刺痛。可引起尿急的病因几乎都可以引起尿痛。尿道炎多在排尿开始时出现疼痛，后尿道炎、膀胱炎和前列腺炎常出现终末性尿痛。

2. 尿潴留　指膀胱内充满大量尿液而不能自主排出。严重者膀胱容积可增至3000～4000ml，膀胱高度膨胀，甚至可至脐部。患者主诉下腹胀痛，排尿困难；体检可见耻骨联合上膨隆，扪及囊样包块，叩诊呈实音，有压痛。引起尿潴留的常见原因如下：

(1) 机械性梗阻：膀胱颈部或尿道有梗阻性病变，如前列腺肥大或肿瘤压迫尿道，造成排尿受阻。

(2) 动力性梗阻：由排尿功能障碍引起，而膀胱、尿道并无器质性梗阻病变，如外伤、疾病或使用麻醉药所致脊髓初级排尿中枢活动障碍或抑制，不能形成排尿反射。

(3) 其他：各种原因引起的不能用力排尿或不习惯卧床排尿，包括某些心理因素，如焦虑、窘迫等使得排尿不能及时进行。由于尿液存留过多，膀胱过度充盈，致使膀胱收缩无力，造成尿潴留。

3. 尿失禁　指排尿不受意识控制，尿液不自主地流出。根据原因，尿失禁可分为：

(1) 真性尿失禁（完全性尿失禁）：即膀胱失去储存尿液的功能，稍有存尿便会不自主地流出。表现为持续滴尿，而膀胱处于空虚状态。

原因：脊髓初级排尿中枢与大脑皮质之间联系受损，如昏迷、截瘫，因排尿反射活动失去大脑皮质的控制，膀胱逼尿肌出现无抑制性收缩；还见于因手术、分娩所致的膀胱括约肌损伤或支配括约肌的神经损伤，病变所致膀胱括约肌功能不良；亦可见于膀胱与阴道之间有瘘管等原因。

(2) 假性尿失禁（充溢性尿失禁）：当膀胱内压上升到一定程度并超过尿道阻力时，可不自主溢出少量尿液。溢出尿液后膀胱内压力稍降低，但膀胱仍呈胀满状态，尿液并没有排空而排尿却停止。

原因：由于下尿路有较严重的机械性（如尿道狭窄、前列腺增生或肿瘤等）或功能性梗阻、膀胱逼尿肌无力或麻痹（先天性畸形、损伤性病变、肿瘤与炎症病变等导致调节膀胱的下运动神经元损害）等，使尿液滞留在膀胱内而使膀胱过度充盈，压力逐渐增高，尿液溢出。

(3) 压力性尿失禁：当患者咳嗽、打喷嚏、大笑、举重物或运动时，腹肌收缩，腹内压升高，尿液就不自主地排出。

原因：膀胱括约肌张力减低、盆底肌肉及韧带松弛、肥胖。多见于中老年女性。

三、排尿异常的护理

（一）尿潴留的护理

首先应分析引起尿潴留的原因，再酌情实施有效的处理。对于机械性梗阻引起的尿潴留，应在积极治疗原发病的基础上，给予对症处理；如属非机械性梗阻，可采用以下护理措施。

1. 心理护理　针对患者的心态给予解释和安慰，以缓解其窘迫及焦虑不安。

2. 提供合适的排尿环境　患者宜住单间，条件不许可时应在病床之间拉上床帘或用屏风遮挡，请无关人员回避，以给患者提供隐蔽的排尿环境。患者的排尿时间应避开查房、治疗护理和进餐时间，以使患者安心排尿（同便秘的护理）。

3. 采取适宜的排尿姿势　病情无禁忌者应尽量下床排尿。对于卧床患者，应协助患者酌情取适当体位，如略抬高上身或坐起，尽可能采用接近自然的排尿姿势。对术后需绝对卧床休息的择期手术患者，术前应有计划地训练患者适应床上排尿的姿势及床上使用便器的方法，以免因不适应排尿姿势的改变而导致尿潴留（同便秘的护理）。

4. 诱导排尿　利用某些条件反射诱导排尿，如听流水声、温水冲洗会阴。

5. 热敷、按摩　通过热敷、按摩下腹部，使肌肉放松，促进排尿。如果患者病情允许，可用手按压膀胱协助排尿，但不可用力过大，以防膀胱破裂。

6. 针灸疗法　可采用针刺中极、曲骨、三阴交穴或艾灸关元、中极穴等方法，刺激排尿。

7. 药物治疗　必要时根据医嘱肌内注射卡巴胆碱等。

8．导尿术　经上述处理仍不能解除尿潴留时，遵医嘱采用导尿术。

9．健康教育　指导患者养成定时排尿、及时排尿的习惯，教会患者自我放松的正确方法。

（二）尿失禁的护理

1．心理护理　尿失禁给患者的生活带来许多不便，也给患者造成很大的心理压力，如精神苦闷、忧郁、丧失自尊等，患者期望得到他人的理解和帮助。医护人员应尊重和理解患者，给予安慰、开导和鼓励，使其树立恢复健康的信心，积极配合治疗和护理。

2．保护皮肤　床上铺橡胶单和中单，也可使用一次性尿布或一次性纸尿裤，并及时更换，保持干燥。经常用温水清洗会阴部皮肤，保持皮肤清洁干燥。根据局部皮肤情况，定时按摩受压部位，防止压疮的发生。

3．外部引流　用接尿装置引流尿液。女患者可用女式尿壶紧贴外阴接取尿液。男患者可用尿壶接取尿液，或采用假性导尿（即用阴茎套连接引流袋接尿）。假性导尿只宜短时间采用，且每天要定时取下阴茎套和尿壶，清洗局部后暴露于空气中。

知识链接

尿失禁护理用具

1．女式尿壶　包括壶体、壶头、壶把，壶头的两侧设有向外弯曲的弧形面，在壶头与皮肤接触的部位设有软橡胶材料层。使壶头和两侧的弧形面和皮肤贴合紧密，尿液不易外流，且女性患者在卧床使用时不需像坐便盆一样移动身体，使用方便。

2．保鲜膜袋　比阴茎套透气性好，引起泌尿系统感染及皮肤改变的风险小，适用于男性尿失禁患者。

3．方便尿裤　根据男、女生理特征而设计，由接尿器、接尿袋及排尿管按顺序组合而成。大小可自行调节至舒适，尿液不接触皮肤，可避免因直接接触造成皮肤糜烂坏死，可极大地减轻患者的心理紧张，适用于老弱病残、骨折、瘫痪及卧床不起、不能自理的男、女患者。

4．留置导尿管引流　对长期尿失禁的患者，采用导尿术留置导尿可避免尿液浸渍皮肤发生的皮肤破溃。引流期间定时夹闭和排放尿液可以锻炼膀胱壁肌肉张力，重建膀胱储存尿液的功能。或采用膀胱潮式引流，训练膀胱自动反射性排尿功能。

5．营造舒适的病房环境　定期开门窗通风换气，除去不良气味，保持室内空气清新，使患者舒适。

6．健康教育　向患者和家属解释尿失禁的原因、护理方法以及膀胱功能训练的目的、意义和方法，以期取得患者和家属的理解与合作，帮助患者重建正常的排尿功能。

（1）摄入适当的液体：多饮水能增加对膀胱的压力刺激，促进排尿反射的恢复，并可预防泌尿道感染。而患者常不敢饮水或有意减少饮水量。如果患者病情允许，指导患者每日摄入液体2000～3000ml，但入睡前应限制饮水，以减少夜间排尿对患者睡眠的影响。

（2）膀胱功能训练：是指通过定时使用便器，建立规律的排尿习惯。急迫性尿失禁患者膀胱充盈时可能出现腹胀、不安，护士应善于观察患者的排尿反应，争取在尿液溢出前帮助患者试行排尿；或每隔1～2小时使用便器一次，配合以手掌用柔力自膀胱上方向尿道方向压迫，使膀胱内尿液被动排出；以后渐渐延长排尿时间。

（3）进行盆底肌锻炼：指导患者进行盆底肌肉的锻炼，以增强控制排尿的能力。具体方法是患者取立位、坐位或卧位，试做排尿动作，先慢慢收紧盆底肌肉，再缓缓放松，每次10秒左右，连续10次，每日数遍，以不觉疲乏为宜。

四、与排尿有关的护理技术

知识链接

中国古代导尿术

李时珍《本草纲目》草部第18卷“王瓜”条引晋葛洪《肘后方》曰:“小便不通,土瓜根捣汁,入少水解之,筒吹入下部”。这是目前所能见到的最早的关于导尿术应用的中医文献。

唐朝孙思邈《备急千金要方》记载:“凡尿不在胞中,为胞屈僻,津液不通,以葱叶除尖头,纳阴茎孔中深三寸,微用口吹之,胞胀,津液大通便愈。”即以葱管为导尿工具,以口吹葱管,借助气体张力使尿道扩张,迫使气体进入膀胱造成“胞胀”,进而开启膀胱括约肌,利用尿潴留时膀胱本身的压力将尿液排出体外。

(一)导尿术

导尿术(urethral catheterization)是指在严格无菌操作下,将导尿管经尿道插入膀胱引流出尿液的方法。

导尿术是一种侵入性操作。如果使用的导尿物品被污染、操作者无菌观念不强或操作不当造成膀胱或尿道黏膜损伤等,均可引起泌尿系统感染。因此,执行导尿术时必须严格遵守无菌技术操作原则。

【目的】

1. 解除尿潴留　为尿潴留患者引流出尿液,减轻痛苦。

2. 协助临床诊断　采集不受污染的尿标本做细菌培养,测量膀胱容量、压力、残余尿量,进行尿道或膀胱造影等。

3. 为膀胱肿瘤患者进行膀胱腔内化疗。

【评估】

1. 核对医嘱,了解导尿目的。

2. 评估患者的病情、临床诊断、生命体征、意识状态等全身情况,及膀胱充盈度、会阴部皮肤黏膜情况。

3. 评估患者具备的健康知识与心理反应。

4. 评估患者的自理能力。

【计划】

1. 用物准备

(1)一次性导尿包(普通导尿术用):包内含有初次消毒用物(含一次性手套1只、一次性弯盘1个、一次性镊子1把、消毒棉球1小包)、再次消毒及导尿用物(含洞巾1块、一次性手套1双、一次性弯盘2个、一次性镊子2把、消毒棉球1小包、润滑油棉球1小包、单腔导尿管1根、标本瓶1个、纱布数块)。注意检查导尿包是否保持无菌状态,包装外注明的导尿管型号、种类是否合适。成人常用10号或12号导尿管,小儿常用8号或10号导尿管。管径过粗容易损伤尿道黏膜;管径过细则尿液容易自尿道口流出。

(2)将用物按便于使用的原则摆放整齐。①治疗车上层:治疗盘内备一次性导尿包、一次性垫巾、清洁弯盘、卫生纸,治疗盘外备浴巾或小毛毯、速干手消毒剂,酌情备化验单及标本贴、试管架;②治疗车下层:便器、便器巾、医疗垃圾桶、生活垃圾桶。

2. 环境准备　酌情关闭门窗、放下窗帘，根据季节调节室温。必要时设屏风或拉开床帘，请无关人员暂时回避，以保护患者隐私。室内光线充足，停止铺床等操作。

3. 患者准备　患者理解配合操作，导尿前用温水清洁会阴。

【实施】

1. 操作方法

(1) 女性患者导尿术

1) 携用物至患者床旁，再次核对床号、姓名。

2) 移床旁椅至与操作者同侧的床尾，将便器放于床旁椅上，打开便器巾。

3) 松开床尾盖被，协助患者取屈膝仰卧位，帮助患者脱下对侧裤腿盖在近侧腿部，对侧腿部用盖被遮盖，近侧腿部再酌情盖上浴巾或小毛毯，以防止患者受凉。

4) 将一次性垫巾垫于患者臀下，以保护床单不被污染。协助患者两腿略外展，以暴露外阴，方便插管。

5) 将弯盘置于近外阴处的垫巾上，速干手消毒剂消毒双手。

6) 再次检查导尿包，打开导尿包外层包装，取出外阴初步消毒用物置患者两腿之间，撕开外阴消毒棉球包装，将消毒棉球倒入外阴初步消毒用的一次性无菌弯盘内。

7) 操作者左手戴手套，右手持镊子夹取消毒棉球，按由外向内、自上而下的顺序进行初步消毒，先消毒阴阜、大腿根部、大阴唇；左手拇指、示指分开大阴唇，消毒小阴唇、尿道口、会阴；最后消毒肛周、肛门。每个棉球限用一次，血管钳不可接触肛门区域，污棉球置清洁弯盘内。消毒完毕，将一次性弯盘移至床尾，将污棉球及脱下的手套弃入医疗垃圾桶内。

8) 将导尿包放在患者两腿之间，按无菌操作方法打开治疗巾。

9) 戴无菌手套后，双手各持无菌洞巾之顶角，顶角向内卷包住手套，将洞巾开口对准尿道口铺好，同时使洞巾和治疗巾内层形成一连续无菌区，以扩大无菌区域，利于无菌操作，避免污染。

10) 按操作顺序整理、排列好用物，撕开消毒棉球包装倒入无菌弯盘；撕开润滑棉球包装，润滑导尿管前段以减轻尿管对黏膜的刺激和插管时的阻力。将润滑后的尿管置另一无菌弯盘内备用。

11) 左手分开并固定患者小阴唇，右手持镊子夹取消毒棉球，按由内向外、自上而下的顺序分别消毒尿道口、小阴唇、尿道口。每个消毒棉球限用一次；消毒尿道口时稍停片刻，以充分发挥消毒液的消毒效果。消毒后左手固定患者小阴唇勿动，右手将用过的镊子置消毒用弯盘内，一并移至无菌区远端。

12) 将盛导尿管的无菌弯盘置于洞巾口旁，嘱患者张口呼吸，取另一镊子夹持导尿管对准尿道口轻轻插入 4～6cm（图 11-7），见尿液流出再插入 1cm 左右，松开固定小阴唇的手固定导尿管，将尿液引入弯盘或治疗碗内。

13) 若需取标本做尿培养，用无菌标本瓶接取中段尿 5ml，盖好瓶盖，放于试管架上或稳妥处，避免碰洒或污染。

14) 当弯盘内尿液达 2/3 满时，反折导尿管尾端，将尿液倒入便器内，再松开导尿管继续放尿。

15) 导尿完毕，轻轻拔出导尿管，放入导尿用弯盘内。撤下洞巾，擦净外阴，撤出患者臀下的治疗巾，包裹所用一次性污物一并弃入医疗垃圾桶，脱去手套，协助患者穿好裤子，整理床单位。

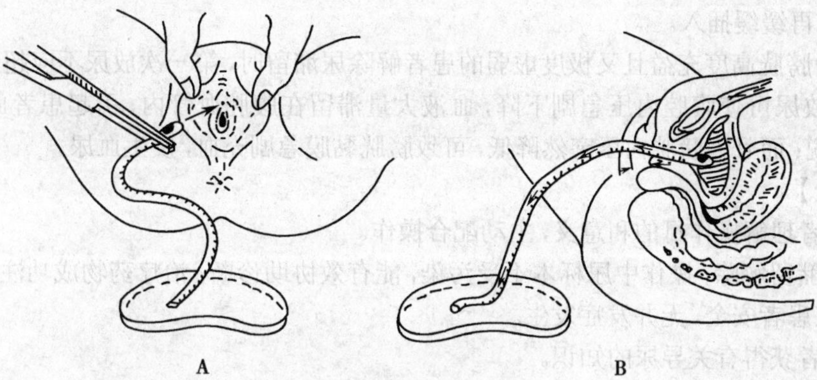

图 11-7　女患者导尿术

16）洗手，记录导尿时间、导出尿量及患者反应。

17）尿标本贴标签后及时送检。

（2）男性患者导尿术：男性导尿术与女性导尿术操作程序大致相同。操作要点及手法不同之处如下：

1）体位：男性患者取仰卧位，双腿伸直并略外展，暴露外阴，以方便插管。

2）初步消毒：操作者左手戴手套，右手持镊子夹取消毒棉球依次消毒阴阜、大腿根部、阴茎背侧及两侧（自阴茎根部向尿道口方向消毒）；左手用无菌纱布裹住并提起阴茎，右手消毒阴茎腹侧、阴囊；左手将包皮向后推暴露尿道口，右手持镊子夹取消毒棉球自尿道口向外向后旋转擦拭尿道口、龟头及冠状沟，注意包皮和冠状沟易藏污垢，应仔细擦拭。

3）再次消毒：左手用纱布包住阴茎将包皮向后推，暴露尿道口。右手持血管钳夹消毒棉球再次消毒尿道口、龟头及冠状沟。

4）插管：左手用无菌纱布包裹固定阴茎，并提起阴茎与腹壁成 60° 角（图 11-8），使耻骨前弯消失，利于插管；同时嘱患者张口呼吸，右手取另一无菌镊子夹持导尿管对准尿道口轻轻插入尿道 20～22cm，见尿液流出再插入 1～2cm；松开固定阴茎的手固定导尿管，将尿液引入弯盘内。

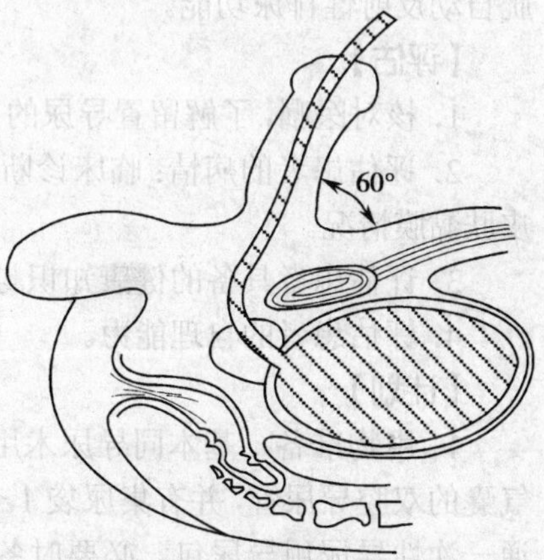

图 11-8　男患者导尿术

2．注意事项

（1）严格执行查对制度和无菌技术操作原则，用物必须严格灭菌，预防尿路感染。用物置床上时应提醒患者保持安置的体位勿动，避免污染无菌区域。

（2）在操作过程中注意维护患者自尊，遮挡操作环境以免暴露患者隐私，酌情采取保暖措施以防止患者受凉。

（3）选择光滑、粗细适宜的导尿管，插管、拔管动作应轻柔，避免损伤尿道黏膜。

（4）为避免损伤和导致泌尿系统的感染，操作者必须掌握男性和女性尿道的解剖特点。老年女性尿道口回缩，插管时应仔细观察、辨认，避免误入阴道；若不慎插入阴道，应立即更换无菌导尿管后重新插入。由于男性尿道有三个狭窄，为男性患者插管时，动作要轻柔，切忌用力过快过猛而损伤尿道黏膜；如因膀胱颈部肌肉收缩而产生阻力，可稍停片刻，嘱患者深呼吸，再缓缓插入。

(5) 为膀胱高度充盈且又极度虚弱的患者解除尿潴留时，第一次放尿不应超过1000ml。因为大量放尿可使腹腔内压急剧下降，血液大量滞留在腹腔血管内，引起患者血压突然下降产生虚脱；而且因膀胱内压突然降低，可致膀胱黏膜急剧充血，发生血尿。

【评价】

1. 患者理解操作目的和意义，主动配合操作。

2. 尿潴留解除；操作中尿标本不受污染，能有效协助诊断；治疗药物成功注入，达到治疗目的；且患者安全，无并发症发生。

3. 患者获得有关导尿的知识。

(二) 留置导尿管术

留置导尿管术(retention of catheterization)是指在导尿后，将导尿管保留在膀胱内引流尿液的方法。

【目的】

1. 观察病情　抢救危重患者时正确记录每小时尿量、测量尿比重，以密切观察患者的病情变化。

2. 盆腔术前准备　盆腔手术前留置导尿管持续引流尿液，使膀胱保持空虚，避免术中误伤膀胱。

3. 术后引流或冲洗　某些泌尿系统疾病手术后留置导尿管，便于引流和冲洗，并减轻手术切口的张力，有利于切口愈合。

4. 保持会阴部的清洁干燥　为尿失禁和会阴部有伤口者引流尿液，保持会阴部的清洁干燥，防止压疮形成或利于创面愈合。

5. 膀胱功能训练　定时夹闭、开放导尿管或进行膀胱潮式引流，为尿失禁患者训练膀胱自动反射性排尿功能。

【评估】

1. 核对医嘱，了解留置导尿的目的。

2. 评估患者的病情：临床诊断，生命体征、意识状态等全身情况，膀胱充盈度及会阴部皮肤黏膜情况。

3. 评估患者具备的健康知识与心理反应。

4. 评估患者的自理能力。

【计划】

1. 用物准备　基本同导尿术用物。但导尿包需选择留置导尿用导尿包，其导尿管为带气囊的双腔导尿管，并有集尿袋1个、抽吸有无菌溶液的无菌注射器1副，其他内容物同普通一次性导尿用导尿包。必要时备安全别针1枚，悬吊固定集尿袋的挂绳1根。若留置导尿的目的是术后引流或冲洗，则还需准备三腔气囊导尿管1根。

2. 环境准备　同导尿术。

3. 患者准备　患者及家属了解留置导尿的目的、过程和注意事项，导尿前用温水清洁会阴。

【实施】

1. 操作方法

(1) 携用物至床旁，核对患者床号、姓名。

(2) 按“导尿术”流程进行体位准备、初步消毒、铺洞巾、再次消毒及插入导尿管。注意：在导尿管润滑前应连接集尿袋，先关闭集尿袋放尿开关，打开引流管水止，再拔去引流管接头的外套后与导尿管末端相连。

(3) 于集尿袋引流管处见尿液流出后，将导尿管再插入 5～7cm。夹闭引流管水止，根据导尿管上注明的气囊容积向气囊注入适量的无菌溶液后退出注射器乳头，轻拉导尿管有阻力感，即证实导尿管固定于膀胱内（图 11-9）。

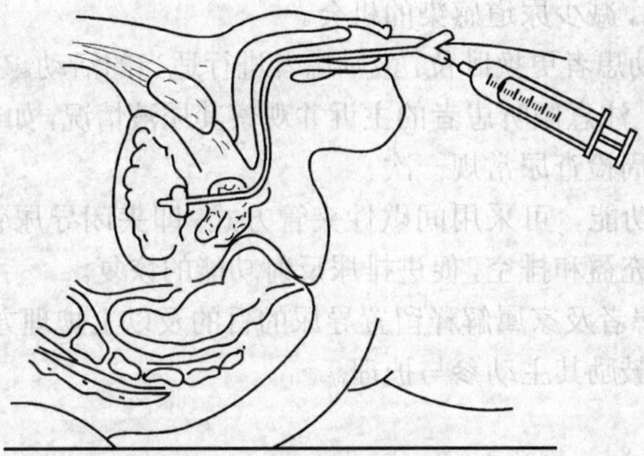

图 11-9 气囊导尿管固定法

(4) 撤下孔巾，擦净外阴，撤下使用后的用物分类处理（同导尿术），脱下手套投入医疗垃圾桶。

(5) 将集尿袋妥善地固定在低于膀胱高度的位置，以防止尿液逆流造成泌尿系统感染；用安全别针将集尿袋的引流管固定在床单上，引流管要留出足够翻身的长度，以防止因翻身牵拉致导尿管脱出。开放导尿管引流尿液。

(6) 协助患者穿裤、取舒适卧位，可在大腿下垫软枕，以免压迫引流管。整理床单位。

(7) 洗手，记录留置导尿的时间及患者的反应。

2. 操作注意事项

(1) 严格掌握留置导尿的指征，只有在必需时才使用，并尽早拔除。

(2) 双腔气囊导尿管注入无菌生理盐水固定时，要缓慢注入并注意观察患者的反应，以免膨胀的气囊卡在尿道口损伤尿道；在证实导尿管是否固定于膀胱内时，勿用力拉尿管，以避免气囊压迫膀胱壁，造成黏膜的损伤。

【评价】

1. 患者理解留置导尿术的目的和意义，主动配合操作。

2. 导尿管通畅、固定，达到预期目标；患者安全，无并发症发生。

3. 患者获得有关留置导尿管护理的知识。

【留置导尿管的护理】

1. 防止导管脱落　固定导尿管时应留出足够患者翻身的长度；胶布松解或脱落应及时更换；交代患者翻身时注意避免动作过剧，离床活动时导尿管和集尿袋应妥善安置，以防导尿管脱出。

2. 保持引流通畅　引流管应放置妥当，避免扭曲、受压、堵塞等造成引流不畅。

3. 防止泌尿系统逆行感染

(1) 保持尿道口清洁：每天用消毒液棉球擦拭局部 1～2 次，女性患者擦拭外阴及尿道口，男性患者擦拭尿道口、龟头及包皮。

(2) 严格遵守操作规程：集尿袋位置应低于膀胱水平；不轻易脱开导尿管与集尿袋的接口，保持其密封状态；及时排空集尿袋，防止尿液反流。

(3) 定时更换集尿袋和导尿管：一般情况下每周更换集尿袋1～2次，有尿液性质、颜色改变者需及时更换。普通导尿管每周更换1次，硅胶导尿管可酌情延长更换时间。

(4) 鼓励患者多饮水：鼓励患者摄取足够的水分，每天尿量应维持在2000ml以上，以达到自然冲洗尿路的作用，减少尿道感染的机会。

(5) 适量活动：协助患者更换卧位，鼓励患者进行适当的活动。

4. 密切观察病情　注意倾听患者的主诉并观察其尿液情况，如出现尿液混浊、沉淀、有结晶，应及时处理。每周检查尿常规一次。

5. 训练膀胱反射功能　可采用间歇性夹管方式，即夹闭导尿管，每3～4小时开放一次，目的是使膀胱定时充盈和排空，促进排尿反射功能的恢复。

6. 健康教育　向患者及家属解释留置导尿的目的及以上护理方法，使其认识到预防泌尿道感染的重要性，并鼓励其主动参与护理。

（三）膀胱冲洗

膀胱冲洗（bladder irrigation）是利用三通的导尿管，将溶液灌入到膀胱内，再通过虹吸原理将灌入的液体引流出来的方法。

【目的】

1. 对留置导尿管的患者，保持其尿液引流通畅。
2. 清除膀胱内的血凝块、黏液、细菌等异物，预防感染。
3. 治疗某些膀胱疾病，如膀胱炎、膀胱肿瘤。
4. 前列腺及膀胱手术后预防血块形成。

【评估】

1. 评估患者膀胱冲洗的目的，临床诊断，生命体征、意识状态等全身情况，尿液的性状，有无尿频、尿急、尿痛、膀胱憋尿感，是否已插导尿管，所插导尿管是何种型号，是否通畅。
2. 评估患者具备的健康知识与心理反应。
3. 评估患者的自理能力。

【计划】

1. 用物准备

(1) 膀胱冲洗装置：膀胱冲洗装置类似静脉输液导管，其末端与Y形管的主管连接，Y形管的一个分管连接引流管，另一个分管连接导尿管。已插三腔导尿管的患者，可免用Y形管。

(2) 遵医嘱选用合适的冲洗溶液。常用的有生理盐水、0.02%呋喃西林液、3%硼酸液、0.1%新霉素溶液。冲洗溶液通常应加温至38～40℃，以免引起膀胱痉挛。特殊情况如前列腺肥大摘除术后，可遵医嘱使用4℃左右的生理盐水冲洗。用开瓶器启开冲洗溶液瓶铝盖中心部分，套好输液瓶套，常规消毒瓶塞，打开膀胱冲洗器，将冲洗导管针头插入瓶塞，放入治疗盘备用。

(3) 将操作用物按便于使用的原则摆放整齐。

1) 治疗车上层：无菌治疗盘内置治疗碗1个、镊子1把、75%的乙醇棉球数个、血管钳1把、备好的冲洗溶液，治疗盘外置速干手消毒剂。

2）治疗车下层：便盆、便盆巾，医用垃圾桶、生活垃圾桶。

（4）将输液架或输液挂钩的高度调节至挂瓶后瓶内液面距床面约60cm。

2. 患者准备　患者及家属了解膀胱冲洗的目的、方法和注意事项，学会在操作时如何配合。

【实施】

1. 操作方法

（1）携用物至患者床旁，核对患者床号、姓名。

（2）按留置导尿术插好并固定导尿管，放出尿液排空膀胱，以便于冲洗液顺利滴入膀胱，有利于药液与膀胱壁充分接触，并保持有效浓度，达到冲洗目的。已留置导尿管者则打开集尿袋引流管开关排空膀胱，不需另行插管。

（3）再次核对患者及药液，将备好的冲洗液瓶倒挂于输液架上，排气后关闭冲洗导管。

（4）戴手套，连接冲洗管道，酌情进行持续冲洗或间断冲洗。

1）持续冲洗：持续冲洗常用于前列腺或膀胱手术后预防血块形成。患者导尿时需插入三腔气囊导尿管。消毒导尿管上的冲洗接头后连接冲洗导管，开放冲洗导管，则冲洗液自冲洗管路滴入膀胱，再经引流管路流出至集尿袋。

2）间歇冲洗：①普通橡胶导尿管或双腔气囊导尿管间歇膀胱冲洗法：先准备无菌的三通Y形管，夹闭导尿管后，分离导尿管与集尿袋引流管接头，消毒导尿管口和引流管接头，分别与Y形管的两个分管相连接，将Y形管的主管连接冲洗导管，使Y形接管低于耻骨联合，以便引流彻底；关闭引流管，开放冲洗管和导尿管，使溶液滴入膀胱（图11-10）；调节滴速，待患者有尿意或滴入200～300ml溶液后，关闭冲洗导管，开放引流管，使冲洗溶液流入集尿袋；待冲洗液全部引流出来后，关闭引流管，再开放冲洗管，使溶液滴入膀胱。按需要如此反复冲洗至液体澄清为止。若患者只需单次冲洗，则无需备Y形管，分离导尿管与集尿袋接头，消毒导尿管端口后连接冲洗导管即可开始冲洗。②三腔气囊导尿管间歇膀胱冲洗法：排空膀胱后夹闭集尿袋引流管，消毒导尿管上的冲洗端口，连接并开放冲洗导管，待滴入200～300ml冲洗溶液后关闭冲洗导管，保留30分钟或待患者有尿意时开放引流管以排空膀胱，再夹闭引流管，开放冲洗导管使冲洗液流入膀胱，如此反复冲洗至液体澄清为止。

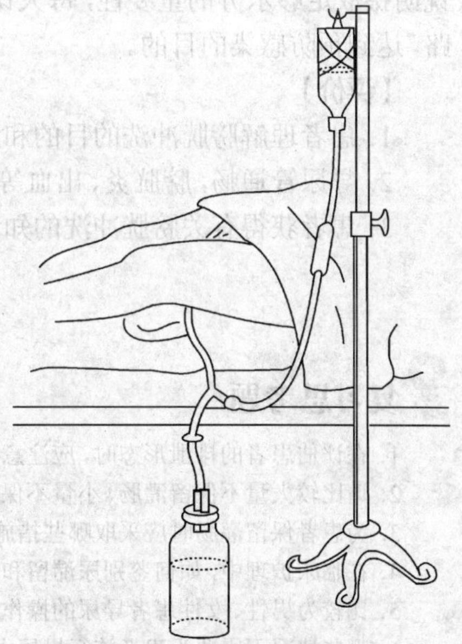
图11-10　膀胱冲洗术

（5）冲洗过程中应询问患者感受，观察患者的反应、引流液性状及冲洗液入量和引流液出量。引流液中出现鲜血、导管堵塞或患者感到剧痛不适等情况，应立即停止冲洗，并与医生联系。

（6）撤除冲洗用物：使用双腔气囊导尿管或普通导尿管者，冲洗完毕分别夹闭冲洗导管和导尿管，分离Y形管或冲洗管后，消毒集尿袋引流接头，连接导尿管，使冲洗溶液流入集尿袋。使用三腔气囊导尿管者，直接取下冲洗管即可。

（7）清洁患者外阴部，固定好导尿管，协助患者取舒适卧位，整理床单位。

(8) 整理用物，洗手。记录冲洗液名称、冲洗量、引流量、引流液性质、冲洗过程中患者反应等。

2. 注意事项

(1) 严格执行无菌操作。

(2) 若引流出的液体量少于灌入的液体量，应考虑是否有血块或脓液阻塞，可增加冲洗次数或更换导尿管；避免用力回抽造成黏膜损伤。

(3) 冲洗速度不宜过快，一般为 60～80gtt/min，滴速过快可引起患者强烈尿意，迫使冲洗液从导尿管侧溢出尿道外。为膀胱肿瘤或前列腺摘除术后患者持续膀胱冲洗以止血、清除膀胱内血液时，应根据引流液颜色调节冲洗速度。如果引流液呈浅红色，滴速 80～100gtt/min；如果引流液鲜红或有血块，滴速可调至 100～140gtt/min。

(4) 冲洗时嘱患者深呼吸，尽量放松，以减少疼痛。若患者感觉不适，应减缓冲洗速度、减少单次灌入量；若患者出现腹痛、腹胀、膀胱剧烈收缩等情形，应暂停冲洗；若患者感到剧痛、血压下降或引流液中有鲜血，应立即停止冲洗并通知医生处理。

(5) 如果滴入治疗用药液，药液须在膀胱内保留 15～30 分钟后再引流出体外，或者根据需要延长保留时间。

(6) 若持续膀胱冲洗超过 24 小时，则冲洗管和引流管每 24 小时更换一次。

(7) 健康教育：向患者及其家属解释膀胱冲洗的目的和护理方法，并鼓励其主动配合；说明摄取足够水分的重要性，每天饮水量应维持在 2000ml 左右，以产生足够的尿量冲洗尿路，达到预防感染的目的。

【评价】

1. 患者理解膀胱冲洗的目的和意义，主动配合操作。
2. 导尿管通畅，膀胱炎、出血等症状减轻；患者安全，无并发症发生。
3. 患者获得有关膀胱冲洗的知识。

（吴橙香）

复习思考题

1. 在评估患者的排泄形态时，应注意哪些影响排泄的因素？
2. 请比较大量不保留灌肠、小量不保留灌肠及保留灌肠的异同点。
3. 为患者保留灌肠时应采取哪些措施以提高效果？
4. 在临床护理中，如何鉴别尿潴留和无尿？
5. 比较为男性、女性患者导尿的操作异同点。
6. 哪些情况下需要为患者施行导尿术，哪些情况下需要施行留置导尿术？
7. 某截瘫患者，因尿失禁长期留置导尿管，针对该患者的导尿管护理，你应做哪些健康教育？

第十二章　药物疗法

学习要点

1. 给药原则。
2. 口服给药法的操作方法及用药指导。
3. 超声波雾化吸入疗法的操作要点。
4. 注射原则及常用注射法。
5. 常用药物过敏试验法及过敏反应处理。

药物疗法是临床上最常用的一种治疗方法，其目的包括预防疾病、治疗疾病、减轻症状、协助诊断以及维持正常的生理功能。临床护理工作中，护士既是药疗的执行者，又是患者安全用药的监护者，为了保证能合理、准确、安全、有效地给药，护士必须了解相关的药理知识，运用护理程序的工作方法，熟练正确地给药，并指导患者合理用药，及时评价患者用药后的疗效及反应，使患者得到最佳的药物治疗效果。

案例分析

男性，60岁。间断咳嗽、咳痰伴喘息6年，加重2周。2周前患者受凉后流涕、咽痛，而后转为咳嗽、咳痰伴喘息，痰量多且黏稠不易咳出，自服甘草片等未见缓解而逐渐加重，夜间咳嗽明显以致影响睡眠。发病以来食欲差，进食少。患者吸烟史30年，每日20支左右。查体：T 36.8℃，BP 120/70mmHg，R 18次/分，精神差。双肺呼吸音粗，可闻及少量散在细湿啰音及喘鸣音。辅助检查：血常规WBC 12×10^9/L，中性粒细胞78%。X片：双下肺纹理增粗、紊乱。诊断为慢性喘息性支气管炎急性发作。医嘱：①控制感染：给青霉素160万U，肌内注射，bid；②祛痰、镇咳：口服化痰片0.5g，tid，急支糖浆口服；③解痉、平喘：口服氨茶碱0.1g，bid；④雾化疗法：生理盐水5ml，庆大霉素8万U，α-糜蛋白酶4000U，地塞米松5mg制成雾化液，bid。请写出：

1. 如何防止青霉素过敏反应的发生，保证用药安全？若出现过敏性休克，应如何抢救？
2. 怎样有效实施肌内注射？
3. 怎样指导患者正确口服用药？
4. 如何为患者实施有效的超声波雾化吸入？
5. 针对患者生活习惯及生活方式，为患者进行健康教育。

第一节　概　　述

一、概述

（一）药物的种类

1. 内服药　片剂、散剂、胶囊、丸剂、溶液、合剂、酊剂及纸型等。

2. 外用药　软膏、粉剂、搽剂、洗剂、滴剂等。

3. 注射药　溶液、油剂、混悬液、结晶和粉剂等。

4. 其他类　中草药、中成药、粘贴敷片、植入慢溶药片、胰岛素泵等。

（二）药物的领取

领取药物的方法各医院规定不一，大致如下：

1. 病区药柜　病区药柜备有一定数量的常用药品。由专人负责，定期清点药品存量，按规定进行领取和补充，对已过期或变质的药物，应及时退回药房处理。

2. 中心药房　医院内中心药房的护士负责病区患者的日间用药。

3. 联网管理　患者用药从医生给出医嘱到医嘱处理、药物计价、药品消耗、结算等均由专人负责，计算机处理。既方便了患者，也提高了管理效率。

（三）药物的保管

1. 药柜整洁　应置于通风、干燥、光线明亮处，避免阳光直射，保持整洁，由专人负责，定期检查药品质量，以确保安全。

2. 药品分类　药柜内药物应按内服、外用、注射等不同分类放置，并按药物失效期的先后顺序有计划地使用，以免浪费药品。剧毒药、麻醉药、贵重药应有明显标记，应专柜加锁保管，由专人负责，专本登记，列入交班内容。

3. 标签明确　所有的药品都应有明显的标签，标签上标明药品名称（中、英文对照）、剂量、浓度、用法、有效期。药物标签脱落或难以辨认，应报废处理。

4. 质量保证　定期检查药物的质量和有效期，发现药物有沉淀、混浊、潮解、异味、霉变等，应立即停止使用。

5. 妥善保存　根据各类药物性质不同，采取相应的保存方法，以避免药物变质，影响疗效或增加毒副作用。

（1）易挥发、潮解或风化的药物：应密闭保存，用后应盖紧瓶盖，如乙醇、碘酊、甘草、过氧乙酸、糖衣片、酵母片等，置于密封瓶内保存。

（2）易受热破坏的药物：应放入冰箱内冷藏（2～10℃）保存，如疫苗、胎盘球蛋白、抗毒血清等。

（3）易燃易爆的药物：应单独存放，远离火源，密闭置于阴凉处，如乙醚、环氧乙烷等。

（4）易氧化、遇光变质的药物：应装入有色密盖瓶中，针剂应放在黑纸避光的纸盒内，置于阴凉处保存，如维生素C、盐酸肾上腺素、氨茶碱等。

（5）中药：各类中药应存放在干燥、阴凉、防虫处，芳香性药物应置于密封的器皿中保存。

6. 专用药物　患者个人专用的药物，应注明病室、床号、姓名，单独存放。

二、安全给药的原则

给药原则是一切用药的总则，护士在执行药疗工作中必须严格遵守。

（一）按医嘱要求准确给药

给药须有医嘱作为法律依据，医嘱应清楚、明确，并有执业医师签名。护士必须严格按照医嘱执行。同时护士对医嘱有监督作用，对于有疑问的医嘱或错误的医嘱要及时与医生核对清楚，千万不可盲目执行，更不可擅自改动医嘱。

（二）严格执行查对制度

认真做到“三查八对一检查”，才能做到“五个准确”，即将准确的药物，按准确的剂量，在准确的时间，用准确的方法给予准确的患者。

1. 三查　操作前、操作中、操作后查。

2. 八对　对床号、姓名、药名、浓度、剂量、用法、时间、药品批号。

3. 一检查　仔细检查药物的质量和有效期，不得使用变质、过期或失效药，并注意用药后的反应。

（三）安全正确给药

1. 按需要进行药物过敏试验　对易致过敏反应的药物，用药前应先了解患者的用药史、过敏史及家族史，并需做过敏试验，结果阴性者方可使用。

2. 熟练掌握给药方法　熟练掌握不同途径的给药方法，给药前应向患者解释，进行有效的沟通，以取得合作，并给予相应的用药指导，提高患者自我合理用药的能力。

3. 临床试验用药　应了解试验用药物的作用及不良反应，征得患者同意后方可应用。用药过程中必须密切观察疗效及不良反应，同时做好有关记录。

（四）密切观察反应

给药后应密切观察药物的疗效和不良反应。尤其对易引起过敏反应或毒副作用较大的药物，更应注意观察，必要时做好记录。发现给药错误，及时报告，及时处理。

（五）指导患者合理用药

知识链接

移动护士工作站

移动护士工作站是现有的医院信息系统在患者床旁工作的一个手持终端执行系统，它以医院管理信息系统（HIS）为支撑平台，以手持设备（PDA）为硬件平台，以无线局域网为网络平台，充分利用 HIS 的数据资源，实现了 HIS 向病房的扩展和延伸，同时也实现了“无纸化、无线网络化”。通过扫描患者腕带条形码，可帮助护士随时随地采集患者资料和生命体征等信息，方便进行治疗、护理、用药时的身份查对，当信息不符时能及时报警。使用 PDA 用于临床识别和验证，不仅可以减少身份识别错误，最大限度地减少差错发生率，护理人员还可以通过 PDA 系统及时掌握患者的最新变化，提升护理工作效率，提高成本效益。

合理用药可使药物治疗达到安全性、有效性、经济性、适当性的标准。安全性是选择药物的首要前提，有效性是用药的首要目标，经济性是合理用药的基本要素，适当性是实现合理用药的基本保证。合理用药是充分发挥药物的治疗作用，尽量减少药物的毒副作用，达到迅速、有效地治疗疾病、控制疾病、减轻症状、恢复及促进患者健康的目的。

三、影响药物疗效的因素

药物效应的产生不仅取决于药物本身的质与量，而且还受机体内外许多因素的影响。护士了解并掌握这些影响因素的作用规律，有助于采取相应的护理措施，防止或减少药物不良反应的发生，使患者取得最佳的疗效。

（一）药物因素

1. 药物剂量　药物必须达到一定的剂量才能产生效应，临床上所指的药物治疗量或有效量，是指能对机体产生明显效应而不引起毒性反应的剂量。若超过有效量用药，则可能引起毒性反应。

2. 药物剂型 常用药物有多种剂型，不同剂型的药物吸收的量与速度亦不相同，进而影响药物作用的强弱和快慢。如注射剂中，其水溶液比油剂、混悬液吸收快；口服制剂中，其溶液比片剂、胶囊吸收快。

3. 联合用药 联合用药是指为了达到治疗目的而采取两种或两种以上的药物同时或先后应用。联合用药后使原有的效应增强称为协同作用，反之称为拮抗作用。临床上联合用药的目的是发挥药物的协同作用，增强治疗效果。

（二）机体因素

1. 生理因素

(1) 年龄与体重：一般情况下，药物用量与体重成正比。《中华人民共和国药典》规定，14岁以下使用儿童用药剂量，14～60岁使用成人剂量，60岁以上使用老年人剂量。儿童剂量和老年人剂量应以成人剂量为参考剂量酌情减量，这与儿童和老年人的生理功能与成人比较存在较大的差异有关。

(2) 性别：男女性别不同对药物的反应一般无明显的差异。但女性在用药时应注意"三期"，即月经期、妊娠期、哺乳期对药物作用的影响。如子宫对泻药、子宫收缩药及刺激性较强的药物等较敏感，用这些药易引起痛经、月经量过多、流产或早产；某些药物可通过胎盘进入胎儿体内，对胎儿生长发育造成影响，严重的可导致畸形；或经乳汁进入婴儿体内引起不良反应，或经乳腺进入婴儿体内引起中毒。所以女性在月经期、妊娠期和哺乳期用药要慎重。

2. 病理因素 疾病可影响机体对药物的敏感性，也可改变药物在体内的代谢过程，因而影响药物的效应。肝、肾是药物代谢、消除的重要器官，肝细胞受损时，某些主要在肝脏代谢的药物，如吗啡、苯巴比妥等必须减量、慎用或禁用。肾功能受损时，某些主要经肾脏消除的药物，如呋塞米、氨基糖苷类抗生素等因半衰期延长，可在体内蓄积引起中毒，故应减量或禁用。

3. 心理因素 心理因素在一定程度上影响药物的疗效，如患者情绪的变化、对药物的信赖程度、是否配合治疗、医护人员的语言或暗示作用等情况，均能影响药物的治疗作用。

（三）饮食因素

饮食和药物是相互联系的，饮食能改变药物在体内的过程，药物也能影响饮食的营养价值。

1. 促进药物吸收，增强药效 如酸性食物可增加铁剂的溶解度，促进铁的吸收，增强疗效；高脂饮食可促进脂溶性维生素A、D、E的吸收；粗纤维食物可促进肠蠕动，增强驱虫剂的疗效等。

2. 干扰药物吸收，降低药效 如补充钙剂时不宜同吃菠菜，因菠菜中含大量草酸，后者与钙结合形成草酸钙，影响钙的吸收，降低疗效；服铁剂时不能与茶水、高脂饮食同时服用，因茶叶中的鞣酸与铁形成铁盐影响铁的吸收；脂肪抑制胃酸分泌，也影响铁的吸收。

3. 改变尿液pH值影响药效 如氨苄西林、呋喃妥因等在酸性尿液中杀菌力强，因此使用此类药物治疗泌尿系统感染时宜多吃鱼、肉、蛋等酸性食物，可酸化尿液，增强抗菌作用；若应用头孢菌素类、氨基糖苷类、磺胺类药物时，可多吃蔬菜、豆制品、牛奶等碱性食物，以碱化尿液，增强疗效。

（四）其他

给药途径、时间及次数等均对药物作用有着重要影响。如硫酸镁口服时，产生导泻及利胆作用，而注射给药则产生降血压和镇静作用。

四、给药次数和时间

给药次数与间隔时间取决于药物的半衰期，以能维持有效的血药浓度和发挥最大药效为最佳选择。同时又要考虑药物的特性和人体的生理节奏。医院给药常用的外文缩写见表12-1，医院常用给药时间安排见表12-2。

表12-1 医院常用外文缩写与中文翻译

外文缩写	中文	外文缩写	中文
qd	每日一次	ac	饭前
bid	每日二次	pc	饭后
tid	每日三次	po	口服
qid	每日四次	inj	注射剂
qh	每小时一次	H	皮下注射
q2h	每2小时一次	id	皮内注射
q4h	每4小时一次	im	肌内注射
q6h	每6小时一次	iv	静脉注射
qm	每晨一次	ivgtt	静脉滴注
qn	每晚一次	OD	右眼
qod	隔日一次	OS	左眼
am	上午	12n	中午12点
pm	下午	12mn	午夜12点
hs	睡前	sos	需要时（限用1次，12小时内有效）
st	立即	prn	需要时（长期）
DC	停止	U	单位
Co	复方	IU	国际单位

表12-2 医院常用给药时间安排（外文缩写）

给药时间	安排	给药时间	安排
qm	6:00	q2h	6:00，8:00，10:00，12:00……
qd	8:00	q3h	6:00，9:00，12:00，15:00……
bid	8:00，16:00	q4h	8:00，12:00，16:00，20:00……
tid	8:00，12:00，16:00	q6h	8:00，14:00，20:00，2:00……
qid	8:00，12:00，16:00，20:00	qn	20:00

五、给药途径

给药的途径是根据药物的性质、剂型、组织对药物的吸收情况及治疗需要而决定的。临床上常用的给药途径有消化道给药（口服、舌下给药、直肠给药），注射给药（皮内注射、皮下注射、肌内注射、静脉注射、动脉注射），呼吸道吸入给药，皮肤给药。

第二节　口服给药法

口服给药（administering oral medication）是临床上最简单、最常用、最方便、较经济、安全的给药方法，药物口服后经胃肠道黏膜吸收入血而发挥局部或全身的治疗作用。但由于口服给药吸收较慢，疗效易受胃肠功能、胃肠内容物的影响，故不适用于急救。对意识不清、吞咽功能障碍、呕吐不止、禁食等患者也不宜口服给药。

一、口服药用药指导

1. 抗生素要严格按规定的时间准时给药，以维持血药有效浓度。

2. 磺胺类药服后应多饮水，因其经肾脏排泄，尿少易析出结晶引起肾小管堵塞；有发汗作用的药服后也应多饮水，以补充水分，增强散热效果、防止脱水。

3. 健胃药、刺激食欲的药物，可刺激味觉感受器，促使消化液的分泌，增进食欲，应饭前服；助消化药、对胃黏膜有刺激性的药物，应饭后服，可帮助消化，减少药物对胃黏膜的刺激。

4. 止咳糖浆对咽部黏膜有安抚作用，服后不宜立即饮水，以免冲淡药物降低疗效。若同时服用多种药物，应最后服止咳糖浆。

5. 缓释片、肠溶片、胶囊吞服时不可分割药片、不可嚼碎。

6. 对牙齿有染色或有腐蚀作用的药液，如铁剂、酸类、某些中草药等，服用时避免药液与牙齿接触，可用吸管吸服，服后立即漱口。

7. 服用洋地黄、地高辛等强心苷类药物前，应先测心率、心律，当心率低于 60 次 / 分或心律不齐时，应暂停服用，同时报告医生。

8. 病情危重或不能自行服药者应协助喂服；鼻饲者须将药物核对后研碎、溶解，按胃管喂服法给药。

二、口服给药法

【目的】

通过口服给药，达到减轻症状、治疗疾病、维持正常生理功能、协助诊断、预防疾病的目的。

【评估】

1. 患者的年龄、病情，有无恶心、呕吐，意识状态，吞咽能力；有无口腔、食管疾患，是否留置鼻饲管；有无肝肾功能不良等。

2. 患者的用药史、家族史、过敏史，相关知识的知晓程度。

3. 患者对服药的心理反应及合作程度。

【计划】

1. 用物准备　药物（遵医嘱）、治疗车、药盘、服药本、药匙、药杯、量杯、滴管、饮水管、研钵、治疗巾、小毛巾或纸巾、包药纸、小水壶（内盛开水）等。

2. 患者准备　了解服药目的及用药注意事项并能积极配合。

【实施】

1. 操作方法

(1) 护士着装整齐，洗手，戴口罩。

(2) 根据服药本，查看药柜的药物是否齐全，不足的药物应及时领取补充。

▲备药

1) 依据服药本按床号顺序将小药卡插入发药盘内，放好药杯。

2) 对照服药本上的床号、姓名、药名、浓度、剂量、时间进行配药。

3) 根据不同药物剂型采取相应的取药方法：①使用单一剂量包装的药品，需在发药给患者时拆开包装；②固体药用药匙取药，粉剂、含化片用纸包好，放入药杯；③水剂用量杯量取，摇匀药液，打开瓶盖，内面向上，一手持量杯，拇指置于所需刻度，并使其刻度与视线平；另一手持药瓶，瓶签朝向掌心，倒药液至所需刻度处（图 12-1），再倒入药杯内，湿纱布擦净瓶口，将药瓶放回原处；不同的药液应分别倒入不同的药杯内，以免药液之间发生化学变化；更换药液品种时，应洗净量杯再用；④油剂、按滴计算的药液或药量不足 1ml 时，用滴管吸取药液，15 滴为 1ml 计算，滴药时滴管稍稍倾斜，使药量准确。盛药前药杯内应倒入少许温开水，以免药液附着杯壁，影响剂量。

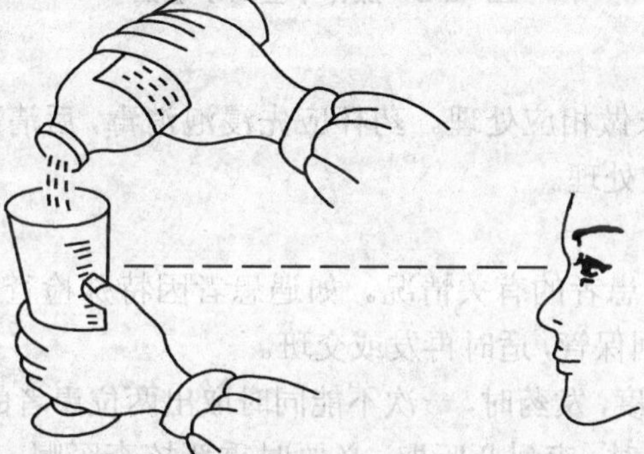

图 12-1 倒药液法

4) 备药完毕，整理药柜，根据服药本再次核对，无误，盖上治疗巾。

知识链接

病区备药

临床上有的医院已经不由护士摆药，而是由中心药房根据临床信息系统的给药信息备药，同一患者同一时间服用的所有药物由一个塑料袋密封包装，包装袋上印上患者的科室、床号、姓名、服用药名、剂量、给药时间等信息，下发到临床科室后由护士按时发放。

▲发药

1) 携带服药本，备温开水，按床号顺序送药至患者床前。

2) 核对床号、姓名、药名、剂量、浓度、时间、方法（图 12-2），确认无误后发药。同一患者的药物应一次取出药盘；不同患者的药物不可同时取出，避免发错药物。

3) 协助患者取舒适体位服药。能自理者，帮助其倒水，确认服下后方可离开；自理有困难者，如危重患者及不能自行服药者应喂服；鼻饲患者须将药物碾碎，用水溶解后，从胃管注入，再以少量温开水冲净胃管。

4) 再次核对，必要时做记录。

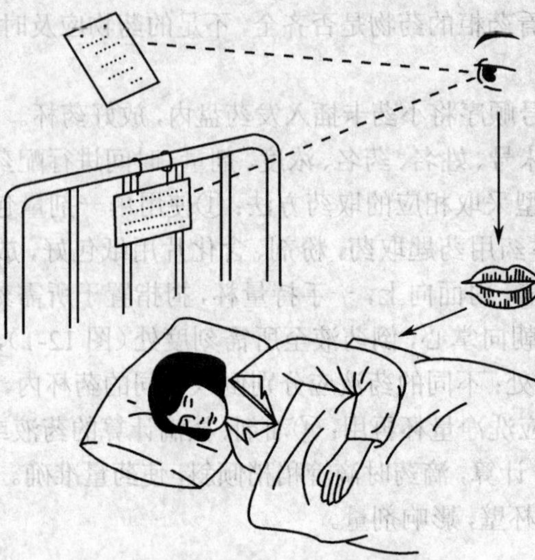

图 12-2　操作中查对示意图

5) 收回药杯，按要求做相应处理。药杯应先浸泡消毒，后清洗，再消毒备用。一次性药杯经集中消毒后按规定处理。

2. 注意事项

(1) 发药前详细评估患者的有关情况。如遇患者因特殊检查或手术而禁食，或患者不在，应暂不发药，将药带回保管，适时再发或交班。

(2) 严格执行查对制度，发药时，一次不能同时取出两位患者的药物，避免错发。

(3) 当患者提出疑问时，应耐心听取，必要时重新核查医嘱，确认无误后给予解释，以消除患者疑虑。

(4) 注意观察患者服药后的疗效及不良反应，发现异常，及时通知医生进行处理。

【评价】

1. 患者能主动配合，合作良好。

2. 患者安全、正确地服药，达到治疗效果。

3. 患者能叙述所服药物的有关知识及注意要点。

病例分析

男性，55 岁。自诉失眠。医嘱：艾司唑仑片 2mg，po，hs。护士发药时患者不在病房，药物应如何处理？如何指导患者正确服药？

第三节　雾化吸入疗法

雾化吸入法(nebulization)是指用雾化装置将水分或药液分散成较小的雾滴，使其悬浮于吸入的空气中，经口或鼻吸入以达到湿化呼吸道黏膜、祛痰、解痉、消炎等治疗目的。雾化吸入药物除了对呼吸道局部有治疗作用外，还可通过肺组织吸收，对全身产生疗效。由于雾化吸入法见效快，药物用量小，不良反应较轻，临床应用日渐广泛。

一、超声波雾化吸入疗法

超声波雾化吸入疗法是利用超声波声能产生高频震荡，使药液变成细微的雾滴，随着吸入的空气散布在气管、支气管、细支气管等深部呼吸道而发挥疗效。

【目的】

1．湿化呼吸道。

2．稀释和松解黏稠的分泌物。

3．解除支气管痉挛。

4．预防和治疗呼吸道感染。

【评估】

1．核对医嘱和治疗单，了解雾化吸入的目的。

2．评估患者

(1) 患者病情及治疗情况。

(2) 患者呼吸道通畅情况，面部及口腔黏膜状况。

(3) 患者自理能力及合作程度。

【计划】

1．用物准备　超声波雾化吸入器、按医嘱备药、弯盘、治疗巾、纸巾、冷蒸馏水、水温计、电源插座。

(1) 构造（图 12-3）

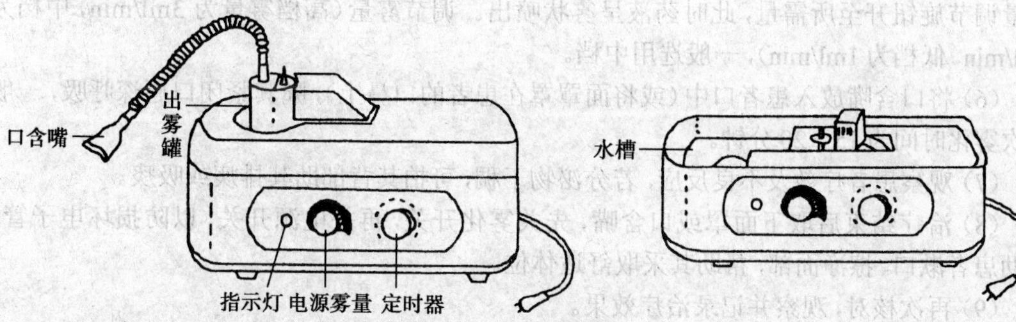

图 12-3　超声雾化吸入器

1）超声波发生器：通电后输出高频电能，其面板上有电源和雾量调节开关、指示灯及定时器。

2）水槽与晶体换能器：水槽内盛冷蒸馏水，其底部有一晶体换能器，接受发生器输出的高频电能，将其转化为超声波声能。

3）雾化罐（杯）与透声膜：雾化罐内盛药液，声能可透过其底部的透声膜与罐内药液作用，产生雾滴喷出。

4）螺纹管和口含嘴（或面罩）。

(2) 作用原理：超声波发生器通电后输出高频电能，使水槽底部的晶体换能器发生超声波声能，声能震动并透过雾化罐底部的透声膜，作用于罐内的液体，破坏了药液的表面张力，使药液变成细微的雾滴喷出，通过导管随着患者吸气而进入呼吸道。

(3) 作用特点：雾量大小可以调节；雾滴小而均匀，直径＜5μm；药液随深而慢的吸气可达终末细支气管和肺泡；通过雾化器电子部件产热可对药液加温，使患者吸入舒适、温暖的气雾，治疗效果好。

（4）常用药物

1）抗生素：如庆大霉素、卡那霉素等，用于控制呼吸道感染，消除炎症。

2）祛痰药：如α-糜蛋白酶、乙酰半胱氨酸溶液（痰易净）等，用于稀释痰液，帮助祛痰。

3）平喘药：如氨茶碱、沙丁胺醇等，用于解除支气管痉挛。

4）糖皮质激素：如地塞米松等，与抗生素同时使用，增加抗炎效果，减轻呼吸道黏膜水肿。

2. 患者准备　了解超声波雾化吸入的目的及注意事项，并能积极配合。

【实施】

1. 操作方法

（1）护士着装整齐，洗手，戴口罩。

（2）连接雾化器各部件，水槽内加入冷蒸馏水约250ml，浸没雾化罐底部透声膜，禁忌加温水、热水，以免烧毁机芯。

（3）查对药名，用0.9%氯化钠注射液稀释药液至30～50ml，倒入雾化罐内，旋紧罐盖，把雾化罐置于水槽中，将水槽盖盖紧。

（4）携用物至病床前，核对患者床号、姓名、药名等，向患者解释操作目的、配合方法和注意事项；询问患者有无特殊需要，协助其采取合适体位、漱口、清洁口腔。

（5）连接管道和电源，打开电源开关，指示灯亮，预热3～5分钟，设定雾化时间，再将雾量调节旋钮开至所需量，此时药液呈雾状喷出。调节雾量（高档雾量为3ml/min，中档为2ml/min，低档为1ml/min），一般选用中档。

（6）将口含嘴放入患者口中（或将面罩罩在患者的口鼻上），嘱其紧闭口唇深呼吸，一般每次雾化时间为15～20分钟。

（7）观察患者疗效及不良反应，若分泌物干稠，可拍其背部助其排痰或吸痰。

（8）治疗结束后取下面罩或口含嘴，先关雾化开关，再关电源开关，以防损坏电子管。协助患者漱口、擦净面部，帮助其采取舒适体位。

（9）再次核对，观察并记录治疗效果。

（10）放掉水槽内水，先将口含嘴及雾化管道浸泡消毒，后清洗，再消毒，整理用物备用。

2. 注意事项

（1）使用前，先检查仪器各部件有无松动、脱落等异常情况。

（2）超声波雾化吸入器水槽底部的晶体换能器和雾化罐底部的透声膜薄而质脆，易破碎，操作过程中应动作轻稳，以免损坏。

（3）水槽和雾化罐切忌加热水，水槽中应有足够的蒸馏水，槽内水温不能超过50℃，必要时关机调换蒸馏水，以免损坏电晶片。

（4）连续使用超声波雾化器时，中间应间隔30分钟。

（5）加强健康教育，根据患者的实际需要进行，重点应指导患者如何配合操作以及呼吸道疾病的预防。

【评价】

1. 患者能主动配合。

2. 患者症状减轻，感觉舒适，达到治疗目的。

二、氧气雾化吸入疗法

氧气雾化吸入法是利用一定压力的氧气或空气产生的高速气流，使药液形成雾状，随吸气进入呼吸道产生疗效。

【目的】

1. 协助消炎、镇咳、祛痰。

2. 稀释和松解黏稠的分泌物。

3. 解除支气管痉挛，改善通气功能。

4. 预防和治疗呼吸道感染。

【评估】

同超声波雾化吸入。

【计划】

1. 用物准备　氧气装置一套（湿化瓶内不装水）、氧气雾化吸入器、按医嘱备药、5ml 注射器、生理盐水、弯盘、治疗巾、纸巾。

（1）构造（图 12-4）

（2）作用原理：氧气雾化器（又称射流式雾化器）是借助高速气流通过毛细管并在管口产生负压，将药液由邻近的小管吸出，所吸出的药液又被毛细管口高速的气流撞击成细小的雾滴，形成气雾喷出。

（3）常用药物：同超声波雾化吸入法。

2. 患者准备　了解氧气雾化吸入的目的及注意事项并能积极配合。

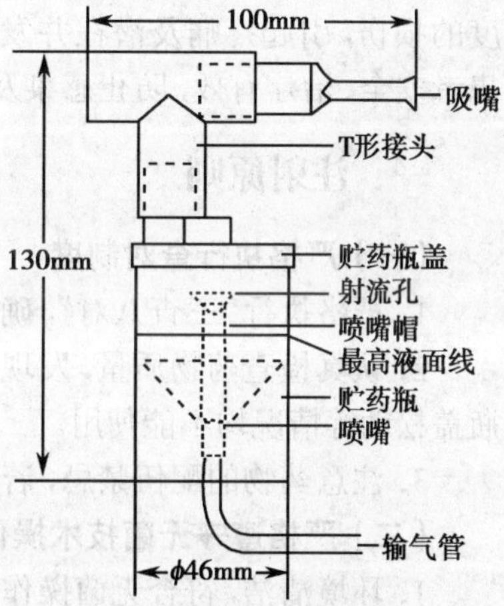

图 12-4　氧气雾化吸入器

【实施】

1. 操作方法

（1）护士着装整齐，洗手，戴口罩。

（2）按医嘱抽取药液，用蒸馏水或生理盐水稀释或溶解药液至 5ml，注入雾化器内。

（3）携用物至病床前，核对患者床号、姓名、药名，向患者解释目的、配合方法和注意事项，询问患者有无特殊需要，协助其采取合适体位、漱口、清洁口腔。

（4）将雾化器的进气口接在氧气装置的输出管（湿化瓶内不装水），调节氧流量 6～8L/min。

（5）嘱患者手持雾化器，口含吸嘴，紧闭嘴唇深吸气，用鼻呼气，直至药液用完（10～15 分钟）。嘱患者在吸入时做深长吸气，使药液充分到达支气管和肺内。呼气时需将手移开，以防药液丢失。

（6）观察患者疗效及不良反应。如患者感觉到疲劳，可先关闭氧气，休息片刻，再行吸入。

（7）治疗结束后取出雾化器，关闭氧气。协助患者漱口、擦净面部，帮助其取舒适体位。

（8）再次核对，观察并记录治疗效果。

（9）先将雾化器浸泡消毒，后清洗，再消毒，整理用物备用。

2. 注意事项

（1）使用前，先检查雾化吸入器各部件是否完好，有无松动、脱落等异常情况。

（2）雾化吸入时，严禁接触烟火和易燃品。

(3) 氧气湿化瓶内不装水，以免药液稀释。

(4) 氧流量不可过大，以免损坏雾化器颈部。

(5) 健康教育：同超声波雾化吸入法。

【评价】

1. 患者能主动配合。

2. 患者症状减轻，感觉舒适，达到治疗目的。

第四节　注射给药法

注射法(injection)是将一定量的无菌药液或生物制剂注入体内的方法。常用注射法包括皮内注射、皮下注射、肌内注射、静脉注射。注射给药血药浓度迅速升高，起效快，适用于因各种原因不宜口服给药或需要药物迅速发生疗效的患者。但注射给药可造成组织一定程度的损伤，引起疼痛及潜在并发症。因此护士必须熟练掌握各种注射法的操作规程，确保患者安全、治疗有效，防止感染及并发症的发生。

一、注射原则

(一) 严格执行查对制度

1. 严格执行“三查八对”，确保用药安全。

2. 认真检查药物质量，发现药液混浊、变色、沉淀，药物有效期已过，安瓿有裂痕，密封瓶盖松动等情况均不能使用。

3. 注意药物的配伍禁忌，若几种药物同时注射，应确认无配伍禁忌后方可使用。

(二) 严格遵守无菌技术操作原则

1. 环境清洁，符合无菌操作基本要求。

2. 注射前，操作者衣帽整洁，洗手，戴口罩。

3. 注射器空筒内壁、活塞、乳头、针梗与针头必须保持无菌。

4. 注射部位皮肤常规消毒，用2%碘酊棉签以注射点为中心由内向外螺旋式旋转涂擦，消毒范围直径应在5cm以上，待干后，用70%乙醇棉签以同样方式脱碘后注射；或用安尔碘涂擦消毒2遍，待干后即可注射。

(三) 选择合适的注射器与针头

根据药液量、黏稠度、刺激性强弱、注射方法及患者个体情况，选择合适的注射器和针头。注射器无裂缝，完整，不漏气；针头锐利，无钩，无弯曲，型号合适；注射器与针头紧密衔接；一次性注射器的包装应密封，且在有效期内。

(四) 选择合适的注射部位

选择注射部位应避免损伤血管、神经，不可在局部有硬结、损伤、炎症、瘢痕处进针。对需长期进行注射的患者，应经常更换注射部位。长期静脉注射时选择血管应由远心端到近心端。

(五) 注射药液应现配现用

注射药液应现配现用，即时注射，以免放置时间过久，降低药物效价或被污染。

(六) 注射前排尽空气

注射前必须排尽注射器内空气，以免空气进入血管形成空气栓塞。

（七）掌握合适的进针深度

1. 各种注射法分别有不同的进针深度要求（图 12-5）。

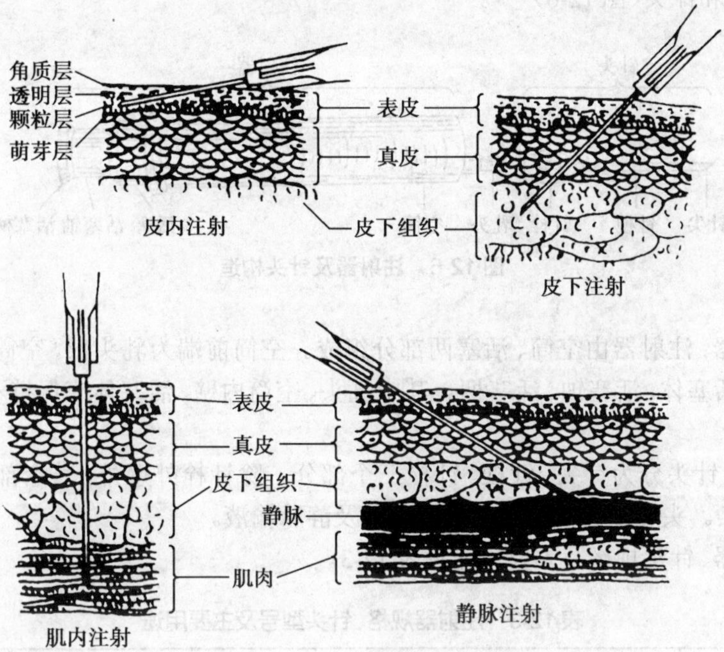

图 12-5 各种注射法的进针深度

2. 进针时不可将针梗全部刺入皮肤内，防止不慎发生断针时处理困难。

（八）注射前检查回血

进针后，注射药液前应抽动活塞，检查有无回血。动、静脉注射必须有回血后方可注入药液。皮下、肌内注射，抽吸无回血，方可注入药液；如有回血，应拔出针头重新进针，不可将药液注入血管内。

（九）掌握无痛注射技术

1. 解除患者思想顾虑，分散其注意力；指导患者做深呼吸，尽可能身心放松。

2. 指导并协助患者采取舒适体位，以利肌肉放松，易于进针。

3. 注射时做到“二快一慢”，即进针与拔针要快，推注药液速度要慢、均匀。

4. 对刺激性强的药物或油剂，应选择粗、长的针头，进针要深，以免引起局部硬结和疼痛。如需同时注射几种药物，一般先注射刺激性较弱的药物，然后注射刺激性较强的药物。

（十）严格执行消毒隔离制度，防止交叉感染

注射时，要做到一人一针一管，一人一根止血带，一人一个垫枕。所用过的一次性物品按规定统一进行处理。

二、注射准备

（一）注射用物

1. 注射盘内放置

（1）皮肤消毒液：2% 碘酊、70% 乙醇或安尔碘。

（2）无菌持物钳或镊。

(3) 其他：消毒棉签、无菌治疗巾、砂轮、开瓶器(如为静脉注射，加放止血带、塑料小枕、胶布)、弯盘等。

2. 注射器和针头(图 12-6)

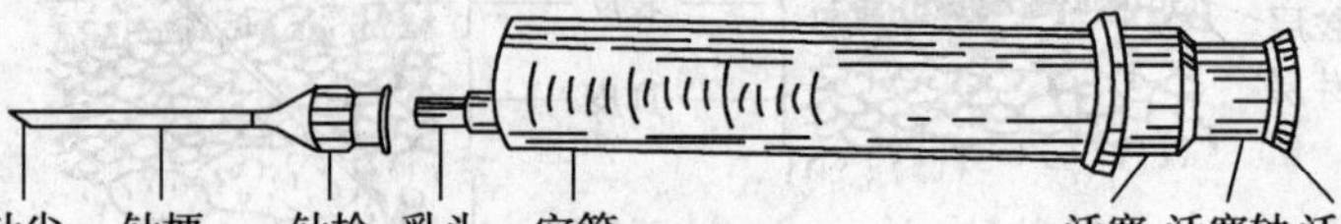

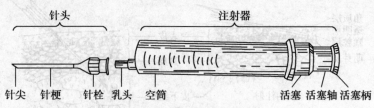

图 12-6 注射器及针头构造

(1) 注射器：注射器由空筒、活塞两部分组成。空筒前端为乳头部，空筒上标有容量刻度；活塞包括活塞体、活塞轴、活塞柄。其中乳头、空筒内壁、活塞体应保持不被污染，不得用手触摸。

(2) 针头：针头分为针尖、针梗、针栓三个部分。除针栓外壁外，其余部分不得用手指触摸，以防污染。头皮针已普遍用于静脉注射及静脉输液。

(3) 注射器、针头规格及主要用途见表 12-3。

表 12-3 注射器规格、针头型号及主要用途

注射器规格	针头型号	主要用途
1ml	4～5 号	皮内注射、注射小剂量药液
2ml、5ml	6～7 号	皮下注射、肌内注射、静脉采血
10ml、20ml、30ml、50ml、100ml	7～12 号	静脉注射、静脉输血、采血、各种穿刺

3. 注射药物 遵医嘱准备，常用的药液有溶液、油剂、混悬剂、结晶、粉剂等。

(二) 药液抽吸法

【目的】

准确吸取药液，为各种注射做准备。

【评估】

1. 核对医嘱和注射单，了解注射目的。

2. 药物性质、剂型、剂量、刺激性、黏稠度、配伍禁忌。

【计划】

用物准备：常规注射盘内加注射卡，合适的注射器和针头，药物及溶媒。

【实施】

1. 操作方法

(1) 护士着装整齐，洗手，戴口罩。

(2) 查对所需用物是否齐全，检查有效期。

(3) 在治疗盘内铺无菌巾。

(4) 按医嘱核对药物的名称、浓度、剂量、质量及有效期。

1) 自安瓿内抽吸药液法：①消毒、折断安瓿：用手指轻弹安瓿颈部，将安瓿尖端药液弹至体部，用 70% 乙醇棉签消毒颈部及砂轮，在颈部用砂轮划一道环形锯痕(图 12-7)，重新

消毒颈部后折断安瓿(易折安瓿可不锯痕);②抽吸药液:针头斜面向下置于药液内,抽动活塞,抽吸药液(图 12-8、图 12-9)。手不得触及活塞体部,以防污染药液。

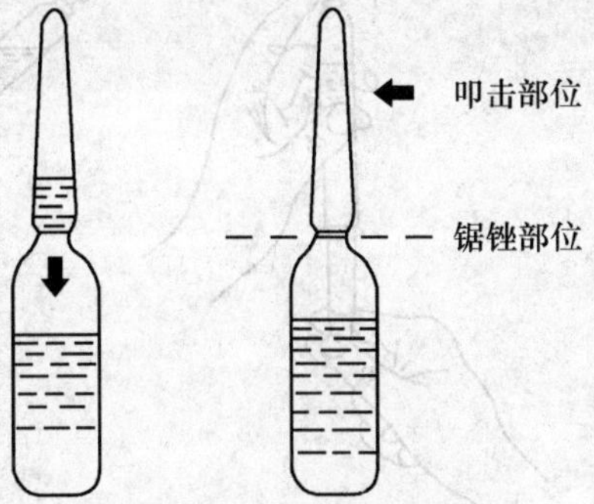

图 12-7 安瓿用前处理

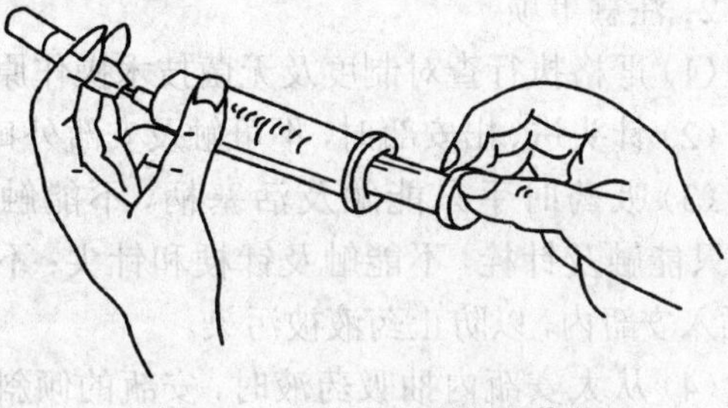

图 12-8 自小安瓿内吸取药液

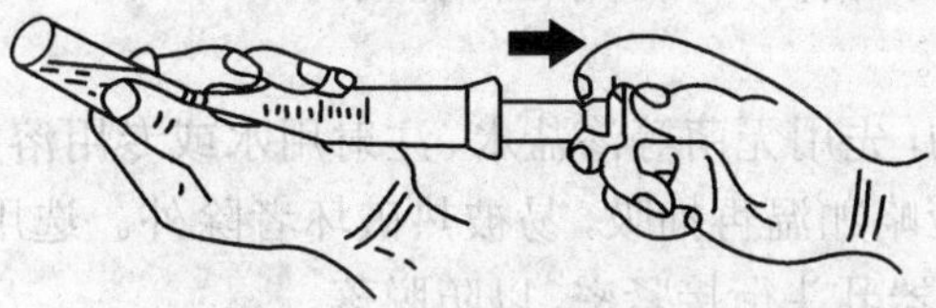

图 12-9 自大安瓿内吸取药液

2）自密封瓶内抽吸药液法:①开启瓶盖并消毒:除去铝盖的中心部分,用 2% 碘酊、70% 乙醇棉签消毒瓶塞。②抽吸药液:先向瓶内注入与所需药液量相等的空气,倒转药瓶,将针尖置于药液液面以下,抽吸药液至所需量,再用示指固定针栓,小指或环指固定活塞柄,拔出针头(图 12-10)。

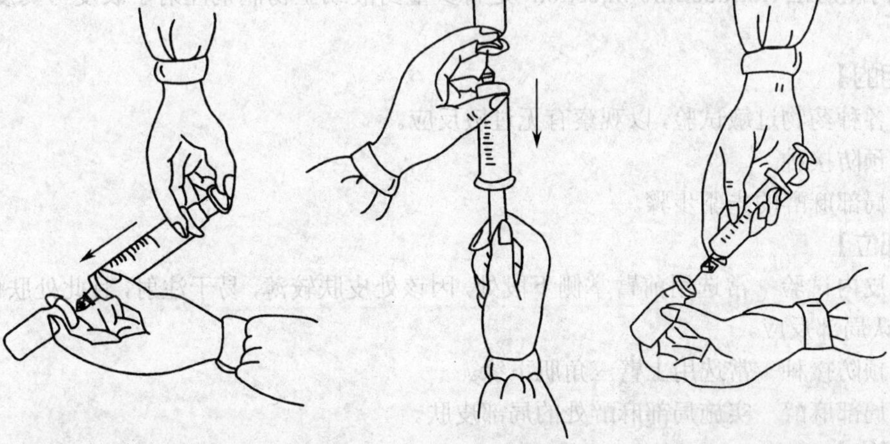

图 12-10 自密封瓶内吸取药液

3）排空气:吸药完毕,将针头垂直向上,轻拉活塞,使针头中的药液流入注射器内,并使气泡聚集在乳头口处,稍推活塞,驱出气体。如注射器乳头偏向一侧,排气时,应使注射器乳头朝上倾斜,使气泡集中于乳头根部,利于气体排出(图 12-11)。

4）保持无菌：排尽气体后，将针头保护套或原空安瓿套在针头上，置于无菌盘内备用，抽尽药液的安瓿或药瓶放在一处备查。

（5）再次查对，清理用物并正确处理。

2. 注意事项

（1）严格执行查对制度及无菌技术操作原则。

（2）针头进、出安瓿时，不可触及安瓿外口。

（3）吸药时手只能触及活塞柄，不能触及活塞体；只能触及针栓，不能触及针梗和针尖；不可将针栓插入安瓿内，以防止药液被污染。

（4）从大安瓿内抽吸药液时，安瓿的倾斜度不可过大，以免药液浪费。

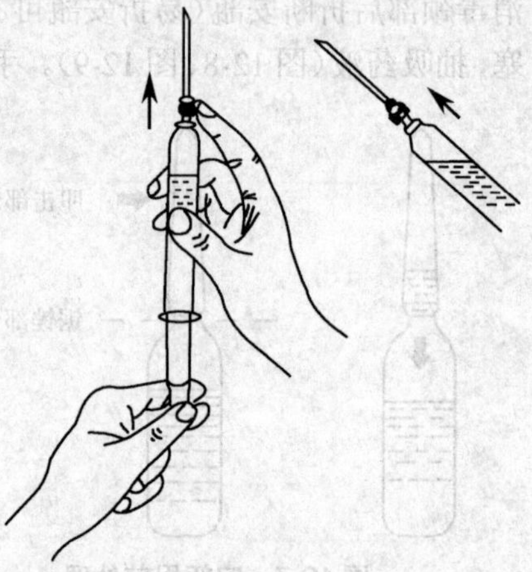

图 12-11　自注射器内驱出气泡

（5）注射器乳头部位如偏向一侧，则应将乳头向上倾斜，以利于排尽空气。

（6）粉剂或结晶药物，先用无菌等渗盐水、注射用水或专用溶剂溶解后再抽吸；混悬剂摇匀后立即吸取；油剂应略加温再抽吸，易被热破坏者除外。选用稍粗的针头抽吸混悬剂或油剂，并将针栓与注射器乳头衔接紧密，以防脱落。

【评价】

1. 严格按照操作程序抽吸，手法正确，药量准确。

2. 吸药过程中药液和针头无污染。

三、常用注射法

（一）皮内注射法

皮内注射法（intradermic injection）是将少量药液或生物制剂注射于表皮与真皮之间的方法。

【目的】

1. 各种药物过敏试验，以观察有无过敏反应。

2. 预防接种。

3. 局部麻醉的先驱步骤。

【部位】

1. 皮内试验　常选用前臂掌侧下段处，因该处皮肤较薄，易于注射，且此处肤色较淡，易于辨认局部反应。

2. 预防接种　常选用上臂三角肌下缘。

3. 局部麻醉　实施局部麻醉处的局部皮肤。

【评估】

1. 核对医嘱和注射单，了解注射目的。

2. 评估患者

（1）患者的病情，用药史或过敏史。

（2）患者的心理状态及合作程度。

（3）患者注射部位的皮肤情况，有无瘢痕或溃疡等。

【计划】

1. 用物准备 注射盘、1ml注射器、$4^1/_2$～5号针头、注射单、根据医嘱和注射单备药液。

2. 患者准备 了解皮内注射的目的及注意事项并能积极配合。

【实施】

1. 操作方法

(1) 护士着装整齐，洗手，戴口罩。按注射前准备的要求抽吸药液，置无菌盘中备用。

(2) 携用物至床边，核对，向患者解释操作目的、方法。如做皮内试验，要询问三史（用药史、过敏史、家族史），并取得患者信任。

(3) 协助患者摆好体位，选择合适的注射部位，以70%乙醇消毒皮肤，再次核对床号、姓名、药名、浓度、剂量、质量、有效期及用法，排尽注射器内气体。

(4) 左手绷紧前臂掌侧皮肤，右手以平执式持注射器（图12-12），针头斜面向上与皮肤成5°角刺入皮内（图12-13）。

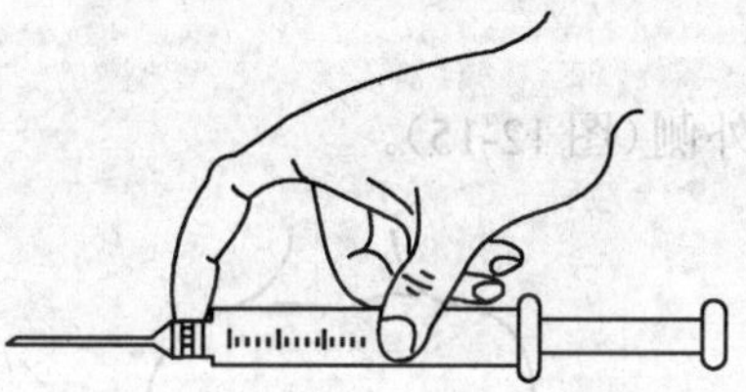

图12-12 平执式持注射器

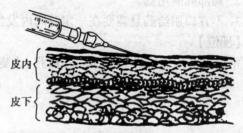

图12-13 皮内注射进针深度示意图

(5) 待针头斜面完全进入皮内后，即放平注射器，左手拇指固定针栓，右手推注药液0.1ml，使局部形成一皮丘（图12-14），局部皮肤变白，毛孔显露，边缘清晰。迅速拔出针头。

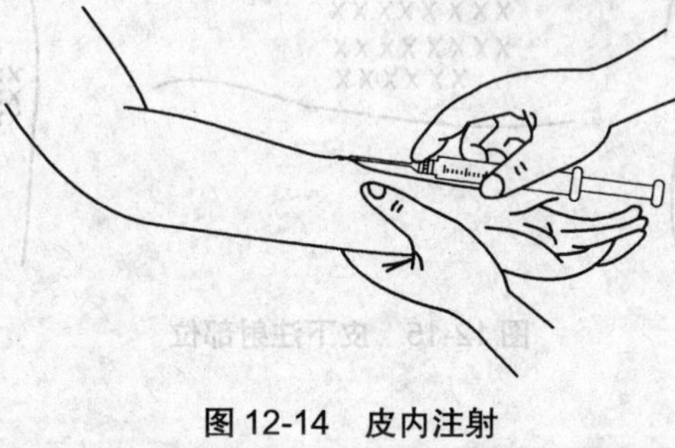

图12-14 皮内注射

(6) 协助患者取舒适体位，整理床单位及用物，正确处理注射用物。

(7) 实施药物过敏试验：嘱患者不可用手按揉局部，以免影响观察结果，患者20分钟内不得离开病房，不可剧烈活动，如有不适应立即告诉医务人员；20分钟后观察并记录试验结果，进行相应处理。

2. 注意事项

(1) 严格遵守注射原则。

(2) 做药物过敏试验前，应仔细询问用药史、过敏史、家族史；注射时局部忌用碘类消毒剂，以免影响局部反应的观察与判断，并避免与碘过敏反应相混淆；注射后嘱患者不可随意离开病室，便于观察用药后反应及结果；如需对照，在另一侧前臂相同部位注入 0.9% 氯化钠注射液 0.1ml。

(3) 严格掌握进针角度，以免药液注入皮下组织。

(4) 加强健康教育，指导患者掌握配合方法，介绍预防药物过敏的一般知识。

【评价】

1. 操作方法正确，用药安全、有效。
2. 患者理解皮内注射的目的，能主动配合。
3. 患者获得预防药物过敏的一般知识。

(二) 皮下注射法

皮下注射法(hypodermic injection)是将少量药液或生物制剂注入皮下组织的方法。

【目的】

1. 预防接种。
2. 局部麻醉用药。
3. 不宜口服给药且需要在一定时间内发生药效者，如胰岛素、肾上腺素等药物的注射。

【部位】

常选用上臂三角肌下缘、腹壁、后背、大腿前侧和外侧(图 12-15)。

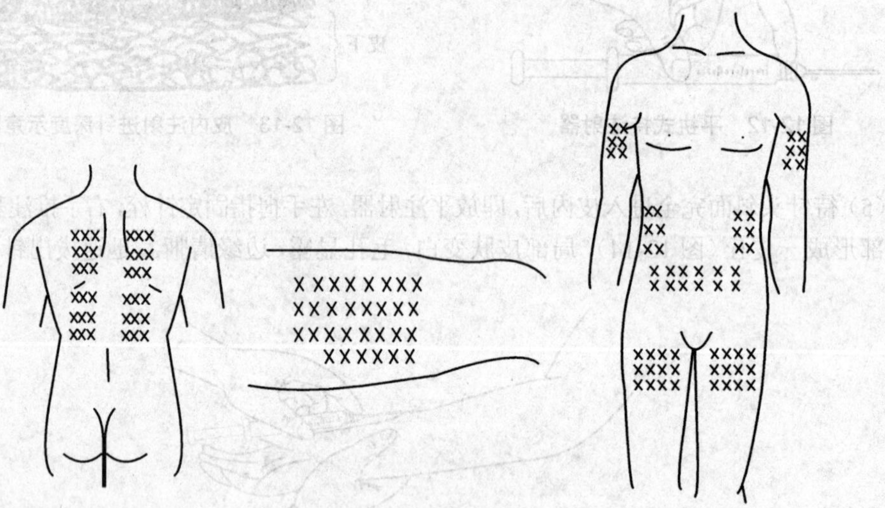

图 12-15 皮下注射部位

【评估】

1. 患者病情及治疗情况。
2. 患者注射部位皮肤情况，有无溃疡、硬结、瘢痕等。
3. 患者肢体活动能力、心理状态及合作程度。

【计划】

1. 用物准备 注射盘、1ml 或 2ml 注射器、$5^1/_2$～6 号针头、药液、注射单。
2. 患者准备 了解皮下注射的目的及注意事项并能积极配合。

【实施】

1. 操作方法

(1) 护士着装整齐，洗手，戴口罩。按注射前准备的要求抽吸药液，置无菌盘中备用。

(2) 携用物至床边，核对，向患者解释操作目的、方法，取得患者信任。

(3) 协助患者摆好体位，选择好注射部位，常规消毒皮肤，再次核对床号、姓名、药名、浓度、剂量、质量、有效期及用法，排尽注射器内气体。

(4) 左手绷紧患者局部皮肤，过瘦者，可捏起皮肤，右手持注射器，示指固定针栓，针头斜面向上，与皮肤呈 30°～40° 角，快速刺入皮下，深度为针梗的 1/2～2/3（图 12-16），松开左手，以左手示指、拇指抽动活塞柄，无回血后缓慢注入药液。

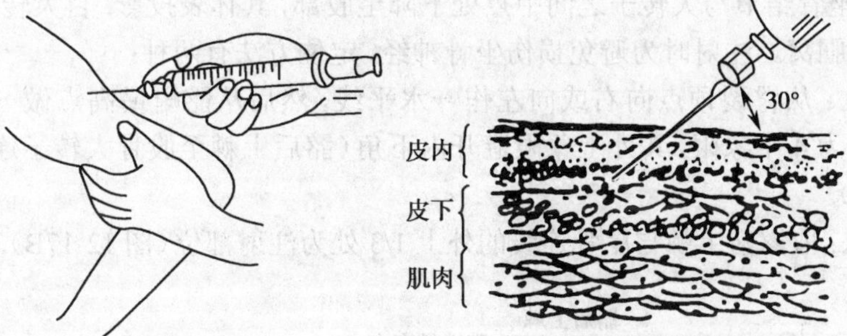

绷紧皮肤注射　　皮下注射进针角度

图 12-16　皮下注射法

(5) 注射毕快速拔针，用无菌干棉签按压针孔片刻，防止药液外溢，减轻患者局部疼痛。

(6) 再次核对，观察并记录。

(7) 协助患者取舒适体位，整理床单位及用物，正确处理注射用物。

2. 注意事项

(1) 严格遵守注射原则。

(2) 持针时，右手示指固定针栓，不可触及针梗，避免污染。

(3) 针头刺入角度不应超过 45°，以免刺入肌层。

(4) 注射药液不足 1ml 时，必须用 1ml 注射器，以保证注入药液量准确。

(5) 三角肌下缘注射时，应稍偏向外侧注射，避免药液刺激三角肌，影响手臂的活动。

(6) 刺激性强的药物不宜皮下注射。

(7) 长期皮下注射的患者，应有计划地更换注射部位，避免局部出现硬结，以利于药物吸收。

(8) 加强健康教育，对需长期自行皮下注射的患者，应指导其掌握注射知识与技术，并有计划地更换注射部位。

【评价】

1. 患者理解皮下注射的目的，能主动配合。

2. 患者注射部位未发生硬结、感染。

（三）肌内注射法

肌内注射法（intramuscular injection）是将少量药液注入肌肉组织内的方法。人体肌肉组织有丰富的毛细血管网，由于毛细血管壁是多孔的类脂质膜，药物透过的速度比透过其他生物膜快。因此药物注入肌肉组织后，吸收迅速而完全。

【目的】

1. 药物不宜采用口服或不宜静脉注射，且要求比皮下注射更迅速发生疗效。

2. 注射刺激性较强或剂量较大的药物。

【部位】

注射部位多选择肌肉较丰厚，远离大血管及神经的部位。最常用的部位是臀大肌，其次为臀中肌、臀小肌、股外侧肌、上臂三角肌。

1. 定位方法

(1) 臀大肌注射定位法：臀大肌起自髂骨翼外面和骶骨背面，肌纤维束斜向外下，止于髂胫束和股骨的臀肌粗隆。坐骨神经起自骶丛神经，自梨状肌下孔出骨盆至臀部，在臀大肌深处，约在坐骨结节与大转子之间中点处下降至股部，其体表投影：自大转子尖至坐骨结节中点向下至腘窝。注射时为避免损伤坐骨神经，定位方法有两种：

1) 十字法：从臀裂顶点向右或向左作一水平线，然后从髂嵴最高点做一垂直平分线，将一侧臀部分为4个象限，其外上象限避开内下角（髂后上棘至股骨大转子连线）即为注射区（图12-17A）。

2) 连线法：取髂前上棘与尾骨连线的外上1/3处为注射部位（图12-17B）。

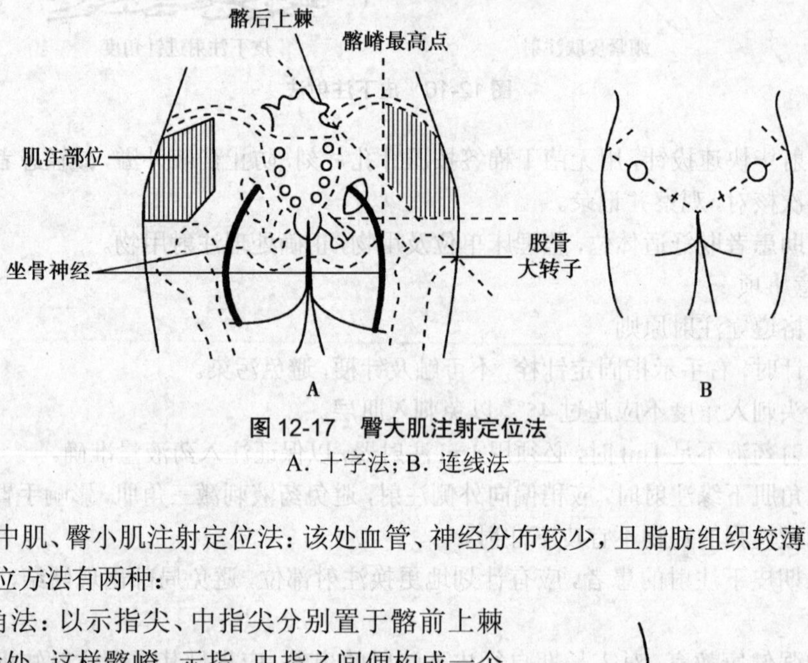

图12-17 臀大肌注射定位法

A. 十字法；B. 连线法

(2) 臀中肌、臀小肌注射定位法：该处血管、神经分布较少，且脂肪组织较薄，目前已广泛使用，定位方法有两种：

1) 构角法：以示指尖、中指尖分别置于髂前上棘和髂嵴下缘处，这样髂嵴、示指、中指之间便构成一个三角形区域，即为注射部位（图12-18）。

2) 三指法：髂前上棘外侧三横指处（以患者的手指宽度为标准）。

(3) 股外侧肌注射定位法：大腿中段外侧，一般成人在髋关节下10cm至膝上10cm，宽约7.5cm的范围内为注射部位。此处大血管、神经干很少通过，适用于多次注射（图12-19）。

(4) 上臂三角肌注射定位法：上臂外侧，肩峰下2～3横指处（图12-20）为三角肌注射部位，此处肌肉不如臀部肌肉丰厚，只能做小剂量注射。

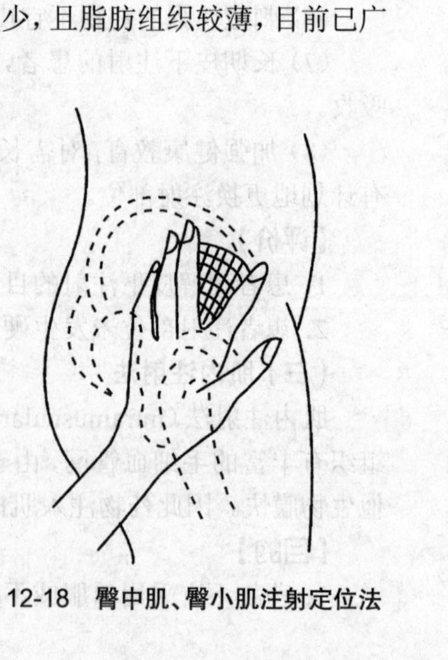

图12-18 臀中肌、臀小肌注射定位法

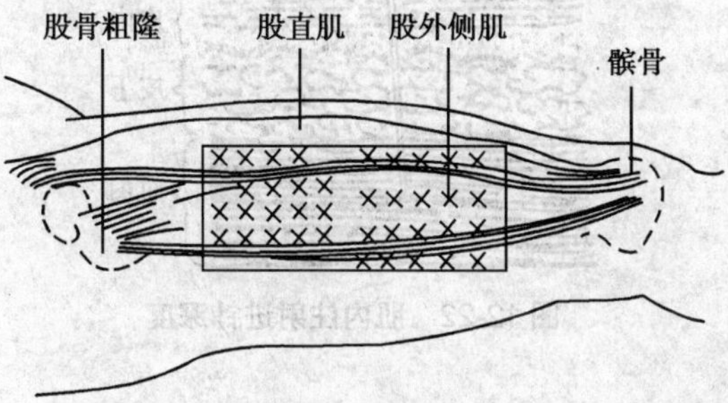

图 12-19　股外侧肌注射定位法

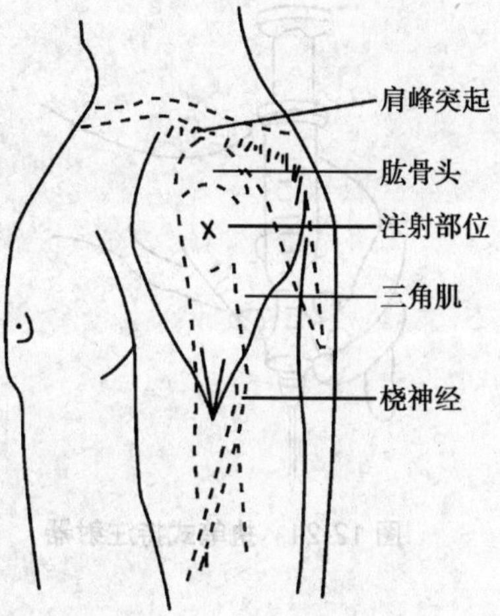

图 12-20　上臂三角肌注射定位法

2. 常用体位　为了使肌肉松弛，减少疼痛，臀部肌内注射时常取下列各种体位。

(1) 侧卧位：上腿伸直放松，下腿稍弯曲。

(2) 俯卧位：足尖相对，足跟分开，头偏向一侧。

(3) 仰卧位：常用于危重或不能翻身的患者，宜选用臀中肌、臀小肌做肌内注射，嘱患者肌肉放松，勿紧张。

(4) 坐位：凳子宜稍高，嘱患者坐稳，放松局部肌肉。

【评估】

1. 患者病情及治疗情况。

2. 患者对注射给药的认识与合作程度。

3. 患者注射部位皮肤、肌肉组织情况及肢体活动能力。

【计划】

1. 用物准备　注射盘、2～5ml 注射器、$5^1/_2$～7 号针头、药液、注射单。

2. 患者准备　了解肌内注射的目的及注意事项并能积极配合。

【实施】

1. 操作方法

(1) 护士着装整齐，洗手，戴口罩。按注射前准备的要求抽吸药液，置无菌盘中备用。

(2) 携用物至床边，核对，向患者解释操作目的、方法，取得患者信任。

(3) 协助患者摆好体位，选择好注射部位，充分暴露注射部位，常规消毒皮肤；再次核对床号、姓名、药名、浓度、剂量、质量、有效期及用法；排尽注射器内气体。

(4) 以左手示指与拇指稍分开并绷紧局部皮肤，右手以执笔式持注射器（图 12-21），以手臂带动腕部力量，将针头垂直快速刺入针梗的 1/2～2/3，成人一般为 2.5～3cm（图 12-22，12-23A、B），固定针头。

(5) 松开左手，抽动活塞柄无回血后，均匀缓慢注入药物（图 12-23C、D）。

(6) 注药毕，用无菌干棉签轻按进针处，快速拔针（图 12-23E），并继续按压针孔处片刻。

(7) 再次核对，观察并记录。

(8) 协助患者穿好衣裤，取舒适体位，整理床单位及用物，正确处理注射用物。

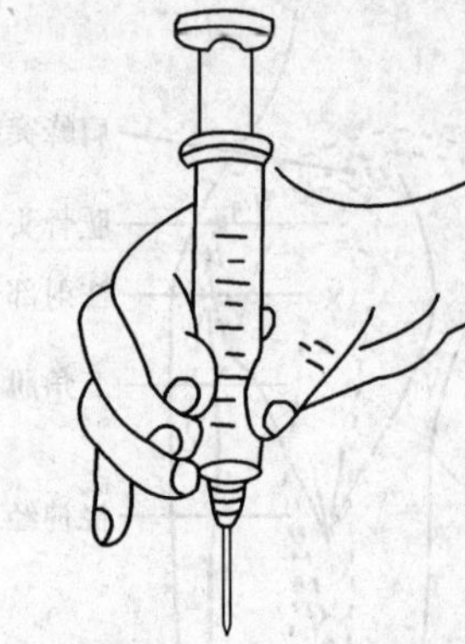

图 12-21　执笔式持注射器

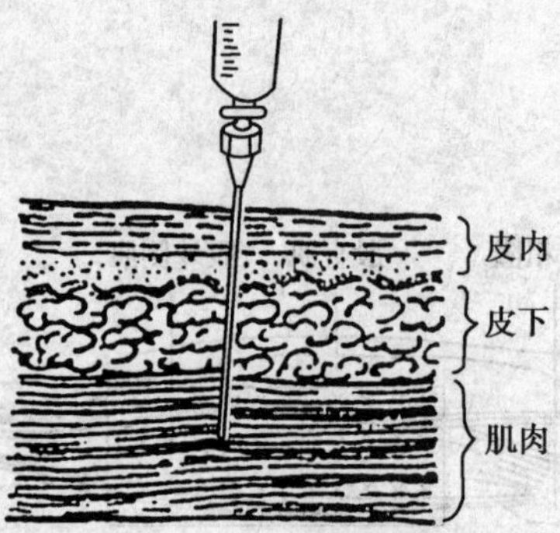

图 12-22　肌内注射进针深度

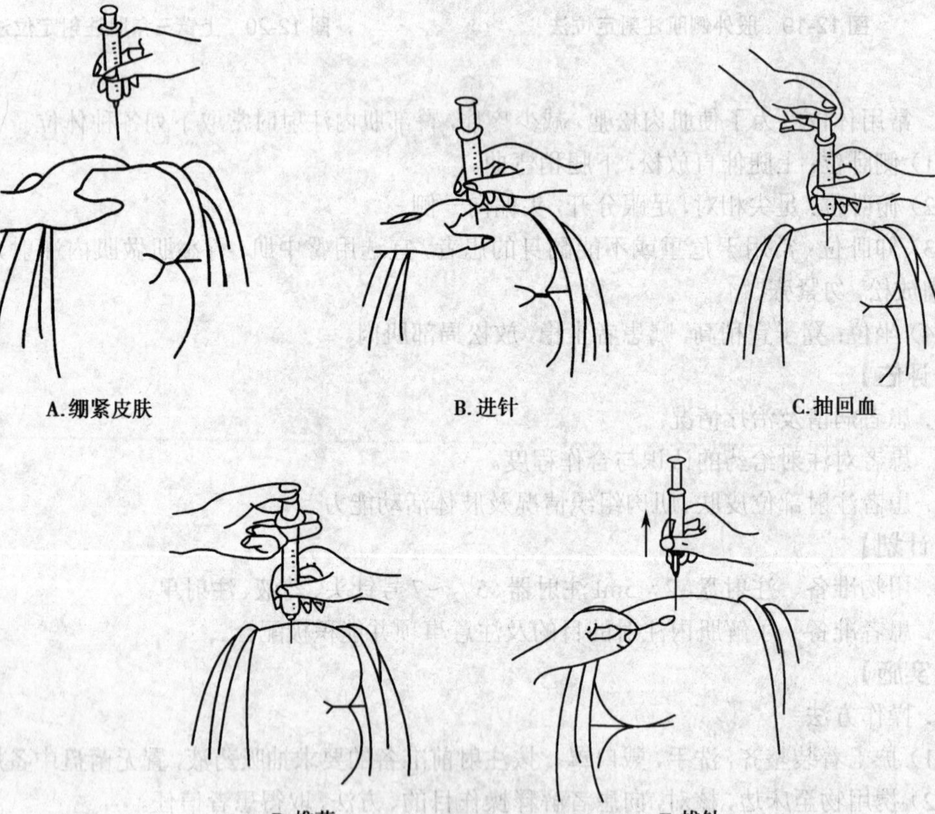

图 12-23　肌内注射

2．注意事项

(1) 严格遵守注射原则。

(2) 注射时切勿将针梗全部刺入，以防针梗从根部衔接处折断，无法取出。若针头折断，应嘱患者保持原位不动，用止血钳夹住断端取出，如全部刺入肌肉组织，立即请外科医生手术取出。对消瘦者或小儿进针深度应酌减。

(3) 2 岁以内婴幼儿不宜选择臀大肌注射，因幼儿臀大肌发育不完善，有损伤坐骨神经的危险，可选用臀中肌或臀小肌注射。

(4) 需长期肌内注射者，应有计划地更换注射部位，以免局部出现硬结影响药物吸收。

(5) 加强健康教育，指导患者采取正确的姿势体位，学会放松肌肉的方法；指导患者注意个人日常卫生，保持皮肤清洁，预防注射部位感染。

【评价】

1. 患者理解肌内注射的目的，能主动配合。

2. 患者注射部位未发生硬结、感染，达到治疗目的。

（四）静脉注射法

静脉注射（intravenous injection）是由静脉注入无菌药液的方法。药液可直接进入血液循环而达全身，是作用最快的给药方法。

【目的】

1. 注入药物　药物不宜口服、皮下或肌内注射，又需迅速发生药效时。

2. 输液输血　常用于急危重症患者的治疗，为静脉输注液体、药物、血液提供通道。

3. 诊断性检查　注入药物协助临床诊断，如胆囊X线摄片、肾功能检查前等。

4. 静脉营养治疗。

【部位】

1. 四肢浅静脉　上肢常用贵要静脉、正中静脉、头静脉、腕部及手背静脉，下肢常用大隐静脉、小隐静脉、足背静脉（图12-24）。

2. 股静脉　位于股三角区，在股动脉和股神经的内侧（图12-25）。

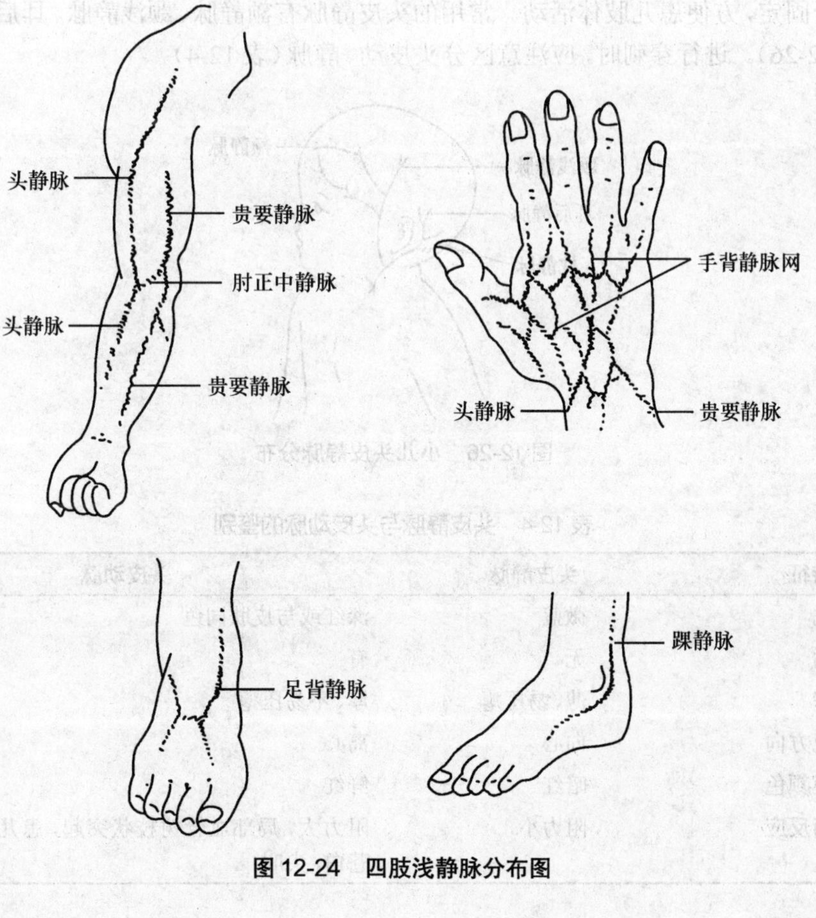

图12-24　四肢浅静脉分布图

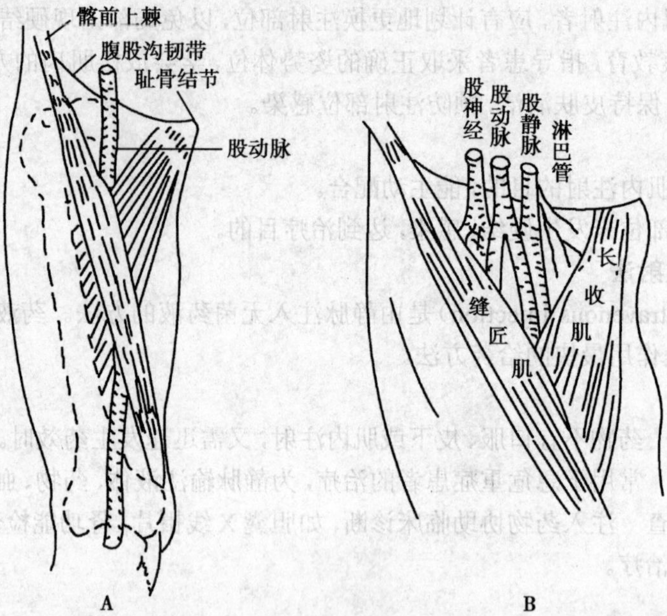

图 12-25 股动脉、股静脉的解剖位置

A. 髂前上棘与耻骨结节连线中点处为股动脉；B. 股静脉在股动脉内侧 0.5cm 处

3. 小儿头皮静脉　小儿头皮静脉极为丰富，分支甚多，互相沟通交错成网，且静脉表浅易见，易于固定，方便患儿肢体活动。常用的头皮静脉有额静脉、颞浅静脉、耳后静脉、枕静脉等（图 12-26）。进行穿刺时，应注意区分头皮动、静脉（表 12-4）。

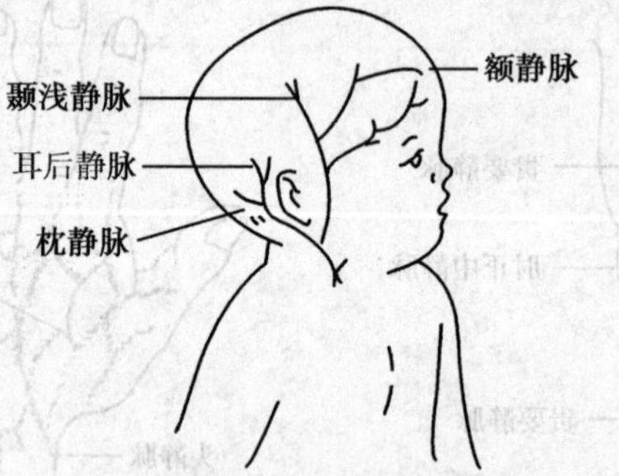

图 12-26 小儿头皮静脉分布

表 12-4 头皮静脉与头皮动脉的鉴别

特征	头皮静脉	头皮动脉
颜色	微蓝	深红或与皮肤同色
搏动	无	有
管壁	薄、易压瘪	厚、不易压瘪
血流方向	向心	离心
血液颜色	暗红	鲜红
注药反应	阻力小	阻力大，局部血管树枝状突起，患儿疼痛，颜色苍白，尖叫

【评估】

1. 患者病情、意识状态及治疗情况。

2. 患者注射部位的静脉是否明显，肢体的血液循环情况。

3. 患者所用药物可能产生的效果及不良反应。

4. 患者对静脉注射给药的认识与合作程度。

【计划】

1. 用物准备　注射盘、止血带、小垫枕、头皮针或型号适宜的针头、注射器（规格视药量而定）、无菌纱布、胶布、备皮刀、药液、治疗单。

2. 患者准备　患者或家属了解静脉注射的目的及注意事项并能积极配合。

【实施】

1. 操作方法

(1) 护士着装整齐，洗手，戴口罩。按注射前准备的要求抽吸药液，置无菌盘中备用。

(2) 携用物至床边，核对，向患者解释操作目的、方法，取得患者信任。

(3) 协助患者摆好体位，选择注射部位，充分暴露注射部位，常规消毒皮肤；再次核对床号、姓名、药名、浓度、剂量、质量、有效期及用法；排尽注射器内气体。

(4) 根据患者的病情、年龄选择静脉注射：

1）四肢浅静脉注射法：①协助患者摆好体位，备好胶布，选择合适静脉，以手指探明静脉方向及深浅，在穿刺部位的肢体下垫小枕。需要长期静脉给药者，为保护静脉，应有计划地由小到大、由远心端到近心端选择血管；②在穿刺部位上方近心端约 6cm 处扎止血带，常规消毒，若为上肢静脉，应嘱患者握拳；③再次核对，排气，用一手拇指绷紧静脉下端皮肤，使其固定，另一手持针柄，针尖斜面向上，针头与皮肤呈 20°～25° 角在静脉上方或侧方刺入皮下，再沿静脉走向潜行刺入静脉（图 12-27A），如见回血，表明针头已进入静脉，可再顺静脉进针 0.5～1cm；④松开止血带，嘱患者松拳，固定针头，缓慢注入药液（图 12-27B）；⑤注射完毕，迅速拔出针头，按压片刻。

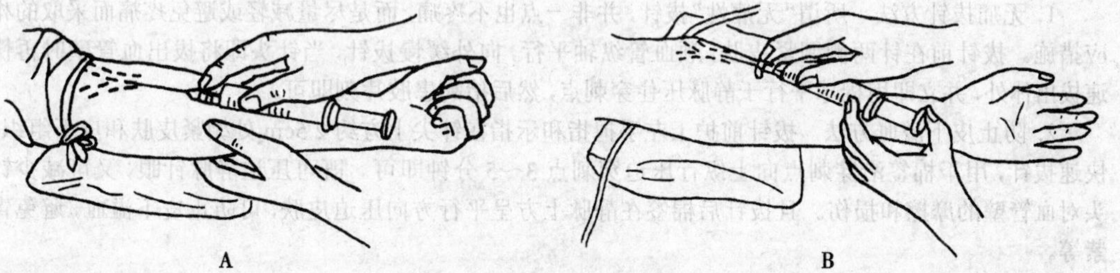

图 12-27　静脉注射法

A. 静脉注射进针；B. 推注药液

2）股静脉注射：①协助患者仰卧，下肢伸直略外展外旋，确定注射部位，局部皮肤常规消毒，同时消毒术者左手示指和中指；②于股三角区扪及股动脉搏动最明显部位，并用左手示指加以固定，右手持注射器，使针头和皮肤呈 90° 或 45°，在股动脉内侧 0.5cm 处刺入，抽动活塞见有暗红色回血，提示针头已进入股静脉，固定针头，根据需要注入药液；③注射完毕，拔出针头，局部立即用无菌纱布加压止血 5～10 分钟，直至无出血为止；④注意观察，确认无出血后，再次核对，如为血标本应及时送检。

3）小儿头皮静脉注射法：①选择静脉，帮助患儿取仰卧或侧卧位，必要时剃去注射部位头发，用70%乙醇消毒皮肤，待干；②由家属或助手固定患儿头部，术者左手拇指、示指固定静脉两端皮肤，右手持针柄，沿血管走行以向心方向平行刺入头皮，见回血，再进针少许，如无异常，用胶布固定针柄，缓慢推注药液；③注射完毕，迅速拔出针头，按压局部。

（5）再次核对，观察并记录。

（6）协助患者取舒适体位，整理床单位及用物，正确处理注射用物。

2. 注意事项

（1）严格遵守注射原则。

（2）一般选择弹性好、粗直、相对固定、避开关节部位的静脉；为保护血管，应有计划地自远心端到近心端选择血管。

（3）根据病情及药物性质调整注入药物的速度，并注意观察局部及病情变化。

（4）注射对组织刺激性强的药物，应行引导注射法。另备0.9%氯化钠注射液穿刺，证实针头在血管内后，再换上所需药液推注，以防药液外渗于皮下发生组织坏死。

（5）股静脉穿刺中，若患者下肢突然出现运动，并诉有触电感，可能是触及股神经，需向内调整穿刺针方向；若回血呈鲜红色，表示误刺入股动脉，应立即拔出针头，并用无菌纱布压迫穿刺处5～10分钟，直至无出血为止，改用另一侧股静脉重新穿刺；有出血倾向的患者禁忌股静脉穿刺。

（6）小儿头皮静脉注射时，应与家属进行沟通，注意约束患儿，防止其抓挠注射部位。穿刺时注意动、静脉的鉴别。

（7）加强健康教育，指导患者学会操作中的正确配合。如静脉出现烧灼感、触痛或其他异常感觉，用50%硫酸镁湿敷或报告医生处置。保持皮肤清洁，以防发生感染。

知识链接

静脉拔针技巧

1. 无痛拔针方法　所谓“无痛性”拔针，并非一点也不疼痛，而是尽量减轻或避免疼痛而采取的相应措施。拔针前在针两侧绷紧皮肤，顺血管纵轴平行，向外缓慢拔针，当针头即将拔出血管壁时再快速拔出体外，并立即用棉球平行于静脉压住穿刺点，然后抬高患肢片刻即可。

2. 防止皮下溢血方法　拔针前护士左手拇指和示指在针尖上方约2.5cm处绷紧皮肤和皮下组织，快速拔针，用干棉签沿穿刺点向上纵行压迫穿刺点3～5分钟即可。既可压迫静脉针眼，又可减少针头对血管壁的摩擦和损伤。且拔针后棉签在静脉上方呈平行方向压迫皮肤，可防止皮下溢血，避免青紫等。

【评价】

1. 患者理解静脉注射的目的，愿意接受并主动配合。

2. 患者注射部位无渗出、肿胀，未发生感染，未损伤血管及神经。

3. 患者症状减轻，达到预期效果。

【特殊患者静脉穿刺要点】

1. 肥胖患者　皮下脂肪多，静脉位置比较深，不明显。穿刺时摸清其走向后，从血管正面刺入，进针角度稍大（约30°～40°），回血后将针头稍挑起送入血管内即可成功。

2. 消瘦患者　皮下脂肪少，静脉较滑动，但静脉较明显，穿刺时需固定静脉，从正面或侧面刺入，针头方向与血管平行，针进血管时不能用力过猛，原则是宁慢勿快，持针要稳。

3. 水肿患者　静脉不明显，可按静脉走向的解剖位置，先用手指压迫局部，暂时推开皮下组织间液，显露血管后迅速穿刺即可成功。

4. 休克患者　静脉充盈不良，扎止血带后，由远心端向近心端反复推揉，使血管充盈后再行穿刺。

5. 老年患者　皮肤松弛，血管硬化且易滑动，针头不易刺入且易穿破。用手指固定穿刺静脉上、下两端后，在静脉上方直接穿刺即可成功。

【常见静脉穿刺失败原因及处理】

1. 针头刺入过浅　针头未刺入血管。表现为抽吸无回血，推注药液后局部隆起，患者有痛感（图 12-28A）。

处理方法：拔出并更换针头，重新选择血管穿刺，同时试抽回血，如有回血，推注药液后局部无隆起，患者不感觉疼痛即可。

2. 针头未完全进入血管内　针尖斜面部分在血管内，部分在皮下。表现为可抽吸到回血，但推注药液后有局部隆起，患者感觉疼痛（图 12-28B）。

处理方法：将针头放平再沿静脉走行进针，同时试抽回血，如有回血，推药时患者不感觉疼痛，局部不隆起即可。

3. 针头刺破对侧血管壁　针头斜面部分在血管内，部分在血管外。表现为抽吸有回血（图 12-28C），但推注药液后有局部隆起，患者感觉疼痛。

处理方法：拔出并更换针头，重新选择血管穿刺。

4. 针头穿透对侧血管壁　针头刺入过深，穿透下面的血管壁。表现为抽吸无回血（图 12-28D）。

处理方法：拔出并更换针头，重新选择静脉穿刺。

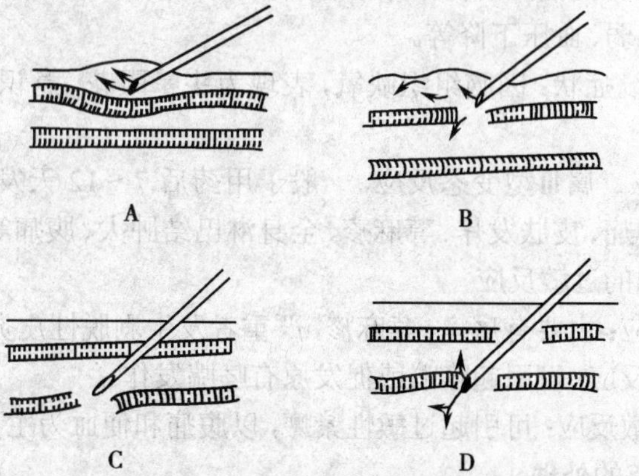

图 12-28　静脉穿刺失败原因示意图

第五节　药物过敏试验法

临床上使用某些药物时，常可引起不同程度的过敏反应，甚至发生过敏性休克，如不及时抢救可危及生命。为了合理使用药物，充分发挥药物疗效，防止过敏反应的发生，在使用某些药物前除须详细询问过敏史、用药史、家族史外，还须做药物过敏试验。在做药物过敏试验的过程中，要准确配制药液，熟练掌握操作方法，认真观察反应，正确判断结果，并做好发生过敏反应时的抢救准备，熟练掌握抢救技术。

一、药物过敏反应及处理

（一）药物过敏反应的特点

药物过敏反应（也称变态反应或超敏反应）是一种异常的免疫反应。药物过敏的基本原理是抗原抗体的相互作用。药物作为一种抗原，进入机体后，有些个体体内会产生特异性抗体（IgE、IgG、IgM），使T淋巴细胞致敏。当再次使用同类药物时，抗原抗体在致敏淋巴细胞上相互作用，引起过敏反应。其特点如下：

1. 仅发生在少数人身上，不具有普遍性。

2. 微量即可发生过敏反应。此特点可作为与药物中毒反应相鉴别的重要依据。

3. 其临床表现与正常药理反应或毒性无关，是在用法、用量都正常的情况下的不正常反应。

4. 一般均发生在再次用药。首次用药很少发生，但也有少数人在皮肤试验期间即可发生严重的过敏反应。

5. 过敏的发生多与体质因素有关。

（二）药物过敏反应的临床表现

1. 过敏性休克　属Ⅰ型变态反应，发生率约5～10/万人，多发生于用药5～20分钟内，甚至在用药后数秒内；既可发生在药物过敏试验过程中，也可发生于初次注射（试验结果阴性）时。少数患者发生于连续用药的过程中。

（1）呼吸系统症状：由喉头水肿、支气管痉挛、肺水肿引起，表现为胸闷、气促、哮喘、呼吸困难等。

（2）循环系统症状：周围血管扩张导致有效循环血量不足，表现为烦躁不安、面色苍白、出冷汗、发绀、脉搏细弱、血压下降等。

（3）中枢神经系统症状：因脑组织缺氧，表现为头晕眼花、意识丧失、抽搐或大小便失禁等。

2. 血清病样反应　属Ⅲ型变态反应，一般于用药后7～12天发生，临床表现和血清病相似，有发热、关节肿痛、皮肤发痒、荨麻疹、全身淋巴结肿大、腹痛等。

3. 各器官或组织的过敏反应

（1）皮肤过敏反应：主要有瘙痒、荨麻疹，严重者发生剥脱性皮炎。

（2）呼吸道过敏反应：可引起哮喘或促发原有哮喘发作。

（3）消化系统过敏反应：可引起过敏性紫癜，以腹痛和便血为主要症状。

（三）过敏性休克的处理

抢救原则：立即停药，就地抢救，报告医生，争分夺秒，严密观察。

1. 停药平卧　立即停药，患者取平卧或中凹位，就地抢救，同时报告医生。

2. 注射盐酸肾上腺素　立即皮下注射0.1%盐酸肾上腺素1ml，小儿剂量酌减。此药是抢救过敏性休克的首选药物，具有收缩血管、增加外周阻力、提升血压、兴奋心肌、增加心输出量、松弛支气管平滑肌等作用。若症状不缓解，可每隔30分钟皮下或静脉注射该药0.5ml，直至脱离危险期。

3. 维持呼吸　给予氧气吸入；呼吸抑制时，应立即进行人工呼吸，并肌内注射尼可刹米

（可拉明）或洛贝林（山梗菜碱）等呼吸兴奋药；喉头水肿影响呼吸时，应立即行气管插管或行气管切开术。

4. 按医嘱给药　抗过敏，地塞米松 5～10mg 静脉注射或氢化可的松 200～400mg 加入 5%～10% 葡萄糖溶液 500ml 内静脉滴注；应用抗组胺类药物，如肌内注射异丙嗪（非那根）25～50mg 或苯海拉明；静脉滴注 10% 葡萄糖溶液以扩充血容量，如血压仍未回升，给予静脉滴注多巴胺、间羟胺等升压药；纠正酸中毒。

5. 心跳骤停处理　立即进行复苏抢救。如施行体外心脏按压，同时配合人工呼吸等。

6. 观察与记录　密切观察患者的意识状态、生命体征、尿量及病情变化，注意保暖，并做好护理记录。患者未脱离危险期不宜搬动。

二、常用药物过敏试验法

【目的】

预防过敏反应。

【部位】

常选用前臂掌侧下段处，因该处皮肤较薄，易于进针且肤色较淡，易于辨认皮试结果。

【评估】

1. 患者病情，用药史、过敏史、家族史，是否用过此药或停药时间，是否更换批号。

2. 患者对药物过敏试验的认识，试验部位皮肤情况、心理反应及合作程度。

【计划】

1. 用物准备　同皮内注射，另备 5ml 注射器、0.9% 氯化钠注射液、试验药液、0.1% 盐酸肾上腺素、地塞米松、氧气及急救用物等。

2. 患者准备　了解药物过敏试验的目的、过程及注意事项，稳定情绪，积极配合。

【实施】

★青霉素过敏试验法

1. 操作方法

（1）护士着装整齐，洗手，戴口罩。

（2）检查药物有效期，查看所需用物是否齐全。

（3）在治疗盘内铺无菌巾。

（4）核对药名、浓度、剂量、质量和有效期。

（5）配制皮试液并排气，将针头保护套或原空安瓿套在针头上，贴好标记，放入注射盘内备用。

皮内试验药液配制：试验药液以 1ml 含 200～500U 青霉素等渗盐水溶液为标准。配制方法见表 12-5。

表 12-5　青霉素皮试液的配制法（200～500U/ml）

青霉素	0.9% 氯化钠注射液	药液含量	要求
80 万 U	4ml→	20 万 U/ml	充分溶解
取上液 0.1ml	0.9ml→	2 万 U/ml	摇匀
取上液 0.1ml	0.9ml→	2000U/ml	摇匀
取上液 0.1ml 或 0.25ml	0.9ml→或 0.75ml→	200U/ml 或 500U/ml	摇匀后贴好标记备用

(6) 携用物至床边，核对患者姓名及床号，询问用药史、过敏史、家族史；解释操作目的、方法，取得患者信任。

(7) 皮内注射青霉素试验液 0.1ml（含青霉素 20U 或 50U），20 分钟后观察结果并记录。

(8) 试验结果判断

1) 阴性（-）：皮丘无改变，周围无红肿，无红晕，患者无自觉症状。

2) 阳性（+）：皮丘隆起增大，出现红晕硬结，直径大于 1cm 或周围出现伪足，有痒感。严重时可有头晕、心悸、恶心，甚至出现过敏性休克。

3) 试验结果为可疑阳性者，应做对照试验。

(9) 再次核对，协助患者取舒适体位，整理床单位及用物，正确处理注射用物。

2. 注意事项

(1) 用药前必须详细询问患者的用药史、过敏史和家族史，对已知有过敏史者禁做过敏试验，对有其他药物过敏或变态反应病史者应慎用。

(2) 严格执行"三查八对"制度。首次用药、已接受青霉素治疗者停药 3 天以上，或用药过程中更换药物批号时，必须做过敏试验，结果阴性者方可用药。使用任何剂型的青霉素前都应做过敏试验。

(3) 严格遵守操作规程，准确配制皮试液浓度，准确注入药物剂量，准确判断试验结果。

(4) 青霉素应现配现用。青霉素水溶液极不稳定，放置时间过长，除药物被污染或药物效价降低外，还可分解产生各种致敏物质引起过敏反应。配制试验液和稀释青霉素的等渗盐水应专用。

(5) 试验结果为阳性者禁用青霉素，并在医嘱单、体温单、病历卡、床头卡、注射卡、门诊卡上标明"青霉素阳性"，同时告知患者及其家属。

(6) 不宜空腹进行皮肤试验和药物注射。有的患者因空腹用药晕针、疼痛刺激等，产生头晕眼花、出冷汗、面色苍白、恶心等反应，易于和过敏反应相混淆，应注意区分。

(7) 严密观察过敏反应。在皮试后及首次注射青霉素者需就地观察 20 分钟，并备好急救药品及抢救设备，如备好盐酸肾上腺素、氧气等。

(8) 健康教育：向患者及家属说明易产生过敏的常用药物，尤其是对患者已有过敏史的药物不再使用。

★氨苄西林、苯唑西林过敏试验法

1. 操作方法

(1) 皮内试验药液的配制：试验药液以 1ml 含 0.5mg 的氨苄西林或苯唑西林等渗盐水溶液为标准。配制方法见表 12-6。

(2) 试验方法：皮内注射氨苄西林或苯唑西林皮试溶液 0.1ml（0.05mg）。

(3) 试验结果：判断、记录试验结果，同青霉素皮内试验法。

表 12-6　氨苄西林、苯唑西林皮试液的配制法（0.5mg/ml）

氨苄西林、苯唑西林	0.9% 氯化钠注射液	药液含量	要求
0.5g/ 支	2ml→	0.25g/ml	充分溶解
取上液 0.1ml	0.9ml→	25mg/ml	摇匀
取上液 0.1ml	0.9ml→	2.5mg/ml	摇匀
取上液 0.2ml	0.8ml→	0.5mg/ml	摇匀后贴好标记备用

2. 注意事项　同青霉素皮内试验法。

★头孢菌素过敏试验法

头孢菌素类过敏反应的机制与青霉素相似，主要是抗原抗体相互作用所引起。此外，头孢菌素类与青霉素之间呈现不完全的交叉过敏反应，对青霉素过敏的患者中，约有10%～30% 对头孢菌素类过敏，而对头孢菌素类过敏者绝大多数对青霉素过敏。头孢菌素类药物使用先锋Ⅵ做皮试。

1. 操作方法

(1) 皮内试验液的配制：试验药液以 1ml 含 500μg 先锋Ⅵ等渗盐水溶液为标准。配制方法见表 12-7。

表 12-7　先锋Ⅵ皮试液的配制法（500μg/ml）

头孢菌素	0.9% 氯化钠注射液	药液含量	要求
0.5g	2ml→	250mg/ml	充分溶解
取上液 0.2ml	0.8ml→	50mg/ml	摇匀
取上液 0.1ml	0.9ml→	5mg/ml	摇匀
取上液 0.1ml	0.9ml→	500μg/ml	摇匀后贴好标记备用

(2) 试验方法：皮内注射头孢菌素皮试溶液 0.1ml（50μg）。

(3) 试验结果：判断、记录试验结果同青霉素皮内试验法。

2. 注意事项

(1) 凡既往使用头孢菌素类药物发生过敏反应者，不得再做过敏试验。

(2) 皮试阴性者，用药后仍有发生过敏反应的可能，故在用药期间应密切观察，如有过敏反应，应立即停药并通知医生，处理方法同青霉素过敏反应。

★破伤风抗毒素（TAT）过敏试验法

破伤风抗毒素（TAT）是马的免疫血清，对人体是一种异种蛋白，具有抗原性，注射后容易出现过敏反应。因此用药前须做过敏试验，曾用过 TAT 但停药超过 1 周者，如需再次使用，也应重新做过敏试验。

1. 操作方法

(1) 皮内试验液的配制：试验药液以 1ml 含 150IU 破伤风抗毒素（TAT）等渗盐水溶液为标准。配制方法见表 12-8。

表 12-8　破伤风抗毒素皮试液的配制法（150IU/ml）

TAT（1 支 1500IU）	0.9% 氯化钠注射液	药液含量	要求
取上液 0.1ml	0.9ml→	150IU/ml	摇匀后贴好标记备用

(2) 试验方法：皮内注射破伤风抗毒素皮试液 0.1ml（15IU），注射后 20 分钟观察、判断试验结果。

(3) 试验结果判断：

1) 阴性（-）：局部无红肿，无全身反应。

2) 阳性（+）：局部皮丘、红肿、硬结，直径大于 1.5cm，红晕范围直径超过 4cm，有时出现伪足、痒感。全身反应同青霉素过敏反应。

2. TAT脱敏注射法　对TAT过敏试验阳性患者，可采用小剂量多次脱敏注射疗法。破伤风抗毒素脱敏疗法机制：小量抗原进入体内后同吸附于肥大细胞或嗜碱性粒细胞上的IgE结合，使其逐步释放出少量的组胺等活性物质；而机体本身有一种组胺酶释放，它可使组胺分解，不致对机体产生严重损害，因此在临床上可不出现症状。经过多次小量的反复注射后，可使细胞表面大部分的IgE抗体，甚至全部被结合而消耗掉，最后大量注射破伤风抗毒素，便不会发生过敏。脱敏注射方法见表12-9。

表12-9　破伤风抗毒素脱敏注射法

注射次数	TAT	0.9%氯化钠注射液	注射方法	观察间隔时间
1	0.1ml	0.9ml	肌内注射	20min
2	0.2ml	0.8ml	肌内注射	20min
3	0.3ml	0.7ml	肌内注射	20min
4	余量	稀释至1ml	肌内注射	20min

注：在脱敏注射过程中，应密切观察患者反应。若发现患者出现面色苍白、发绀、荨麻疹、头晕及心悸等不适或过敏性休克，应立即停止注射TAT，按青霉素过敏性休克的急救措施处理。若过敏反应轻微，可待症状消退后，酌情减少剂量，增加注射次数，以达到顺利注入余量的目的。

★普鲁卡因过敏试验法

普鲁卡因为常用的局麻药，主要用于浸润麻醉、神经阻滞麻醉、蛛网膜下腔麻醉。偶发轻重不一的过敏反应。凡首次应用普鲁卡因或注射普鲁卡因青霉素者，均须做皮肤过敏试验，试验结果阴性方可用药。

操作方法：

(1) 皮内试验液的配制：试验药液以0.25%普鲁卡因等渗盐水溶液为标准。配制方法见表12-10。

表12-10　普鲁卡因皮试液的配制法(0.25%)

1%普鲁卡因	0.9%氯化钠注射液	浓度	要求
取上液0.25ml	0.75ml→	0.25%	摇匀后贴好标记备用

(2) 试验方法：皮内注射0.25%普鲁卡因皮试液0.1ml(0.25mg)。

(3) 试验结果：判断、记录试验结果及过敏反应的急救措施同青霉素皮内试验法。

★碘过敏试验法

临床上常用碘化物造影剂做肾脏、胆囊、膀胱、支气管、脑血管等造影检查，此类药物也可发生过敏反应。凡首次应用此药者，应在碘造影前1～2天做过敏试验，结果为阴性者方可做碘造影检查。

1. 操作方法

(1) 过敏试验方法

1) 口服试验法：口服5%～10%碘化钾5ml，3次/日，共3日，观察结果。

2) 皮内注射法：皮内注射碘造影剂0.1ml，注射后20分钟观察、判断试验结果。

3) 静脉注射法：在患者静脉内缓慢注入碘造影剂1ml(30%泛影葡胺1ml)，注射后5～10分钟观察、判断试验结果。在静脉注射造影剂前，必须先做皮内注射，然后再行静脉注射，如为阴性方可进行碘剂造影。

(2) 试验结果判断

1) 口服法：服药后出现口麻、流泪、流涕、头晕、恶心、呕吐、荨麻疹等反应为阳性反应。

2) 皮内试验法：局部有红肿、硬结，直径大于1cm为阳性。

3) 静脉注射法：观察患者有无全身反应。如有血压、脉搏、呼吸、面色等改变为阳性。

(3) 过敏反应的救治措施同青霉素过敏反应。

2. 注意事项

(1) 静脉注射造影剂前，必须先做皮内试验，阴性者做静脉注射试验，静脉试验阴性者方可进行碘造影。

(2) 少数患者过敏试验为阴性，但在注射碘造影剂时仍可发生过敏反应，所以在造影时需备好急救药品。

★细胞色素C过敏试验法

细胞色素C是一种细胞呼吸激活剂，常作为治疗组织缺氧的辅助用药。偶见过敏反应，用药前仍须做过敏试验，结果阴性者方可用药。

1. 操作方法

(1) 皮内试验法

1) 试验液的配制：试验药液以1ml含细胞色素C 0.75mg的等渗盐水溶液为标准。配制方法见表12-11。

表12-11 细胞色素C皮内试验药液的配制(0.75mg/ml)

细胞色素C(2ml含15mg)	0.9%氯化钠注射液	药液含量	要求
取上液0.1ml	0.9ml→	0.75mg/ml	摇匀后贴好标记备用

2) 试验方法：皮内注射细胞色素C皮试液0.1ml(0.075mg)，注射后20分钟观察、判断试验结果。

(2) 划痕试验法

1) 在患者的前臂下段，用70%乙醇常规消毒皮肤，待干。

2) 取细胞色素C原液(每1ml含细胞色素C 7.5mg)1滴，滴于皮肤上。

3) 用无菌针头在表皮上划痕两道，长约0.5cm，深度以微量渗血为度。

(3) 试验结果判断

1) 阴性(−)：局部无红肿。

2) 阳性(+)：局部红肿，直径大于1cm，有丘疹。

2. 注意事项及急救措施　同青霉素过敏反应。

★链霉素过敏试验法

链霉素主要对革兰阴性细菌及结核杆菌有较强的抗菌作用。链霉素由于本身的毒性作用及所含杂质(链霉素胍及二链霉胺)具有释放组胺的作用，由此引起中毒反应和过敏反应。因此，使用链霉素时，必须做药物过敏试验。

1. 操作方法

(1) 皮内试验液的配制：试验药液以2500U/ml链霉素等渗盐水溶液为标准。配制方法见表12-12。

(2) 试验方法：皮内注射2500U/ml链霉素皮试液0.1ml(250U)。

表 12-12 链霉素过敏试验法药液的配制法（2500U/ml）

链霉素	0.9% 氯化钠注射液	药液含量	要求
100 万 U	3.5ml→	25 万 U/ml	充分溶解
取上液 0.1ml	0.9ml→	2.5 万 U/ml	摇匀
取上液 0.1ml	0.9ml→	2500U/ml	摇匀后贴好标记备用

（3）试验结果：判断、记录试验结果同青霉素皮内试验法。

2．过敏反应临床表现与急救处理

（1）链霉素过敏反应临床较少见，其表现同青霉素过敏反应。但链霉素可同时伴有更严重的毒性反应，如全身麻木、肌肉无力、耳鸣、耳聋、眩晕等中毒症状。

（2）急救措施同青霉素过敏反应处理。如出现中毒反应，在急救措施中另加用 10% 葡萄糖酸钙或稀释一倍的 5% 氯化钙溶液静脉注射。链霉素杂质可与钙离子络合，从而减轻毒性症状。

【评价】

1．皮试液配制过程正确，剂量准确无误。

2．注射部位准确、操作手法规范，试验结果判断正确。

（张少羽）

复习思考题

1．女性，35 岁。体温 39℃，诊断为急性肺炎。医嘱给予注射青霉素 80 万 U，im，bid。请问：

（1）看到此医嘱你应先做什么？如果该患者在做青霉素皮试后 5 分钟，突然感到胸闷、气促、面色苍白、出冷汗、脉细弱，测血压 70/50mmHg，呼之不应，请问该患者发生了什么情况？如何急救？

（2）注射时应遵循的原则是什么？怎样做到“三查八对一注意”？

（3）如何进行操作才能最大限度降低患者的疼痛？

（4）如在臀大肌注射，应如何定位？

2．男性，40 岁。因昨天晚上不小心被锈钉刺伤右脚，今天到门诊就诊，遵医嘱给予肌内注射破伤风抗毒素 1500U，皮试结果阳性。请问你如何处理？

3．女性，56 岁。患慢性支气管炎。近日继发感染，咳嗽、咳痰且痰液黏稠不易咳出。医嘱：超声波雾化吸入。请问：应如何配制药物？在操作过程中应注意哪些问题？

第十三章　静脉输液与输血

学习要点

1. 静脉输液的概念及目的、常用溶液的种类和作用。
2. 输液技术操作、静脉留置针的使用、经外周中心静脉置管的护理措施、输液滴速的调节、输液故障的原因及排除、输液不良反应与护理、微粒污染与防护。
3. 静脉输血的目的、血液制品的种类及适应证。
4. 静脉输血技术、输血反应与护理。

静脉输液与输血法是临床治疗和抢救的重要措施之一。由疾病和创伤等原因导致机体的水、电解质紊乱及酸碱平衡失调，通过静脉输液和输血可以及时、快速地补充丧失的体液、电解质，增加血容量，维持内环境的稳定。还可通过静脉输注药物，达到治疗疾病的目的。随着现代输液输血技术和程序化护理管理的日臻完善，输液输血治疗的安全性有了根本的保证。但在一定条件下仍会有不良反应的发生，严重时可危及患者生命。因此，护士要全面掌握输液输血的基本理论知识和操作技能，在输液输血的过程中，重点评估患者与之相关的资料，制订详细、周密的监护计划，严格执行查对制度和操作规程，以确保治疗的安全性和有效性。

案例分析

男性，25 岁。颅脑损伤入院，意识模糊，双侧瞳孔不等大，对光反应迟钝。医嘱：20% 甘露醇 125ml，ivgtt，q4h。输液两天后，患者手背出现红肿、疼痛，不能继续输液。更换部位、更换方法后重新穿刺，保证液体顺利输注。

请分析：

1. 此患者适合用哪种输液法？为什么？
2. 患者输液速度以多少为宜？
3. 患者手背出现红肿疼痛是什么原因？应如何处理？

第一节　静 脉 输 液

静脉输液（intravenous infusion）是利用大气压和重力原理，将一定量的无菌溶液、药物由静脉输入人体的方法，是临床上改善健康状况和挽救生命的重要治疗手段。

一、静脉输液的目的

1. 补充水分和电解质，预防和纠正水、电解质和酸碱平衡失调。常用于脱水、酸碱代谢紊乱等患者。如剧烈呕吐、腹泻、大手术后的患者。

2. 补充营养，供给热能，促进组织修复。常用于慢性消耗性疾病、禁食、昏迷及口腔疾患等患者。

3. 输入药物，达到治疗疾病的目的。如输入抗生素控制感染。

4. 补充血容量，改善微循环，维持血压。用于治疗严重烧伤、大出血、休克等患者。

5. 输入脱水剂降低颅内压，达到利尿脱水的目的。

二、常用溶液及作用

(一) 晶体溶液

晶体分子小，在血管内存留时间短，对维持细胞内外水分的相对平衡有重要作用。

1. 葡萄糖溶液　用于供给水分，补充能量，治疗低血糖症和高钾血症；作为静脉药物的溶媒和载体。常用的有 5% 葡萄糖溶液和 10% 葡萄糖溶液。

2. 氯化钠溶液　用于补充水分和电解质，维持体液容量和渗透压平衡；可作为静脉给药的溶媒和载体。常用的有 0.9% 氯化钠溶液、5% 葡萄糖氯化钠溶液、复方氯化钠溶液（林格液，内含氯化钾、氯化钠、氯化钙，又称“三氯溶液”）。

3. 碱性溶液　用于纠正酸中毒，调节酸碱平衡。常用 5% 碳酸氢钠溶液、11.2% 乳酸钠溶液。

4. 高渗溶液　用于脱水、利尿，降低颅内压。常用 20% 甘露醇、25% 山梨醇、50% 葡萄糖溶液。

(二) 胶体溶液

胶体分子大，在血管内存留时间长，可增加血管内的胶体渗透压，使组织间液的水分被吸收入血管腔内，用于扩充循环血量，改善微循环，提升血压，纠正休克。

1. 右旋糖酐溶液　右旋糖酐为水溶性高分子葡萄糖聚合物，能提高血浆胶体渗透压，增加血浆容量和维持血压；能阻止红细胞及血小板聚集，降低血液的黏稠度。常用中分子右旋糖酐和低分子右旋糖酐。中分子右旋糖酐主要作为血浆代用品，用于出血性休克；低分子右旋糖酐可改善微循环，预防和消除血管内红细胞聚集和血栓形成，用于各种休克所致的微循环障碍、弥散性血管内凝血、心绞痛、急性心肌梗死及其他周围血管疾病等。

2. 代血浆　提高血浆胶体渗透压，增加血容量。常用羟乙基淀粉注射液（706 代血浆）、氧化聚明胶、聚维酮。

(三) 肠外营养溶液

肠外营养溶液能供给热能，补充维生素和矿物质，维持正氮平衡，促进机体康复。常用制剂有：

1. 水解蛋白　用于各种原因所致的蛋白质缺乏和衰弱的患者。

2. 脂肪乳剂　能提供所需的能量和必需脂肪酸。适用于需要高能量、肾损害、禁用蛋白质的患者和由于种种原因不能经胃肠道摄取营养的患者。

3. 复方氨基酸注射液　用于补充蛋白质、促进人体蛋白质正常代谢、纠正负氮平衡。

4. 多种微量元素注射液（Ⅱ）（安达美）　补充电解质和微量元素，可提供钙、镁、铁、锌、铜、氟和氯的正常需要量。

5. 脂溶性维生素注射液（维他利匹特）　用于长期全肠外营养患者补充脂溶性维生素 A、D、E、K。

6. 注射用水溶性维生素（水乐维他）　用于长期全肠外营养患者补充水溶性维生素。

三、静脉输液

静脉输液方式，依据选择穿刺静脉的位置，分为周围静脉（浅静脉）输液和中心静脉（深静脉）输液；依据选择针具的不同，分为一次性静脉输液针输液和套管针输液；依据输液容器的密闭状态不同，分为密闭式输液和全密闭式输液。临床最常用的是一次性输液针周围静脉输液和套管针周围静脉密闭式输液法。

（一）周围静脉输液法

【评估】

1. 核对医嘱和输液卡，了解输液目的、液体种类、输液疗程、输入顺序、时间安排及输注速度。

2. 输入药物的性质、目的、稀释要求、配伍禁忌、不良反应等。

3. 患者年龄、病情、诊断、体液平衡状态及心、肺、肾脏功能等。

4. 患者对输液的认知、合作程度和心理反应。

5. 穿刺部位局部皮肤状态与静脉条件，如血管粗细、走行、位置、充盈度等。

依据评估资料，选择合适的静脉输液方式、穿刺部位和穿刺针具等。

【计划】

1. 用物准备

(1) 输液一般用物：注射盘（注射常规用物）、止血带、小垫枕、治疗巾、输液贴、输液记录卡、一次性手套，必要时备固定肢体用物，如小夹板和绷带。小儿头皮静脉输液另备剃发刀。

(2) 一次性输液器 1 套，输液针的型号由针柄部不同颜色区分。静脉留置针输液法另备：①型号合适的套管针：规格由与留置针相连的尾端颜色区分；②无菌敷贴：为特制的透明固定胶带，密封性能好，对局部刺激性小，可有效防止交叉感染，并便于观察穿刺部位的变化；③封管液：用于套管针的冲管和封管，以保持畅通的静脉通路，避免药物刺激局部血管。临床常用的封管液有两种，一种是 10～100U/ml 肝素盐水，一次用量为 2～5ml，停止输液后间隔 12 小时封管一次；另一种是 0.9% 氯化钠溶液，一次用量为 5～10ml，停止输液后间隔 8 小时封管一次。

(3) 快速手消毒液、利器盒、医疗垃圾桶、生活垃圾桶、输液架或吊轨。

(4) 按医嘱准备溶液及药物：护士着装规范，洗手，戴口罩。①核对输液卡、输液瓶签，检查溶液、药物、输液器具质量；②倒贴瓶签；③打开输液瓶保护盖，消毒瓶塞，按医嘱加药后，再次核对并签名；④打开输液器外包装，关闭调节器，取下输液瓶针保护帽，将瓶针自消毒的中心部位垂直刺入输液瓶内；⑤再次核对输液卡和药物，整理用物。

2. 患者准备　理解输液的方案和目的，排空大小便，选择输液部位，取舒适体位。

知识链接

新型输液器

1. 精密过滤输液器　滤膜孔径 1～3μm，适用于婴幼儿、儿童输液或输入化疗药物、静脉营养液、中药制剂等。

2. 精密过滤避光输液器　紫外光吸收率 99%，有效防止紫外光引发的化学反应造成的药液分解、变色、氧化、沉淀和毒性增加等不良结果。适用于需要避光输入的药物如硝普钠等。

【实施】

1. 操作方法

▲一次性输液针静脉输液法

（1）携用物至患者床旁，核对患者姓名、输液卡和瓶签。

（2）根据患者意愿和治疗需求，确定并再次评估穿刺部位，安置或调整输液架位置。再次核对输液卡和瓶签，将液体挂于输液架上排气。排气有两种方法：①一手持输液针头，一手挤压滴管，调整滴管内液面达 1/3～1/2；打开调节器至排尽输液管道内的空气（图 13-1），再关闭调节器；②一手固定调节器和输液针头，一手翻转滴管；打开调节器，待滴管内液面达 1/3～1/2 时，折叠滴管根部输液管，迅速转正滴管；松开折叠部位，随着液体平面下降，逐渐放低输液管；待输液管、过滤器和针头内空气排尽后，关闭调节器。将输液管末端放入输液器包装内，置于治疗盘中。

（3）消毒皮肤：①四肢浅静脉：协助调整卧位，在穿刺部位下铺治疗巾，在穿刺点上 6cm 处扎止血带，常规消毒穿刺部位，必要时嘱患者握拳；②小儿头皮静脉：确定穿刺部位，需要时剃去局部头发，用 70% 乙醇消毒，待干。

（4）再次核对患者，准备输液贴，检查输液管，确认无气体。

（5）再次消毒待干。取下输液针头保护套，穿刺静脉。

（6）见回血后，松开止血带、调节器，松拳，观察液体滴入通畅、穿刺部位无异常改变后，固定针头。先固定针柄，再用输液贴固定进针部位，最后固定输液针软管，防止针头滑脱（图 13-2），必要时固定输液管和患者肢体。

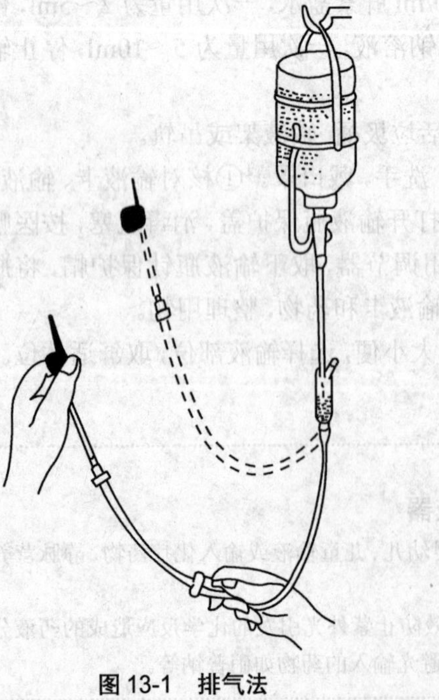
图 13-1　排气法

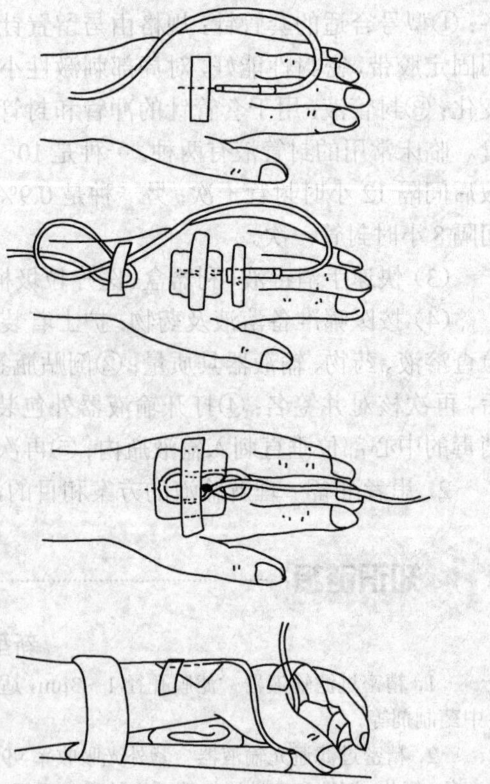
图 13-2　胶布固定法

（7）依据患者病情、年龄、药物性质调节滴速。若需严格控制单位时间用药剂量和输液速度，可使用输液自动控制器。

（8）再次核对，撤去止血带及其他用物，协助患者将肢体或体位安置舒适，废弃物放入指定容器内。

（9）整理床单位，向患者进行安全输液指导，如滴入速度、穿刺部位保护、故障和不适表现。将呼叫器置于易取处。

（10）清理用物，洗手。逐项填写输液观察记录内容，签名后挂在输液架上。

（11）按计划监护输液过程，填写输液记录。重点评估不良反应先兆及穿刺部位状况；倾听主诉，及时更换液体，排除故障。

（12）输液完毕，核对输液卡，确认计划完成。拆除固定，关闭调节器，迅速拔出针头，同时按压穿刺部位止血 2～3 分钟，先拔针后按压，防止加重损伤血管内壁和增加痛感。局部按压的范围应包括皮肤穿刺点和针头潜入血管的位置，防止皮下出血，对凝血机制障碍的患者，延长按压时间，防止出血。

（13）嘱患者短时间内避免输液肢体下垂或用力，防止出血。协助患者取舒适卧位，整理床单位。

（14）按规定正确处理废弃物，洗手，必要时记录。

▲静脉留置针输液法

（1）、（2）同静脉输液针输液步骤。

（3）检查并打开套管针与无菌透明敷贴外包装。

（4）根据套管针的规格选择粗、直、血流丰富、无静脉瓣的血管。

（5）协助调整卧位，在穿刺部位下铺治疗巾，在穿刺点头端 10cm 处向上扎止血带，消毒穿刺部位，面积 8cm×8cm，待干，必要时嘱患者握拳。

（6）准备无菌敷贴；戴手套，将一次性静脉输液针头插入套管针的肝素帽内至针头根部。

（7）取下套管针保护帽，检查套管外观，360° 旋转松动外套管（图 13-3），调整针头斜面。打开调节器，排尽套管针腔内的空气，关闭调节器。

（8）再次核对患者，检查输液管，确认无气体。一手绷紧皮肤，固定静脉；一手持针翼，针尖斜面向上与皮肤呈 15°～30° 角进针，见回血后，降低穿刺角度，沿静脉方向平行推进约 0.2cm，确保外套管进入静脉。左手持 Y 形接口，右手后撤引导针约 0.5cm 后固定针翼，左手持针座将外套管全部送入静脉。

（9）左手固定套管针座，右手拔出引导针，直接放入锐器收集容器内。

（10）松开止血带、调节器，嘱患者松拳，观察液体滴入通畅、穿刺部位无异常改变后，脱去手套。用无菌透明敷贴以穿刺点为中心封闭式固定留置针，胶布固定延长管（图 13-4）。

（11）脱下手套，按计划调节输液速度。再次核对，在无菌敷贴上标记置管日期和时间。

（12）撤去止血带及其他用物，协助患者将肢体和体位安置舒适，废弃物放入指定容器。向患者进行安全输液指导，如滴入速度、穿刺部位保护、肢体活动、故障和不适表现等。将呼叫器置于易取处。

（13）清理用物，洗手，逐项填写输液记录卡记录内容，签名后挂在输液架上。

（14）输液中经常巡视观察，并做好监护记录（同一次性静脉输液针相应内容）。

（15）暂停输液时，关闭调节夹，将抽有封管液的注射器连接头皮针，向静脉内缓慢推注封管液，边推边退出针梗，当退至针尖斜面保留在肝素帽内而封管液剩 0.1～0.2ml 时，用止

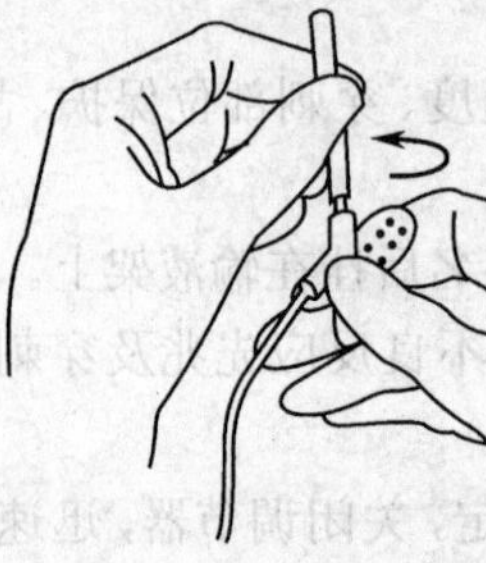

图 13-3　旋转松动外套管

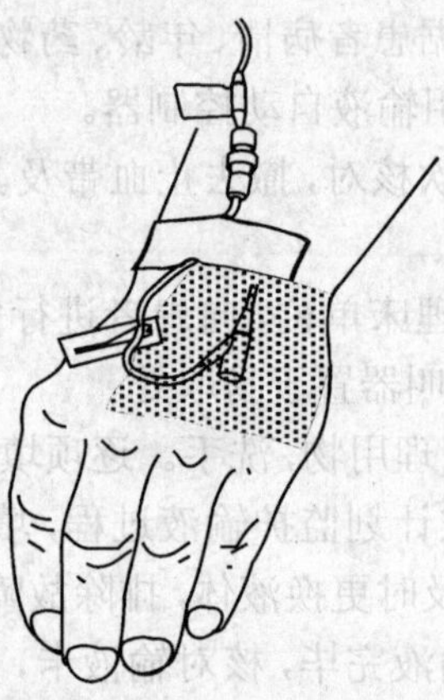

图 13-4　静脉留置针固定法

水夹卡住延长管后拔出针尖。

（16）套管留置期间观察有无静脉炎先兆，一经发现立即拔管，对症处理。

（17）再次输液时，消毒肝素帽，插入头皮针，推注 5～10ml 0.9% 氯化钠溶液冲管，连接输液器，即可输液。

（18）输液结束，解除固定，关闭调节器，拔出套管后迅速按压。套管直接放入专用收集容器内。

（19）清理用物，洗手，记录。

2. 注意事项

（1）严格执行查对制度和无菌技术操作原则，所用溶液必须澄清透明，无可见微粒，插入输液器后应立即使用，连续输液超过 24 小时应更换输液器。

（2）输液前详细评估患者的相关资料，依据病情、年龄、药物性质，确定滴注速度，并在输液过程中根据患者反应及时调整。一般成人 40～60gtt/min，儿童 20～40gtt/min。年老、体弱、婴幼儿、心肺肾功能不良者输液速度宜慢；严重脱水、心肺功能良好者输液速度可快，一般溶液输入速度可快，高渗盐水、升压药物、含钾药物输入速度宜慢。

（3）保护组织

1）根据患者病情、疗程和输入药物的性质合理选择静脉。长期输液患者应由远心端向近心端选择，不可在同一部位反复穿刺。对血管刺激性大的药物应选择较粗大的静脉，穿刺时应先确定针头在静脉内时再加药，防止药物外渗，引起组织坏死。

2）在满足输注要求的前提下，选择最小型号的针头或管径最细、长度最短的留置针，以减少损伤和渗漏。

3）对昏迷、不易合作的患者，要适当约束穿刺部位肢体，以防止针头滑动或拽出造成损伤。

4）对使用留置针的患者，在留置期间，要尽量避免肢体下垂，对能下地活动的患者，避免在下肢留置；结束输液时严格按照规定进行脉冲式冲管及正压封管。脉冲式冲管法（即“冲 - 停 - 冲 - 停”），可使封管液在导管内形成涡流，冲净导管内残留的药物；正压封管是在冲管时采用边推封管液边退针的方法，以防止血液回流阻塞导管，保持畅通的静脉通路，延长导管使用时间。每次输液前后，都应详细评估穿刺部位及静脉有无红、肿、疼痛与不适，如有异常应及时拔除导管，对症处理。留置针一般可保留 3～5 天，最长不超过 7 天。

(4) 必要时使用液体加温器或对输液肢体加温。

(5) 输液过程中严密观察患者局部和全身反应，及时排除故障。如出现不良反应，立即采取有效应对措施，必要时减慢或停止输液，监测生命体征，通知医生，协助对症处理。

(6) 注重自我防护，减少职业暴露。加配细胞毒性药物时要戴手套和护目镜，一旦药物溅在皮肤或黏膜上应立即用清水冲洗。操作中有可能接触患者血液时，应戴手套。接触过患者的针头，严禁回套保护帽，严禁徒手分离，避免针刺伤。

(7) 对患者进行安全指导和健康教育，以提高自我护理能力和合作程度，促进治疗效果，防止发生不良反应。

【评价】

1. 正确执行无菌操作和查对制度，无差错发生。操作程序规范，静脉穿刺一次成功，无局部、全身不适和不良反应。

2. 患者能理解输液目的，了解有关用药知识，愿意接受并积极配合。

(二) 颈外静脉插管输液法

颈外静脉为颈部最大的浅静脉，由下颌后静脉的后支、耳后静脉和枕静脉汇合而成，沿胸锁乳突肌表面下行，越过胸锁乳突肌后缘，于锁骨上方穿过深筋膜，而后汇入锁骨下静脉。颈外静脉行径表浅，位置较固定，易于穿刺。

【目的】

1. 用于长期输液，周围静脉不易穿刺者。

2. 周围循环衰竭，需监测中心静脉压的危重患者。

3. 长期输液内输注浓度高或刺激性强的药物或需采用静脉内高营养治疗的患者。

【评估】

1. 患者的病情、意识状态、活动能力；询问普鲁卡因过敏史，并做过敏试验。

2. 患者心理状态、认知及合作程度。

3. 穿刺部位皮肤、血管情况。

【计划】

1. 用物准备

(1) 静脉穿刺包：穿刺针 2 根（长度 6.5cm，内径 2mm，外径 2.6mm），硅胶管 2 条（长 25～30cm，内径 1.2mm，外径 1.6mm），5ml、10ml 注射器各 1 具，6 号针头 2 枚，尖刀片，洞巾，纱布，弯盘。

(2) 注射盘，输液卡，另加 1% 普鲁卡因注射液、无菌 0.9% 氯化钠溶液，无菌手套，无菌敷贴或宽胶布（2cm × 3cm），肝素帽。

(3) 按医嘱准备液体及药物。

2. 患者准备　患者理解颈外静脉插管输液的目的，明确颈外静脉插管时所取的体位并能积极有效地配合。

【实施】

1. 操作方法

(1) 洗手，戴口罩，备齐用物。携用物至患者床前，再次查对，向患者解释后，挂液体瓶接输液器排尽空气。

(2) 协助患者去枕平卧，头偏向对侧，肩下垫薄枕，使头低肩高，充分暴露颈外静脉。选择下颌角与锁骨上缘中点连线上 1/3 处为穿刺点（图 13-5）。

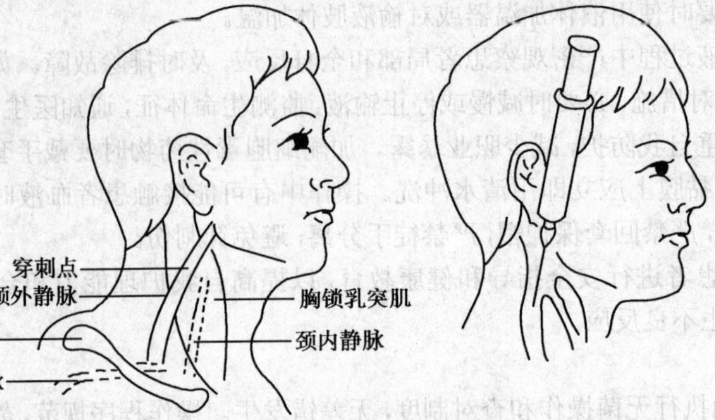

图 13-5 颈外静脉穿刺定位法

(3) 术者站于穿刺部位对侧或头侧，定位穿刺点。常规消毒皮肤，直径大于 10cm。打开静脉穿刺包，戴无菌手套，铺洞巾。取 5ml 注射器，由助手配合抽取 1% 普鲁卡因液，在穿刺部位行局部麻醉。

(4) 用另一注射器抽取 0.9% 氯化钠溶液，以平针头接硅胶管，排气备用。

(5) 视静脉粗细取相应穿刺针，左手拇指绷紧穿刺点上方皮肤，用刀片尖端在穿刺部位刺破皮肤作引导，右手持针与皮肤呈 45° 角进针，刺入皮肤后呈 25° 沿颈外静脉走行，以向心方向刺入。穿刺时，助手用手指按在颈静脉三角处，使静脉充盈。

(6) 见回血后立即抽出穿刺针内芯，左手拇指按住针栓孔，右手快速取静脉插管送入针孔内 10cm 左右，一边抽回血一边缓慢注入 0.9% 氯化钠溶液，观察导管是否在血管内，同时防止血液在导管内凝固。确认导管在血管内，检查无误，撤去洞巾，接输液器及肝素帽，输入液体。

(7) 用无菌敷贴覆盖并固定针栓与肝素帽，调节滴速，清理用物。

(8) 暂停输液时，同静脉留置针输液法封管，并妥善固定。

(9) 再次输液时，先确认导管在静脉内，常规消毒肝素帽，接上输液器即可。

(10) 停止输液时，硅胶管末端接注射器，边抽吸边拔出硅胶管，防止残留小血块和空气进入血管造成栓塞。切忌将血凝块推入血管。拔管后局部加压数分钟，用 70% 乙醇溶液消毒穿刺局部，并用无菌纱布覆盖。

2. 注意事项

(1) 置管后，如发现硅胶管内有回血，应立即用肝素液冲洗，以免堵塞管腔；每天更换穿刺点敷料，常规消毒穿刺点及周围皮肤，观察局部有无红肿。

(2) 输液过程中加强巡视，如发现滴入不畅，应检查硅胶管是否弯曲或滑出血管外；如局部出现肿胀或漏水，可能硅胶管已脱出静脉，应立即拔管，剪下一段硅胶管送检并做药敏试验。

(3) 暂停输液时可用肝素稀释液封管，防止血液凝集在管腔内。若已经发生凝血，应先用注射器抽出血凝块，再注入药液；若血块抽不出，应边抽边拔管，切忌凝血块推入血管内。

(4) 拔管时，应注意动作轻柔，以免硅胶管折断。

(5) 加强健康教育，向患者及家属解释所用药物的主要治疗目的和观察要点，并说明药物的作用、可能出现的反应、处理办法及自我监护的内容等；向患者介绍颈外静脉穿刺置管的目的，如何保护穿刺部位及护理要点，避免感染的发生。

【评价】

1. 患者理解颈外静脉插管输液的目的，接受治疗并积极配合。

2. 插管顺利，无并发症发生。

(三)经外周中心静脉置管输液技术

经外周中心静脉置管输液法（peripherally inserted central catheter，PICC）是从周围静脉导入且导管末端位于中心静脉的深静脉置管技术。此法具有适应证广、创伤小、操作简单、保留时间长、并发症少的优点，适用于中、长期静脉输液，全肠外营养（TPN），抗生素治疗，化疗，疼痛治疗等。深静脉留置导管一般可保留于血管7天至1年。

常选用的静脉有贵要静脉、肘正中静脉、头静脉等，以贵要静脉为最佳选择。贵要静脉粗、直，静脉瓣较少，当手臂与躯干垂直时，为最直和最直接的途径，经腋静脉、锁骨下静脉、无名静脉，到达上腔静脉。为PICC置管的首选，临床上90%的PICC放置于贵要静脉。

【目的】

1. 全胃肠外营养输注。

2. 需输入对血管壁有刺激性的液体，pH值>9或pH值<5，渗透压>600mmol/L的药物。

3. 血流动力学监测（CVP、SWAN—GANZ）。

4. 短期血流净化（血透、血滤）。

5. 需要长期静脉治疗时解决外周静脉输液困难，抢救患者时可迅速输入大量液体，保证用药。

【评估】

1. 患者病情、年龄、血管条件、意识状态、治疗需求、心理反应及合作程度。

2. 了解过敏史、用药史、凝血功能及是否安装起搏器。

3. 了解既往静脉穿刺史、有无相应静脉的损伤及穿刺侧肢体功能状况。

4. 评估是否需要借助影像技术帮助辨认和选择血管。

【计划】

1. 用物准备

(1)经外周插管的中心静脉穿刺包：含PICC导管1条、穿刺导入针1个（图13-6）、纸尺、止血带、镊子等。

(2)输液器1套、10ml注射器2支、肝素帽或无针正压接头1个、无菌无粉手套2副、0.9%氯化钠溶液100ml、肝素盐水适量（成人为100U/ml生理盐水、儿童为10U/ml生理盐水）。

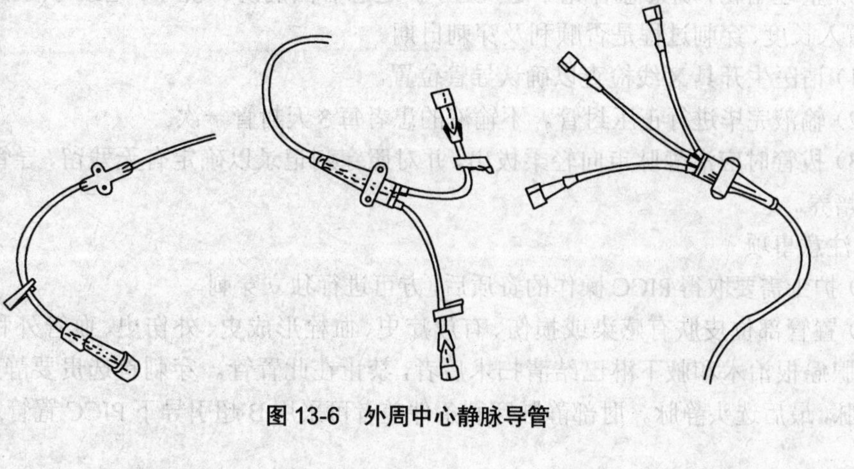

图13-6　外周中心静脉导管

(3) 穿刺术包：镊子1把、孔巾1块、治疗巾2块、无菌透明敷贴1块、胶布纱布若干，另备止血带、消毒棉签、消毒剂、一次性隔离衣、一次性手术帽。

2. 患者准备 穿宽松的上衣，排空大小便，若患者四肢发凉可用热毛巾敷上臂以助血管扩张。彻底清洗术肢，必要时先行沐浴。患者理解经外周中心静脉置管的目的，签署知情同意书。

【实施】

1. 操作方法

(1) 洗手，戴口罩，备齐用物。协助患者进入操作间，再次查对，向患者解释后，协助患者平卧于病床对侧，近侧手臂外展90°。

(2) 打开穿刺包，取出纸尺，测量置管所需的长度（从穿刺点沿静脉走向至右胸锁关节处再向下测至第3肋间），在穿刺侧肢体肘窝上9cm处测量臂围。

(3) 速干手消毒剂消毒手，消毒穿刺部位皮肤，范围约10cm×10cm，待干。

(4) 助手协助操作者穿好手术衣，打开无菌包，戴无菌手套，铺治疗巾于手臂下，铺无菌巾扩大无菌区域，铺孔巾于穿刺手臂上方，将置管相关用物放入无菌区。

(5) 抽吸0.9%氯化钠溶液，预冲导管润滑导丝。剥开导管的保护外套至预计的部位，撤出导丝至比预计长度短0.5～1cm处，修剪导管。剪切导管时不可切到导丝，防止损坏导管，伤害患者。戴手套的手不可接触导管，防止手套上的滑石粉等异物进入血管。

(6) 请助手扎止血带，使静脉充盈。

(7) 去掉穿刺针上的保护套，活动套管，以15°～30°角进针，见回血后降低穿刺角度再进针约3～6mm，确保导引套管的尖端进入静脉内。从套管内拔出导引穿刺针；左手示指固定导引套管，避免移位，中指压在套管尖端所处的血管上，减少血液流出，助手松开止血带。

(8) 用镊子夹住导管尖端，缓缓置入静脉。当置入导管10～15cm后，指压导引套管上端静脉，固定导管，从静脉内退出导引套管；劈开导引套管，从置入的导管上剥下。然后用力均匀地缓缓置入导管。当导管进到肩部时，嘱患者头转向穿刺侧，下颌靠肩膀以防导管误入颈静脉；将导管置入预计长度后，轻柔、缓慢地拔出导丝。连接注射器抽吸回血，注入0.9%氯化钠溶液，确定导管是否通畅。

(9) 助手按常规消毒输液瓶塞，接输液器排尽空气。将输液装置连接导管，观察滴注通畅后，再次消毒导管入口及周围皮肤，妥善固定导管，覆盖无菌敷料。

(10) 整理用物，观察患者无不适反应，护送患者回病房。洗手，记录导管名称、型号、编号、置入长度、穿刺过程是否顺利及穿刺日期。

(11) 请医生开具X线检查以确认导管位置。

(12) 输液完毕进行正压封管。不输液的患者每3天封管一次。

(13) 拔管时应沿静脉走向轻柔拔出，并对照穿刺记录以确定有无残留，导管尖端常规送细菌培养。

2. 注意事项

(1) 护士需要取得PICC操作的资质后，方可进行独立穿刺。

(2) 置管部位皮肤有感染或损伤、有放疗史、血栓形成史、外伤史、血管外科手术史或接受乳腺癌根治术和腋下淋巴结清扫术后者，禁止在此置管。穿刺首选贵要静脉，次选肘正中静脉，最后选头静脉。肘部静脉穿刺条件差者可采用B超引导下PICC置管术。

(3) 送管过程中，如遇送管不畅，表明静脉有阻塞或导管位置有误，勿强行置入，可向后撤导丝导管少许再继续送管。

(4) 无菌透明敷料无张力粘贴固定；注明贴无菌敷料的日期、时间、置管深度和操作者，测量双侧上臂臂围并与置管前对照。

(5) 置管后的维护

1) 常规 PICC 导管不能用于高压注射泵推注造影剂。

2) 置管期间，注意观察密封情况，有无导管堵塞和导管破裂等异常情况；定期评估穿刺点局部情况、导管位置、导管内回血情况，测量双侧上臂臂围。禁止将导管体外部分人为移入体内。

3) 穿刺后第一个 24 小时更换敷料，以后每周按常规更换敷料 2～3 次，或根据使用敷料种类及贴膜使用情况决定更换频次；渗血、出汗等导致的敷料潮湿、卷曲、松脱或破损时立即更换。揭去敷料时应顺管的方向往上撕，以免将导管拔出；戴无菌手套，以穿刺点为中心消毒，先用乙醇清洁，待干后，再用碘伏消毒 3 遍，消毒面积应大于敷料面积。记录穿刺部位情况及更换敷料的日期、时间。

4) 输液接头每周更换 1 次，如输注血液或胃肠外营养液，需 24 小时更换 1 次。输后应及时冲管。

5) 冲、封管遵循 SASH 原则：S- 生理盐水；A- 药物注射；S- 生理盐水；H- 肝素盐水（若禁用肝素者，则实施 SAS 原则），根据药液选择适当的溶液脉冲式冲洗导管，每 8 小时冲管 1 次；禁止使用 <10ml 注射器给药及冲、封管，使用脉冲式方法冲管；输注化疗药物、氨基酸、脂肪乳等高渗、强刺激性药物或输血前后，用生理盐水 10～20ml 脉冲正压冲管后，再输其他液体；封管时使用 10～100U/ml 肝素盐水脉冲式正压封管，封管液量应 2 倍于导管 + 附加装置容积。

(6) 健康教育：①穿刺后 24 小时内伤口停止渗血前，减少穿刺上肢的活动，可适当做握拳松指动作，穿刺侧上肢的日常生活如：吃饭，洗漱，更衣等不受影响，但避免盆浴、泡浴；②置管后避免穿刺侧肢体剧烈运动及用力过度，避免提重物、拄拐杖或做剧烈的运动，衣服袖口不可过紧，不可测血压及静脉穿刺；③睡眠时，注意不要压迫穿刺的血管；④不输液时，也尽量避免肢体下垂姿势，以免由于重力作用造成回血堵塞导管；⑤出现以下情况应及时通知护士：手臂出现红、肿、热、痛、活动障碍；伤口渗血渗液较多或有红肿，化脓；敷料污染潮湿或脱落；导管渗水，脱出或打折；⑥告知患者置管后如无输液每周到医院进行冲管、换贴膜、换肝素帽等维护，发现贴膜被污染，潮湿，脱落或危及导管时应随时更换；⑦如有胸闷、气促、心慌等症状请及时通知医护人员。

【评价】

1. 患者理解经外周中心静脉置管输液的目的、方法及置管的日常维护，接受治疗并积极配合。

2. 插管过程顺利，无并发症发生。

3. 患者了解避免导管脱出、感染的方法及相关注意事项。

四、输液速度调节

（一）输液速度与时间的计算

1. 滴系数　每毫升溶液的滴数为该输液器的滴系数（gtt/ml）。临床上使用的一次性输液器的滴系数为10、15、20等几种型号。控制输液时，应参考输液器外包装标定的滴系数，调节输液速度。

2. 输液速度计算

(1) 已知计划输液总量和要求输注时间，计算每分钟输液滴数。

$$\text{每分钟滴数(gtt/min)}=\frac{\text{输液总量(ml)}\times\text{滴系数}}{\text{输注时间(min)}}$$

例：医嘱：20%的甘露醇250ml，要求在25分钟内滴完。所用输液器滴系数为15，应调节滴速为：

$$\text{滴速}=\frac{250\text{(ml)}\times 15\text{(gtt/ml)}}{25\text{(min)}}=150\text{(gtt/min)}$$

(2) 已知要求输注的药物剂量和输注药物的浓度，计算每分钟输液滴数。

$$\text{每分钟滴数(gtt/min)}=\frac{\text{输注剂量(mg/min)}\times\text{滴系数}}{\text{输注药物浓度}}$$

例：医嘱：硝普钠50mg加入5%葡萄糖注射液250ml中静脉滴注，要求硝普钠的滴注剂量为0.08mg/min，应调节滴速为多少？

$$\text{滴速}=\frac{0.08\text{(mg/min)}\times 20\text{(gtt/ml)}}{50\text{(mg)}/250\text{(ml)}}=8\text{(gtt/min)}$$

3. 输注时间的计算　已知要求输注滴速与计划输液总量，计算输注所需时间。

$$\text{所需时间(min)}=\frac{\text{输液总量(ml)}\times\text{滴系数}}{\text{输注速度(gtt/min)}}$$

4. 需要液量计算　已知需要维持静脉通路的时间和控制输注速度，计算需要液量。

$$\text{需要液量(ml)}=\frac{\text{控制输注速度(gtt/min)}\times\text{需要时间}}{\text{滴系数(gtt/min)}}$$

(二)输液泵的应用

电脑微量输液泵是一种电子输液控制装置，它可将药液精确、均匀、持续地输入血管内，达到控制输液速度的目的。临床上常用于需严格控制输入液量的患者，如危重患者、心血管疾病患者及患儿的治疗和抢救，应用升压药物、抗心律失常药物、麻醉药物等。

输液泵的种类很多，其主要组成与功能大体相同(图13-7)。

临床常用的定容型输液泵只监测实际输入的液量，不受溶液的浓度、黏稠度、导管内径的影响，输液滴速可调节在4～88gtt/min之间，速率控制范围在1～90ml/h，使用时只选择所需输液总量及每小时的速率，输液泵便自动按设定的方式工作，并自动进行参数监测。当输液遇到阻力，15秒内无药液滴注或电源被切断时即能自动报警，一旦输液发生故障，电磁开关即将输液管道紧闭，以保证患者安全。

【操作要点】

1. 将输液泵通过托架固定于输液架上或放置在床旁桌上。接通电源，打开电源开关。

2. 按密闭式输液法准备液体，排尽输液管内的气体。

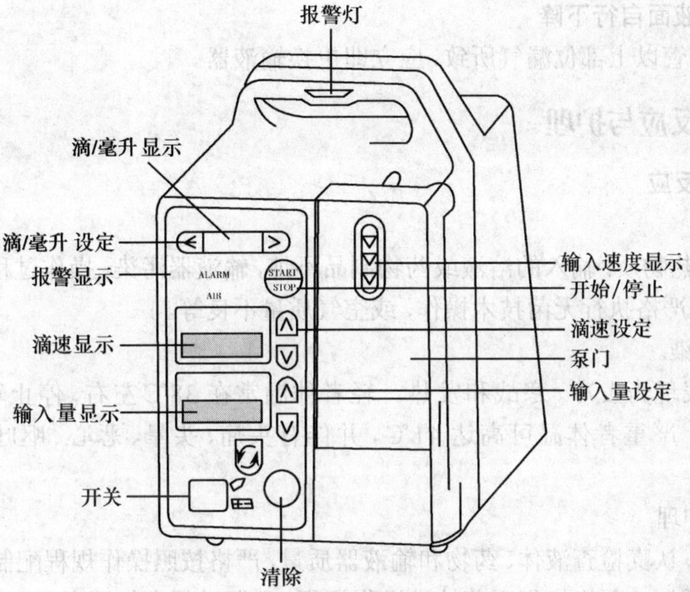

图 13-7　输液泵

3. 打开输液泵门，将与之相配套的输液管放入输液泵的管道槽中，关闭泵门。

4. 遵医嘱设定每毫升滴数、每小时入量及输液总量。

5. 按输液法穿刺静脉，成功后将输液针与泵内的输液管连接。

6. 确认输液泵设置无误后，按压“开始/停止”键，启动输液。

7. 当输液量接近预先设定值时，输液量显示键闪烁，提示输液即将结束。

8. 需终止输液时，再次按压“开始/停止”键，停止输液。

9. 按压“开关”键，关闭输液泵，打开泵门，取出输液管。

10. 输液泵消毒处理。

五、输液故障排除

（一）溶液不滴或滴入不畅

1. 针头刺入过浅或过深　针头滑出或穿透血管壁，导致溶液不滴或滴入不畅。应更换针头，另选部位穿刺。

2. 针头斜面紧贴血管壁　可调整针头角度或肢体位置使滴注通畅。

3. 针头阻塞　可折叠滴管上段输液管，轻轻挤压滴管，若有阻力感，应更换针头重新穿刺。切忌加压疏通，以免造成栓塞。

4. 压力过低　患者周围循环不良或体位改变等原因所致。可视不同情况或适当提高输液瓶位置，或改变姿势体位。

5. 静脉痉挛　因液体或环境温度过低，或输注药物浓度和患者敏感性过高所致。可在穿刺部位上端热敷，必要时加温液体或稀释药液。

（二）滴管内液面过高

倾斜输液瓶，使输液瓶针露出液面，待滴管液面下降至适当高度时，恢复输液瓶位置。

（三）滴管内液面过低

折叠滴管下端输液管，挤压滴管，使液体流至适当高度，放松折叠部位。

（四）滴管液面自行下降

由滴管或滴管以上部位漏气所致，应立即更换输液器。

六、输液反应与护理

（一）发热反应

1. 原因

(1) 输入致热物质：输入的溶液或药物制品不纯，输液器污染，操作过程中的液体配制、皮肤消毒等未能严格执行无菌技术操作，或空气质量不良等。

(2) 微粒污染。

2. 症状　表现为发冷、寒战和发热。轻者体温常在38℃左右，停止输液数小时内体温可恢复正常。严重者体温可高达41℃，并伴有头痛、头晕、恶心、呕吐、烦躁、谵妄等症状。

3. 预防性护理

(1) 输液前，认真检查液体、药物和输液器质量，严格按照操作规程配制液体。

(2) 输液过程中，严格执行无菌技术操作规程，定期进行空气消毒。

(3) 根据评估资料严格控制输液速度，必要时液体加温。

4. 症状护理

(1) 反应轻者可减慢滴注速度，注意保暖，密切观察病情变化，通知医生。

(2) 反应重者应立即停止输液，维持静脉通路，更换输液器和液体，查找反应原因。

(3) 执行高热患者护理计划，必要时按医嘱给予抗过敏药物或激素治疗。

(4) 安慰患者，给予心理支持，减轻紧张或恐惧。

（二）循环负荷过重

1. 原因

(1) 短时间内输入过多液体，使循环血容量急剧增加，心脏负荷过重。

(2) 患者心肺功能不良。

2. 症状　患者突发呼吸困难、胸闷、气促，频繁咳嗽，烦躁不安，咳泡沫痰或血性泡沫痰，严重时可由口、鼻涌出。双肺可闻及湿性啰音，心率增快，节律不齐，坐位时颈静脉怒张。

3. 预防性护理

(1) 详细评估患者的年龄，病情，心、肺、肾脏功能和输注药物的性质。

(2) 严格控制输液速度，监护高危患者。

4. 症状护理

(1) 立即控制输液速度，维持静脉通路。通知医生并协助进行紧急处理。

(2) 安置患者端坐，双腿下垂以减少静脉回流，减轻心脏负荷。

(3) 加压给氧，一般氧流量6～8L/min，以增高肺泡内压力，减少肺毛细血管漏出液的产生；湿化瓶内加入20%～30%乙醇，借以减低肺泡内泡沫表面张力，改善肺部气体交换，迅速缓解缺氧症状。

(4) 遵医嘱使用镇静、强心、利尿、扩血管药物。

(5) 安慰患者，给予心理支持，减轻紧张或恐惧。

(6) 必要时四肢轮扎：用止血带或血压计袖带适当加压，以阻断肢体静脉血流，有效地减少回心血量。每 5～10 分钟轮流放松一个肢体上的止血带，症状缓解后，应逐渐解除，防止回心血量骤增，再次加重心脏负荷。

案例分析

某男性患者，75 岁，患慢性肺源性心脏病来门诊输液，半小时内输入 300ml 液体，患者突然出现呼吸困难、气促、咳嗽，咳粉红色泡沫状痰，肺部闻及湿啰音。

请分析：

1. 患者发生了什么情况？由什么原因引起？

2. 应如何急救处理？

（三）静脉炎

1. 原因

（1）长期由外周静脉输入高渗液体或对血管刺激性较强的药物。

（2）穿刺针或套管针型号选择不当、固定不牢或留置时间过长。针体过粗可引起血管内皮细胞肿胀，导致血小板吸附，形成静脉内血栓。

（3）输液过程中，无菌技术操作不严格而引起局部感染或微粒污染。

2. 症状　穿刺部位皮肤红肿、灼热、疼痛或沿静脉走行出现条索状红线。细菌感染时可伴有畏寒、发热等全身症状。

3. 预防性护理

（1）当输注高渗溶液或强刺激性药物时，尽量选择血容量充足的静脉，以便有足够的血液稀释。尽量避免使用下肢静脉，因其更易受到损伤。

（2）长期液体治疗的患者应有计划更换穿刺部位，必要时采用经外周中心静脉导管置管。

（3）选择明显小于穿刺血管腔的针头或套管针。

（4）妥善固定针头，必要时适当约束患者肢体。

（5）严格无菌技术操作，操作前充分洗手，遵守配药及输液操作规范，穿刺部位消毒彻底。

（6）对需要维持静脉通道的患者，应选择留置针间断输液，以减少持续输液对血管的刺激。

（7）密切观察局部反应，发现异常，立即拔管，及时对症处理。

4. 症状护理

（1）立即更换输液部位，患肢抬高制动，24 小时内局部用 90% 乙醇或 50% 硫酸镁溶液冷湿敷，24 小时后湿热敷，或用超短波治疗。

（2）有感染症状者，遵照医嘱给予抗生素治疗。

（3）安慰患者，给予心理支持，减轻紧张或恐惧。

（四）空气栓塞

1. 原因　输液过程中大量空气进入静脉。空气一旦进入静脉，即随血流进入右心房、右心室。空气量较少时，则随心脏的收缩被压入肺动脉，继而分散到肺小动脉、肺毛细血管，危害较小。如果大量空气快速进入，由于心脏的搏动，气体与血液在右心室内被撞击成可压缩的泡沫血。因为气泡具有表面张力，随心脏的收缩和舒张而被压缩或膨胀，当心室舒张时气泡膨胀充填右心室，影响静脉血液回流和右心室充盈，心室收缩时泡沫状液体被压缩阻塞肺动脉入口（图 13-8），使血液不能进入肺内而造成严重的循环障碍和气体交换障碍，引起严重缺氧而立即死亡。

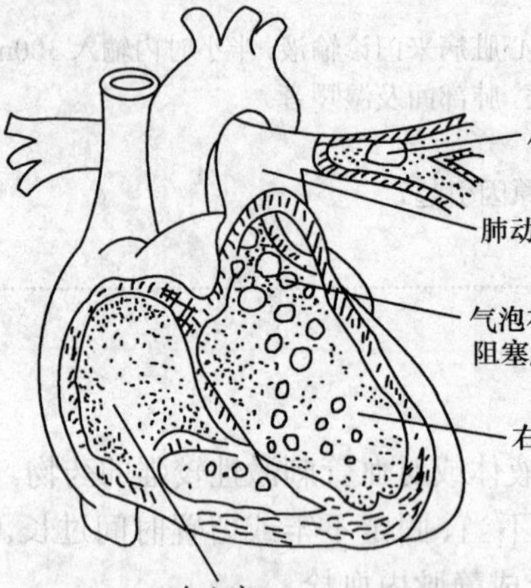

图 13-8　空气在右心室内阻塞肺动脉口

2. 症状　患者突发胸闷、胸骨后异常不适或疼痛，随即出现呼吸困难、严重发绀，有濒死感，心前区听诊可闻及持续响亮的“水泡音”。

3. 预防性护理

（1）输液前认真检查输液器质量，排尽输液器滴管以下管道内的空气。

（2）密切监护输液过程，及时更换液体或拔针。

（3）需加压输液时，要专人守护。

4. 症状护理

（1）立即将患者安置于头低脚高左侧卧位，使肺动脉的位置低于右心室，气泡向上漂移，避开肺动脉入口，以缓解阻塞症状（图 13-9）。通知医生。

（2）高浓度氧气吸入，配合医生进行抢救。

（3）严密观察病情变化，及时对症护理；及时记录病情动态变化。

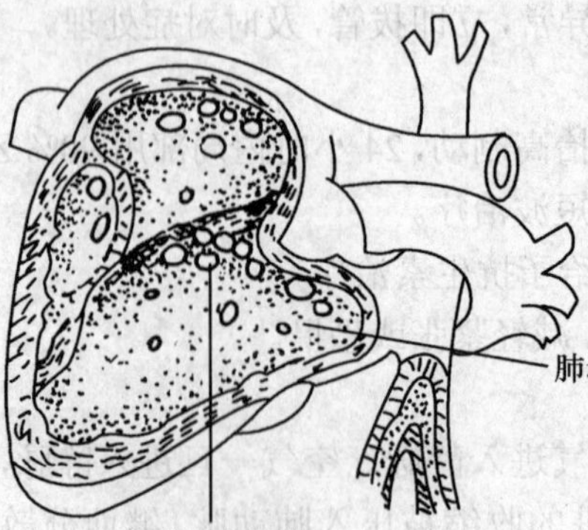

图 13-9　置患者于头低足高左侧卧位，使气泡避开肺动脉口

七、输液微粒污染与防护

（一）概述

1．输液微粒　输液微粒是指输入液体中的非代谢性（不溶性）颗粒杂质，其直径在1～15μm，少数可达50～300μm。

2．输液微粒污染　在输液过程中，输液微粒随液体进入人体，对人体造成严重危害的过程称为输液微粒污染。进入静脉系统的微粒，经右心房、右心室向肺动脉移动；一部分被肺部的毛细血管阻隔，一部分仍可通过毛细血管，进入肺静脉到体循环。微粒可在肺部和其他部位造成阻塞而产生危害。微粒污染造成危害的程度，主要取决于微粒的大小、形状、化学性质、血流阻断的程度和个体对微粒的反应。

3．输液微粒污染反应　常见的有肺部肉芽肿或肺水肿、血栓性静脉炎、过敏反应、局部组织栓塞和坏死、肿瘤形成或肿瘤样反应等。

知识链接

对输液微粒的认识

对输液微粒的研究始于1962年，当时Garvan教授在澳大利亚的输液剂中发现了异物，包括橡胶屑、玻璃屑、石棉纤维、氧化锌等约20多种，大小从1～100μm不等，最大可达500μm。早在1948年Prinzmetol在全身循环系统中发现了390μm以上的玻璃屑。1963年Garvan教授又在尸检中发现曾接受40L输液患者的肺标本中，有5000个肉芽肿，其他类似的报道证实了是由纤维和微粒所致。1965年Jones报告，微粒可引起过敏反应。1976年Simon研究了细菌污染与发生静脉炎的关系，确认输液剂中微粒含量的多少与发生静脉炎有关。相关的研究发现，输液微粒在脑、肺、肾、肝、眼等部位的小血管内引起堵塞，造成不同程度的损伤和坏死。

（二）输液微粒的来源

1．输液剂产品本身的微粒污染，包括生产过程和包装容器造成的微粒污染。

2．输液器具本身材质脱落。

3．输液时所加药物中的不溶性杂质。

4．切割安瓿时大量的玻璃碎屑。

5．液体配制和输入过程中输液器具和空气污染等。

（三）临床输液微粒的控制

1．输液前认真检查液体质量，使用合格的一次性输液器、注射器。

2．配液、输液过程中严格执行无菌技术操作，严格遵守液体配制的技术操作规范。

3．输入的液体和药物应现配现用，避免污染。

4．正确切割和折断安瓿。切割安瓿的锯痕不超过颈部的1/4周，因锯痕越长，碎屑越多；开启安瓿前要用70%的乙醇擦拭颈部，并用乙醇棉球包裹折断，以减少开启瞬间安瓿内负压吸引作用导致的微粒污染。严禁使用镊子或其他物品敲击安瓿。

5．需静脉推注药物时，应从注药管或加药孔注入，不可由针头处直接推入静脉，以防止未经过滤造成输液微粒污染。

6．净化配液、输液环境。设置静脉滴注药物配制中心，在高洁净环境下配制静脉滴注液，有效防止细菌和微粒污染。

7. 采用全密闭式输液系统，以减少污染机会。

知识链接

静脉输液港

植入式静脉输液港(venous port access，VPA)是一种全植入的、埋植于人体内的闭合输液系统。该系统包括一条中央静脉导管，导管末端连接一种装置称为穿刺座。利用小手术方法将导管经皮下穿刺置于人体大静脉中，如锁骨下静脉、上腔静脉，部分导管埋藏在皮下组织，将另一端的穿刺座留置在胸壁皮下组织中并缝合固定，愈合拆线后患者体表可触摸到一突出圆球。治疗时从此定位下针，将针经皮穿刺垂直进入到穿刺座的储液槽，既可以方便地进行注射，也可以长时间连续输液和采血，而且适用于高浓度的化疗药物、完全胃肠外营养、血液制品的输注。因为导管末端在大静脉中，能够迅速稀释药物浓度，避免对血管壁的刺激和损伤，比一般静脉输液减少血管硬化的机会，也减少了因为找不到血管反复穿刺之苦。这种专门为需要长期及重复输液的患者设置的输液港，可在人体内存留使用5年甚至更长的时间。

第二节　静脉输血

静脉输血(blood transfusion)是将血液通过静脉输入体内的方法。输血是临床上常用的急救和治疗的重要措施之一。

一、静脉输血的目的

【目的】

1. 补充血容量，增加有效循环血量，改善全身血流灌注与心肌功能，提升血压，促进循环。常用于失血、失液所致的血容量减少或休克患者。

2. 增加血红蛋白，提高携氧能力，纠正贫血。常用于贫血患者。

3. 供给各种凝血因子和血小板，利于止血。常用于凝血功能障碍者。

4. 补充抗体、补体，增强机体免疫力。常用于严重感染的患者。

5. 补充白蛋白，维持血浆胶体渗透压，减轻组织渗出与水肿。常用于低蛋白血症者。

二、血液及血液制品的种类

血液由血细胞和血浆两大部分组成。随着输血技术的发展，从输全血到输成分血，血液制品的种类大大增加。

(一)全血

全血是从人体中直接采集的混合了一定比例抗凝-保存液的血液。以采集200ml血液为1个单位(血袋标签上标示为1U)。一个单位的全血从冰箱中取出后应在30分钟内用标准输血器开始输注，一般控制在30～40分钟输完，不得超过4小时。室温>25℃应缩短输注时间。全血中主要含有红细胞、稳定凝血因子和血浆蛋白等有效成分，有补充红细胞、稳定凝血因子和扩充血容量的作用。主要适用于严重急性失血伴有低血容量性休克的患者，体外循环、换血治疗和无成分血供应时。

1. 新鲜血　保留了血液中原有的各种成分，可以补充各种血细胞、凝血因子、血小板。适用于血液病患者。

2. 库存血　库存血在(4±2)℃冰箱内可保存2～3周，但血液成分随保存时间的延长而发生变化，其中红细胞平均每天损坏率为1%左右，白细胞仅能存活3～5天，血小板易凝聚破坏，24小时后逐渐减少，3天后无治疗价值。含保存液的血液pH值约为6.8。由于细胞逐渐破坏，细胞内钾离子析出，使血浆钾离子含量增多，酸性增高。因此，大量输库存血时要防止酸中毒和高钾血症。

3. 自体血　是指收集、采用患者自身的血液或血液成分，在需要时输还给本人。对手术过程中出血量较多者，如宫外孕、脾切除等手术，可事先做好回收自体血的准备，收集腹腔内的血液过滤后再经静脉输入。

输自体血(autotransfusion)不需要做血型鉴定和交叉相容配血试验，既节省血源，又可防止发生溶血反应。

(二)成分血

血液内含有许多功能不同的成分，因此具有多种生理功能。成分输血是根据血液比重不同，将血液的各种成分加以分离提纯，根据病情输注所需成分。其优点是一血多用，针对性强，输注剂量易于控制，疗效好，不良反应少，安全性高，便于保存、运输和使用。是目前临床上常用的输血方法，也是输血领域的新进展。

1. 红细胞　用于补充红细胞，提高携氧能力，增加血红蛋白，适用于贫血患者。输血前充分混匀，用标准输血器进行输注，根据病情决定输注速度。成人可按1～3ml/(kg•h)速度输注，但有心血管疾病的患者输血时应减慢输注速度，以免发生循环超负荷，而急性大量失血患者应加快输血速度。

(1) 浓缩红细胞：新鲜全血经离心或沉淀移去血浆后的剩余部分，此种成分血液红细胞浓度高，血浆蛋白少，可减少血浆内抗体引起的发热及过敏反应。(4±2)℃保存，有效期21～35天。适用于携氧能力缺陷和血容量正常的贫血患者。

(2) 悬浮红细胞：在浓缩红细胞的基础上添加红细胞保养液制成。(4±2)℃保存，有效期21～35天。适用于战地急救及中小手术患者。

(3) 除白细胞红细胞：用除白细胞滤器过滤1个单位的浓缩红细胞或悬浮红细胞的制品。适用于已产生白细胞抗体的患者。过滤后应立即输入。

(4) 洗涤红细胞：是用0.9%氯化钠溶液反复洗涤数次后，再加入适量生理盐水或代血浆制成。除去血浆中及红细胞表面吸附的抗体和补体、白细胞及红细胞代谢产物等。用于免疫性溶血性贫血、阵发性睡眠性血红蛋白尿症以及发生原因不明的过敏反应或发热患者。洗涤后4℃环境下保存，24小时内有效。

2. 白细胞浓缩悬液　新鲜全血经离心后取其白膜层的白细胞，保存于(22±2)℃环境下，24小时内有效，常用于粒细胞缺乏伴严重感染者，抗生素治疗48小时无效者。应在24小时内输注完毕。

3. 血小板浓缩悬液　全血离心后所得，(22±2)℃保存，有效期24小时。适用于因血小板减少或功能异常所致严重的自发性出血患者。输注前轻摇血袋，使血小板和血浆充分混匀。从血库或输血科(血站)取来的血小板应尽快输注，因故未及时输注的应放在室温下暂时保存。输注时应使用Y形标准输液器，并以患者可以耐受的最快速度输注。但在输注过程中应严密监测病情变化，婴幼儿、老年及心功能不全等患者，则应酌情减慢输注速度。

4. 各种凝血制剂　如凝血酶原复合物等，适用于各种原因所致的凝血因子缺乏的出血性疾病。

5. 血浆 全血分离后所得的液体成分。其主要成分为血浆蛋白，不含血细胞，无凝集原。其作用主要是补充凝血因子，扩充血容量。要求与受血者ABO血型相同或相容。

(1) 新鲜液体血浆(FLP)：含有新鲜血液中全部凝血因子、血浆蛋白、纤维蛋白原。(4±2)℃保存24小时。适用于补充全部凝血因子、大面积烧伤及创伤者。

(2) 新鲜冰冻血浆(FFP)：抗凝全血6小时或8小时之内在4℃条件下离心将血浆分出，并迅速在-30℃冰箱速冻成块，即为新鲜冰冻血浆，有效期1年。制品内含有全部凝血因子，主要用于各种凝血因子缺乏症患者的补充治疗。新鲜冰冻血浆保存期满1年，可改为普通冰冻血浆。输注前垂直放置在37℃恒温水浴箱中，不断轻轻摇动血袋使其在10分钟内快速融化，融化后立即采用标准输血器输注，速度应从慢到快逐步调节，一般控制在5～10ml/min。

(3) 普通冰冻血浆(FP)：全血经自然沉降或离心后分出的血浆，立即放入-20℃冰箱冰冻成块，即为普通冰冻血浆，有效期为4年。该制品内含有全部稳定的凝血因子，但缺乏不稳定的凝血因子Ⅷ和Ⅴ，主要用于凝血因子Ⅷ和Ⅴ以外的因子缺乏症患者的治疗。要求与受血者ABO血型相同。

(4) 冷沉淀(Cryo)：每袋由200ml血浆制成。-20℃以下一年，含有：Ⅷ因子、纤维蛋白原。适用于甲型血友病、血管性血友病、纤维蛋白原缺乏症等。

三、静脉输血

(一) 输血前准备

1. 配血 确定输血后，严格查对医嘱和输血申请单。持输血申请单和贴好标签的试管，当面核对患者姓名、性别、年龄、住院号、病床号和诊断，确认无误后采集血标本。将血标本与输血申请单一同送交血库，同血库工作人员进行逐项核对后，做血型鉴定、交叉配血试验和传染病全项免疫鉴定。凡输注全血、浓缩红细胞、红细胞悬液、洗涤红细胞、冰冻红细胞、浓缩白细胞、手工分离浓缩血小板等患者，应进行交叉配血试验。机器单采浓缩血小板应ABO血型同型输注。

2. 血库取血 取、发双方共同核对血袋标签、输血记录单和输血配合报告单上受血者姓名、性别、年龄、血型、住院号、房床号，献血者姓名、血型、血袋号、血液制品种类、血量、配血试验结果。认真检查血液有效期，血袋有无破损、漏血，库存血外观有无异常。双方确认无误时，共同在登记本和输血记录单上签名后发血出库。

3. 输前查对 血液制品取回病区或手术室后，应由两名医护人员核对输血配合报告单和血袋标签的各项内容，检查血液制品质量，确认无误后备用。

(二) 静脉输血法

【评估】

1. 输血的目的，血液制品的种类、质量，交叉配血试验，输注要求。

2. 患者年龄、病情、意识状态、心肺肾功能、输血史、过敏史等。

3. 患者对输血的认识、合作程度和心理反应。

4. 穿刺部位的皮肤状态、血管走行、充盈度。

【计划】

1. 用物准备

(1) 标准输血器：输血器的特殊结构是在漏斗中加入特制滤网，可有效滤除血液中的细小凝块。

（2）血液制品、0.9%氯化钠溶液。

（3）输液常规用物。

（4）病历、输血配合报告单。

2. 患者准备 了解输血的方案和目的，排空大小便，选择穿刺位置，取舒适体位。

【实施】

1. 操作方法

（1）用一次性标准输血器，按静脉输液法建立静脉通路，输入0.9%氯化钠溶液。

（2）两名医护人员核对患者姓名、性别、年龄、住院号、房床号、血型等，确认与输血配合报告单相符；检查血液质量，并在输血配合报告单上签名。

（3）观察患者一般情况，测量生命体征并记录。

（4）将血袋内的成分轻轻摇匀，挂在输液架上，戴无菌手套。打开或旋下隔膜管防护帽，从液体中拔出引血针，垂直刺入隔膜管。

（5）再次查对、观察患者反应。

（6）调节滴速，输血开始时应控制滴速，全血10～15gtt/min，成分血按输注要求控制速度，防止不良反应的发生。

（7）填写输血卡，脱去手套，整理床单位。

（8）向患者说明注意事项、故障和不适表现。

（9）监护输血过程，观察15分钟如无不良反应，再按病情调节滴速，定时测量患者生命体征，注意倾听患者主诉，发现问题及时处理。

（10）输血后继续输入0.9%氯化钠溶液，将管道内血液全部冲净后拔针，按压片刻。

（11）清理用物，将输血器和被血液污染的物品直接放入规定的收集容器，洗手。

（12）填写输血查对登记本，内容包括患者的房床号、住院号、姓名、输入血液成分与质量、输注开始与输完的时间、患者反应，最后由查对人签全名，以备查询。

（13）将输血配合报告单贴在病历上。将输血袋送回血库，至少保存1天，以备核查。

2. 注意事项

（1）严格遵守无菌技术操作原则和操作规程。严格执行查对制度。

（2）采集血标本时，严禁同时采集两个患者的血标本。采集后应由采集者或其他医护人员立即送达血库，禁止非医务人员送验标本。

（3）取回的血液必须在规定的时间内输入，不得自行贮血和退回。

（4）输血前后需用0.9%氯化钠溶液冲洗输血管道。连续输用血液制品时，两袋血之间必须输入少量0.9%氯化钠溶液。

（5）血液制品内不得加入除0.9%氯化钠溶液以外的任何药物。

（6）引血针刺入血袋时，必须和隔膜管垂直，避免刺破血袋。

（7）输血过程中应先慢后快，再根据病情、年龄、血液制品种类调整输注速度。

（8）输血过程中需密切观察输血反应。全血输注的前15分钟，要求医护人员严密观察病情。因为许多输血不良反应，如急性溶血反应、过敏反应和细菌污染的输血反应等，多可以在输血开始阶段的前15分钟或输入少量血液后观察到，如出现异常情况应及时处理：

1）减慢或停止输血时，可用0.9%氯化钠溶液维持静脉通路。

2）立即通知值班医生和血库值班人员，及时检查、治疗和抢救，并查找原因，做好记录。

3）必要时立即抽取血标本和留取尿标本送检，积极配合医生救治，并由医生逐项填写患者输血反应回报单，送血库保存并定期上报。

(9) 整个输血过程或输血后 24 小时内，应定期观察病情变化，继续评估患者，防止迟发型反应发生。

(10) 若当班未输完，应在交班报告上注明输血开始时间、滴注速度、剩余血量及患者反应，并进行床头交接。输血完毕，应将输血情况记录在病历中。

(11) 强化职业防护意识，注重自我保护。

(12) 健康教育：向患者介绍静脉输血的目的和意义，输血过程中的注意事项，输血反应的症状及防治措施；向患者及家属说明输血速度的调节依据，并强调输血过程中不可随意调速，讲述血型、交叉配血相容试验的有关知识及输血的禁忌证。

【评价】

1. 患者理解输血的目的，有安全感，愿意接受。

2. 正确执行无菌操作和查对制度，操作规范。输血部位无渗出、肿胀，未发生感染及其他输血反应。

3. 输血过程中无血液制品浪费现象。

案例分析

男性，35 岁。因车祸急诊入院，初步诊断为“脾破裂，出血性休克”。体检：血压 70/60mmHg，心率 120 次 / 分，脉搏细弱，神志清楚，表情淡漠，出冷汗，躁动。医嘱：立即输血 200ml。请问：

1. 输血前需做哪些准备工作？

2. 患者输血约 10ml 时出现头部胀痛、恶心、腰背部疼痛、面色潮红等表现，试分析患者存在的问题、相关因素及相应的护理措施。

四、输血反应与护理

患者输注血液制品所导致的任何输血前不能预期的意外反应，均为输血不良反应。任何一种血液制品的输注在一定条件下都可能对受血者造成危险。

(一) 发热反应

发热反应是输血过程中常见的反应。

1. 原因

(1) 血液、贮血袋或输血器等被致热原污染。

(2) 操作时违反无菌操作原则，造成输血各环节不同程度的细菌污染。

(3) 经多次输血后，在受血者血液中产生了白细胞和血小板抗体，当再次输血时，发生抗原抗体反应，即可引起发热。

2. 症状　在输血过程中或输血后的 1～2 小时内出现发热反应。患者先表现为畏寒或寒战，继之高热，体温升高至 38～41℃，发热持续时间不等，轻者 1～2 小时可逐渐缓解。伴有头痛、恶心、呕吐、皮肤潮红等症状，严重者还可出现呼吸困难、血压下降、抽搐，甚至昏迷。

3. 预防性护理

(1) 输血前详细评估患者的输血史，预测潜在的危险，做好防范措施。

(2) 认真检查血液制品和输血用具质量，严格按照无菌技术操作规程进行密闭式输血。

（3）必要时采用白细胞过滤器过滤所需血液制品。

4. 症状护理

（1）轻者减慢输血速度，密切观察病情变化。

（2）若经观察症状未能改善或有恶化趋势，应立即停止输血，更换输血器，以0.9%氯化钠溶液维持静脉通路。通知值班医生和血库人员，将输血器、剩余血和从患者另一侧手臂采集的血标本一同送往血库进行检验分析。

（3）有畏寒、发冷时应注意保暖；体温超过39℃时，按高热患者进行护理。

（4）遵照医嘱给予解热、镇静和抗过敏药物。

（5）严密观察患者的生命体征变化。

（二）过敏反应

1. 原因

（1）输入血液中含有致敏物质，如献血者在献血前服用了可使受血者致敏的食物或药物。

（2）献血者的变态反应性抗体随血液输给受血者，一旦与相应抗原接触，即发生过敏反应。

（3）多次输血者体内产生白细胞和血小板抗体，再次输血时，抗原抗体相结合而发生过敏反应。

2. 症状　反应程度轻重不一，大多数患者在输血后期或即将结束时发生。症状出现越早，反应越重。

（1）轻度反应：输血开始后数分钟内出现皮肤瘙痒、荨麻疹、血管神经性水肿（以眼睑、口唇高度水肿为主）和关节痛。

（2）严重反应：可发生支气管痉挛、喉头水肿、呼吸困难、发绀、大小便失禁等，甚至出现过敏性休克。

3. 预防性护理

（1）选择无过敏史、无服用或注射药物的献血者；献血者在采血前4小时应禁食高蛋白、高脂肪饮食，禁酒。

（2）对有过敏史的受血者，输血前可遵照医嘱给予抗过敏药物。

（3）密切监护输血过程。

4. 症状护理

（1）轻者减慢输血速度，遵照医嘱给予抗过敏药物，严密观察病情变化。

（2）反应重者，立即停止输血，更换输血器，以0.9%氯化钠溶液维持静脉通路。保留余血与输血装置送检，查明原因。

（3）立即通知医生，协助抢救。遵医嘱给药，皮下或肌内注射0.1%盐酸肾上腺素0.5～1ml，或用0.9%氯化钠溶液稀释后缓慢静脉注射。

（4）严密观察病情变化，呼吸困难者给予氧气吸入，喉头水肿者协助医生进行气管插管或气管切开，发生过敏性休克时应给予抗休克治疗。

（三）溶血反应

溶血反应是指输入的红细胞和受血者的红细胞发生异常破坏而引起的一系列临床症状，是输血最严重的反应。

1. 原因

（1）ABO血型不合：多由于申请单填写错误，采集血标本时贴错标签或血液注错试管，配血、取血、输血时未严格查对等造成。

（2）Rh 血型不合。

（3）输入变质血：输血前红细胞即被破坏溶解，如血液制品贮存过久，保存温度不当，输血前血液被震荡过剧，血液被细菌污染，血液中加入高渗或低渗溶液，或加入能影响血液 pH 值变化的药物等，致使红细胞大量破坏，造成输血前红细胞已变质溶解。

知识链接

Rh 血型系统

Rh 系统内有 45 种不同的抗原，其中 D 抗原的抗原性最强。如果将 Rh D 阳性的红细胞输注给 Rh D 阴性个体，可刺激机体产生抗 Rh D 抗体，当再次输入 Rh D 阳性的血液时，抗原抗体的特异性结合，将引发不同程度的溶血反应。

2. 症状　急性溶血反应的临床表现很不一致，轻者类似发热反应，严重者迅速死亡。严重程度和发生反应的时间与输注的剂量有关，典型症状多在输入异型血 10～15ml 后出现。

（1）第一阶段：由于红细胞凝集成团，阻塞部分小血管，引起输血部位疼痛、灼热，头部胀痛，面部潮红，恶心，呕吐，心前区压迫感，四肢麻木，腰背部剧痛。

（2）第二阶段：凝集的红细胞溶解，大量血红蛋白进入血浆中，出现黄疸和血红蛋白尿。同时伴有寒战、高热、呼吸困难、血压下降。

（3）第三阶段：大量溶解的血红蛋白从血浆进入肾小管，遇酸性物质而变成结晶体，致使肾小管阻塞；另外由于抗原、抗体的相互作用，肾小管内皮缺血、缺氧而坏死脱落，也可阻塞肾小管，出现急性肾衰竭症状，表现为少尿或无尿。

Rh 血型不合所致的溶血反应症状，多发生在输血后的 5～10 天，偶有数周后发生。表现为发热、贫血、黄疸，偶尔出现血红蛋白尿，但有极少数病例发生急性溶血反应。

3. 预防性护理

（1）采集血样时，严禁同时采集两个患者的血标本。

（2）严格执行查对制度：取血和输血时，必须由两人逐项查对规定内容，认真检查血液制品质量，核对无误签名后方可出库和输入。

（3）血液制品中不得加入除 0.9% 氯化钠溶液以外的任何药物，避免剧烈震荡和不当加温。

（4）严密监护输血过程和输血后反应。

4. 症状护理

（1）立即停止输血，更换输血器，以 0.9% 氯化钠溶液维持静脉通路，保持呼吸道通畅，给予氧气吸入。

（2）立即通知值班医生和血库人员。

（3）将输血器连同剩余的血液、出现反应后收集的第一份新鲜尿标本和从另一侧手臂采集的血标本一同送往血库进行检验分析。

（4）双侧肾区热敷，以解除肾血管痉挛。遵照医嘱静脉注射碳酸氢钠，增加血红蛋白在尿液中的溶解度，减少沉积，避免肾小管阻塞。遵医嘱给予抗生素治疗，以控制感染。

（5）严密观察和记录患者生命体征、每小时尿量、颜色，记录 24 小时出入液量，必要时留取标本送验。

(6) 对尿少或尿闭者，按急性肾衰竭护理。若出现休克症状，应配合医生进行抢救。

(四)与大量输血有关的反应

大量输血是指24小时内输入的血液等于或超过患者的循环血容量。由于随着血液保存时间的延长，血液的生理生化特性不断发生变化，当大量输入库存血液时可能出现以下反应：

1. 枸橼酸钠中毒和低钙血症　大量输入库存血时，过多的枸橼酸钠超过机体的代谢速度和代偿能力，尤其是在肝肾功能不良、机体代谢障碍、低温、休克等情况下，可造成枸橼酸钠的蓄积。枸橼酸钠与钙结合从而减少体内的钙离子水平，出现低血钙症状，如手足抽搐、血压下降、脉压小、心律不齐、心率缓慢、心室纤维颤动，严重者心跳停止，死亡。

预防与护理：应严密观察患者的反应；输入库存血1000ml以上时，须按医嘱静脉注射10%葡萄糖酸钙或氯化钙10ml，以补充钙离子。

2. 出血倾向　库存血中的红细胞和血小板继续代谢，不稳定凝血因子Ⅴ和Ⅷ大部分已破坏，导致血小板减少、凝血因子减少。短时间内大量输入，可因稀释作用而使患者血小板计数和凝血因子水平降低，引发出血倾向，如皮肤、黏膜瘀斑、穿刺部位出现大块瘀血或手术切口大量渗血等。

预防与处理：短时间内输入大量库血时，应密切观察患者意识、血压、脉搏等变化，注意皮肤、黏膜或手术伤口有无出血。可根据医嘱，每输入3～5个单位库存血即输入1个单位新鲜血或血小板悬液，以补充足够的血小板和凝血因子。

3. 循环负荷过重　多发生在老年、小儿及心肺功能不全的患者。症状、预防与护理同输液反应。

4. 酸中毒与高血钾。

(五)其他反应

1. 空气栓塞　其原因、临床表现及护理同静脉输液反应。

2. 感染　即献血者的某些疾病通过输血传播给受血者，最常见为病毒性肝炎，其他有艾滋病、梅毒和疟疾等。主要防治措施是净化血源，对献血者严格筛选、管理，提高检测技术，对血液严格检测，保证每袋血的质量。

综上所述，预防输血反应的关键措施是要加强对血液制品的管理，把握采血、贮血和输血操作的各个环节，确保患者输血安全。

(吴俊晓)

复习思考题

1. 护士巡视病房，应如何观察输液患者？如发现溶液不滴，应考虑哪些原因？如何处理？
2. 发现患者发生空气栓塞时，应做哪些处理？依据是什么？
3. 简述静脉留置针穿刺与普通输液针穿刺的不同点。
4. 哪些情况下需要输血？输血前应做哪些准备？
5. 试述输血过程中加强护士自我防护的措施。
6. 女性，32岁。因车祸急诊入院，入院诊断为“脾破裂，出血性休克”。体检：神志清楚，面色苍白，表情淡漠，血压9.4/6.0kPa(71/45mmHg)，心率118次/分，脉搏细弱，躁动。医嘱立即输血400ml，当输入血液15ml时，患者突然出现寒战、胸闷、腰背部剧烈疼痛，四肢麻木等症状。请问该患者出现了什么输血反应？应立即采取哪些护理措施？

第十四章　标本采集

学习要点

1. 标本采集的原则。
2. 静脉血标本采集技术。
3. 尿标本采集技术。
4. 粪标本采集技术。

在对患者进行临床诊断和治疗的过程中，往往需要借助物理学、化学和生物学等实验室技术对患者的血液、体液、分泌物、排泄物以及组织细胞等标本进行检验，以获得反映其机体功能状态、病因、病理变化或治疗结果的客观资料，结合患者其他临床资料进行综合分析判断。正确的检验结果对协助疾病诊断、观察病情、制订治疗方案和判断预后等均有重要意义，标本一般由护士采集，因此，护士应根据不同的检验目的，正确采集各种标本并及时送检，以保证检验质量。

案例分析

男性，70 岁。患 2 型糖尿病 17 年，高血压 14 年，近 1 个月因腰腿痛、行走困难而入院，护理查体：T 36℃，P 88 次 / 分，R 20 次 / 分，BP 180/90mmHg，体重 50kg。遵医嘱查血、尿、粪三大常规，肝功能，空腹血糖，尿艾迪计数检查。

请写出：

1. 上述检验项目分别应选择何种标本容器？
2. 肝功能检查前护士与患者须进行哪些必要的沟通与交流？
3. 空腹血糖测定，应注意什么？
4. 尿艾迪计数检查，对尿标本如何防腐？怎样指导患者留尿？

第一节　概　　述

标本采集（specimens collection）是指采集人体少许血液、体液（胸水、腹水等）、分泌物、排泄物、呕吐物及组织等样本，通过物理、化学或生物学的实验室技术和方法进行检验，作为判断患者有无异常存在的依据。标本检验可在一定程度上反映机体生理状况和病理改变。

一、标本检查的意义

通过实验室对标本的检验分析，一方面为临床观察病情、确定诊断、制订防治措施提供重要依据，同时也为评估患者的健康状况及确定护理诊断提供客观资料。标本检查的意义在于：①协助诊断疾病；②制订治疗措施；③推测病程进展；④观察病情变化。

二、标本采集的原则

为了保证标本的质量，在采集各种检验标本时，除个别特殊要求外，均应遵循以下基本原则：

（一）遵照医嘱

采集各种标本均应按医嘱执行，凡有疑问应核实后再执行。

（二）充分准备

采集标本前应评估患者的病情、心理反应及合作程度等，明确检验目的、选择项目；根据检验项目选择适当的容器，容器外必须贴上标签，标明送检科室，患者的科别、床号、姓名及送检日期。

（三）严格查对

采集标本前应认真核对申请项目，患者姓名、科别、床号、住院号等，采集完毕及送检前再次查对。

（四）正确采集

采集方法、采集量和采集时间要正确。细菌培养标本应在患者使用抗生素前进行，如已使用，应在血药浓度最低时采集，并在检验单上注明；采集时，严格执行无菌技术操作，标本须放入无菌容器内，不可混入防腐剂、消毒剂及其他药物；培养基应足量，无混浊、变质，以确保检验结果的准确性。

（五）及时送检

标本采集后应及时送检，不得放置过久，以免影响检验结果。特殊标本需注明采集时间并立即送检。

第二节　常用标本采集法

不同标本的采集和处理要求不尽相同，采集方法会直接影响标本检测的结果。因此，标本的采集应遵照医嘱，充分准备，严格查对，运用正确的采集方法，以保证标本的质量。

一、血标本采集法

血液检查是判断体内各种功能及异常变化的最重要的指标之一，是临床最常用的检查项目，不仅可反映血液系统本身的病变，也可为协助诊断疾病、判断患者病情进展程度以及治疗疾病提供依据。

（一）静脉血标本采集法

静脉血标本分为三种：全血标本、血清标本、血培养标本。

【目的】

协助临床诊断疾病，为临床治疗提供依据。

1. 全血标本　用于血常规检查、红细胞沉降率（血沉）和测定血液中某些物质的含量，如尿素氮、肌酐、尿酸、血氨、血糖等。

2. 血清标本　用于测定血清酶、脂类、电解质、肝功能等。

3. 血培养标本　用于查找血液中的病原菌。

【评估】

1. 患者的病情、年龄、心理反应、认知水平、合作程度。

2. 检验目的、检验项目。

【计划】

1. 用物准备　注射盘内放真空采血器（图 14-1），或根据采血量准备注射器，皮肤消毒液、手套、棉签、止血带、标本容器（干燥试管、抗凝管或血培养瓶）、检验申请单、标签等。采集血培养标本时，另备酒精灯、火柴。

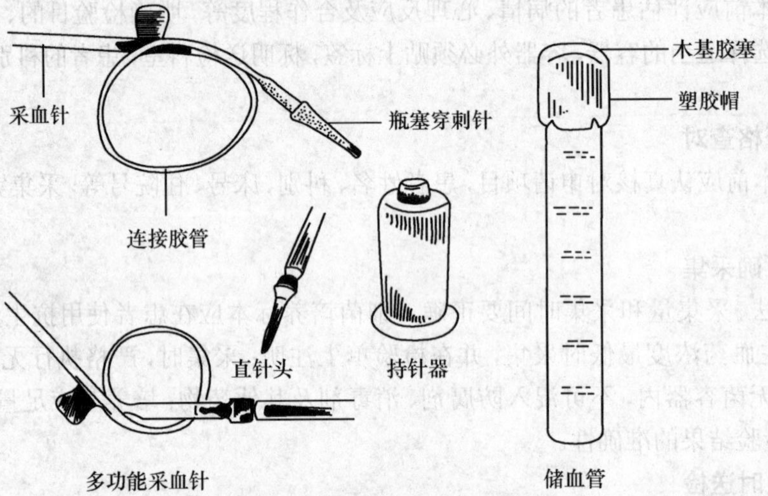

图 14-1　真空采血器

2. 患者准备　采血局部皮肤清洁，患者明确采血的目的及相关的注意事项，并做好相应准备。

【实施】

1. 操作方法

（1）查对医嘱，贴化验单附联于标本容器上，注明科别、病室、床号、姓名、检验目的和送检日期。

（2）洗手，戴口罩，备齐用物携至床旁。核对患者，解释操作目的和过程，以取得合作。

（3）选择合适的静脉及穿刺点，扎止血带，消毒局部皮肤，嘱患者握拳，使血管充盈。

（4）戴手套，采集血标本。

1）真空采血器采集：持真空采血针，按静脉注射法行静脉穿刺，见回血后，将真空采血针的另一端刺入真空采血管，血液即迅速流入采血管内。自动留取至所需血量后，取下真空采血管。如需继续采集，置换另一真空采血管。当采血即将完毕时，松开止血带，嘱患者松拳，以无菌干棉签轻压穿刺部位，迅速拔出针头，按压 1～2 分钟。

采血时，应根据检验目的、要求，选择相应的采血管。采集顺序为：微生物学标本→无添加剂标本→凝血试验标本→含抗凝剂标本→含促凝剂标本。

2）注射器采集：手持一次性注射器，按静脉注射法行静脉穿刺，见回血后，抽取所需血量，松开止血带，嘱患者松拳，以无菌干棉签轻压穿刺部位，迅速拔出针头，按压 1～2 分钟。

将血液注入标本容器内。①血培养标本：根据检查需要选择需氧瓶或厌氧瓶；采血前去除血培养瓶的瓶帽，使用 70% 异丙醇消毒待干，采血后将血标本注入血培养瓶，轻轻翻转数次，以免凝血；②全血标本：取下针头，将血液顺管壁缓慢注入加有抗凝剂的试管内（严禁将泡沫注入），立即轻轻摇动，使血液与抗凝剂混匀，防止血液凝固；③血清标本：将血液如上法注入干燥试管内（无抗凝剂），避免震荡，防止红细胞破裂而造成溶血。

如需同时抽取几项检验标本，一般注入容器的顺序为：血培养瓶→抗凝管→干燥试管，动作应迅速、准确。

(5) 将用过的注射器、针头放入指定的容器内。

(6) 再次核对，贴好标签。

(7) 清理用物，按消毒、隔离原则处理。洗手，记录，及时送检。

2. 注意事项

(1) 生化检验的血标本应在患者晨起空腹时采集，此时血液中各种化学成分相对恒定。为确保检验结果准确，应提前通知患者禁食。

(2) 根据检验目的计算采血量，选择标本容器和注射器。一般血培养标本采血量为 5ml/瓶；为提高培养阳性率，亚急性细菌性心内膜炎患者采血量需增至 10～15ml。

(3) 严禁在输液、输血的针头处抽取血标本，应在对侧肢体采集，以免影响检验结果。

(4) 真空试管采血时，不可先将真空试管与采血针头相连。

(5) 血培养瓶应在 2 小时内送至实验室，延迟送检会延缓甚至阻碍病原菌生长。切忌将培养瓶冷藏或冷冻。血培养标本应标识清楚，无破损、渗漏或凝血。

(6) 健康教育：向患者说明抽血的目的和配合事项，注意与患者之间的交流，消除其恐惧心理。

【评价】

1. 严格按照无菌操作原则采集标本。

2. 采集的血标本符合检查项目要求。

3. 能与患者有效沟通，取得配合。

（二）动脉血标本采集法

【目的】

用于血液气体分析。

【评估】

1. 患者的病情、年龄，有无出血倾向。

2. 患者的意识状态，认知及合作程度。

【计划】

1. 物品准备　注射盘内放皮肤消毒液、注射器、棉签、肝素、无菌纱布、无菌橡胶塞、无菌手套、检验申请单、标签。

2. 患者准备　患者理解采血目的，有安全感，愿意接受。

【实施】

1. 操作方法

(1) 洗手，戴口罩，备齐用物，推至床旁。

(2) 核对患者，解释操作目的和过程，以取得合作。

(3) 协助患者取舒适体位，露出穿刺部位。必要时屏风遮挡。

(4) 选定穿刺点。

1) 桡动脉：穿刺点位于前臂掌侧腕关节上 2cm 动脉搏动明显处。

2）股动脉：穿刺点在腹股沟动脉搏动明显处。患者仰卧，下肢伸直略外展外旋，充分暴露穿刺部位。

（5）常规消毒皮肤。

（6）注射器抽肝素 0.5ml，湿润注射器内壁后弃去多余肝素。

（7）戴无菌手套，左手示、中指稍分开，固定动脉；右手持注射器，在两指间垂直或与动脉走向成 45° 刺入动脉，见有鲜红色血液流入注射器内，抽取所需血量。

（8）将无菌干纱布块置于穿刺部位，快速拔出针头，按压穿刺部位 5～10 分钟。

（9）立即将针尖斜面刺入橡胶塞，以隔绝空气。

（10）确定穿刺部位无出血后，再次核对，在注射器上贴好标签。清理用物。

（11）洗手，记录，及时送检。

2. 注意事项

（1）严格无菌操作，防止感染。

（2）穿刺抽血时，不可用力抽吸，避免抽入空气影响检验结果。

（3）有出血倾向的患者宜谨慎应用。

（4）注意自我防护。

（5）健康教育：向患者说明动脉采血的目的和配合事项，注意与患者之间的交流，消除其恐惧心理。

【评价】

1. 患者理解采集标本的目的，有安全感并愿意接受。

2. 操作过程中严格按照采血原则进行，穿刺部位无血肿及感染等发生。

知识链接

动脉血气针

动脉血气针用于采集动脉血标本。其针筒内预置了肝素，抗凝完全。针筒乳头采用螺口设计，可防止针头松动。针筒后端孔石将针筒内部空气排出，并防止外部空气进入针筒。使用时只需把活塞拉至所需血量刻度，血液即可在负压作用下自动流入针筒内。配置针塞和针筒帽以隔绝空气，采样后可直接送检。

二、尿标本采集法

尿液的成分和性状反映机体的代谢状况，不仅与泌尿系统疾病密切相关，同时受机体各系统功能状态的影响。

尿标本分为三种：常规标本、培养标本和 12h 或 24h 标本。

【目的】

1. 常规标本　用于检查尿液的色泽、透明度、细胞、管型、比重、蛋白及尿糖定性等。

2. 培养标本　做尿液细菌培养，查找致病菌。

3. 12h 或 24h 标本　用于定量检查尿液所含成分，如钠、钾、氯、17- 羟类固醇、17- 酮类固醇、肌酸、肌酐、尿糖定量或尿浓缩查结核杆菌等。

【评估】

1. 患者的病情、诊断和治疗情况，需做的检查项目及目的。

2. 患者的意识状态、排尿情况。

3. 患者的心理状态、理解能力及合作程度。

【计划】

1. 用物准备 检验单，标签，另根据检验目的准备：

(1) 常规标本：清洁尿杯。

(2) 培养标本：便盆、会阴部消毒用物、无菌带盖标本瓶、试管夹、酒精灯、火柴，必要时备导尿用物。

(3) 12h 或 24h 标本：容量为 3000～5000ml 的清洁带盖广口集尿瓶、防腐剂(表 14-1)。

表 14-1 常用几种防腐剂的作用及用法

名称	作用	用法	用途举例
甲醛	固定尿中有机成分，防腐	每 30ml 尿液加 40% 甲醛液 1 滴(24h 尿中加 40% 甲醛 1～2ml)	艾迪计数
浓盐酸	防止尿中激素被氧化，防腐	24h 尿中共加 5～10ml	17- 酮类固醇，17- 羟类固醇
甲苯	延缓尿液中化学成分的分解，防腐	每 100ml 尿液加 0.5%～1% 甲苯 2ml(甲苯应在第一次尿液倒入后再加，使之形成薄膜覆盖于尿液表面，防止细菌污染)	尿液中蛋白、糖、钠、钾、氯、肌酐、肌酸的定量检验

2. 患者准备 能理解采集标本的目的和方法，愿意配合操作。

【实施】

1. 操作方法

(1) 洗手，戴口罩，备齐用物携至床旁，检验单附联贴于容器上。

(2) 核对患者，解释操作目的和过程，以取得合作。

(3) 收集尿标本。

1) 常规标本：能自理者，嘱其自行入厕排尿，留取晨起第一次中段尿液约 1/3 杯；行动不便者，协助其床上排尿，留取尿液于尿杯中；留置导尿管的患者，先用管夹夹住导尿管约 15～30 分钟，然后放松导尿管，接取足量尿液于尿杯中。

2) 培养标本：①留取中段尿法：清洗会阴并按导尿术消毒外阴部，嘱患者自行排尿，用试管夹夹住试管，于酒精灯上消毒试管口后，接取中段尿 5～10ml，再次消毒，加盖；②导尿采集法：按照导尿术插入导尿管将尿液引出，留取尿标本。

3) 12h 或 24h 标本：在容器标签上注明起止时间。采集 12h 尿标本时嘱患者于晚 7 时排空膀胱，将晚 7 时后至次日晨 7 时的尿液全部留在集尿瓶内；采集 24h 尿液时，则于晨 7 时排空膀胱后开始留尿，将晨 7 时至次日晨 7 时的尿液全部收集于集尿瓶内。根据检验要求，在尿中加防腐剂。检验单上注明 12h 或 24h 尿液总量。

(4) 再次核对，贴好标签。洗手，记录，标本及时送检。

(5) 用物按消毒、隔离要求处理。

2. 注意事项

(1) 分泌物过多时，先清洗会阴部再收集标本。女性患者月经期间不宜留取尿标本。

(2) 留取尿培养标本时应严格无菌操作，防止引起尿路感染或标本污染。打开标本瓶时，勿触及标本瓶口及瓶盖内面，避免标本受污染影响检验结果。

（3）留 12h 或 24h 尿标本者，为避免尿液变质，应将集尿瓶置阴凉处并做好交班，督促检查患者正确留取尿标本。

（4）健康教育：留取标本前根据检验目的不同向患者介绍所留尿标本的方法及注意事项，教会留取方法，以确保检查结果的准确。

【评价】

1. 根据检查的项目，正确采集尿液标本。

2. 与患者进行良好的交流，取得合作。

三、粪便标本采集法

粪便标本的检验结果有助于评估患者的消化系统功能，协助诊断、治疗疾病。根据不同的检验目的，其标本的留取方法不同，且与检验结果密切相关。

粪便标本分四种：常规标本、细菌培养标本、隐血标本和寄生虫或虫卵标本。

【目的】

1. 常规标本　检查粪便的性状、颜色、细胞等。

2. 培养标本　检查粪便中的致病菌。

3. 隐血标本　检查粪便内肉眼不能察觉的微量血液。

4. 寄生虫或虫卵标本　检查粪便中的寄生虫成虫、幼虫及虫卵。

【评估】

1. 患者的病情、年龄、认知及合作程度。

2. 留取标本的目的，明确要收集的粪便标本的种类及注意事项。

【计划】

1. 用物准备　清洁便盆、检便盒、竹签、检验申请单、标签、手套。如采集细菌培养标本，须备粪便培养管或无菌检便盒、无菌检便匙或无菌长棉签、无菌生理盐水；查蛲虫卵标本需备透明胶带及载玻片。

2. 患者准备　了解收集标本的目的和方法。

【实施】

1. 操作方法

（1）洗手，戴口罩，备齐用物携至床旁。

（2）核对患者，解释操作目的和过程，以取得合作。

（3）嘱患者排空膀胱后，排大便于清洁便盆内。

（4）采集标本

1）常规标本：用竹签取中央部分或黏液脓血便部分粪便约 5g，置于检便盒内。

2）培养标本：打开粪便培养瓶，用无菌检便匙取粪便中央部分或带脓血、黏液的粪便少许，置于培养瓶中；如患者无便意，用无菌长棉签蘸无菌生理盐水，由肛门插入约 6～7cm，顺一个方向边旋转边退出棉签，将棉签置于无菌培养管中，加盖。

3）隐血标本：执行隐血试验饮食后按常规方法留取标本。

4）寄生虫或虫卵标本：检查寄生虫卵时，应在粪便的不同部位各取粪便少许送检；检查蛲虫时，嘱患者睡觉前或清晨未起床前将透明胶带贴在肛门周围处，取下后将透明胶带对合或贴在载玻片上送检；服驱虫剂后或做血吸虫孵化检查，应留取全部粪便及时送检；查阿米巴原虫，在采集标本前用热水将便盆加温，便后连同便盆立即送检。

(5) 洗手，记录，及时送检。

(6) 用物按消毒、隔离要求处理。

2. 注意事项

(1) 虚弱、行动不便者，协助其排便后留取标本。

(2) 稀便或水样便，盛于标本瓶内。

(3) 检查阿米巴原虫，在采集标本前几天，避免给患者服用钡剂、油质或含金属的泻剂，以免金属制剂影响阿米巴虫卵或胞囊的显露。

(4) 健康教育：留取标本前根据检验目的不同向患者介绍所留粪便标本的方法及注意事项，教会留取方法，以确保检查结果的准确。

【评价】

1. 根据检查的项目和目的，正确采集粪便标本。

2. 能与患者有效沟通，取得配合。

四、痰标本采集法

痰液主要由黏液和炎性渗出物组成。唾液和鼻咽分泌物虽可混入痰液中，但不属于痰的组成成分。临床上为协助诊断呼吸系统的某些疾病，如肺部感染、肺结核、肺癌、支气管哮喘等，常采集痰标本做细胞、细菌、寄生虫等检查，并观察其颜色、性质、气味和量，协助诊断。

常用的痰标本有三种：常规标本、培养标本和24h标本。

【目的】

1. 常规标本　用于检查痰的一般性状，涂片查细胞、细菌等，协助诊断某些呼吸系统疾病。

2. 培养标本　检查痰液中的致病菌，以确定病菌类型或做药敏试验。

3. 24h标本　检查24小时排痰量及其性状等。

【评估】

1. 患者的病情、年龄、意识状态、理解与合作程度。

2. 检验目的，采集标本的种类。

【计划】

1. 用物准备　检验单；能自行留痰者，常规检查备痰盒，24h痰标本备广口集痰瓶，痰培养标本备漱口液（常用复方硼砂含漱液）、大口无菌集痰瓶；标签；无法咳痰或不合作者，备集痰器、吸痰用物、生理盐水、手套。

2. 患者准备　患者明确收集痰液的目的、方法和注意事项。

【实施】

1. 操作方法

(1) 洗手，戴口罩，备齐用物携至床旁。

(2) 核对患者，解释操作目的和过程，以取得合作。

1) 常规标本采集法：嘱患者晨起未进食前先漱口，于深呼吸后用力咳出气管深处痰液于痰盒内，加盖。

2) 培养标本采集法：嘱能自行留痰者用漱口液漱口后，再用清水漱口，深呼吸数次后用力咳嗽，将痰排入无菌集痰瓶内，加盖；昏迷患者、无力咳痰者，将集痰器连接吸痰管，按吸痰法吸痰入集痰器内，加盖（图 14-2）；痰液黏稠、位置较深不易咳出者，协助患者取适当体位，叩背，以助排痰。

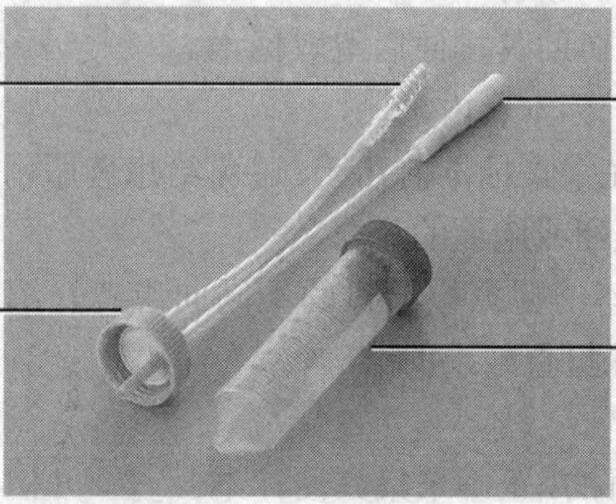

图 14-2　集痰器示意图

3）24h 标本采集法：在集痰瓶标签上注明起止时间。嘱患者自晨起未进食前漱口后（7 点）第一口痰开始，至次晨起漱口后（7 点）第一口痰止，将 24 小时全部痰液排于集痰瓶内。

（3）洗手，记录痰液的外观、性状，及时送检。

（4）用物按消毒、隔离要求处理。

2. 注意事项

（1）痰标本应于晨起后收集，查找癌细胞者应以 95% 乙醇或 10% 甲醛固定后送验。

（2）收集 24h 痰标本容器应加盖，玻璃容器应加套遮盖，避免给患者造成不良刺激。容器内预先加入少许清水并记录水量，以便在记痰量时扣除清水量，必要时加入少许苯酚防腐。

（3）注意不可将唾液、漱口水等混入痰标本。

（4）健康教育：采集前向患者介绍留取痰标本的方法及注意事项，教会患者进行有效咳痰及收集标本的方法。

【评价】

1. 根据检验项目正确采集痰标本。

2. 留取痰培养标本能严格执行无菌操作。

3. 与患者进行良好的交流，取得合作。

五、咽拭子标本采集法

【目的】

取患者咽部及扁桃体分泌物做细菌培养，以协助诊断、治疗和护理。

【评估】

1. 患者病情、口腔黏膜和咽部感染情况。

2. 患者的进餐时间，认知及合作程度。

3. 取咽拭子培养的目的。

【计划】

1. 用物准备　无菌咽拭子培养管、酒精灯、火柴、压舌板、手电筒、手套、检验单。

2. 患者准备　患者了解留取咽拭子标本的方法、目的和注意事项。

【实施】

1. 操作方法

(1) 核对医嘱，备齐用物推至床旁，解释操作目的、方法，以取得患者合作。

(2) 点燃酒精灯。

(3) 让患者张口发“啊”音，必要时使用压舌板。

(4) 取出培养管中的拭子轻柔、迅速地擦拭两侧腭弓、咽及扁桃体上的分泌物。

(5) 在酒精灯火焰上消毒试管口。

(6) 将拭子插入试管中，塞紧瓶塞。

(7) 洗手，注明标本留取时间，及时送检。

2. 注意事项

(1) 采集动作应轻稳、敏捷。避免在进食后2小时内采集标本，以免引起呕吐。

(2) 操作过程中应注意消毒瓶口，保持容器无菌。

(3) 棉签不可触及其他部位，保证所取标本的准确性。

(4) 健康教育：采集前向患者介绍采集咽拭子的方法及注意事项，教会患者正确配合。

【评价】

采集标本方法正确，患者无恶心、呕吐等不适。

六、呕吐物标本采集法

留取呕吐物标本可用于观察呕吐物的颜色、性质、气味、次数和数量，也可用于明确毒物的性质和种类，以协助诊断或提供法律上的证据。采集标本可在患者呕吐或洗胃前进行，用弯盘或痰杯接取呕吐物后，在容器外贴好标签，立即送检。

（吴俊晓）

复习思考题

1. 男性，62岁。为明确诊断，需查肝功能、尿素氮，并做血培养，护士应如何留取血标本？采集标本时应注意什么？

2. 女性，26岁。以“肾小球肾炎”入院，医嘱：尿液艾迪计数检查。护士接到此医嘱时，应做好哪些准备工作？护士应指导患者如何正确留标本？

第十五章　病情观察与危重患者的抢救护理

学习要点

1. 病情观察的方法和内容，特别是意识状态的观察、瞳孔的观察。
2. 各类患者的观察重点。
3. 吸氧法、吸痰法、洗胃术的目的及操作流程。
4. 吸氧法、吸痰法、洗胃术的注意事项。
5. 简易人工呼吸气囊的使用。

危重患者是指病情严重，随时可能发生生命危险的患者，如大出血、突发（突然）昏迷、心跳骤停、窒息等患者。对危重患者，需要护理人员给予细致、严密的病情观察，及时的抢救配合与精心的护理。

病情观察是护理危重患者的先决条件。患者生命体征的变化，瞳孔、意识的变化，精神状态的紊乱，排泄物的异常等都提示危重患者的身心状况，并能帮助识别危重患者。因此，护士必须具有广博的医学知识和训练有素的观察能力，通过感觉器官和仪器设备来提高观察效果，为诊断、治疗、抢救及护理提供依据。

组织与管理是护理危重患者的必要保证，应配备技术熟练、责任心强的护士以及必需的急救药品、器材，制订抢救常规和抢救程序等。

抢救与配合是护理危重患者的关键，如缺氧患者的吸氧、窒息患者的气道吸引、服毒患者的洗胃等，都对患者的预后及转归起着决定性的作用。

案例分析

男性，39 岁。因头颅外伤伴昏迷半小时入院，颅顶部偏右侧有一长约 3.5cm 伤口，创面深达颅骨，污染，表面出血不止。查体：BP 180/100mmHg，R 35 次 / 分，SaO_2 88%；瞳孔等大、等圆，直径为 2mm，对光反射迟钝；双肺呼吸音粗，可闻及明显痰鸣音；心率 110 次 / 分，律齐，未及病理性杂音；腹部及四肢未见明显外伤；膝反射、跟腱反射减弱，病理征未引出。

请写出：

1. 应立即采取哪些急救措施？
2. 实施所采取的急救护理措施时，分别有哪些注意事项？
3. 应如何做好病情观察？

第一节　病 情 观 察

一、病情观察的目的与要求

(一)病情观察的目的

病情观察是护理工作中的一项重要内容，贯穿于患者疾病过程的始终。护士和患者的接触最密切，在护理工作中，护士要利用与患者尤其是危重患者接触的一切机会，通过细致入微的观察，从体征到症状、从躯体到心理，及时、准确地掌握或预见其病情变化，为诊断、治疗和护理提供依据，为救治患者生命赢得抢救时间。因此，病情观察是护理人员必须掌握的一种技巧，是一切科学工作的基础。

(二)要求

一位有技巧、有能力的护理人员，应该随时都在观察患者病情，且能机警、敏锐地以适当的方式反应。这就要求护士必须具备广博的医学知识，严谨的工作作风，一丝不苟、高度的责任心及训练有素的观察能力，做到"五勤"，即勤巡视、勤观察、勤询问、勤思考、勤记录。通过有目的、有计划、认真、细致的观察，及时、准确地掌握或预见病情变化，为危重患者的抢救赢得时间。护士要提高病情观察的能力，应做到：

1. 自觉加强专业理论学习，为及时、准确地观察、判断病情打好坚实的基础。

2. 培养高度职业敏感性，能够做到从细微处及时、准确地发现患者的病情变化。

3. 经常巡视病房，利用一切机会观察病情，做观察病情的有心人。

4. 有计划地观察病情，熟悉患者的病情和当前治疗护理的要求，从而使观察更具有目的性。

二、病情观察的方法

病情观察是医务人员利用感觉器官，通过视、触、嗅、听等方法或借助医疗仪器设备来获得患者资料的过程。

1. 视诊(inspection)　是利用视觉观察患者的全身和局部情况。视诊能观察到周围环境状况及患者的全身和局部情况，如病房光线、温度、湿度、有无安全隐患；患者年龄、性别、发育、营养状态、面色、呼吸频率、肢体活动、姿势体位、意识状态、面容表情、皮肤黏膜颜色等，观察患者分泌物、引流物、呕吐物、排泄物的颜色、性质、量等。视诊时光线应充足。

2. 触诊(palpation)　是通过手的感觉感知患者身体某部位的情况，可用手直接触摸或按压某些部位。通过触诊可了解患者皮肤的温度、湿度、弹性、光滑度和脉搏；某些脏器的大小和形状；肿瘤的位置、大小和性质等。触诊时需要患者放松受检部位。

3. 叩诊(percussion)　是利用手指叩击或手掌拍击患者身体某部，使之震动产生音响，以此来确定局部有无病变和病变的性质的观察方法。主要用于观察及确定患者的脏器大小、形状、位置及密度，有无腹水及腹水的量等。

4. 听诊(auscultation)　是利用耳或借助听诊器等其他设备来分辨患者身体不同部位所发出的声音有无异常。主要用于观察患者的语调、咳嗽声、呼吸音、心音、肠鸣音等。

5. 嗅诊(smelling)　是利用嗅觉来辨别患者的各种气味，以了解其临床意义的观察方法，如发自患者皮肤黏膜、呼吸道、胃肠道的排泄物、分泌物、呕吐物、脓液等的气味。

6. 查询 是通过查阅病历、检验报告、会诊报告及其他相关文献资料，以及通过与患者及家属的交流、床边和书面交接班等获取病情信息的观察方法。

三、病情观察的内容

（一）一般情况的观察

1. 发育和体型 发育通常以年龄、身高、智力、体重及第二性征之间的关系来比较是否正常。正常发育与遗传、营养代谢、体育活动、生活条件等因素有密切的关系。成人发育正常的判断标准为：胸围等于身高的一半，坐高等于下肢的长度，两上肢展开的长度约等于身高。临床上的病态发育与内分泌关系最为密切，如发育成熟前发生垂体前叶功能亢进时，体格可异常高大称为巨人症；反之，垂体功能减退时，体格可异常矮小，称为垂体性侏儒症。体型是身体各部发育的外观表现，包括骨骼肌肉的成长与脂肪分布状态等，临床上成人体型有三种：①匀称型/正力型：身体各部分匀称适中，一般正常人多为此型；②瘦长型/无力型：身体瘦长，颈长肩窄，胸廓扁平，腹上角小于90°；③矮胖型/超力型：身短粗壮，颈粗肩宽，胸廓宽厚，腹上角常大于90°。

2. 表情与面容 疾病可使人的表情与面容出现痛苦、忧虑、疲惫等变化，某些疾病发展到一定程度，可出现特征性的面容与表情。

（1）急性病容：如面颊潮红、兴奋不安、呼吸急促、痛苦呻吟等征象为急性病容，多见于急性传染性疾病。

（2）慢性病容：精神萎靡、目光暗淡、面容憔悴、脸色苍白或灰暗、双眼无神、消瘦无力等为慢性病容，多见于肺结核、恶性肿瘤等慢性消耗性疾病的患者。

（3）病危面容：面容枯槁、面色苍白或铅灰、表情淡漠、眼眶凹陷，多见于大出血、严重休克、脱水等患者。

3. 姿势与步态 姿势是指举止的状态。患者因休息或适应医疗护理的需要而采取的卧床姿势，称为卧位。不同的疾病可使患者采取不同体位，如自动体位、被动体位、强迫体位等。胸膜炎或胸腔积液的患者，大多取患侧卧位，使患侧的呼吸运动减少，减轻疼痛，同时减轻积液压迫肺脏，让健侧肺的呼吸活动增强，达到代偿的目的。步态是指患者走路时所表现出的姿态。正常人行走自如，步态平稳。某些疾病可表现出特征性的步态，如小脑疾患、巴比妥中毒的患者走路时躯干重心不稳、步态紊乱如醉酒状为醉酒步态；双侧先天性髋关节脱位、进行性肌营养不良的患者，走路时身体左右摇摆称为蹒跚步态。突然的步态改变是病情变化的征兆之一，如高血压患者突然出现跛行，则提示有发生脑血管意外、偏瘫的可能。

4. 饮食与营养 饮食在疾病治疗方面起着重要作用。护士应观察患者的食欲、食量、饮食习惯、有无特殊嗜好或偏食等。营养状况可通过体重指数、皮下脂肪厚薄、肌肉的发育、皮肤弹性和毛发指甲的光泽度等进行判断。临床上用良好、中等、不良三个等级来判断患者的营养状态。

5. 皮肤与黏膜 皮肤、黏膜的颜色、温度、湿度、弹性，有无出血、皮疹、水肿、黄疸、发绀等情况，是反映身体健康状况的指标。如贫血患者皮肤苍白，休克患者皮肤常苍白、湿冷；肝胆疾病患者常有巩膜和皮肤黄染，严重缺氧患者常表现口唇、指、趾发绀，严重脱水患者常出现皮肤弹性减弱，造血系统疾病患者常出现皮肤黏膜的出血点、紫癜、瘀斑等，肾性水肿患者多见于晨起眼睑、颜面水肿，心源性水肿患者则表现为下垂性水肿等。

6. 睡眠　注意观察患者睡眠的深浅度、时间等，应注意有无失眠、睡眠过度等异常现象。

7. 呕吐物与排泄物　呕吐是指胃内容物经口吐出体外的一种复杂的反射动作。对呕吐者应注意观察呕吐方式及呕吐物的性状、色、量、味等。

(1) 性状：一般呕吐物为消化液和食物。

(2) 方式：颅内压增高时呕吐呈喷射状。

(3) 颜色：在胃内滞留时间短、出血量较多时呕吐物呈鲜红色，混有滞留在胃内时间较长的血液时呈咖啡色，有胆汁反流时呈黄绿色。

(4) 量：成人胃内容量约为300ml，如呕吐量超过胃容量，应考虑有无幽门梗阻或其他异常情况。

(5) 味：一般情况下呕吐物呈酸味，滞留胃内时间较长时呈腐臭味，含有大量胆汁时呈苦味，出现低位性肠梗阻时呈粪臭味，胃出血时呈腥味。护士应仔细观察呕吐物情况，做好记录，必要时收集标本送验，以协助诊断。排泄物包括粪、尿、汗液、痰液、引流液等，应注意观察其性质与数量。

（二）生命体征的观察（见第八章）

（三）意识状态的观察

意识是大脑高级神经中枢功能活动的综合表现，即对内外环境的知觉状态。凡影响大脑活动的疾病均会引起不同程度的意识改变，这种状态称为意识障碍。根据意识障碍的程度可分为：

1. 嗜睡　是轻度的意识障碍。患者持续地处于睡眠状态，能被唤醒，醒后能正确回答问题，但反应迟钝，停止刺激后很快入睡。

2. 意识模糊　意识障碍程度较嗜睡深，对周围环境漠不关心，答话简短、迟钝，表情淡漠，对时间、地点、人物的定向力完全或部分障碍。

另有一种以兴奋为主的意识模糊，伴有知觉障碍（幻觉、错觉），称为谵妄。表现为意识不清，定向力消失，感觉错乱，乱语躁动。见于高热期、药物中毒、酒精中毒等。

3. 昏睡　接近不省人事的意识状态，患者处于熟睡状态，不易唤醒。较强刺激可被唤醒，醒后答非所问，且很快又入睡。

4. 昏迷　是严重的意识障碍，也是病情危急的信号。按其程度可分为浅昏迷、深昏迷。

(1) 浅昏迷：意识大部分丧失，无自主运动，对周围事物及声光刺激（如呼吸或语言刺激）均无反应，但强烈刺激（如压迫眶上神经）可出现痛苦表情，患者各种反射如角膜反射、瞳孔对光反射、咳嗽反射、吞咽反射等均存在。生命体征一般无明显改变，可有大小便失禁或尿潴留。

(2) 深昏迷：意识完全丧失，各种刺激均无反应，全身肌肉松弛，深浅反射均消失，呼吸不规律，血压可有下降，大小便失禁或尿潴留，机体仅能维持呼吸与循环的最基本功能。

（四）瞳孔的观察

瞳孔的变化是颅内疾病、药物中毒等病情变化的一个重要指征。观察瞳孔应注意两侧瞳孔的形状、大小、边缘对称性及对光反射等。

1. 正常瞳孔　正常瞳孔呈圆形，两侧等大等圆，边缘整齐，在自然光线下直径约2.5～5mm，对光反射灵敏。

2. 瞳孔大小异常

(1) 瞳孔缩小：瞳孔直径小于2mm称瞳孔缩小，小于1mm为针尖样瞳孔。瞳孔缩小见丁有机磷、吗啡、氯丙嗪等药物中毒，单侧瞳孔缩小常提示同侧小脑幕裂孔疝等的发生。

(2) 瞳孔扩大：瞳孔直径大于 5mm 称瞳孔扩大，见于阿托品等药物反应、颅内压增高、濒死状态、双侧小脑幕裂孔疝、枕骨大孔疝等。

(3) 双侧瞳孔不等大：见于脑外伤、脑肿瘤等。

3. 瞳孔对光反射　用拇指和示指分开上、下眼睑，露出眼球，用聚光手电筒直接照射瞳孔，以观察瞳孔对光线的反应是灵敏、迟钝还是消失。正常人对光线反应灵敏，当光线照射瞳孔时，瞳孔立即缩小，移去光线或闭合眼睑后又可增大。用手电筒直接照射瞳孔时，瞳孔的大小不随光线刺激而变化，称为瞳孔对光反应消失，见于危重或深昏迷的患者。

（五）特殊治疗后的观察

危重患者常需进行一些特殊的治疗，如吸痰、吸氧、输血、手术等，无论给予何种特殊的治疗都必须仔细观察。如吸痰时要观察患者的缺氧情况，吸氧后要观察患者缺氧程度的改善，输血要观察有无输血反应，放置引流管要观察引流液的颜色、性质及量，手术后应监测血压，观察伤口有无出血等。

（六）特殊用药后的观察

药疗后应注意观察药物疗效及不良反应，如应用利尿剂的患者尿量多少、有无电解质紊乱的表现，应用胰岛素治疗的患者有无出冷汗、心悸、神志不清等低血糖反应的表现，使用血清类和青霉素类药物时应注意有无过敏反应等。

（七）中心静脉压

中心静脉压(central venous pressure，CVP)代表右心房或胸腔段腔静脉内的压力，主要反映全身血容量与右心功能。CVP 的正常值是 5～12cmH$_2$O。当 CVP < 5cmH$_2$O 时，表示血容量不足；CVP > 15cmH$_2$O 时，表示心功能不全、静脉血管床过度收缩或肺循环阻力增高；CVP > 20cmH$_2$O 时，表示存在充血性心力衰竭。

（八）心理状态的观察

心理状态的观察包括患者的语言与非语言行为、情感反应、对疾病的认识、价值观及信念等。危重患者的情感反应常见有焦虑、恐惧与忧郁。应观察有无记忆力减退，思维混乱，反应迟钝，语言、行为怪异等情况，以及有无焦虑、忧郁、恐惧、绝望等情绪状态。

四、各类患者的观察重点及要求

（一）新入院患者

1. 初步估计病情轻重，确定重点观察的内容　新入院患者病情轻重缓急不一，诊断也不尽明确，护士应根据患者的病史、各种检查结果，结合患者的入院方式和一般状况等，对病情及其轻重做出初步估计，确定重点观察的内容。如对大面积烧伤、创伤患者应重点观察生命体征尤其是血压的变化，以警惕早期休克的发生；对肝硬化患者要重点观察饮食、意识状况，以警惕肝性脑病的发生。

2. 注意观察潜在或继发病症　新入院患者往往诊断尚未明确，病情尚在发展中，护士应注意观察其潜在或继发的病症，以防忽略某些重要病情。如有些创伤患者在外观上只表现为机体局部组织的破损或出血，但护士仍应严密观察其血压和神志变化，警惕有无内脏潜在或继发出血的可能。

3. 注重心理状态的观察　新入院患者对医院的环境、人员及各种规章制度等都很陌生，对自身疾病的治疗期望很高，容易出现很多复杂的心理问题。护士应注意观察并给予针对性的心理疏导，帮助患者尽快熟悉和适应住院生活，从而积极、主动地配合，参与到治疗护理中来。

（二）老年患者

1. 注意观察症状、体征不典型的病情　老年患者新陈代谢低下，感觉迟钝，患重病时往往反应不明显。如有些老年人患肺炎时，体温、血液白细胞计数常不高。因此，护士应注意对症状、体征不典型的病情做细致、全面的观察，及时、准确地判断病情变化。

2. 注意观察有无脑及心血管意外的先兆症状　老年患者容易发生脑及心血管意外，一旦发生，往往来势凶猛，病情危重。护士应注意观察其先兆症状，以便尽早发现病情变化，及时采取防治措施。如冠心病患者频繁发作心绞痛，且程度加重，持续时间延长，服用硝酸甘油无效，则应考虑是否发生心肌梗死，并作进一步严密观察和处理。

3. 注意观察并发症　老年患者起病隐匿，病程迁延，抵抗力差，疾病恢复慢，容易出现并发症，护士应加强这方面的观察。如对卧床患者应注意观察局部皮肤改变以警惕压疮的发生，对术后患者应观察其呼吸、排痰情况以警惕肺部感染的发生。

4. 注意观察与疏导心理问题　老年患者心理状态复杂多变，护士应做到尊重患者，细心观察，并给予针对性的疏导。此外，鉴于老年患者感官功能减退，记忆力下降，反应迟钝，护士在观察病情时应耐心听取主诉，并认真核实以准确掌握病情。

（三）小儿患者

小儿患者对生疏的环境和人员适应性差，易产生恐惧心理，加之表达能力差，不能具体述说病情。因此，护士应重点观察患儿的精神状态、饮食量、大小便的性状及颜色、啼哭的声音等。如小儿哭闹不止时应考虑是否存在饥饿、口渴、过热、过冷、尿垫潮湿，或是腹痛、感染病灶等引起的不适；给患儿测体温或更换尿垫时，若发现果酱样血便，而肛门周围及外阴无损伤，应考虑有无肠套叠的可能。此外，小儿患者由于各器官发育尚未完善，病情变化快而剧烈，轻微的炎症就可能引起高热甚至发生惊厥，护士观察病情必须及时、准确，并及早进行适当处理。

（四）危重患者

危重患者病情重、复杂，变化快，观察病情应全面、连续、细致、及时。若不及时发现病情变化，则可能延误抢救而影响预后，甚至威胁生命。因此，护士应重点观察其生命体征及相关的症状、体征，以期尽早发现或预见病情变化，及时采取预防或应急措施，抢救患者生命。如对慢性肺源性心脏病患者，应重点观察其呼吸、血压、脉搏的变化，同时，还应密切观察患者的神志、意识状态，若发现患者头痛、烦躁不安、言语障碍或嗜睡，则可能是发生了肺性脑病。

五、观察后的处理

（一）一般病情变化的处理

护士可在职责范围内给予适当处理以减轻或解除患者的痛苦，并通过口头或书面的形式通知医生，也可先通知医生，再做处理。如高热患者可先给予物理降温；一般术后患者夜间发生尿潴留时，可让患者听流水声或用温水冲洗尿道口，诱导排尿。

（二）重要病情变化的处理

当发现病情恶化或有严重并发症的先兆时，如消化道溃疡患者排出黑便，心脏病患者出现呼吸困难等，护士应继续严密观察病情，安慰患者，并给予相应处理，如给氧、建立静脉通道、准备急救用品等，同时及时通知医生。

（三）紧急病情变化的处理

如发现患者突然发生心搏骤停或呼吸停止等紧急病情变化，护士应当机立断采取必要的应急措施。如给氧、胸外心脏按压、人工呼吸等，同时设法请人去通知医生，待医生到场后，按医嘱配合医生进行抢救。抢救过程中的各项抢救措施及病情变化均应详细记录，以便进一步观察病情和分析、判断抢救治疗后的效果。

第二节　危重患者的抢救护理

抢救危重患者是医疗护理工作中的一项重要而严肃的任务，是一场争分夺秒的战斗，抢救的质量直接关系到患者的生命和生存质量。因此，病区应从组织上、物质上做好充分准备，常备不懈，遇有危重患者，要当机立断，采取紧急措施，积极进行抢救。

一、抢救工作管理

抢救工作应有严密的组织、合理的分工和必要而完善的设备，建立严格的抢救组织和管理制度是保证高质量、高效率地抢救患者的重要措施之一。

（一）组织管理

1. 病区应立即指定抢救负责人，组成抢救小组。

2. 即刻制订抢救方案。医生、护士共同参与制订，应全面部署，统一指挥，明确分工，互相配合，使危重患者能及时、迅速地得到抢救。

3. 制订抢救护理计划。

4. 做好抢救记录和查对工作。记录要求字迹清晰，及时准确，详细全面。各种急救药物须经两人核对后方可使用。口头医嘱须向医生复述一遍，双方确认无误后方可执行。抢救完毕后，请医生及时补写医嘱和处方。抢救中的安瓿、输液空瓶、输血空袋等均应集中放置，以便统计查对。

5. 安排护士随医生参加每次查房、会诊、病例讨论，了解危重患者的抢救过程，配合治疗和护理。

6. 一切抢救用品均应定点放置，以保证应急使用。护士应熟悉抢救物品的性能和使用方法，并能排除一般故障。

7. 严格执行交接班制度。

（二）抢救设备及用物

1. 抢救室　急诊室和病区应设抢救室。病区抢救室应设在靠近护士办公室的单独房间内，抢救室要宽敞、明亮、安静、整洁，并应有严密的科学管理制度。

2. 抢救床　最好选用能升降的多功能床，另备木板一块，作胸外心脏按压时用。

3. 抢救车　需准备下列物品：

(1) 急救药品（表15-1）。

(2) 各种无菌急救包：导尿包、静脉切开包、气管插管包、气管切开包、各种穿刺包等。

(3) 一般用物：治疗盘、血压计、听诊器、温度计、开口器、压舌板、舌钳、手电筒、输液器、输血器、各种注射器及针头、各种型号及用途的橡胶或硅胶导管、止血带、皮肤消毒用物、绷带、夹板、无菌敷料、无菌手套、多用电源插座等。

表 15-1 常用急救药品

类别	药物
中枢兴奋药	尼可刹米、洛贝林等
升压药	去甲肾上腺素、肾上腺素、间羟胺、多巴胺等
降压药	硝苯地平、卡托普利等
强心药	毛花苷C(西地兰)、毒毛花苷K等
抗心律失常药	利多卡因、维拉帕米、普鲁卡因胺
血管扩张药	酚妥拉明、硝酸甘油、硝普钠、氨茶碱等
止血药	卡巴克络(安络血)、酚磺乙胺(止血敏)、维生素K_1、氨甲苯酸、垂体后叶素、血凝酶等
止痛镇静药	哌替啶(杜冷丁)、苯巴比妥(鲁米那)、氯丙嗪(冬眠灵)、吗啡等
解毒药	阿托品、碘解磷定、氯解磷定、亚甲蓝(美蓝)、二巯基丙醇、硫代硫酸钠等
抗过敏药	异丙嗪、苯海拉明、氯苯那敏(扑尔敏)、阿司咪唑(息斯敏)
抗惊厥药	地西泮(安定)、苯巴比妥钠、硫喷妥钠、苯妥英钠、硫酸镁等
脱水利尿药	20%甘露醇、25%山梨醇、呋塞米(速尿)、利尿酸钠等
碱性药	5%碳酸氢钠、11.2%乳酸钠
其他	氢化可的松、地塞米松、0.9%氯化钠溶液、各种浓度的葡萄糖溶液、低分子右旋糖酐、平衡液、10%葡萄糖酸钙、氯化钾、氯化钙、羟乙基淀粉(706代血浆)等

4. 急救器械　心电监护仪、电除颤器、心脏起搏器、简易呼吸器、呼吸机、氧气筒及给氧装置或中心供氧系统、电动吸引器或中心负压吸引装置、洗胃机等。

为了不贻误抢救时机，应严格执行抢救物品的“五定制度”，即定数量品种、定点安置、定人保管、定期消毒灭菌和定期检查维修，保证急救物品的完好率达100%。

二、危重患者的支持性护理

危重患者病情重而复杂，变化快，随时可能发生生命危险。护士应认真、全面、缜密地观察病情，以判断疾病的转归。针对患者的具体情况，加强各方面的护理，预防并发症，减轻患者痛苦，促进早日康复，为患者提供适合于个体的整体护理，抵抗力差，必要时应设专人护理，并将观察结果和治疗经过详细记录于护理记录单上，以供医生作诊疗参考和采取相应的护理措施。

(一) 病情观察与记录

护士必须密切观察并随时掌握患者的病情变化，尤其要重点加强对生命体征、意识、瞳孔等内容的观察，以随时了解各脏器的功能状况及治疗反应与效果，及时、正确地采取有效的救治措施，如出现呼吸与心跳骤停，应立即采取人工呼吸、胸外心脏按压等措施，同时立即通知医生，以免延误抢救时机。准确、及时、完整记录病情变化。

(二) 保持呼吸道通畅

昏迷患者常因呼吸道分泌物及唾液等积聚喉头而引起呼吸困难甚至窒息，故应使患者头偏向一侧，及时吸出呼吸道分泌物，保持呼吸道通畅。长期卧床患者易患坠积性肺炎，应经常帮助患者变换卧位，清醒者应鼓励定时做深呼吸或轻拍背部以助分泌物咳出，防止坠积性肺炎的发生。

（三）加强临床护理

1. 眼睛的保护　眼睑不能自行闭合的患者，由于眨眼少，角膜干燥，易发生溃疡，并发结膜炎，可涂金霉素眼膏或盖凡士林纱布，以保护角膜。

2. 口腔护理　保持口腔清洁、湿润，能刺激食欲，增进舒适，预防并发症的发生。

3. 皮肤护理　危重患者由于长时间卧床、大小便失禁、大量出汗及营养不良等原因，容易发生压疮。因此，必须加强皮肤护理，维护皮肤的完好状态。

4. 加强肢体被动锻炼　应注意保持患者肢体的功能位置。病情许可时，每日2～3次给患者做肢体被动运动，如伸屈、内收、外展、内旋、外旋等活动，并做按摩以促进血液循环，增加肌肉张力，帮助恢复功能，同时也可预防深静脉血栓形成。

（四）补充营养和水分

危重患者分解代谢增强，机体消耗大。因此，需补充营养和水分。对不能进食者，可经胃肠外给予静脉高营养支持。对水分丧失较多的患者（如有大量引流液或额外体液丧失者），应补充足够的水分。

（五）维持排泄功能

对发生尿潴留的患者，可采取措施帮助患者排尿，以减轻患者痛苦，必要时可在无菌操作下导尿。对于留置导尿者，要注意引流通畅，防止泌尿道感染。如便秘，可用灌肠法协助其排出粪便，必要时护士可戴手套帮助取出粪便。

（六）保持各类导管通畅

危重患者身上有时可有多种引流管，如导尿管、胃肠减压管、伤口引流管等，护士应将各种管道妥善固定，安全放置，防止管道堵塞、扭曲、脱落，并保持通畅，使其发挥应有的效能。

（七）确保患者安全

对意识丧失、谵妄、躁动的患者要确保其安全，正确使用保护具以防止坠床摔伤并维持患者舒适；对牙关紧闭、抽搐的患者，要用压舌板裹上数层纱布放于上、下磨牙之间，以免因咀嚼肌痉挛而咬伤舌头，同时室内光线宜暗，工作人员动作要轻，避免因外界刺激而引起抽搐。

（八）心理护理

应把握危重患者复杂的心理特点，根据具体情况给予及时、安全、有效的整体护理，满足其身心需要。在对患者进行护理时，态度要和蔼、宽容、诚恳、富有同情心，语言应精练、贴切、易于理解，举止应沉着、稳重，操作应娴熟、认真、一丝不苟，给患者以充分的信赖感和安全感。

三、常用抢救方法

护理人员必须熟练掌握吸氧、吸痰、洗胃等常用抢救技术，熟悉相应的抢救程序，全面、细致地做好危重患者的身心整体护理。

（一）吸氧法

氧气是维持生命所必需的重要物质，当组织得不到足够的氧或利用氧发生障碍时，就会使机体的代谢、功能和组织形态结构发生异常改变，这种情况称为缺氧。吸氧法是临床上常用的改善呼吸的技术之一。

吸氧法是指通过为患者吸入氧气，提高动脉血氧分压（PaO_2）和动脉血氧饱和度（SaO_2），增加动脉血氧含量（CaO_2），从而预防和纠正各种原因所造成的组织缺氧。

1. 缺氧的分类　根据缺氧的原因和血氧变化特征可将缺氧分为四种类型。

(1) 低张性缺氧：是指由于吸入气体中氧气浓度过低、外呼吸功能障碍、静脉血分流入动脉而引起的缺氧。其特点是动脉血氧分压降低，动脉血氧饱和度降低，组织供氧不足。常见于慢性阻塞性肺部疾病、先天性心脏病如法洛四联症、高山病等。

(2) 血液性缺氧：是指由于血红蛋白数量减少或性质改变，造成血氧含量降低或血红蛋白结合的氧不易释放引起的缺氧。其特点是血氧含量降低，血氧分压、血氧饱和度一般正常。常见于贫血、一氧化碳中毒、高铁血红蛋白血症、输入大量库存血等。

(3) 循环性缺氧：是指由于组织血流量减少，使组织供氧量减少所致的缺氧。其特点是动脉血氧分压、动脉血氧饱和度、血氧含量正常，而动-静脉氧压差增加。常见于心力衰竭、休克等。

(4) 组织性缺氧：是指由于组织细胞利用氧发生障碍而导致的缺氧。其特点是动脉血氧分压、动脉血氧饱和度、血氧含量正常，而静脉血氧分压、氧饱和度、氧含量高于正常。常见于氰化物、硫化物中毒，大量放射线照射，维生素严重缺乏等。

以上四种类型的缺氧中，氧疗对低张性缺氧的疗效最好，吸氧能迅速提高动脉血氧分压、动脉血氧饱和度和血氧含量。氧疗对心功能不全、严重贫血、一氧化碳中毒、休克等患者也有一定的疗效。

2. 缺氧的症状和程度判断　根据临床上患者的缺氧症状和血气分析检查结果来判断缺氧程度（表 15-2）。

表 15-2　缺氧的症状和程度判断

程度	发绀	呼吸困难	神志	动脉血氧分压 (PaO_2)(mmHg)	动脉血氧饱和度 (SaO_2)(%)
轻度	不明显	不明显	清楚	>50	>80
中度	明显	明显	正常或烦躁不安	30～50	60～80
重度	显著	严重，三凹征明显	昏迷或半昏迷	<30	<60

轻度缺氧者一般不需氧疗，如有呼吸困难，可低流量低浓度给氧（1～2L/min）；中度缺氧需氧疗；重度缺氧是氧疗的绝对适应证。

3. 氧气吸入的适应证　氧气吸入可用于各种原因引起的缺氧。血气分析检查的结果是用氧的最可靠指标，当患者动脉血氧分压低于 50mmHg 时，则应给予吸氧。

(1) 肺活量减少：因呼吸系统疾患而影响肺活量者，如哮喘、支气管肺炎或气胸等。

(2) 心肺功能不全：使肺部充血而致呼吸困难者，如心力衰竭时出现的呼吸困难。

(3) 各种中毒引起的呼吸困难：氧不能由毛细血管渗入组织而产生缺氧，如巴比妥类药物中毒、麻醉剂中毒、CO 中毒等。

(4) 昏迷患者：如脑血管意外或颅脑损伤患者。

(5) 其他：某些外科手术前后患者、大出血休克患者、分娩时产程过长或胎儿心音不良等。

4. 供氧装置

(1) 氧气筒与氧气表装置（图 15-1）

▲**氧气筒**：为一圆柱形无缝钢筒，可耐受 14.7MPa（150kg/cm^2）的高压，容积为 40L，可容纳氧约 6000L。

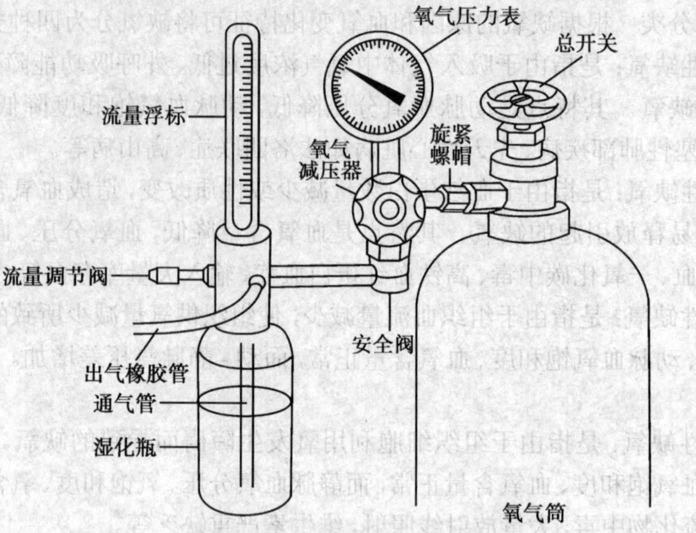

图 15-1　氧气筒、氧气表装置

1）总开关：在氧气筒的顶端，可控制氧气的放出。使用时将总开关向逆时针方向旋转 1/4 周，即可放出足够的氧气。

2）气门：在氧气筒的侧面，有一气门可与氧气表相连，是氧气自筒内输出的途径。

▲**氧气表**：由以下几部分组成：

1）压力表：能测知氧气筒内氧气的压力，以 MPa 或 kg/cm^2 表示，压力越大，说明氧气贮存量越多。

2）减压器：是一种弹簧自动减压装置，可将来自氧气筒内的压力减至 0.2～0.3MPa（2～$3kg/cm^2$），使流量保持平稳，保证安全。

3）流量表：能测量每分钟氧气的流出量。流量表内装有浮标，当氧气通过流量表时，浮标被吹起，从浮标上端平面所指刻度，可以测知每分钟氧气的流出量，用 L/min 表示。

4）湿化瓶：用于湿化氧气，以免呼吸道黏膜被干燥的气体所刺激。瓶内装入 1/3～1/2 凉开水，通气管浸入水中，出气橡胶管和鼻导管相连。湿化瓶应每天换水一次。

5）安全阀：当氧气流量过大，压力过高时，安全阀的内部活塞即自行上推，使过多的氧气由四周小孔流出，以保证安全。

▲**装表法**：将氧气表装在氧气筒上，以备急用。

1）吹尘：将氧气筒置于架上，取下氧气筒帽，打开总开关，使小量气体从气门处流出，随即迅速关好总开关，以达到清洁该处的目的，避免灰尘吹入氧气表内。

2）装氧气表：将表接于氧气筒的气门上，用手初步旋紧，然后将表稍后倾，再用扳手旋紧，使氧气表直立于氧气筒旁，接好湿化瓶。

3）接管与检查：连接通气管，检查流量调节阀关好后，打开氧气筒总开关，再打开流量调节阀，检查氧气流出是否通畅、有无漏气。最后关上流量调节阀，推至病室备用。

▲**卸表法**

1）放余气：旋紧总开关，打开氧气流量调节阀，放出余气，再关好流量调节阀，卸下湿化瓶。

2）卸氧气表：一手持表，一手用扳手将表的螺帽旋松，然后再用手旋开，将表卸下。

(2) 中心供氧装置(图 15-2)：医院的氧气供应可集中由供应站供给，设管道通至各病区、门诊和急诊室。供应站有总开关进行管理，各用氧单位配有氧气表，打开流量表开关即可将氧气输给患者。

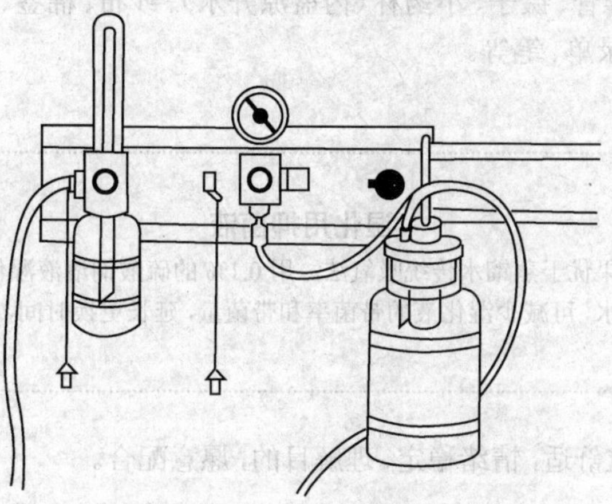

图 15-2　中心供氧装置

(3) 氧气枕(图 15-3)：为一长方形橡胶枕，枕的一角有一橡胶管，上有调节器以调节氧流量，使用时将氧气充满氧气枕内，接上湿化瓶、导管，让患者头部枕于氧气枕上，借重力使氧气流出。在家庭氧疗、抢救危重患者或转运患者途中，由于来不及准备氧气筒或携带氧气装置不方便，可用氧气枕代替氧气装置。

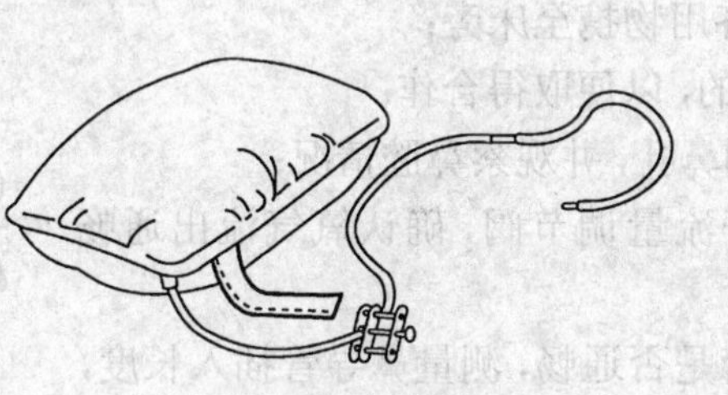

图 15-3　氧气枕

新购的氧气枕因枕内含有粉尘，充气前应用自来水灌满氧气枕，在枕外用手反复揉捏，直至放出的水洁净为止，以防引起吸入性肺炎，甚至窒息。

(4) 高压氧舱：为一圆筒形耐压舱体，分手术舱、治疗舱和过渡舱三部分，舱内充满高压氧气。利用特殊的加压舱，使患者处于高于一个大气压的环境中吸入高浓度氧。

5. 供氧方法

(1) 鼻导管法

【目的】

通过供给患者氧气，纠正各种原因造成的缺氧状态，提高动脉血氧分压和动脉血氧饱和度，增加动脉血氧含量，促进组织的新陈代谢，维持机体的生命活动。

【评估】

1) 患者目前病情、缺氧程度及用氧目的。

2) 患者的意识状态、心理反应及合作程度。

3) 患者的鼻腔状况，如有无分泌物堵塞，有无鼻中隔偏曲等。

【计划】

1）用物准备

①供氧装置：氧气筒或中心供氧装置；

②治疗盘内备鼻导管、镊子、小药杯（内盛凉开水）、纱布、棉签、玻璃接管、弯盘、胶布、别针、橡皮筋、用氧记录单、笔等。

知识链接

湿化用抑菌液

湿化用抑菌液的效果优于蒸馏水传统吸氧法。用0.1%的硫酸铜溶液湿化氧气，3天更换一次，代替1天更换一次的蒸馏水，可减少湿化液的带菌率和带菌量，延长更换时间，减轻护理工作量，对患者安全、实用。

2）患者准备：体位舒适，情绪稳定，理解目的，愿意配合。

【实施】

1）操作方法

单侧鼻导管法：临床上常用的方法之一，是将鼻导管从一侧鼻腔插入至鼻咽部，末端连接氧气的给氧方法。此法节省氧气，但对鼻黏膜刺激性较大，长时间应用患者感觉不适，因此不宜长时间应用。

吸氧：

①洗手，戴口罩，备齐用物携至床旁；

②核对患者，解释目的，以便取得合作；

③用湿棉签清洁该侧鼻孔，并观察鼻腔情况；

④连接鼻导管，打开流量调节阀，确认氧气流出通畅后，调节至所需流量。

⑤湿润并检查鼻导管是否通畅，测量鼻导管插入长度，轻轻插入鼻咽部，约为鼻尖至耳垂长度的2/3（图15-4）；

⑥如无呛咳，用胶布将鼻导管固定于鼻翼及面颊部；

⑦告知患者用氧期间勿擅自调节流量，注意用氧安全；

⑧记录用氧时间及流量。

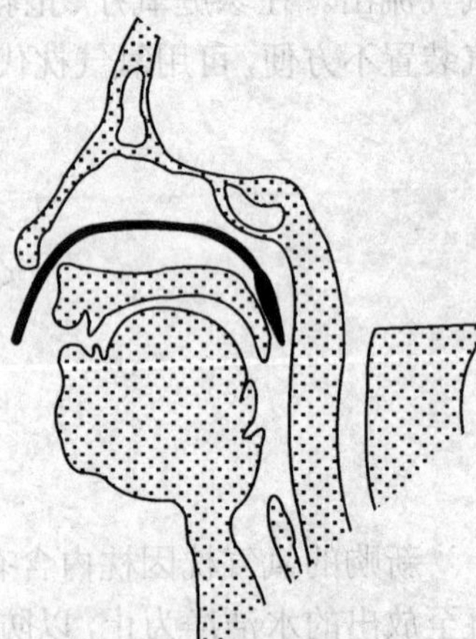

图15-4　鼻导管插入长度

停氧：

①拔管前先向患者解释，取下别针、胶布，拔出鼻导管；

②关闭总开关，待氧气表压力降至零时，再关流量开关；

③擦净面部，询问患者有无不适；

④记录停氧时间、用氧效果；

⑤整理床单位，清理用物。

双侧鼻导管法：用棉签清洁患者鼻腔，将双侧鼻导管连接输出管，调节氧流量，检查鼻导管是否通畅，再将鼻导管插入两侧鼻腔内固定。其余同单侧鼻导管法。此法使用简单，对患者刺激性小，适用于长期吸氧者（图15-5）。

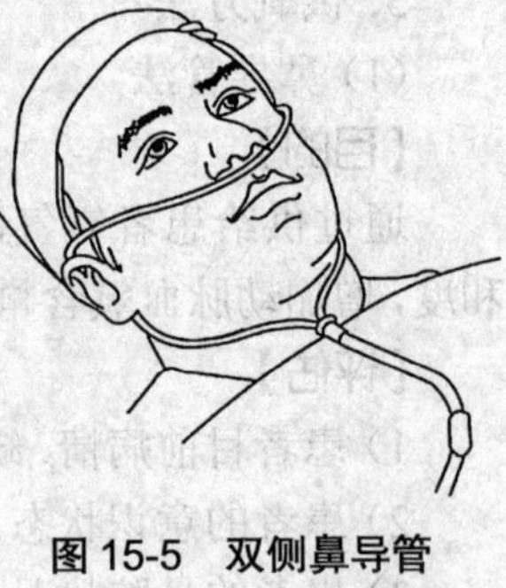

图15-5　双侧鼻导管

2）注意事项

①在用氧过程中注意用氧安全：切实做好“四防”即防震、防火、防热、防油；在搬运氧气时，避免倾倒、撞击，防止爆炸；氧气应安置在阴凉处，周围严禁烟火和易燃品，至少离火炉 5m，暖气 1m，以防引起燃烧；氧气表及螺旋口处不可抹油，也不可用带油的手进行装卸，避免引起燃烧；

②严格遵守操作程序：插管前先调好流量（即带氧插管）；中途调节流量时，应将氧气和鼻导管分离，调节好流量后再接上；停用氧时应先取下鼻导管（即带氧拔管），再关流量开关，以免大量氧气冲入呼吸道而造成损伤；

③在用氧过程中注意观察病情变化：根据血压、脉搏、神志状态、皮肤颜色、温度、呼吸方式等情况判断氧疗效果，还可根据动脉血气分析结果决定用氧浓度；

④氧气筒内氧气不可用尽：压力表上指针降至 $5kg/cm^2$ 时即不可再用，以防灰尘进入筒内，于再次充气时引起爆炸；对未用或已用空的氧气筒，应分别悬挂“满”或“空”的标志，以便及时调换氧气筒，避免急用时搬错而影响抢救；

⑤防止交叉感染：持续鼻导管用氧者，易使鼻腔分泌物结痂，造成鼻导管堵塞；应每日更换鼻导管 2 次以上，双侧鼻孔交替插管，并及时清除鼻腔分泌物，防止鼻导管堵塞；使用鼻塞、头罩者每天更换一次，使用面罩者每 4～8 小时更换一次。

⑥健康教育：指导患者及探视者用氧时禁止吸烟，保证用氧安全；指导患者和家属认识氧疗的重要性和配合氧疗的方法。

【评价】

1）患者能积极配合氧疗。

2）操作规范，用氧安全。

3）患者缺氧症状得到改善。

(2) 鼻塞法：鼻塞是一种塑料制成的球状物，有单侧和双侧两种。使用时将鼻塞塞入鼻前庭，代替鼻导管给氧，鼻塞大小以塞住鼻孔为宜。此法对鼻腔黏膜刺激小，患者感觉舒适，且使用方便，适用于长时间用氧（图 15-6）。

图 15-6 鼻塞给氧法

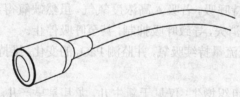

(3) 漏斗法：用漏斗代替鼻导管连接橡胶管，调节氧流量 4～6L/min，将漏斗置于离患者口鼻 1～3cm 处，用绷带固定，以防移动。此法使用简便，且无导管刺激黏膜的缺点，但耗氧量较大，适用于婴儿或气管切开术后的患者。

(4) 面罩法：将面罩置于患者口鼻部，用松紧带固定，氧气自下端输入，呼出气体从面罩侧孔排出，要求氧流量 6～8L/min。此法口腔、鼻腔都能吸入氧气，对于张口呼吸、病情较重、氧分压明显下降者效果较好，对气道黏膜刺激性小，简单易行，患者感觉较舒适（图 15-7）。

(5) 头罩给氧法：适用于新生儿、婴幼儿的供氧，将患儿头部置于氧气罩内，将氧气接于进气孔上，可以保证罩内一定的氧浓度。此法简便，无刺激性，透明的头罩易于观察病情变化（图 15-8）。

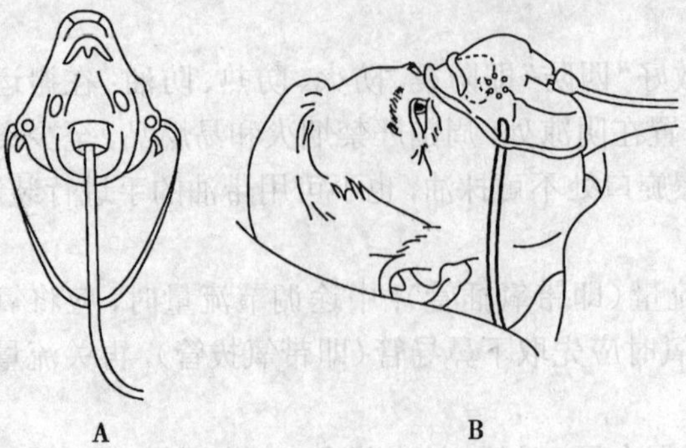

图 15-7　面罩给氧法

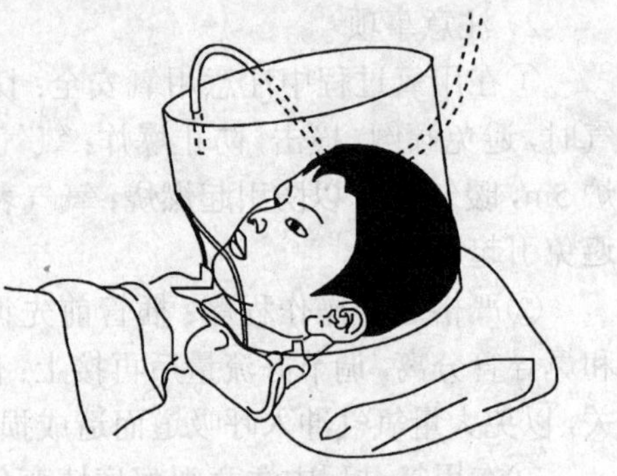

图 15-8　头罩给氧法

6. 氧疗的不良反应及预防

(1) 氧中毒：当患者长时间高浓度给氧时，肺泡气和 PaO_2 升高，使血液与组织细胞之间氧分压差升高，氧弥散加速，组织细胞因获氧过多而中毒。患者主要表现为胸骨后锐痛、烧灼感、干咳和进行性呼吸困难、恶心、呕吐、烦躁不安，也可出现抽搐、晕厥，严重者可昏迷、死亡。

预防措施：预防氧中毒的关键是避免长时间高浓度氧气吸入，氧浓度 60% 以下是安全的，60%～80% 的氧吸入时间不能超过 24 小时，100% 的氧吸入时间不能超过 4～12 小时。给氧期间应经常监测动脉血氧分压和氧饱和度，密切观察给氧的效果和不良反应。

(2) 肺不张：患者吸入高浓度氧后，肺泡内大量氮气（不能被吸收）被置换，如果发生支气管堵塞，肺泡内的氧气易被肺循环的血流迅速吸收，导致肺泡塌陷，引起肺不张。患者主要表现为烦躁不安，呼吸、心率加快，血压上升，呼吸困难，发绀，甚至昏迷。

预防措施：可采取控制吸氧浓度，鼓励患者做深呼吸、咳嗽，经常翻身拍背等促进排痰的措施。

(3) 呼吸抑制：多见于低氧血症伴二氧化碳潴留，由于动脉血二氧化碳分压长期升高，呼吸中枢失去了对 CO_2 的敏感性，呼吸的调节主要依靠缺氧对周围化学感受器（颈动脉体和主动脉体）的刺激来维持呼吸，若吸入高浓度氧气，虽然缺氧得到某种程度的改善，但缺氧反射性刺激呼吸的作用消失，导致呼吸抑制，甚至呼吸停止。

预防措施：低浓度、低流量持续吸氧，并监测 PaO_2 的变化，维持患者的 PaO_2 在 60mmHg 即可。

(4) 眼晶状体后纤维组织增生：仅见于新生儿，尤其是早产儿。当患儿吸入过高浓度氧气时，患儿视网膜小动脉收缩，从而发生视网膜纤维化，最后发展为视网膜剥离而致失明。

预防措施：新生儿吸氧浓度应严格控制在 40% 以下，并控制吸氧的时间。

(5) 呼吸道黏膜干燥：因持续吸入未经湿化且浓度较高的氧气，可使呼吸道黏膜干燥，分泌物黏稠不易咳出。

预防措施：氧气吸入前一定要先湿化，必要时配合做超声波雾化吸入。

7. 氧气成分和浓度、吸氧浓度与氧流量的换算

(1) 氧气成分：一般用 99% 氧气或 5% 二氧化碳和纯氧混合的气体。

(2) 氧气吸入浓度：掌握吸氧浓度对纠正缺氧起着重要作用。氧气在空气中的浓度为 20.93%。为达到治疗效果，吸氧浓度必须高于空气中氧浓度。低于 25% 的氧浓度和空气中的氧含量相近，无治疗价值；高于 60% 的氧浓度，持续时间超过 24 小时以上，则会发生氧

中毒，表现为恶心、烦躁不安、面色苍白、进行性呼吸困难。

临床上根据吸入氧浓度将氧疗分为低浓度、中等浓度、高浓度和高压四类。

1）低浓度氧疗：又称控制性氧疗，吸入氧浓度低于 40%。应用于低氧血症伴二氧化碳潴留的患者。如慢性阻塞性肺病和慢性呼吸衰竭，呼吸中枢对二氧化碳增高的反应很弱，呼吸的维持主要依靠缺氧刺激外周化学感受器。如果给予高浓度的氧吸入，低氧血症迅速解除，同时也解除了缺氧兴奋呼吸中枢的作用，导致进一步呼吸抑制，加重二氧化碳的潴留，甚至发生二氧化碳麻醉；另外，由于缺氧的消除，通气低下部位的血流反而增加，使已失调的通气 / 灌注比例障碍更为严重，导致 $PaCO_2$ 进一步增高。所以，这类患者需采用控制性氧疗。

2）中等浓度氧疗：吸入氧浓度为 40%～60%。主要用于有明显通气 / 灌注比例失调或显著弥散障碍的患者，特别是血红蛋白浓度很低或心输出量不足者，如肺水肿、心肌梗死、休克等。

3）高浓度给氧：吸氧浓度在 60% 以上。应用于单纯缺氧而无二氧化碳潴留的患者，如成人型呼吸窘迫综合征、心肺复苏后的生命支持阶段。

4）高压氧疗：是指在特殊的加压舱内，以 0.2MPa～0.3MPa（2～3kg/cm^2）的压力给予 100% 的氧吸入。主要用于一氧化碳中毒、气性坏疽等。

（3）氧浓度和氧流量的换算法：吸氧浓度（%）= 21 + 4 × 氧流量（L/min）。

8．氧气筒内氧气的储存量和可供应时数的计算　氧气筒内的氧气供应时间可按下列公式计算：

$$\frac{\text{氧气筒容积（L）}\times[\text{压力表所指压力（kg/cm}^2\text{）}-\text{应保留压力 5（kg/cm}^2\text{）}]}{\text{氧流量（L/min）}\times 60\text{（min）}\times\text{一个大气压（kg/cm}^2\text{）}}$$

1kg/cm^2 相当于 1 个大气压，1kg/cm^2 ≈ 0.1MPa。

例如：已知氧气筒容积为 40L，压力表所指压力为 95kg/cm^2，应保留压力为 5kg/cm^2，若患者用氧流量为 3L/min，问氧气筒内氧气可供应多长时间？

代入公式为：

$$\frac{40\times(95-5)}{3\times 60\times 1}=\frac{40\times 90}{180}=20\text{（h）}$$

知识链接

高氧输液治疗

高氧输液治疗是指使用高氧医用液体治疗仪提高静脉输注液体含氧量，将医院常用的静脉输注液体（平衡盐液、生理盐水、葡萄糖液等）溶氧活化处理后制备成高氧液，使其氧分压达到 ≥80kPa。

高氧输液治疗临床应用十分广泛，适用于心脑血管疾病、休克、一氧化碳中毒、慢性肺心病等的治疗。在神经外科治疗中，针对颅脑损伤、脑卒中、颅内肿瘤、开颅手术后等所致的脑水肿、颅内压增高引起的脑缺氧，尤其是危重患者和并发呼吸道疾病所致通气障碍者，均有一定疗效。

（二）吸痰法

吸痰法（aspiration of sputum）是指利用负压吸引作用，用导管经口、鼻腔或人工气道将呼吸道的分泌物吸出，以保持呼吸道通畅的一种方法。适用于危重、昏迷、年老体弱、麻醉未清醒、气管切开等不能进行有效咳嗽者。

临床上常用的吸痰装置：

1．电动吸引器　电动吸引器由马达、偏心轮、气体过滤器、压力表、安全瓶、贮液瓶组成（图 15-9）。安全瓶和贮液瓶可贮液 1000ml，瓶塞上有两个玻璃管，并有橡胶管相互连接。接通电源后，马达带动偏心轮，从吸气孔吸出瓶内的空气，并由排气孔排出，这样不断循环转动，使瓶内产生负压，将痰液吸出。

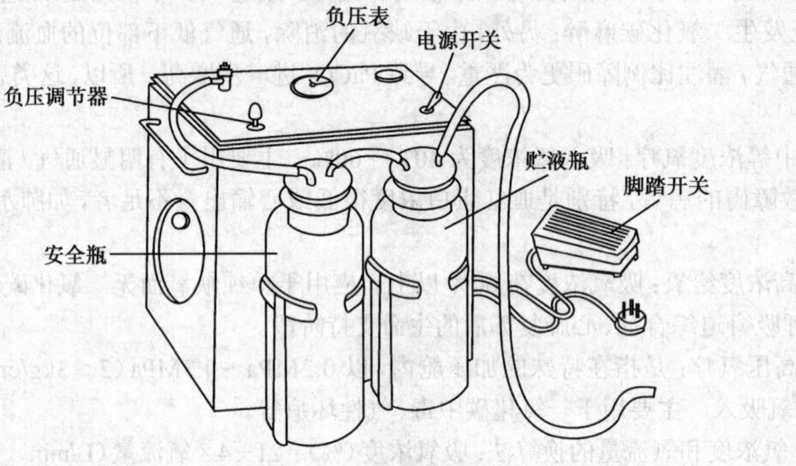

图 15-9　电动吸引器

2．中心负压吸引装置　目前大医院均设中心负压吸引装置，吸引管道连接到各病床单位，使用十分方便。

3．注射器　在紧急情况下，可用注射器吸痰。

【目的】

1．清除呼吸道分泌物，保持呼吸道通畅。

2．预防肺不张、坠积性肺炎、窒息等并发症的发生。

【评估】

1．患者的年龄、病情、意识及治疗情况。

2．有无将呼吸道分泌物排出的能力。

3．患者对吸痰的认识情况、心理反应及合作程度。

【计划】

1．用物准备

（1）电动吸引器或中心吸引装置。

（2）治疗盘内置无菌有盖罐 2 只（内盛无菌生理盐水、一次性无菌吸痰导管数根）、盛有消毒液的试管或玻璃瓶（系于床栏）、弯盘、玻璃接管、无菌纱布、无菌持物钳或镊子。必要时备压舌板、开口器、舌钳、手电筒、电源插座等。

知识链接

密闭式吸痰管

密闭式吸痰管适用于应用呼吸机辅助呼吸的患者。吸痰时无需终止机械通气，通过透明三通管与人工气道、机械通气相连成一密闭系统。气道压力不受影响，改变了传统吸痰致使患者缺氧的状态。

同时可避免污染和交叉感染，从而降低肺部感染发生几率。其操作简单、方便、省时，能及时满足患者需求，可在24小时内连续反复多次使用，一个人即可完成吸痰过程，减轻了护理人员劳动强度，也降低了呼吸机相关肺炎的发生率，减少了患者住院天数。

2. 患者准备　卧位舒适、安全，愿意合作。

【实施】

1. 操作方法

(1) 备齐用物携至床旁。核对患者，解释目的以取得合作。

(2) 吸痰。

▲电动吸引器吸痰法

1) 接通电源，打开开关，检查吸引器性能，根据患者情况及痰液黏稠度调节负压(40.0kPa～53.3kPa)。

2) 将患者头部转向操作者一侧，略向后仰，昏迷患者可用压舌板或张口器将口启开。检查口、鼻黏膜，取下活动义齿。

3) 戴手套，连接吸痰管，用生理盐水试吸，以检查吸痰管是否通畅。一手反折吸痰管末端(连接玻璃接管处)，另一手将吸痰管前端插入口腔，然后放松末端反折处，吸尽口咽部分泌物后，换无菌吸痰管，再经咽喉进入气管(一般插入9～15cm)，将吸痰管左右旋转，边吸边上提，将痰液吸净。

4) 抽吸生理盐水冲洗导管，以防导管被痰液堵塞。

5) 口腔吸痰有困难者，可由鼻腔吸引。气管插管者由插管插入，气管切开者由气管套管插入吸痰。小儿吸痰时，吸痰管宜细，吸力要小(压力应 $<$ 40.0kPa)。

6) 吸痰毕，关上吸引器开关，分离吸痰管置污物袋内，将吸引管插入消毒液瓶内备用。在吸痰过程中随时擦净患者面部分泌物，观察患者面色及呼吸情况，同时注意痰液的颜色、性状、量等，做好记录。

7) 安置患者舒适卧位，整理用物，洗手。

▲中心吸引装置吸痰法：使用时只需将吸痰管和负压吸引管道相连接，开动吸引开关，即可抽吸痰液。

▲注射器吸痰法：用50ml～100ml注射器连接吸痰管进行抽吸。

知识链接

体外振动排痰机

体外振动排痰机集叩击、震颤和挤推三种功效于一身，有极强的穿透性，对于深度痰液的排出有着人工手法无可比拟的优势。患者在综合治疗力的作用下，不仅能排除痰液，有效清除呼吸系统的分泌物，减少细菌感染的程度，而且还能起到改善肺部血液循环、预防静脉淤滞的作用，从而起到治疗和预防呼吸系统疾病的效果。排痰机产生的治疗力比人工手法方式更稳定，更缓和，作用更持久，更易被患者接受。

2. 注意事项

(1) 严格执行无菌操作，治疗盘内用物应每日更换1～2次，吸痰管每次更换，避免因操作不当而引起交叉感染。

(2) 严密观察病情，严防造成缺氧。如病情需要，可按步骤重复吸痰。每次吸痰时间不超过15秒，两次吸痰之间应给患者吸入高浓度氧或让患者呼吸10～15次后再行吸引，切忌抽吸时间过长。如痰液黏稠，可配合胸背部叩击或交替使用超声波雾化吸入，使痰液稀释，易于吸出。

(3) 操作时注意动作轻柔，插入吸痰管时不可抽吸。吸痰时不可将吸痰管上下移动或固定一处抽吸，以免损伤气管黏膜。

(4) 电动吸引器应有专人保管、维修，定期检查其性能。吸引器各管道连接要准确，吸引瓶要每天消毒并及时倾倒。

(5) 根据患者年龄选择合适的吸痰管及负压。颅底骨折患者严禁从鼻腔吸痰，以免感染及脑脊液被吸出。

(6) 使用人工呼吸机的患者，吸痰后与呼吸机连接，调节好参数。

(7) 健康教育：向患者说明吸痰的重要性，并教会患者正确配合吸痰。

【评价】

1. 患者呼吸道内分泌物及时清除，气道通畅，缺氧症状得到改善，患者安全、舒适。

2. 操作中呼吸道黏膜无损伤现象发生。

（三）洗胃术

洗胃术(gastric lavage)是指用催吐或将胃管由口腔/鼻腔插入胃内，反复灌入和吸出一定量的洗胃液，以冲洗胃腔并排除胃内容物的方法。

【目的】

1. 解毒　清除胃内毒物或刺激物，减少毒物吸收，还可利用不同灌洗液进行中和解毒，用于药物或食物引起的急性中毒。消化道中毒后4～6小时内洗胃最有效。

2. 减轻胃黏膜水肿　幽门梗阻患者饭后常有滞留现象，引起上腹胀满、恶心、呕吐等不适症状，通过洗胃将胃内滞留食物洗出，可减轻胃黏膜水肿和炎症，以减轻患者的痛苦。

3. 为手术或某些检查做准备　如食管下段、胃及十二指肠手术前的准备等。

【评估】

1. 患者的中毒情况，如摄入毒物的种类、浓度、量、中毒时间、途径等，来院前的处理措施，是否曾经呕吐过及有无洗胃禁忌。

2. 患者的生命体征、意识状态及瞳孔的变化，口鼻腔黏膜情况，口中异味等。

3. 患者的心理状态及合作程度。

【计划】

1. 用物准备

(1) 治疗盘内放胃管、牙垫或胃管固定器、量杯、水温计、压舌板、镊子、棉签、弯盘、50ml注射器、听诊器、手电筒、胶布、纱布、液状石蜡、检验标本容器、一次性手套、毛巾、塑料围裙或橡胶单，必要时备张口器。

(2) 水桶2只(1只盛洗胃液，1只盛污水)。

(3) 洗胃溶液根据毒物性质选择(表15-3)。温度25～38℃，量10 000ml～20 000ml。

(4) 漏斗胃管洗胃法另备漏斗胃管。

(5) 电动吸引器洗胃法另备输液架、电动吸引器装置一套(电动吸引器、输液瓶一套，"Y"形三通管，贮液瓶)。

(6) 自动洗胃机洗胃法另备自动洗胃机(图15-10)。

表 15-3 各种药物中毒的灌洗溶液（解毒剂）和禁忌药物

中毒药物	解毒用灌洗液	禁忌药物
酸性物	镁乳、蛋清水[①]、牛奶	强酸药物
碱性物	5% 醋酸、白醋、蛋清水、牛奶	强碱药物
氰化物	饮 3% 过氧化氢溶液后引吐 1∶15 000～1∶20 000 高锰酸钾	
敌敌畏	2%～4% 碳酸氢钠、1% 生理盐水 1∶15 000～1∶20 000 高锰酸钾洗胃	
对硫磷（1605） 内吸磷（1059） 马拉硫磷（4049） 乐果等	2%～4% 碳酸氢钠洗胃	高锰酸钾[②]
美曲膦酯（敌百虫）	1% 生理盐水或清水洗胃 1∶15 000～1∶20 000 高锰酸钾洗胃	碱性药物[③]
滴滴涕（DDT）	温开水或生理盐水洗胃	油性泻药
林旦（六六六）	50% 硫酸镁导泻	
酚类	用温开水、植物油洗胃至无酚味为止	
甲酚（煤酚皂）	洗胃后多次服用牛奶、蛋清水保护胃黏膜	
苯酚（石碳酸）	1∶15 000～1∶20 000 高锰酸钾洗胃	
巴比妥类（安眠药）	1∶15 000～1∶20 000 高锰酸钾洗胃，硫酸钠导泻[④]	
异烟肼	1∶15 000～1∶20 000 高锰酸钾洗胃，硫酸钠导泻	
磷化锌（为灭鼠药）	1∶15 000～1∶20 000 高锰酸钾洗胃，0.1% 硫酸铜洗胃；0.5%～1% 硫酸铜溶液每次 10ml，每 5～10min 服一次[⑤]，配合用压舌板等刺激舌根引吐	鸡蛋、牛奶、脂肪及其他油类食物

注：①蛋清水可黏附于黏膜或创面上，从而起保护作用，并可使患者减轻疼痛。②对硫磷、内吸磷、马拉硫磷等禁用高锰酸钾洗胃，否则可氧化成毒性更强的物质。③美曲膦酯遇碱性药物可分解出毒性更强的敌敌畏，其分解过程随碱性的增强和温度的升高而加速。④巴比妥类药物采用硫酸钠导泻，是利用其在肠道内形成的高渗透压，而阻止肠道水分和残存的巴比妥类药物的吸收，促其尽早排出体外；硫酸钠对心血管和神经系统没有抑制作用，不会加重巴比妥类药物的中毒。⑤磷化锌中毒时，口服硫酸铜可使其成为无毒的磷化铜沉淀，阻止吸收，并促进其排出体外；磷化锌易溶于油类物质，忌用脂肪性食物，以免促使磷的溶解吸收。

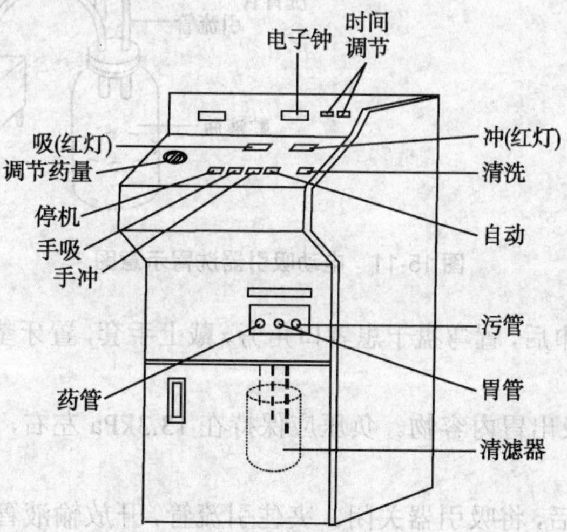

图 15-10 自动洗胃机

2. 患者准备

(1) 解释操作目的和程序，使清醒且能合作的患者知道怎样配合操作，以减轻痛苦。

(2) 帮助患者取合适体位，有义齿者应取下。

【实施】

1. 操作方法

(1) 备齐用物携至床旁。

(2) 核对患者，向患者解释洗胃的配合方法。

(3) 协助患者取合适体位，中毒较轻者取坐位或半坐卧位，中毒较重者取左侧卧位，昏迷患者取去枕仰卧位，头偏向一侧。围好围裙或颌下铺治疗巾，有义齿者取下，污物桶置座位前或床头下方。

(4) 洗胃。根据患者情况和现场条件，采用合适的洗胃方法。

▲口服催吐法： 适用于清醒而又能合作的患者。

指导患者自饮 300～500ml 灌洗液后引吐，必要时用压舌板压其舌根引起呕吐，如此反复进行，直至吐出的灌洗液澄清无味为止。

▲电动吸引器洗胃法： 利用负压原理，用电动吸引器连接胃管进行洗胃。

1) 接通电源，检查吸引器性能。

2) 将灌洗液倒入输液瓶内，挂于输液架上，夹紧输液管（图 15-11）。

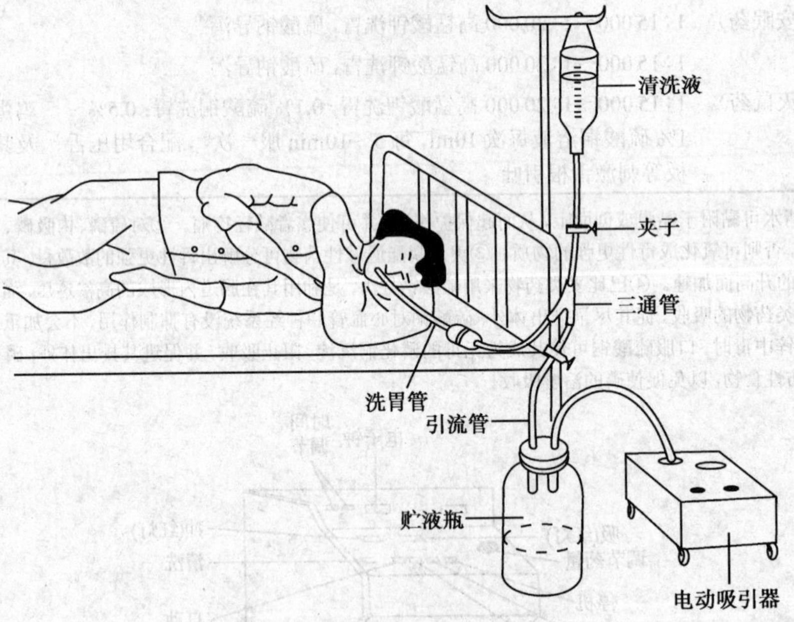

图 15-11　电动吸引器洗胃示意图

3) 安置体位并铺巾后，置弯盘于患者口角旁，戴上手套，置牙垫。插胃管，证实在胃内后固定。

4) 开动吸引器，吸出胃内容物。负压应保持在 13.3kPa 左右，以免损伤胃黏膜。必要时留取标本送检。

5) 吸尽胃内容物后，将吸引器关闭。夹住引流管，开放输液管，使洗胃液流入胃内约 300～500ml。

6）夹紧输液管，开放引流管，开动吸引器，吸出灌洗液。

7）如此反复灌洗至洗出液澄清、无味为止。

8）洗毕，拔出胃管。

▲自动洗胃机洗胃法

1）接通电源，检查自动洗胃机性能。

2）插胃管，证实在胃内后固定。

3）将配制好的洗胃液倒入水桶，将3根橡胶管分别与自动洗胃机的药管（进液管）、胃管、污水管相连，药管的另一端放入洗胃液桶内，污水管的另一端放入空水桶内，胃管的另一端与患者胃管相连，调节药量流速。

4）按"手吸"键，吸出胃内容物，再按"自动"键，机器对胃自动冲洗。如发现食物堵塞管道、水流缓慢引流不畅或发生故障，可交替按"手冲"和"手吸"键，重复冲吸数次直至管道通畅，再按"手吸"键，吸出胃内残留液体后，按"自动"键，自动洗胃可继续进行。

5）洗毕，拔出胃管。

6）自动洗胃机处理：将洗胃机三管（药管、胃管、污水管）同时放入清水中，按"清洗"键清洗各管腔后，将各管同时取出，待自动洗胃机内水完全排尽后，按"停机"键关机。

▲注洗器洗胃法：适用于幽门梗阻和胃手术前的洗胃。

1）备齐用物，携至患者床前，向患者解释，以便取得合作。

2）患者取坐位或半坐位，胸前围橡胶单和治疗巾。

3）插胃管，证实胃管在胃内后固定。

4）用注洗器吸尽胃内容物，注入洗胃液约200ml，再抽出弃去，如此反复冲洗，直至洗净为止。

5）洗毕，根据患者情况保留胃管或拔管。

（5）协助患者漱口，清洁皮肤，必要时更换衣裤。

（6）脱下手套，整理床单位，清理用物，洗手。

（7）记录灌洗液名称、液量及呕吐物的颜色、气味、性质、量和患者情况等，必要时留取标本送检。

2. 注意事项

（1）急性中毒患者应迅速采用口服催吐法，必要时进行洗胃，以减少毒物的吸收。插管时动作要轻柔，切忌损伤食管黏膜或误入气管。

（2）当中毒物性质不明确时，应抽出胃内容物送检，洗胃液可选用温开水或生理盐水，待毒物的性质明确后，再采用对抗剂洗胃。

（3）强腐蚀性毒物（如强酸、强碱）中毒、肝硬化伴食管胃底静脉曲张、胸主动脉瘤、近期内有上消化道出血及胃穿孔等患者应禁忌洗胃；上消化道溃疡、胃癌等患者不宜洗胃。

对吞服强酸或强碱等腐蚀性药物的患者，可按医嘱给予药物或迅速给予物理性对抗剂，如牛奶、豆浆、蛋清水（用鸡蛋清调水200ml）、米汤等，以保护胃黏膜。

（4）洗胃过程中，密切观察患者面色、脉搏、呼吸和血压的变化，如患者感到腹痛、吸出血性液体或出现休克征象，应立即停止洗胃，及时报告医生，并与医生采取相应的急救措施。

（5）为昏迷患者洗胃时应谨慎、细致，采取去枕平卧头偏向一侧或侧卧位，以防止分泌物或灌洗液吸入气管引起窒息。

（6）每次灌入量以300～500ml为宜，如灌入量太多，使胃内压升高，液体可从口鼻腔内涌出，有引起窒息的危险，并促使毒物进入肠道，增加毒物吸收；突然胃扩张又使迷走神经兴奋，可引起反射性心跳骤停。

（7）为幽门梗阻患者洗胃时，宜在饭后4～6小时或空腹时进行，并记录胃内潴留量，以了解梗阻情况，供临床输液参考。

（8）健康教育：向患者及家属介绍洗胃后的注意事项；对自服毒物者应耐心、有效地劝导，积极鼓励，并给予针对性的心理护理，要为患者保守秘密和隐私，减轻患者的心理负担。

【评价】

1. 患者胃内毒物得到最大限度的清除。

2. 患者能配合操作，无误吸发生。

3. 患者中毒症状得以缓解或控制，康复信心增强。

（四）人工呼吸器的使用

人工呼吸器是利用人工或机械装置产生通气，改善换气功能，达到维持和增加机体通气量，纠正低氧血症的目的。常用于各种原因所致的呼吸停止或呼吸衰竭的抢救以及麻醉期间的呼吸管理。

【目的】

1. 维持和增加机体通气量。

2. 纠正威胁生命的低氧血症。

【评估】

1. 患者有无自主呼吸，呼吸形态，呼吸道是否通畅。

2. 患者的意识、脉搏、血压、血气分析等情况。

3. 患者及家属对人工呼吸器的了解程度。

【计划】

1. 用物准备

（1）简易呼吸器：由呼吸囊、呼吸活瓣、面罩及衔接管等组成（图15-12）。

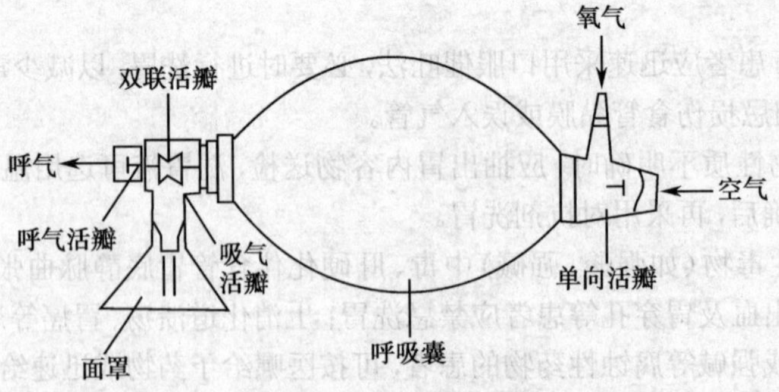

图15-12 简易呼吸器

（2）人工呼吸机：分定容型、定压型、混合型（多功能人工呼吸机）等。

（3）必要时准备氧气装置。

2. 患者准备 患者仰卧去枕，头后仰，解松衣领及裤带，取下义齿，清除口中污物及呕吐物。

【实施】

1. 操作方法

(1) 备齐用物携至患者床边。

(2) 核对，解释，以取得合作。

(3) 辅助呼吸

▲简易呼吸器

1) 操作者站于患者头顶端，使患者头后仰，托起下颌使气道畅通，面罩紧扣患者口鼻部，固定。挤压呼吸囊，使空气或氧气由气囊进入肺部，放松时，肺部气体经活瓣排出，一次挤压可有500～1000ml空气或氧气进入肺内。

2) 频率16～20次/分。

▲人工呼吸机

1) 接通电源，调节呼吸机预置参数，开机。

2) 使呼吸机与患者气道紧密连接。

3) 观察病情及呼吸机运行情况。若患者两侧胸壁运动对称，呼吸音一致，且机器与患者的呼吸同步，则提示呼吸机已进入正常工作。

4) 根据病情调节呼吸机各参数(表15-4)。

表15-4　呼吸机主要参数选择

项目	数值
呼吸频率(R)	10～16次/min
每分通气量(VE)	8～10L/min
潮气量(TV)	10～15ml/kg(一般在600～800ml)
吸/呼时比(I/E)	1:(1.5～2)
通气压力(EPAP)	0.147～1.96kPa(一般<2.94kPa)
吸入氧浓度	30%～40%(一般<60%)

2. 呼吸机的监护

(1) 密切观察患者体温、脉搏、呼吸、血压、神志、尿量、心肺情况及原发病情变化。若通气量合适，吸气时能看到患者胸廓起伏，肺部呼吸音清楚，生命体征恢复并稳定；若通气不足，出现二氧化碳滞留时，患者皮肤潮红，出汗，表浅静脉充盈消失；若通气过度，患者可出现昏迷、抽搐等碱中毒症状。

(2) 观察呼吸机工作是否正常，有无漏气，管道连接有无脱落，各参数是否符合患者的要求，否则应及时调整。

(3) 定期进行血气分析和电解质测定，根据检测结果调整参数。

(4) 定时稀化痰液，协助患者翻身、拍背，促进痰液排出，必要时吸痰以保持呼吸道通畅。

(5) 做好预防和控制感染工作：呼吸器接口、螺纹管、大小接头及雾化器等应用消毒液每天浸泡1次，病室每天用紫外线照射1～2次，每次30分钟，地面、床、床旁桌椅等用消毒液擦拭2次/天，雾化吸入2次/天，以达到预防呼吸道感染和稀释痰液的目的。

(6) 做好生活护理：因患者呼吸功能严重受损，活动受限，生活不能自理，护士应做好口腔护理及皮肤护理，保证水和营养的摄入，必要时采用鼻饲或静脉高营养疗法。

（7）记录呼吸机参数、时间、效果及患者反应。

（8）健康教育：对清醒患者和家属介绍使用呼吸机（或简易呼吸器）的作用、目的及其必要性，克服其焦虑、恐惧心理。

【评价】

1. 患者能适应所选用的辅助呼吸的方法，各检测数据支持通气功能良好，气体交换有效。

2. 患者呼吸道通畅，无并发症发生。

（董翠红）

复习思考题

1. 女性患者，76岁，因慢性阻塞性肺病入院。患者呼吸困难，紫绀明显，神志清，较烦躁，其氧分压在40～50mmHg，二氧化碳分压大约70mmHg。请问：

（1）患者缺氧程度如何？

（2）应采取何种方式给氧？为什么？

2. 女性患者，32岁，因家庭琐事与婆婆发生争吵后口服大量的对硫磷（1605）农药，入院时意识丧失，护士遵医嘱给予电动洗胃机洗胃。请问：

（1）应选用何种洗胃溶液？

（2）患者采取何种体位？

（3）洗胃时应注意什么问题？

3. 已知氧气筒容积为40L，压力表所指压力为10MPa（$100kg/cm^2$），某患者吸氧浓度为33%，请问：

（1）此筒氧气可供氧多长时间？

（2）吸氧时应注意什么？

4. 男性患者，70岁，因长期吸烟患慢性支气管炎和慢性阻塞性肺气肿，连日来咳嗽剧烈，但痰液黏稠不易咳出。

（1）请说出患者存在的护理问题。

（2）应采取什么护理措施？

第十六章 临终护理

学习要点

1. 临终关怀的概念、发展历程、意义、原则与组织形式；
2. 临终患者的生理表现及护理，临终患者的心理反应及护理；临终患者家属的护理；
3. 濒死与死亡的定义，死亡的标准及分期，尸体护理，丧亲者的护理。

生老病死是人生自然发展的客观规律，临终和死亡是人生旅途的终点，也是生命过程的最后一个阶段，死亡对于我们每个人都是不可避免的，在人生旅途的最后阶段最需要关爱和帮助。作为护理人员，应掌握相关的理论知识和技能，在患者行将到达人生终点的时刻，及时了解患者身心两方面的反应，提供相应的、有效的护理，提高临终患者的生命质量，维护人的尊严，同时也需对临终患者的亲属给予安慰指导，使其早日从悲伤中得以解脱，维护其身心健康。

案例分析

男性，59岁。5年前诊断为糖尿病，服用“消渴丸、美吡达”等药物，血糖有所下降，但因患者饮食控制不理想，血糖波动较大。近期因未按时服用降糖药，出现昏迷而急诊入院，查体：神志不清，被动体位，无自主运动，双下肢轻度凹陷性水肿，体形消瘦，血压140/92mmHg，心率150次/分，呼吸22次/分，体温36.2℃，查尿糖（+++），尿酮体（+++），血糖高达41mmol/L，诊断为糖尿病酮症酸中毒。予以静脉输液，降血糖，纠正酮症酸中毒，纠正心衰，改善心、脑供血等治疗。入院第二天11:52患者突然出现呼吸、心跳停止，血压测不到，无颈动脉搏动，心音听不到，持续吸氧，并予胸外心脏按压及药物复苏等治疗，于12:25因抢救无效宣布患者死亡。

1. 死亡的标准是什么？
2. 死亡过程的分期有哪些？
3. 患者死亡后应如何实施尸体护理及丧亲者护理？

第一节 临终关怀

一、概念

临终关怀（hospice care）又称善终服务、安宁照顾、安息所等，是向临终患者及其家属提供一种全面的照料，包括生理、心理、社会等方面，使临终患者的生命得到尊重，症状得到控制，生命质量得到提高，能够无痛苦，安宁、舒适地走完人生的最后旅程；同时使家属的身心健康得到维护和增强。因此，临终关怀不仅是一种服务，而且也是一门以临终患者的生理、心理发展和为临终患者提供全面照料、减轻患者家属精神压力为研究对象的新兴学科。

二、临终关怀的发展历程

古代的临终关怀，在西方可以追溯到中世纪西欧的修道院和济贫院，当时那里作为为重病濒死的朝圣者、旅游者提供照料的场所，使其得到最后的安宁；在中国可以追溯到两千多年前春秋战国时期人们对年老者、濒死者的关怀和照顾。

现代的临终关怀创始于20世纪60年代，创始人桑得斯博士（D.C.Saunders）。1967年桑得斯博士在英国创办了世界上第一所"圣克里斯多弗临终关怀院"，被誉为"点燃了世界临终关怀运动的灯塔"。此后，美国、法国、日本、加拿大、荷兰、瑞典、挪威、以色列等60多个国家相继出现临终关怀服务。1988年7月我国天津医学院在美籍华人黄天中博士的资助下，成立了中国第一个临终关怀研究中心，同年10月上海诞生了中国第一家临终关怀医院——南汇护理院。1993年5月成立了"中国心理卫生协会临终关怀专业委员会"，并于1996年创办"临终关怀杂志"。这些均标志着我国已跻身于世界临终关怀研究与实践的行列。此后，沈阳、北京、南京、河北、西安等省市都相继开展临终关怀服务，建立临终关怀机构。临终关怀把医学对人类所承担的人道主义精神体现得更加完美，它是一项利国利民的社会工程。

三、临终关怀的意义与原则

（一）临终关怀的意义

1. 提高临终患者的生命质量　受过专业训练的工作人员运用心理支持和慰藉的方法及安宁护理等手段，最大限度地减少临终者的心理负担和生理痛苦，使其在弥留之际生命得到尊重，疾病的症状得到控制，生命的质量得到提高，无痛苦、无遗憾地，安适地、坦然地告别人生。

2. 维护患者家属的身心健康　临终患者及其死亡给家庭带来生理、心理、社会压力，对家属的身心健康影响很大。通过对家属的照护，能够减轻其精神痛苦，帮助他们接受家人死亡的现实，从哀痛中解脱出来，缩短痛苦悲伤的过程，尽快适应新的生活。还可以使患者家属的权利与尊严得到保护，获得身心的支持，使身心健康得到维护。

3. 进一步完善医疗服务体系　随着老年化社会进程的加快，社会对临终护理服务的需求增加。临终关怀作为一种新的医疗服务项目，是对医疗服务体系的补充与完善。它将医学人道主义精神体现得更加完美，也是以提高人的生命质量为服务宗旨的医学人道主义精神和新的医学模式运用于实际的具体体现。

4. 促进人类文明的进步与发展　临终关怀强调人的价值，尊重人的权力，维护人的自由和尊严，关心人的幸福。因此，它能反映人类文化的时代水平，它是社会文明进步的标志，必将进一步促进人类文明的进步与发展。

（二）临终关怀的原则

1. 以护理照顾为中心　治疗护理不以延长患者的生存时间为主，而以减轻其身心痛苦为宗旨。对临终患者进行适度的、姑息性治疗，控制疼痛及不适，缓解心理压力，减轻身心痛苦。

2. 尊重生命　临终患者不能因为其身体功能的严重抑制，甚至进入昏迷状态就忽略对患者尊严与权利的维护。应使进入生命最后阶段的患者同样得到热情、周到、细致入微的关怀与照顾。维护和保持患者的价值和尊严，允许患者保留原有的生活方式，尽量满足其合理的要求，保护个人隐私。鼓励患者参与医疗护理方案的制订等。

3. 提高生存质量　对临终患者生命质量的护理照顾是临终关怀的重要过程，要让临终患者在有限的生存时间内，满足患者的身心需求，感受关怀与温暖，减轻痛苦，给患者提供一个安适、有意义的生活，让生命享受最后的余晖。

4. 注重心理支持　临终患者心理反应复杂，其家属心理压力大，心理反应也很复杂。因此，在护理照顾中应与患者及家属做好有效沟通，及时进行心理疏导，及时了解他们的内心需求。让家人陪伴，提供亲情慰藉，情感支持。同时为患者家属提供心理、社会支持，使其获得接受亲人将要死亡事实的力量。

四、临终关怀的组织形式

1. 临终关怀专门机构　具有医疗、护理设备，一定的娱乐设施，家庭化的危重病房设施，提供适合临终关怀的陪伴制度，并配备一定的专业人员，为临终患者提供临终服务。

2. 综合性医院内附设临终关怀病房　利用医院内现有的物质资源，提供临终患者的医疗、护理、生活照料，避免临终患者及家属产生被遗弃的不良感觉。

3. 居家照料　医护人员根据患者的病情，每日或每周数次探视，提供临终照料。居家照料，对患者来说，能感受到家人的关心和体贴，从而减轻生理和心理上的痛苦；对家属来说，能尽最后一份孝心，使逝者死而无憾，生者问心无愧。

第二节　临终护理

一、临终患者的生理表现及护理

（一）临终患者的生理表现

1. 肌肉张力丧失　患者表现为吞咽困难，肢体软弱无力，不能进行自主躯体活动，无法维持良好、舒适的功能体位，脸部外观改变呈希氏面容（面肌消瘦，面部呈铅灰色，眼眶凹陷，双眼半睁半滞，下颌下垂，嘴微张）；由于肛门及膀胱括约肌松弛，患者可出现大小便失禁。

2. 胃肠道功能减弱　胃肠蠕动逐渐减弱导致消化不良，气体积聚于胃肠不易排出，因而患者表现为恶心、呕吐、食欲不振、腹胀、便秘、脱水、口干。

3. 循环功能减退　患者出现一系列循环衰竭的表现，表现为皮肤苍白、湿冷，大量出汗，四肢发绀、有斑点，脉搏快而弱、不规律，血压降低或测不出，心尖搏动常最后消失。

4. 呼吸功能减退　由于呼吸中枢麻痹，呼吸肌收缩无力，表现为呼吸频率由快变慢，呼吸深度由深变浅，出现鼻翼扇动、潮式呼吸、张口呼吸等，最终呼吸停止。由于分泌物在支气管内潴留，出现痰鸣音及鼾声呼吸。

5. 感知觉、意识改变　表现为视觉逐渐减退，由视觉模糊发展到只有光感，最后视觉消失。眼睑干燥，分泌物增多。听觉是人体最后消失的一种感知觉，许多人在死亡的前一刻仍有听觉。意识改变可表现为嗜睡、意识模糊、昏睡、昏迷等。

6. 疼痛　表现为烦躁不安，血压及心率改变，呼吸变快或减慢，瞳孔放大，不寻常的姿势，疼痛面容（五官扭曲，眉头紧锁，眼睛睁大或紧闭，双眼无神，咬牙）。

7. 临近死亡的体征　各种反射逐渐消失，肌张力减退、丧失，脉搏快而弱，血压降低，呼吸困难，皮肤湿冷。通常呼吸先停止，随后心跳停止。

（二）护理措施

1. 促进患者舒适

(1) 维持良好、舒适的体位，定时翻身，更换体位，避免某一部位长期受压，促进血液循环。

(2) 加强皮肤护理，防止压疮产生。大小便失禁者，注意会阴、肛门附近皮肤的清洁、干燥，必要时留置导尿；大量出汗时，应及时擦洗干净，勤换衣裤。床单位保持清洁、干燥、平整、无碎屑。

(3) 重视口腔护理，晨起、餐后、睡前协助患者漱口，保持口腔清洁卫生；口唇干裂者可涂石蜡油，有溃疡者或真菌感染者酌情涂药；口唇干燥者可适量喂水，也可用湿棉签湿润口唇或用湿纱布覆盖口唇。

2. 加强营养，增进食欲

(1) 主动向患者及家属解释恶心、呕吐的原因，以减少焦虑，取得心理支持。

(2) 注意食物的色、香、味，少量多餐，以减轻恶心，增进食欲。

(3) 给予流质或半流质饮食，便于吞咽。必要时采用鼻饲法或全肠外营养（TPN），保证患者营养供给。

(4) 加强监测，观察患者电解质指标及营养状况。

3. 促进血液循环

(1) 观察体温、脉搏、呼吸、血压、皮肤色泽和温度。

(2) 患者四肢冰冷不适时，应加强保暖，必要时给予热水袋。

(3) 注意皮肤清洁、干燥。

4. 改善呼吸功能

(1) 保持室内空气新鲜，定时通风换气。

(2) 神志清醒者，采用半卧位，扩大胸腔容量，减少回心血量，改善呼吸困难。昏迷者，采用仰卧位头偏向一侧或侧卧位，防止呼吸道分泌物误入气管引起窒息或肺部并发症。

(3) 必要时使用吸引器吸取痰液，保持呼吸道通畅。

(4) 视呼吸困难程度给予吸氧，纠正缺氧状态，改善呼吸功能。

5. 减轻感、知觉改变的影响

(1) 提供合适的环境。环境安静，空气新鲜，通风良好，有一定的保暖设施，适当的照明，避免临终患者视觉模糊产生害怕、恐惧心理，增加安全感。

(2) 及时用湿纱布拭去眼部分泌物，如患者眼睑不能闭合，可涂金霉素、红霉素眼膏或覆盖凡士林纱布，以保护角膜，防止角膜干燥发生溃疡或结膜炎。

(3) 避免在患者周围窃窃私语，以免增加患者的焦虑。可采用触摸等非语言交流方式，配合柔软温和的语调、清晰的语言交谈，使临终患者感到即使在生命的最后时刻也并不孤独。

6. 减轻疼痛

(1) 观察疼痛的性质、部位、程度及持续时间。

(2) 协助患者选择减轻疼痛的最有效方法。若患者选择药物止痛，可采用 WHO 推荐的三阶梯疗法控制疼痛。注意观察用药后的反应，把握好用药的阶段，选择恰当的剂量和给药方式，达到控制疼痛的目的。

(3) 某些非药物控制方法也能取得一定的镇痛效果，如松弛术、音乐疗法、催眠意象疗法、外周神经阻断术、针灸疗法、生物反馈法等。

(4) 护理人员应加强与患者之间的沟通，通过安慰和鼓励稳定患者情绪，并适当引导使其注意力转移减轻疼痛。

二、临终患者的心理反应及护理

(一) 临终患者的心理反应

临终的患者由于受到躯体疾病的折磨，对生的渴求，对生活的依恋，对死亡的恐惧，会产生一系列强烈而复杂的心理变化。美国医学博士，心理学家布勒•罗斯博士（Dr.Elisabeth Kubler-Ross）观察了400位临终患者，提出临终患者通常经历五个心理反应阶段，即否认期、愤怒期、协议期、忧郁期、接受期。

1. 否认期　当患者得知自己病重将面临死亡时，其心理反应是：“不，这不会是我，那不是真的！”以此极力否认、拒绝接受事实，他们怀着侥幸的心情四处求医，希望是误诊。这些反应是一种防卫机制，它可减少不良信息对患者的刺激，以使患者躲开现实的压迫感，有较多的时间来调整自己。这段时间的长短因人而异，大部分患者能很快停止否认，而有些人甚至会持续地否认直至死亡。

2. 愤怒期　当否认无法再持续下去时，患者常表现为生气与激怒，产生“为什么是我，这不公平”的心理，往往将愤怒的情绪向医护人员、朋友、家属等接近他的人发泄，或对医院的制度、治疗等方面表示不满，以弥补内心的不平。

3. 协议期　患者愤怒的心理消失，接受临终的事实。患者为了尽量延长生命，做出许多承诺作为交换条件，出现“请让我好起来，我一定……”的心理。此期患者变得和善，对自己的病情抱有希望，能配合治疗。

4. 忧郁期　当患者发现身体状况日益恶化，协商无法阻止死亡来临时，产生很强烈的失落感，“好吧，那就是我”，出现悲伤、退缩、情绪低落、沉默、哭泣等反应，要求与亲朋好友见面，希望有他喜爱的人陪伴照顾。

5. 接受期　这是临终的最后阶段。在一切的努力、挣扎之后，患者变得平静，产生“好吧，既然是我，那就去面对吧”的心理，接受即将面临死亡的事实，患者喜欢独处，睡眠时间增加，情感减退，静等死亡的到来。

罗斯博士认为临终患者心理发展过程的五个阶段并非完全按顺序发生和发展，具有较大的个体差异性。可能重合、提前或推后，也可能停留在某个阶段，各个阶段持续时间长短也不同。护理人员需通过细心的观察，鉴别患者处于哪个心理反应阶段，以提供适当的心理护理。

(二) 护理措施

1. 否认期

(1) 护理人员应具有真诚、忠实的态度，不要揭穿患者的防卫机制，也不要欺骗患者，应坦诚、温和地回答患者的询问，且注意医护人员对患者病情言语的一致性。

(2) 经常陪伴在患者身旁，注意非语言交流，协助患者满足心理方面的需要，让患者感到他并没有被抛弃，时刻受到护理人员的关心。

(3) 在与患者沟通中，护理人员要注意自己的言行，可主动地表示愿意和患者一起讨论死亡，在交谈中因势利导，循循善诱，使患者逐步面对现实。

2. 愤怒期

(1) 护理人员应认真倾听患者的心理感受，并将患者的发怒看成是一种有益健康的正常行为，允许患者以发怒、抱怨、不合作行为来宣泄内心的不快，但应注意预防意外事件的发生。

(2) 做好患者家属的工作，给予患者宽容、关爱和理解。

3. 协议期

(1) 处于这一时期的患者对治疗是积极的，因为其抱有希望，试图通过自己的合作、友善的态度改变命运，延长生命。

(2) 护理人员应当给予指导和关心，加强护理，尽量满足患者合理的要求，使其更好地配合治疗，以减轻痛苦，控制症状。

(3) 患者的协议行为可能是私下进行的，护理人员不一定能观察到，在交谈中，应鼓励患者说出内心的感受，尊重患者的信仰，积极引导，减轻压力。

4. 忧郁期

(1) 护理人员应多给予同情和照顾，经常陪伴患者，允许其用不同方式宣泄情感，如忧伤、哭泣等。

(2) 给予精神支持，尽量满足患者的合理要求，安排亲朋好友见面、相聚，并尽量让家属陪伴在身旁。

(3) 注意安全，预防患者的自杀倾向。

(4) 若患者因心情忧郁忽视个人清洁卫生，护理人员应协助和鼓励患者保持身体的清洁与舒适。

5. 接受期

(1) 尊重患者，不要强迫与其交谈，给予临终患者一个安静、明亮、单独的环境，减少外界干扰。

(2) 继续保持对患者的关心、支持，加强生活护理，让其安详、平静地离开人间。

三、临终患者家属的护理

（一）临终患者家属的心理反应

患者的临终使其家属处于一个巨大心理应激过程。患者从生病开始，家属就四处求医渴求奇迹出现，他们在感情上难以接受亲人即将失去的现实，当看到亲人死亡不可避免时，他们的心情十分沉重、苦恼、烦躁不安。临终患者给家庭带来生理、心理及社会方面的压力，家庭常出现以下心理及行为方面的改变：

1. 个人需求的推迟或放弃　一人生病，牵动全家，尤其是临终患者的治疗支出，更会造成经济条件的改变、平静生活的失衡、精神支柱的倒塌。家庭成员在考虑整个家庭的状况后，会对自我角色与承担的责任进行调整，如面临的升学、就业、婚姻等。

2. 家庭中角色与职务的调整与再适应　家庭重新调整有关成员的角色，如慈母兼严父、长姐如母、长兄如父，以保持家庭的相对稳定。

3. 压力增加，社会性互动减少　家属在照料临终患者期间，因精神的悲伤，体力、财力的消耗而感到心力交瘁，可能对患者产生欲其生、又欲其死的矛盾心理，这也常引起家属的内疚与罪恶感。长期照料患者减少了与亲友、同学间的互动，再加上传统文化的影响，大多数人倾向于对患者隐瞒病情，避免其知晓后产生不良后果而加速病情的发展，因此既要压抑自我悲伤，又要努力地隐瞒病情，更加重了家属的身心压力。

（二）临终患者家属的护理

在对患者进行临终关怀的过程中，也不要忽视对患者家属的关怀照顾，应做好以下护理工作。

1. 满足家属照顾患者的需要　1986年，费尔斯特（Ferszt）和霍克（Houck）提出临终患者家属的七大需要：

（1）了解患者病情、照顾等相关问题的发展。

（2）了解临终关怀医疗小组中哪些人会照顾患者。

（3）参与患者的日常照顾。

（4）知道患者受到临终关怀医疗小组良好照顾。

（5）被关怀与支持。

（6）了解患者死亡后的相关事宜（处理后事）。

（7）了解有关资源：经济补助、社会资源、义工团体等。

2. 鼓励家属表达情感　护理人员要注意与家属沟通，建立良好的关系，取得家属的信任。与家属会谈时，应提供安静、隐私的环境，耐心倾听，鼓励家属说出内心的感受、遇到的困难，积极解释临终患者的生理、心理变化产生的原因，减少家属疑虑。

3. 指导家属对患者的生活照顾　耐心指导、解释、示范有关的护理技术，使其在照顾亲人的过程中获得心理安慰。

4. 协助维持家庭的完整性　协助安排家属在医院环境中的日常家庭活动，以增进患者的心理调适，保持家庭完整性，如共进晚餐、看电视等。

5. 满足家属本身的生理、心理和社会方面的需求　对家属应多关心体贴，帮助安排陪伴期间的生活，尽量解决实际困难。

第三节　濒死与死亡护理

一、定义

（一）濒死

濒死（dying）又称临终，指患者已接受治疗性和姑息性的治疗后，虽然意识清楚，但病情迅速恶化，各种迹象显示生命即将终结。因此，濒死是生命活动的最后阶段。濒死过程其时间长短不一，有时很短，只持续几周，几天，几小时甚至几分钟，有时则很长，能持续几个月，甚至更久。如晚期肿瘤、慢性疾病所导致脏器功能衰竭等。

（二）死亡

布拉克法律辞典将死亡（death）定义为“生命的永息，生存的灭失，血液循环停止，同时呼吸及脉搏等身体重要作用的终止。”即死亡是生命活动不可逆的终止。

（三）脑死亡（brain death）

即全脑死亡，包括大脑、中脑、小脑及脑干的不可逆死亡。不可逆的脑死亡是生命活动结束的象征。

知识链接

植物人与脑死亡的区别

植物人：大脑皮质功能严重损害，受害者处于不可逆的深昏迷状态，丧失意识活动，但皮质下中枢可维持自主呼吸运动和心跳，此种状态称“植物状态”，处于此种状态的患者称“植物人”。植物人除保留一些本能性的神经反射和进行物质及能量的代谢能力外，对外界刺激也能产生一些本能的反射，如咳嗽、喷嚏、打哈欠等，但认知能力已完全丧失，无任何自主活动。

脑死亡：脑死亡是指包括脑干在内的全脑死亡。脑死亡者，无自主的呼吸与心跳，脑电图呈一条直线。

二、死亡的标准及分期

（一）死亡的标准

将心跳、呼吸停止作为判断死亡的标准已沿袭了数千年，但是随着医学科学的发展，传统的死亡标准受到了冲击。现代医学表明：心跳、呼吸停止时，人的大脑、肾脏、肝脏并没有死亡，在临床上可以通过及时、有效的心脏起搏、心内注射药物和心肺复苏等技术使部分人恢复心跳而使其生命得以挽救。20 世纪 50 年代以来，人体脏器移植技术广泛开展，1967 年人类历史上第一例心脏移植手术在南非获得成功，一个衰亡的心脏可被另一个强壮、健康的心脏替换，这就意味着心死不等于人死。临床实践资料表明，只要大脑功能保持着完整性，一切生命活动都有恢复的可能。因此，传统的死亡标准已不再构成对人整体死亡的威胁，基于此医学界人士提出了新的比较客观的标准，即脑死亡标准。1968 年美国哈佛大学在世界第 22 次医学会议上提出的脑死亡标准为：①对刺激无感受性及反应性；②无运动，无呼吸；③无反射；④脑电波平坦。上述标准 24 小时内反复复查无改变，并排除体温过低（低于 32℃）及中枢神经抑制剂的影响，即可做出脑死亡的诊断。同年，WHO 建立了国际医学科学组织委员会，也提出了类似脑死亡的四条诊断标准：①对环境失去一切反应，完全无反射和肌肉活动；②停止自主呼吸；③动脉压下降；④脑电图平直。

脑死亡的判断是一个严肃、细致和专业性很强的过程，要对患者做出脑死亡的诊断，必须由具有专业特长的医生根据病情及辅助检查结果，依据脑死亡的判断标准，依据法律来作出。

（二）死亡的分期

死亡并非生命的骤然结束，而是一个逐渐进展、从量变到质变的过程，一般可分为三期：濒死期、临床死亡期和生物学死亡期三个阶段。

1. 濒死期　濒死期（agonal stage）又称临终状态，是死亡过程的开始阶段。此期机体各系统的功能发生严重障碍，中枢神经系统脑干以上部位的功能丧失或处于深度抑制状态，表现为意识模糊或丧失，各种反射减弱或迟钝，肌张力减弱或消失，心跳减弱，血压下降，呼吸减弱或出现潮式呼吸及间断呼吸。濒死期的持续时间可随患者机体状况及死亡原因而异，年轻强壮者及慢性病患者较年老体弱者及急性病患者濒死期长，猝死、严重的颅脑损伤等患者可直接进入临床死亡期。

2. 临床死亡期　临床死亡期（clinical death stage）又称躯体死亡或个体死亡。此期中枢神经系统的抑制过程已由大脑皮质扩散到皮质以下部位，延髓处于极度抑制状态。表现为心跳、呼吸完全停止，瞳孔散大，各种反射消失，但各种组织细胞仍有微弱而短暂的代谢活动。此期一般持续 5～6 分钟，超过这个时间，大脑将发生不可逆的变化。但在低温条件下，尤其是头部降温脑耗氧降低时，临床死亡期可延长达 1 小时或更久。对触电、溺水、大出血等致死患者，因此期重要器官的代谢过程尚未停止，及时采取积极、有效的急救措施仍有复苏的可能。

3．生物学死亡期　生物学死亡期（biological death stage）又称全脑死亡，细胞死亡或分子死亡，是死亡过程的最后阶段。此期整个中枢神经系统及各器官的新陈代谢相继停止，机体出现不可逆的变化，整个机体已不可能复活。随着此期的进展，相继出现尸冷、尸斑、尸僵、尸体腐败等现象。

（1）尸冷：是最先发生的尸体现象。死亡后因体内产热停止，散热继续，尸体温度逐渐降低称为尸冷。死亡后尸体温度的下降有一定的规律，一般死亡后 10 小时内尸温下降速度约为每小时 1℃，10 小时后为 0.5℃，大约 24 小时左右，尸温与环境温度相同。测量尸温常以直肠温度为标准。

（2）尸斑：死亡后血液循环停止，由于地心引力的缘故，血液向身体的最低部位坠积，使该处皮肤呈现暗红色斑块或条纹称为尸斑。尸斑的出现时间是死亡后 2～4 小时。若患者死亡时为侧卧位，则应将其转为仰卧，头下垫枕，以防脸部颜色改变。

（3）尸僵：尸体肌肉僵硬，并使关节固定称为尸僵。形成机制主要是死亡后肌肉中的三磷酸腺苷（ATP）不断分解而不能再合成，致使肌肉收缩，尸体变硬。尸僵多从小块肌肉首先开始，以下行性发展最为多见，表现为先由咬肌、颈肌开始，向下至躯干、上肢和下肢。尸僵一般在死后 1～3 小时开始出现，4～6 小时扩展到全身，12～16 小时发展至高峰，24 小时尸僵开始减弱，肌肉逐渐变软，称为尸僵缓解。

（4）尸体腐败：死亡后机体组织的蛋白质、脂肪和碳水化合物因腐败细菌的作用而分解的过程称为尸体腐败。一般在死亡后 24 小时出现。患者生前存在于口腔、呼吸道、消化道的各种细菌，可在死亡后侵入血管和淋巴管，并在尸体内大量生长繁殖，体外细菌也可侵入人体繁殖，尸体成为腐败细菌生长繁殖的场所。尸体腐败常见的表现有尸臭、尸绿等。尸臭是肠道内有机物分解从口、鼻、肛门逸出的腐败气体。尸绿是尸体腐败时出现的色斑，一般在死后 24 小时先在右下腹出现，逐渐扩展到全腹，最后波及全身。

知识链接

安乐死

“安乐死”一词来源于希腊文，意为“尊严地死”。经过长期的词意演变，现代所说的“安乐死”已与原意大相径庭。现代意义上的“安乐死”又称为“无痛苦致死术”。我国学者给安乐死的具体定义为：患不治之症的患者在危重濒死状态时，由于精神和躯体的极端痛苦，在患者及其亲友的要求下，经过医生认可，停止无望的救治或用人道的人为方法使患者在无痛苦状态下度过死亡阶段而终结生命的全过程。安乐死分为主动与被动两种形式。主动安乐死是指由医务人员或其他人员采取措施加速患者死亡；被动安乐死是指停止对患者采用一切医疗措施，任凭其自然死亡。

三、尸体护理

尸体护理（postmortem care）是对临终患者实施临终护理的最后步骤，是整体护理的具体体现，也是临终关怀的重要内容之一。做好尸体护理不仅是对逝者人格的尊重，而且也是对死者亲属心灵上的抚慰，体现了人道主义精神和护理人员高尚的职业情操。尸体护理应在确认患者死亡，医生开具死亡诊断书后尽快进行，既可防止尸体僵硬，也可避免对其他患者的不良影响。护理人员应以唯物主义死亡观和严肃认真的态度尽心尽职做好尸体护理工作，尊重患者的遗愿，满足家属的合理要求。

【目的】

1. 维持良好的尸体外观，易于辨认。

2. 使家属得到安慰，减轻哀痛。

【评估】

1. 患者的诊断，死亡原因及时间，死亡诊断书，是否有传染病。

2. 尸体清洁程度，有无伤口、引流管等。

3. 死者的民族、宗教信仰以及家属对死亡的态度。

【计划】

1. 用物准备

(1) 治疗盘内备衣裤、尸单、血管钳、不脱脂棉花、剪刀、尸体识别卡 3 张（表 16-1）、梳子、松节油、绷带。

(2) 擦洗用具、屏风。

(3) 有伤口者，备换药用敷料，必要时备隔离衣和手套。

表 16-1 尸体识别卡

姓名________	住院号________	年龄________	性别________
病室________	床号________	籍贯________	诊断________
住址________			
死亡时间________年________月________日________时________分			
			护士签名________
			________医院

2. 死者家属准备　通知死者家属并向丧亲者解释尸体护理的目的、方法、注意事项及配合要点。

【实施】

1. 操作方法

(1) 洗手，戴口罩，填写尸体识别卡，备齐用物携至床旁，屏风遮挡，保持安静、肃穆。

(2) 劝慰家属，请家属暂离病房，若家属不在应尽快通知。

(3) 撤去一切治疗用物（如输液管、氧气管、导尿管等），将床放平，使尸体仰卧，头下垫一软枕，防止面部淤血变色，双臂放于身体两侧，用一大单遮盖尸体。

(4) 洗脸，有义齿者代为装上，使脸部稍显丰满，避免脸型改变。闭合口、眼，维持尸体外观。若眼睑不能闭合，可用毛巾湿敷或于上眼睑下垫少许棉花，使上眼睑下垂闭合。嘴不能闭紧者，轻揉下颌或用四头带托起下颌。

(5) 用血管钳将棉花填塞于口、鼻、耳、肛门、阴道等孔道，防止体液外溢，但注意棉花勿外露。

(6) 脱去衣裤，擦净全身，更衣梳发。如有胶布痕迹用松节油擦净，有伤口者更换敷料，

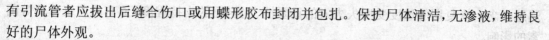

有引流管者应拔出后缝合伤口或用蝶形胶布封闭并包扎。保护尸体清洁，无渗液，维持良好的尸体外观。

(7) 将一张尸体识别卡系在尸体右手腕部，用尸单包裹尸体，先将尸单两端遮盖头部和脚，再将两边整齐地包好。在胸、腰、踝部用绷带固定牢固，将第二张尸体识别卡系在尸体腰前的尸单上。

(8) 移尸体于平车上，盖上大单，送往太平间，置于停尸屉内，将第三张尸体识别卡放置于尸屉外面。

(9) 处理床单位。非传染病患者按一般出院患者方法处理，传染病患者按传染病患者终末消毒方法处理。

(10) 整理病历，完成各项记录，在当日体温单上记录死亡时间，注销各种执行单（治疗、药物、饮食卡等），按出院手续办理结账。

(11) 整理患者遗物交家属。若家属不在，应由两人清点后，列出清单交护士长保管。

2. 注意事项

(1) 必须由医生开出死亡通知，并得到家属许可后，护士方可进行尸体护理。

(2) 患者死亡后应及时进行尸体护理，以防尸体僵硬，也可避免对其他患者造成不良影响。

(3) 传染病患者的尸体应使用消毒液擦洗，并用消毒液浸泡的棉球填塞各孔道，尸体用尸单包裹并做出传染标识。

(4) 护士应以高尚的职业道德和情感，严肃认真地对待尸体护理，尊重死者，满足家属合理要求。

【评价】

1. 尸体整洁，表情安详，位置良好，易于辨认。

2. 对死者家属使用真诚、恰当、有效的劝慰语。

四、丧亲者的心理反应及护理

丧亲者即死者家属，主要指失去父母、配偶、子女者（直系亲属）。失去亲人是一次非常痛苦的经历，这种悲伤的过程对其身心健康、生活、工作均会造成很大的影响，因此护理人员应做好丧亲者的护理工作。

（一）丧亲者的心理反应

根据安格乐(Engel)理论，可分六个阶段：

1. 冲击与怀疑期　此期特点是拒绝接受丧失。这是一种防卫机制，将死亡事件暂时拒之门外，让自己有充分的时间加以调整。在急性死亡事件中最明显。

2. 逐渐承认期　意识到亲人确实死亡，痛苦、空虚、气愤情绪伴随而来，哭泣常是此期的特征。

3. 恢复常态期　家属带着悲痛的情绪着手处理死者的后事，准备丧礼。

4. 克服失落感期　设法克服痛苦的空虚感，但仍不能以新人代替失去的、可依赖支持的人，常回忆过去的事情。

5. 理想化期　此期死者家属产生想象，认为失去的人是完美的，为过去对已故者不好的行为感到内疚、自责。

6. 恢复期　此期机体大部分功能恢复，但悲哀的感觉不会简单消失，常忆起逝者，并永远地怀念。恢复期的速度受所失去人的重要性、对自己的支持程度、原有的悲哀体验等因素的影响。

丧亲者的心理反应阶段持续时间不定，一般约需1年左右时间，丧偶者可能需2年或更久。

（二）丧亲者的护理

1. 影响丧亲者心理调试的因素　影响丧亲者心理调试的因素是多方面的。护理人员应了解此方面的内容，做好有针对性的护理。

（1）对死者的依赖程度：家人对死者经济上、生活上、情感上依赖性越强，面对患者死亡之后的调适越困难。常见于配偶关系。

（2）病程的长短：急性死亡病例，由于家人对突发事件毫无思想准备，易产生自责、内疚心理；慢性死亡病例，家人已有预期性心理准备，则较能调适。

（3）死者的年龄与家人的年龄：死者的年龄越轻，家人越易产生惋惜和不舍，增加内疚和罪恶感。在中国社会中，"白发人送黑发人"历来是最悲哀的感觉。家属的年龄反映人格的成熟，影响到解决处理后事的能力。

（4）其他支持系统：家属存在其他支持系统（亲朋好友、各种社会活动、宗教信仰、宠物等），且能提供支持满足其需要，则较易调整悲伤期。

（5）失去亲人后的生活改变：失去亲人后生活改变越大，越难调适，如中年丧夫、老年丧子。

2. 丧亲者的护理

（1）做好尸体护理：体现对死者的尊重，也是对丧亲者心理极大的抚慰。

（2）鼓励家属宣泄感情：死亡是患者痛苦的结束，而对丧亲者则是哀痛的高峰，必将影响其身心健康和生存质量，护理人员应认真倾听其诉说，做全面评估，针对不同心理反应阶段制订护理措施。

（3）心理疏导，精神支持：提供有关知识，安慰家属面对现实，使其意识到安排好未来的工作和生活是对亲人最好的悼念。

（4）尽力提供生活指导、建议：如经济问题，家庭组合，社会支持系统等，使丧亲者感受人世间的关爱之情。

（5）丧亲者随访：目前在国外，临终关怀机构通过信件、电话、访视对死者家属进行追踪随访。

（王艳华）

复习思考题

1. 简述死亡及脑死亡的诊断标准。
2. 临终患者的身心表现有哪些？如何进行护理？
3. 简述如何对丧亲者实施护理。

第十七章 医疗与护理文件的书写

学习要点

1. 医疗和护理文件书写的意义、要求；
2. 医疗和护理文件管理要求；
3. 医嘱的定义、种类及处理方法；
4. 处理医嘱的注意事项；
5. 护理记录单的记录、病室交班报告的书写方法及注意事项。

医疗与护理文件是医院和患者的重要档案资料，也是医疗护理、教学科研、医院管理和法律上的重要资料。一方面它记录了患者疾病发生、发展、康复或死亡的全过程，另一方面也记录了患者在住院期间各项诊疗措施的落实以及护理措施的执行情况。医疗护理文件的书写和记录是临床护理工作的重要组成部分，护士在记录、书写和管理中必须实事求是、认真、细致、负责，并遵守专业技术规范的要求。

案例分析

男性，48 岁。门诊诊断为慢性骨髓炎收治入院，于 11:00 扶入病室，查体：神志清楚，一般状态尚可，右足疼痛有异味，活动不便。血压 130/90mmHg，脉搏 88 次 / 分，呼吸 20 次 / 分，体温 37.2℃。医嘱：一级护理，普食，0.9% 氯化钠溶液 500ml，青霉素 800 万 U 静脉滴注。护理要点：加强生活护理。

请写出：

1. 如何为该患者建立住院病历？
2. 如何处理医嘱？
3. 如何书写护理记录及交班报告？

第一节 医疗护理文件的书写和管理

医疗与护理文件包括病历的书写、医嘱的处理、体温单的填写、整体护理情况的记录及病室交班报告的书写等内容。医疗与护理文件正确记录了患者疾病的发生、发展、康复或死亡的全过程，对疾病的诊断和治疗有着重要的价值，因此，必须按照国家《病历书写基本规范（试行）》的要求进行书写并妥善管理，以保证其原始性、正确性和完整性。虽然目前全国各医院医疗与护理文件记录的方式不尽相同，但应遵循的原则是一致的。

一、书写的意义

（一）提供患者的信息资料

医疗与护理文件是对患者病情变化、诊断治疗和护理过程的客观、全面、真实、系统的科学记载，是医护人员进行正确诊疗和采取有效护理措施的依据，也为患者再次入院的诊疗和护理提供重要的线索。医疗与护理文件在书写记录过程中有利于护患、医护人员之间的沟通，同时为各班次的护理人员及时传达了患者的信息，以维持护理工作的完整性和连续性。

（二）提供教学与科研资料

标准、完整的护理记录体现了护理人员将护理理论应用于具体临床护理实践，是最好的教学资料。完整的病案资料是医护教学的最好教材，也是科研工作的重要资料。为疾病的调查、流行病学的研究、传染病管理等提供了医学统计的原始资料，同时也是国家卫生行政管理部门制定政策的重要依据。

（三）提供法律依据

医疗与护理文件记录属合法的文件，为法律认可的证据。其内容反映患者住院期间所接受治疗护理的具体情形，在法庭上可作为医疗纠纷、人身伤害、保险索赔、犯罪刑事案件及遗嘱查验的证明。凡涉及以上诉讼案件，调查处理时都要将病案、护理文件记录作为依据加以判断，明确医院与医护人员有无法律责任。因此，只有对患者住院期间的病情、治疗、护理做到及时、准确、完整的记录，才能为法律提供有效的依据，维护医护人员及患者各自的合法权益。

（四）提供评价依据

各项医疗护理文件的书写记录，在一定程度上较全面地反映出一个医院的医疗护理服务质量、医院管理、学术及技术水平。因而，它既是医院护理管理的重要信息资料，又是医院等级评定及对护理人员考核的参考资料。

二、书写的要求

医疗与护理文件书写的基本要求是及时、准确、完整、简要、清晰。医疗护理文件应按规定的内容进行书写，并由相应医务人员签名。上级医务人员有审查修改下级医务人员书写的病历的责任；实习医务人员、试用期医务人员书写的病历，应当经过本医疗机构注册的医务人员审阅、修改并签名；进修医务人员由医疗机构根据其胜任本专业工作实际情况认定后书写病历。

（一）及时

医疗护理文件记录必须及时，不得拖延或提前，更不能漏记，以保证记录的时效性，维持最新资料。如因抢救急、危重症患者未能及时记录时，相关医护人员应在抢救结束后6小时内据实补记，并注明抢救完成时间和补记时间。

（二）准确

准确是指记录必须在时间、内容及可靠程度上真实无误，以作为法律的依据。记录内容应为客观事实，不是医务人员的主观看法和解释，尤其是对患者的主诉和行为应据实描述，主述内容用引号标明，同时应注意补充相应的客观资料。记录者必须是执行者。其书写的记录时间应为实际的治疗、护理时间，而不是事先排定的时间。病历书写一律使用阿拉伯数字书写日期和时间，采用24小时制记录。有书写错误时应在错处划双线，再将正确的字书写在错字的上方，保持原记录清楚、可辨，修改人在上面签名。

（三）完整

各项记录的眉栏、页码必须填写完整，各项记录应按要求逐项填写，不留空行或空白，以防添加。记录者签全名，以示负责。如果患者出现病情恶化、拒绝接受治疗护理、有自杀倾向、出现意外、请假外出、并发症先兆等特殊情况，应进行详细记录并及时汇报、交接班等。

（四）简要

记录内容应简明扼要，重点突出，语句通顺，使用医学术语和公认的外文缩写，避免笼统、含糊不清或过多修辞，以方便医护人员快速获取所需信息。

（五）清晰

按要求分别使用红、蓝钢笔书写。一般白班用蓝钢笔，夜班用红钢笔。字迹清楚，字体端正，保持表格整洁，不得涂改、剪贴和滥用简化字。计算机打印的病历应当符合病历保存的要求。

三、管理要求

医疗与护理文件必须建立严格的管理制度，各级医护人员均需按照管理要求执行。

1. 各种医疗护理文件按规定放置，记录或使用后必须及时放回原处。

2. 必须保持医疗护理文件的完整和整洁，防止污染、破损、拆散及丢失。

3. 患者和家属不得随意翻阅医疗护理文件的记录资料，不得擅自将医疗护理文件带出病区。

4. 科研、教学需要查阅病历的，需经相关部门同意，阅后应立即归还，且不能泄露患者的隐私。

5. 患者、家属及其他机构的有关人员需要查阅或复印病历资料时，应严格按规定程序进行办理。

6. 医疗与护理文件应妥善保存。体温单、医嘱单、特别护理记录单作为病历的一部分，应随病历放置，患者出院后将病历按顺序排列整理好送病案室保存，住院病历保存时间自患者最后一次住院出院之日起不少于 30 年；门（急）诊病历由医疗机构保管的，保存时间自患者最后一次就诊之日起不少于 15 年；病室交班报告本保存 1 年，医嘱本保存 2 年，以备查阅。

第二节　医疗和护理文件的书写

一、体温单

二、医嘱单

医嘱是医生在医疗活动中下达的医疗指令，是医生根据患者的病情需要，为达到诊治的目的而拟定的书面嘱咐，由医护人员共同执行。

医嘱单是医生开写医嘱所用，包括长期医嘱单（附表 2）和临时医嘱单（附表 3），是护士执行医嘱的依据。

（一）医嘱的内容

医嘱的内容包括：日期、时间、姓名、护理常规、护理级别、饮食、卧位、药物（注明剂量、用法、时间等）、隔离种类、各种检查、治疗、术前准备和医生及护士的签名。

（二）医嘱的种类

1. 长期医嘱 有效时间在24小时以上，当医生注明停止时间后医嘱失效。如一级护理、低盐饮食、青霉素80万U，im，bid。

2. 临时医嘱 有效时间在24小时以内，应在短时间内执行，有的需立即执行，一般仅执行一次。如阿托品0.5mg，ih，st。有的需在限定时间内执行，如会诊、手术、检查、X线摄片及各项特殊检查等。另外，出院、转科、死亡等也列入临时医嘱。

3. 备用医嘱 根据病情需要又分为长期备用医嘱和临时备用医嘱两种。

(1) 长期备用医嘱（prn）：有效时间在24小时以上，必要时用，两次执行之间须有时间间隔，由医生注明停止时间后方可失效。如哌替啶50mg，im，q6h，prn。

(2) 临时备用医嘱（sos）：为12小时内有效，必要时用，只执行一次，过期未执行则失效。如地西泮5mg，po，sos。

（三）医嘱的处理

医嘱处理的原则：先急后缓，先临时后长期，医嘱执行者须在医嘱单上签全名。

1. 长期医嘱 由医生直接开写在长期医嘱单上，注明日期和时间并签上全名。护士将长期医嘱单上的医嘱分别转抄至各种执行单上（如服药单、治疗单、注射单、输液单、饮食单等），在执行时间栏内注明时间并签全名，定期执行的长期医嘱应在执行单上注明具体的执行时间，护士执行医嘱后应在执行单上注明执行时间并签全名。

2. 临时医嘱 医生直接开写在临时医嘱单上。需立即执行的医嘱，护士执行后，必须注明执行时间并签全名。有限定时间执行的临时医嘱，护士应转抄至临时治疗本或交班本上。会诊、手术、检查等各种申请单应及时转送到有关科室。

3. 备用医嘱

(1) 长期备用医嘱：医生直接开写在长期医嘱单上，必须注明执行时间，如哌替啶50mg，im，q6h，prn。护士每次执行后，在临时医嘱单上记录执行时间并签全名，供下一班参考。

(2) 临时备用医嘱：医生直接开写在临时医嘱单上，12小时内有效，如地西泮5mg，po，sos。过时未执行，则由护士用红钢笔在该项医嘱栏内写“未用”两字。

4. 停止医嘱 在相应的执行单上注销有关项目，然后在医嘱单原医嘱内容的停止日期栏内注明停止的日期及时间，在执行者栏内签全名。

5. 重整医嘱 医嘱调整项目较多，或长期医嘱超过3页需重整医嘱。重整医嘱时，在原医嘱最后一行下面用红钢笔划一横线（红线上下均不得有空行），在红线下正中用红笔写“重整医嘱”四字，再将红线以上需继续执行的长期医嘱按原日期、时间排列顺序抄录于红线下。抄录完毕两人核对无误后签上重整者全名。凡转科、手术或分娩后也需重整医嘱，即在原医嘱最后一行下面划一红横线，并在红线下面正中用红笔写上“转入医嘱”“术后医嘱”或“分娩后医嘱”，以示前面医嘱作废，同时将各执行单上的原有医嘱用红笔注销。

（四）处理医嘱的注意事项

1. 医嘱必须经执业医生签名后方为有效，一般情况下不执行口头医嘱，在抢救或手术过程中医生下达口头医嘱时，护士应复诵一遍，双方确认无误后方可执行，抢救结束后及时据实补记医嘱。

2. 不能机械地执行医嘱，发现疑问必须核对清楚后方可执行。

3. 严格执行查对制度，医嘱应每班、每日核对，每周总查对，查对后注明查对时间并签全名。

4. 医嘱内容若有错误或不需执行时，不得贴盖、涂改，应由医生在该项医嘱栏内用红笔写“取消”，并在医嘱后用蓝钢笔签全名。

5. 凡需下一班执行的临时医嘱要交班，并在护士交班本上注明。

6. 在抄写及处理医嘱时，注意力要集中，做到认真、细致、准确、及时。要求字迹清楚，不得随意涂改。

各医院医嘱的书写和处理方法不尽相同。目前，有的医院使用医嘱本；有的由医生直接将医嘱写在医嘱单上，护士执行；有的使用计算机系统处理医嘱，医生开写医嘱，护士负责输入计算机后执行。

三、护理记录单

（一）一般患者护理记录单

一般护理记录是指护士根据医嘱和病情对一般患者在住院期间护理过程的的客观记录（附表 4）。

1. 记录内容　包括眉栏各项、页码、记录的日期和时间、病情观察情况、治疗护理措施及效果、护士签名等。

2. 书写方法　护理记录应当根据患者的病情变化及治疗护理动态地进行记录，一般情况下每周至少记录 1～2 次；入院患者或即将出院的患者当天要有记录；手术患者术前、术日、术后三天每班次至少记录 1 次；患者病情出现变化，应随时给予记录。

（二）危重患者护理记录单

凡危重、抢救、大手术后或特殊治疗需严密观察病情的患者，均应做好危重患者护理观察记录，以便及时了解患者的病情变化，观察治疗或抢救后的效果（附表 5）。

1. 记录内容　包括眉栏各项、页码、患者的生命体征、神志、瞳孔、出入液量、病情动态变化、治疗护理措施、药物治疗效果及反应等。

2. 书写方法

（1）蓝钢笔填写眉栏各项，包括病室、患者姓名、床号、住院号、诊断、页码、记录日期等。日间 7 时至 19 时用蓝钢笔记录，夜间 19 时至次晨 7 时用红钢笔记录。

（2）及时、准确地将患者的体温、脉搏、呼吸、血压、出入量记录在与标题所对应的项目栏内，记录栏内只填写数字。记录出入液量时，除填写量外，还应将颜色、性状等记录于病情栏内。

（3）病情观察及护理栏内要详细记录患者的病情变化，治疗、护理措施及效果，记录时间应具体到分，并签全名。

（4）各班交班前应将交患者的病情、治疗、护理做一简要总结，并签全名。次晨总结 24 小时出入液量，记录于体温单相应栏内。

（5）患者出院或死亡后记录单应归入病案保存。

（三）患者出入液量记录单

正常人体昼夜的摄入量和排出量保持着动态平衡。当摄入水分减少或因疾病导致水分排出过多（如呕吐、腹泻、大面积烧伤、发热等）时，都可引起不同程度的脱水；相反，若水分过多积聚在体内，则会出现水肿。因此，护理人员准确测量和记录患者昼夜的摄入量和排出量，对了解病情、协助诊断和治疗具有非常重要的意义。出入液量记录常用于心脏病、肾病、肝硬化腹水、休克、大面积烧伤、大手术后等患者（附表 6）。

1. 记录内容

(1) 摄入量：包括每日的饮水量、食物含水量、输入液量(输液、输血)等。患者饮水时，应使用量杯或固定的饮水容器，以便准确记录；进食时，固体食物除需记录单位数量或重量外(如米饭 1 中碗或约 100g；柚子 1 个或约 100g)，还需换算出食物含水量(附表 7)及水果的含水量(附表 8)。

(2) 排出量：主要为尿量，其次包括大便量、呕吐量、咯血量、痰量、胃肠减压量、腹腔抽出液量、各种引流液量及创面渗出液量等，除大便记录次数外，液体以毫升(ml)为单位记录。

2. 书写方法

(1) 用蓝钢笔填写表格眉栏各项及页码。

(2) 日间，即 7 时至 19 时用蓝钢笔记录；夜间，即 19 时至次晨 7 时用红钢笔记录。

(3) 每 12 小时或 24 小时分别对患者的出入液量作一次小结或总结。12 小时小结用蓝钢笔书写，24 小时总结用红钢笔书写，并用蓝钢笔将 24 小时总出入液量填写在体温单相应栏内。

四、病室交班报告

病室交班报告(交班记录)是由值班护士针对值班期间病区情况及患者病情动态变化等书写的书面交班报告，通过阅读交班报告，接班护士迅速、全面地掌握病区的总体情况，明确需继续观察的问题和实施的护理措施(附表 9)。

(一) 交班内容

离院患者，入院患者，危重患者，手术患者，准备手术、做特殊检查或行特殊治疗及有异常情况的患者，产妇，老年，小儿和生活不能自理的患者。危重患者：应记录患者的生命体征、神志、瞳孔、病情变化、特殊的抢救治疗、护理措施及其效果，需下一班重点观察的内容及注意的事项。另外，还应记录上述患者的心理状态、需要重点观察和完成的事项，夜班需记录患者的睡眠情况。

(二) 书写方法

1. 在经常巡视和了解病情的基础上认真书写。

2. 日间用蓝钢笔书写，夜间用红钢笔书写。

3. 按规定顺序书写　首先用蓝钢笔填写眉栏各项，再按下列顺序书写：先填写当日离开病区的患者，再填写进入病区的患者，最后填写本班重点观察护理的患者。

4. 填写时，先写床号、姓名、诊断，然后报告生命体征，并注明测量时间，再扼要记录病情、治疗和护理等情况。

5. 对新入院、转入、手术、分娩的患者，应在诊断下方分别用红笔注明“新”“转入”“手术”“分娩”，危重患者做红色“※”标记或用红笔注明“危”，以示醒目。

6. 书写完毕，注明页码并签全名。

知识链接

应用计算机医嘱处理系统

目前许多医疗机构已全面应用计算机处理医嘱，改变了查对医嘱的方法，减少了中间环节，提高了工作质量和效率。医嘱处理过程中由医生录入医嘱，医生将医嘱开写在计算机的长期或临时医嘱单上并点击审核，点击审核后医嘱进入护理工作站分系统，并且医嘱不能被改动。护士根据查对制度进行查对医嘱后，认可签收，签收后的医嘱此病区护士不能删除和改动。医嘱经查对签收后可进行打印，护士可在各自终端机上打印出医嘱单、口服单、注射单、输液单等并执行。操作时操作者需凭借操作码才能进行计算机医嘱处理系统，职能部门可通过监控系统进行科室医嘱的管理。

（王艳华）

复习思考题

1. 医疗护理文件书写有哪些重要意义？
2. 医疗与护理文件书写及管理有哪些要求？
3. 何谓医嘱？医嘱的种类有哪几种？如何处理各种医嘱？在处理医嘱时应注意哪些事项？
4. 哪些患者需要记录危重患者护理记录单？主要记录哪些内容？

附录

附表1 体温单

姓名 刘均　　科别 外科　　病室 三　　床号 36　　住院号 3811262

日期	2009.2.26	27	28	3.1	2	3	4
住院日数	1	2	3	4	5	6	7
手术后日数				1	2	3	4
时间	上午 下午	上午 下午	上午 下午	上午 下午	上午 下午	上午 下午	上午 下午
	4 8 12 4 8 12	4 8 12 4 8 12	4 8 12 4 8 12	4 8 12 4 8 12	4 8 12 4 8 12	4 8 12 4 8 12	4 8 12 4 8 12

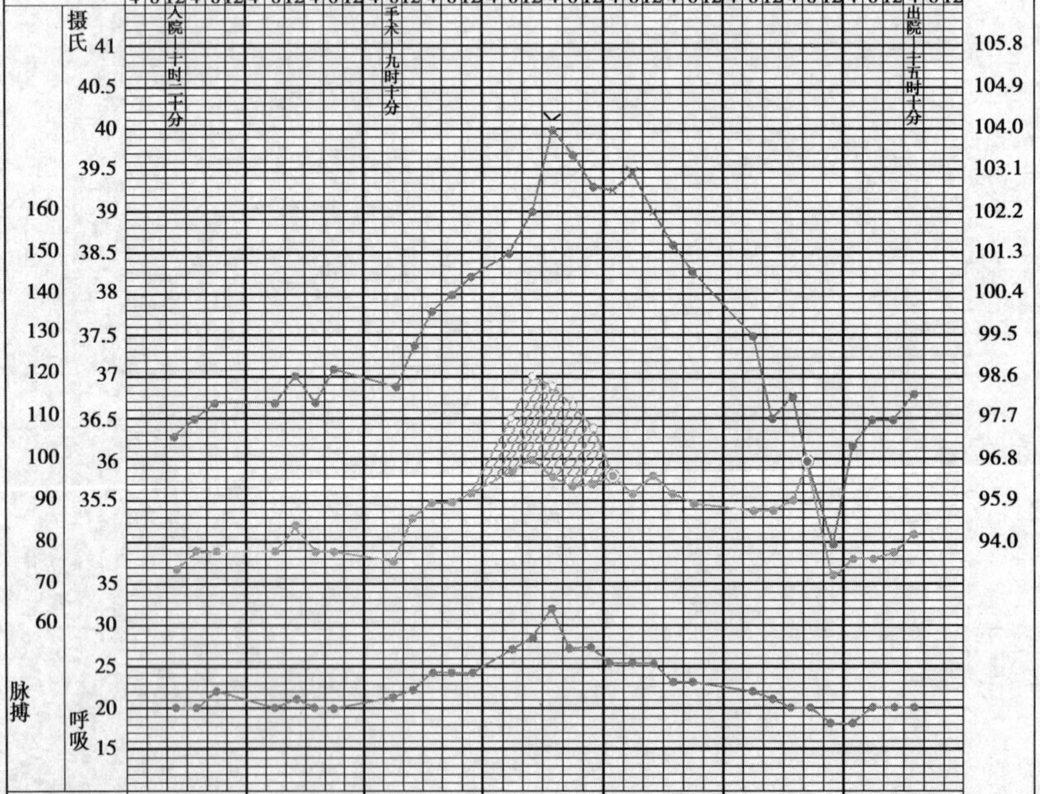

大便次数	0	1/E	1	1	※	1	1
输入液量ml							
抽出液量ml							
尿量 ml		900	1050	1100	1250	1400	1020
痰量 ml							
血压mmHg	110/68		114/72 105/68				
体重 kg	50.5						
药物过敏	青霉素 (+)						
其他							

附表2　长期医嘱单

姓名：王平　性别：女　年龄：30　科别：内科　病室：2　床号：1　住院号：13679　第1页

起始		医嘱内容	医生签名	护士签名	停止		医生签名	护士签名
日期	时间				日期	时间		
10-1-2	8:00	冠心病护理常规	张洪	李梅				
1-2	8:00	二级护理	张洪	李梅				
1-2	8:00	低盐流质饮食	张洪	李梅				
1-2	8:00	持续心电监测	张洪	李梅	1-6	8:00	张洪	王丽
1-2	8:00	吸氧　prn	张洪	李梅				
1-2	8:00	地高辛 0.25mg　qd	张洪	李梅				
1-2	8:00	5% 葡萄糖 250ml	张洪	李梅	1-10	8:00	张洪	王佳
		硝酸甘油 10mg ivgtt　qd						

附表3　临时医嘱单

姓名：王平　性别：女　年龄：30　科别：内科　病室：2　床号：1　住院号：13679　第1页

日期	时间	医嘱内容	医生签名	执行时间	执行者签名
10-1-2	8:00	心电图	张洪	8:00	李梅
1-2	8:00	X线胸片	张洪	8:00	李梅
1-2	8:00	血常规	张洪	8:00	李梅
1-2	8:00	青霉素皮试(一)	张洪	8:00	李梅
1-2	10:00	哌替啶 50mg im st	张洪	10:00	李梅

附表4 一般护理记录单

姓名：黄小丽　性别：女　年龄：35　科别：内科　病房：3　床号2　住院号：13690　第1页

日期	时间	护理记录	签名
2011-10-23	9:00	患者因突起畏寒、高热，伴咳嗽、胸痛2天。于2011年10月23日9时，由门诊以大叶性肺炎收入院。查：T 39.9℃，P 128次/分，R 23次/分，BP100/70mmHg 患者咳嗽时胸痛加重，痰少无血。遵医嘱给予一级护理，半流质饮食，柴胡注射液2ml im，5%葡萄糖溶液500ml，青霉素800万U静脉输液，嘱患者卧床休息，加强生活护理，注意观察病情变化	董平
	9:30	测量患者体温T 37.7℃，嘱患者多饮水每天达2000～3000ml以利降温及痰液咳出	董平
	10:30	遵医嘱给予口腔护理	董平
	11:00	输液于11:00顺利结束，无不良反应，继续观察病情	董平
10-24	6:00	查：T 37.8℃，P 96次/分，R 21次/分，BP 100/70mmHg 遵医嘱给予口腔护理，继续观察病情	张盼
	8:00	遵医嘱继续进行5%葡萄糖溶液500ml，青霉素800万U静脉输液	李红
	10:00	输液于10:00顺利结束，无不良反应	李红

附表5　危重护理记录单

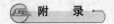

姓名：李艳　性别：女　年龄：45　科别：内科　病室：5　床号：1　住院号：13691　第1页

日期	时间	体温 ℃	脉搏 次/分	呼吸 次/分	血压 mmHg	入量（ml）		出量（ml）		病情观察及护理	签名
						项目	数量	项目	数量		
2010-7-8	10:00	36.5	108	24	80/50	10% GS	500	呕血	400	患者诉心慌，头昏，呕吐一次，为暗红色，通知医生，抽血，做血型鉴定，给予止血药物、胃肠减压，观察生命体征，血压略有回升	
						$VitK_1$	2				
						低分子	250				
						右旋糖酐					王丽
	10:45		110	23	90/55	0.9% NS	10				
						洛赛克 40mg	4			洛赛克 iv	
										胃管通畅，抽出血性液体约100ml	王丽
	11:30		108	23	90/60	新鲜血	200			输血	王丽
	12:30		100	20	100/60	新鲜血	200	尿	100	继续输血	王丽
	14:00	36.8	90	20	110/64	平衡液	500			血压恢复正常，继续观察	
						止血敏 2g	4				王丽
	16:00		88	20	112/64	0.9% NS	10				
						洛赛克 40mg	4				
	17:00					10% GS	500	尿	300	胃管通畅，引流液减少，咖啡色患者今呕血400ml，血压下降，给予胃肠减压、静脉应用止血药物，输液输血处理，目前血压恢复正常，胃管内有少量咖啡样液体引出，维持输液，继续观察。尿400ml，胃液200ml，呕血400ml，胃内引流液转为淡黄色	王丽
	18:00							胃液	200		
12h 小结						输入	2184	排出	1000		王丽
	19:00	36.6	82	18	110/76	0.9% NS	10				王丽
						洛赛克 40mg	4				张虹
	22:00		80	18	112/70					输液完毕	张虹
7-9	0:00		80	18	100/70					患者无出血发生，生命体征平稳，安静入睡，继续观察	
											张虹

附表6 出入液量记录单

姓名：黄佳　性别：女　年龄：45　科别：内科　病房：5　床号：1　住院号：13696　第1页

日期	时间	入量（ml）		出量（ml）		签名
		项目	数量	项目	数量	
2012-11-20	7:30	大米粥	1小碗（200ml）			李芳
		馒头	50g/1个（25ml）			李芳
		饮水	30ml			李芳
	8:30			排尿	200ml	刘莹
	9:30	新鲜血	200ml			刘莹
	11:30			呕吐	100ml	刘莹

附表7 医院常用食物含水量

食物	单位	原料重量(g)	含水量(ml)	食物	单位	原料重量(g)	含水量(ml)
米饭	1中碗	100	240	藕粉	1大碗	50	210
大米粥	1大碗	50	400	鸭蛋	1个	100	72
大米粥	1小碗	25	200	馄饨	1大碗	100	350
面条	1个	100	250	牛奶	1大杯	250	217
馒头	1个	50	25	豆浆	1大杯	250	230
花卷	1个	50	25	蒸鸡蛋	1大碗	60	260
烧饼	1个	50	20	牛肉		100	69
油饼	1个	100	25	猪肉		100	29
豆沙包	1个	50	34	羊肉		100	59
菜包	1个	150	80	青菜		100	92
水饺	1个	10	20	大白菜		100	96
蛋糕	1块	50	25	冬瓜		100	97
饼干	1块	7	2	豆腐		100	90
煮鸡蛋	1个	40	30	带鱼		100	50

附表8 各种水果含水量

水果	重量(g)	含水量(ml)	水果	重量(g)	含水量(ml)
西瓜	100	79	葡萄	100	65
甜瓜	100	66	桃	100	82
西红柿	100	90	杏	100	80
萝卜	100	73	柿子	100	58
李子	100	68	香蕉	100	60
樱桃	100	67	桔子	100	54
黄瓜	100	83	菠萝	100	86
苹果	100	68	柚子	100	85
梨	100	71	广柑	100	88

附表 9 病区交班报告

骨 科 1 病区　　　　2013 年 10 月 21 日　　第 1 页

患者总报告 / 病情 / 床号 姓名 诊断	时间 白班 患者总数 32	时间 中班 患者总数 32	时间 夜班 患者总数 32
	入院 1 出院 1 转出 0	入院 0 出院 0 转出 0	入院 0 出院 0 转出 0
	转入 0 手术 1 分娩 0	转入 0 手术 0 分娩 0	转入 0 手术 0 分娩 0
	出生 0 病危 0 死亡 0	出生 0 病危 0 死亡 0	出生 0 病危 0 死亡 0
205-3 李 新 右股骨干骨折 术后取钢板	病情痊愈于 8am 出院		
201-1 刘 刚 慢性骨髓炎 “新”	患者，男，48 岁，于 11am 扶入病室，患者主诉右足疼痛有异味，测 T 37.2℃，P 88 次 / 分，R 20 次 / 分，BP 120/80mmHg，遵医嘱给予 0.9% 氯化钠溶液 500ml，青霉素 800 万 U 静脉输液，于 1pm 顺利结束，无不良反应，给予一级护理，普食，护理要点：加强生活护理	T 36.9℃，P 86 次 / 分，R 18 次 / 分，BP 120/80mmHg，协助患者打水、打饭，做好生活护理，入睡较好	T 36.7℃，P 84 次 / 分，R 18 次 / 分，BP 118/78mmHg，患者夜间睡眠较好，护理要点均已实施，血、尿标本已送检
209-4 李 莉 右跟骨骨折 “手术”	T 36.4℃，P 80 次 / 分，R 20 次 / 分，BP 110/70mmHg，患者，女，30 岁，于今日 8am 在腰麻下行右跟骨骨折取螺丝钉术，于 11am 术中安返病室，于手术室带回 0.9% 氯化钠溶液 300ml，遵医嘱给予续点氧氟沙星 100ml，5% 葡萄糖溶液 1000ml，林格溶液 500ml，输液正在进行中，术区敷料包扎完整，有少量血性渗出，已加垫无菌敷料，请夜班继续观察病情变化，护理要点：术后护理	T 36.5℃，P 78 次 / 分，R 20 次 / 分，BP 114/72mmHg，接班时患者正在输液中，一般状态尚可，8pm 患者主诉手术切口疼痛难忍，遵医嘱给予哌替啶 50mg，im 后，疼痛缓解，输液于 9pm 结束，无不良反应，夜间睡眠欠佳，术区敷料包扎完整，无新的血性渗出	T 36.2℃，P 80 次 / 分，R 20 次 / 分，BP 110/70mmHg，后夜睡眠尚可，术区敷料包扎完整，无新的血性渗出，护理要点均已实施
	签名：李晓芬	签名：王 虹	签名：宋 平

《基础护理技术》教学大纲

（供护理类专业用）

一、本科目教学任务

根据教育部、卫生部职业教育改革的精神，高职高专教育人才培养模式的基本特征是以培养高素质技能型专门人才为根本任务。本课程为护理专业主干课程，其主要任务是以培养学生良好的职业素质为核心，在整体护理理念的指导下，将整体护理、临床护理与基础护理有机地结合在一起，培养学生临床思维能力、创新能力以及发现、分析和解决问题的能力等，以适应未来护理岗位的需要。为了更好地贯彻高等职业教育方针，把人才培养工作落到实处，本教材将遵循“精理论强技能，精基础强临床”的指导思想进行编写，使培养的人才符合职业岗位的需要。

二、本科目课程目标

（一）讨论护士所应具备的职业素质要求。
（二）解释以人为中心护理理念。
（三）能规范、熟练地执行基础护理操作。
（四）能初步具备解决临床常见的护理问题的专业能力。
（五）应用沟通技巧，具备团队合作精神，建立专业人际关系。
（六）能在临床工作中运用人文关怀，具备以护理对象为中心的服务理念。

三、教学内容和要求

单元	教学内容	教学要求
第一章　绪论	第一节　护理学概述	
	一、护理学的相关概念	了解
	二、护理学的任务及范畴	熟悉
	三、护理发展趋势	了解
	第二节　基础护理技术在临床护理工作中的地位及学习方法	
	一、基础护理技术在临床护理工作中的地位	熟悉
	二、学习本课程的意义	熟悉
	三、学习内容	熟悉
	四、基础护理技术的学习方法	掌握
第二章　医院及住院环境	第一节　医院概述	
	一、医院的性质和任务	熟悉
	二、医院的种类与分级	了解
	三、医院的组织结构	了解
	第二节　医院对环境的要求	
	一、医院环境的总体要求	熟悉
	二、医院环境的调节与控制	熟悉

续表

单元	教学内容	教学要求
第三章　医院内感染的预防与控制	第一节　概述	
	一、医院感染的概念与分类	掌握
	二、医院内感染的形成	熟悉
	三、医院内感染的主要因素	熟悉
	四、医院内感染的预防与控制	掌握
	第二节　清洁、消毒与灭菌	
	一、概念	掌握
	二、物理消毒灭菌法	熟悉
	三、化学消毒灭菌法	掌握
	第三节　无菌技术	
	一、概念	掌握
	二、无菌技术操作原则	掌握
	三、无菌技术基本操作法	掌握
	第四节　隔离技术	
	一、隔离的基本知识	掌握
	二、隔离种类与措施	熟悉
	三、隔离技术基本操作	掌握
	第五节　消毒供应中心	
	一、消毒供应中心的组织管理	了解
	二、消毒供应中心的设置	了解
	三、消毒供应中心的工作内容	熟悉
	项目1：物理消毒灭菌法	学会
	项目2：化学消毒灭菌法	学会
	项目3：无菌技术基本操作	熟练掌握
	项目4：隔离技术基本操作	熟练掌握
第四章　护士的职业防护	第一节　概述	
	一、护理职业防护的相关概念及意义	了解
	二、护理职业危害因素	掌握
	三、护理职业防护的管理	熟悉
	第二节　职业防护措施	
	一、生物性损伤预防措施	掌握
	二、锐器伤预防措施	掌握
	三、化疗药物损伤预防措施	掌握
	四、负重伤预防措施	掌握
第五章　入院和出院的护理	第一节　门诊部	
	一、门诊	熟悉
	二、急诊	掌握

续表

单元	教学内容	教学要求
第五章　入院和出院的护理	第二节　患者床单位的准备	
	一、患者床单位的设置	掌握
	二、铺床法	掌握
	第三节　患者入院护理	
	一、入院程序	熟悉
	二、入病区后的初步护理	掌握
	三、分级护理	掌握
	第四节　患者运送法	
	一、人体力学在护理工作中的运用	熟悉
	二、轮椅运送法	掌握
	三、平车运送法	掌握
	四、担架运送法	掌握
	第五节　患者出院护理	
	一、出院前的护理工作	掌握
	二、出院后的护理工作	掌握
	项目 5: 铺备用床	熟练掌握
	项目 6: 铺暂空床	熟练掌握
	项目 7: 铺麻醉床	熟练掌握
	项目 8: 轮椅运送法	熟练掌握
	项目 9: 平车运送法	学会
	项目 10: 担架运送法	学会
第六章　舒适与安全	第一节　概述	
	一、概念	了解
	二、影响舒适的因素	熟悉
	三、护理原则	掌握
	第二节　疼痛患者的护理	
	一、概述	了解
	二、护理评估	熟悉
	三、护理措施	掌握
	第三节　卧位与舒适	
	一、舒适卧位的基本要求	熟悉
	二、卧位的性质	掌握
	三、常用卧位	掌握
	四、变换卧位的方法	掌握
	第四节　患者安全的护理	
	一、影响安全的因素	熟悉
	二、患者安全的护理	掌握
	三、保护具的应用	掌握
	四、助行辅助器的应用	了解

续表

单元	教学内容	教学要求
第六章　舒适与安全	项目 12: 安置各种卧位	学会
	项目 13: 协助患者更换卧位	学会
	项目 14: 保护具的使用方法	学会
第七章　清洁护理	第一节　口腔护理	
	一、口腔卫生指导	熟悉
	二、特殊口腔护理	掌握
	第二节　头发护理	
	一、床上梳发	了解
	二、床上洗发	熟悉
	第三节　皮肤护理	
	一、淋浴和盆浴	了解
	二、床上擦浴	熟悉
	三、背部护理	熟悉
	四、会阴部护理	了解
	五、压疮的预防及护理	掌握
	第四节　晨、晚间护理	
	一、晨间护理	熟悉
	二、晚间护理	熟悉
	三、卧有患者床的整理及更换床单法	掌握
	项目 15: 口腔护理	熟练掌握
	项目 16: 床上洗发	学会
	项目 17: 床上擦浴	学会
	项目 18: 卧床患者整理及更换床单法	熟练掌握
第八章　生命体征的观察及护理	第一节　体温	
	一、正常体温及生理性变化	掌握
	二、异常体温评估及护理	掌握
	三、体温的测量	掌握
	第二节　脉搏	
	一、正常脉搏及生理性变化	掌握
	二、异常脉搏的评估与护理	掌握
	三、脉搏的测量	掌握
	第三节　呼吸	
	一、正常呼吸及生理性变化	掌握
	二、异常呼吸的评估与护理	掌握
	三、呼吸的测量	掌握
	第四节　血压	
	一、正常血压及生理性变化	掌握
	二、异常血压的评估与护理	掌握
	三、血压的测量	掌握

续表

单元	教学内容	教学要求
第八章　生命体征的观察及护理	第五节　体温单绘制	
	一、眉栏填写	掌握
	二、40～42℃横线之间填写	掌握
	三、体温、脉搏、呼吸曲线的绘制	掌握
	四、底栏填写	掌握
	项目19：体温、脉搏、呼吸测量法	熟练掌握
	项目20：血压测量法	熟练掌握
	项目21：绘制体温单	熟练掌握
第九章　冷热疗法	第一节　概述	
	一、概念	了解
	二、冷热疗法的效应	熟悉
	三、影响冷热疗效果的因素	熟悉
	第二节　冷疗法	
	一、冷疗的作用	熟悉
	二、冷疗法禁忌证	掌握
	三、冷疗技术	掌握
	第三节　热疗法	
	一、热疗的作用	熟悉
	二、热疗法禁忌证	掌握
	三、热疗技术	掌握
	项目22：乙醇拭浴法	熟练掌握
第十章　饮食与营养	第一节　营养与健康	
	一、人体对营养物质的需求	了解
	二、营养与健康的关系	了解
	三、营养指导	熟悉
	第二节　医院饮食	
	一、基本饮食	掌握
	二、治疗饮食	掌握
	三、试验饮食	掌握
	第三节　一般饮食护理	
	一、影响饮食与营养的因素	熟悉
	二、患者一般饮食的护理	掌握
	第四节　特殊饮食护理	
	一、管饲饮食	掌握
	二、要素饮食	熟悉
	三、胃肠外营养	了解
	项目23：鼻饲法	熟练掌握

续表

单元	教学内容	教学要求
第十一章　排泄护理	第一节　排便的护理	
	一、与排便有关的解剖生理	了解
	二、排便评估	掌握
	三、异常排便活动的护理	掌握
	四、与排便有关的护理技术	掌握
	五、肠胀气的护理	熟悉
	第二节　排尿护理	
	一、与排尿有关的解剖生理	了解
	二、排尿评估	掌握
	三、排尿异常的护理	掌握
	四、与排尿有关的护理技术	掌握
	项目24：大量不保留灌肠法	熟练掌握
	项目25：小量不保留灌肠法	学会
	项目26：保留灌肠法	学会
	项目27：肛管排气法	学会
	项目28：导尿术	熟练掌握
	项目29：导尿管留置法	熟练掌握
	项目30：膀胱冲洗	学会
第十二章　药物疗法	第一节　概述	
	一、概述	了解
	二、安全给药的原则	熟悉
	三、影响药物疗效的因素	熟悉
	四、给药次数和时间	熟悉
	五、给药途径	熟悉
	第二节　口服给药法	
	一、口服药用药指导	掌握
	二、口服给药法	掌握
	第三节　雾化吸入疗法	
	一、超声波雾化吸入疗法	熟悉
	二、氧气雾化吸入疗法	熟悉
	第四节　注射给药法	
	一、注射原则	掌握
	二、注射准备	熟悉
	三、常用注射法	掌握
	第五节　药物过敏试验法	
	一、药物过敏反应及处理	掌握
	二、常用药物过敏试验法	掌握

续表

单元	教学内容	教学要求
第十二章　药物疗法	项目31：口服给药法	学会
	项目32：超声波雾化吸入法	学会
	项目33：药物抽吸法	熟练掌握
	项目34：皮内注射	熟练掌握
	项目35：皮下注射	熟练掌握
	项目36：肌内注射	熟练掌握
	项目37：静脉注射	熟练掌握
	项目38：各种皮试液的配制	熟练掌握
第十三章　静脉输液与输血	第一节　静脉输液	
	一、静脉输液的目的	熟悉
	二、常用溶液及作用	掌握
	三、静脉输液	掌握
	四、输液速度调节	掌握
	五、输液故障排除	掌握
	六、输液反应与护理	掌握
	七、输液微粒污染与防护	熟悉
	第二节　静脉输血	
	一、静脉输血的目的	掌握
	二、血液及血液制品的种类	熟悉
	三、静脉输血	掌握
	四、输血反应与护理	掌握
	项目39：静脉输液法	熟练掌握
	项目40：PICC的护理措施	学会
	项目41：静脉输血法	掌握
第十四章　标本采集	第一节　概述	
	一、标本检查的意义	了解
	二、标本采集的原则	掌握
	第二节　常用标本采集法	
	一、血标本采集法	掌握
	二、尿标本采集法	掌握
	三、粪便标本采集法	掌握
	四、痰标本采集法	掌握
	五、咽拭子标本采集法	了解
	六、呕吐物标本采集法	了解
	项目42：各种标本采集法	学会

续表

单元	教学内容	教学要求
第十五章　病情观察与危重患者的抢救护理	第一节　病情观察	
	一、病情观察的目的与要求	熟悉
	二、病情观察的方法	掌握
	三、病情观察的内容	掌握
	四、各类患者的观察重点及要求	熟悉
	五、观察后的处理	熟悉
	第二节　危重患者的抢救护理	
	一、抢救工作管理	熟悉
	二、危重患者的支持性护理	掌握
	三、常用抢救方法	掌握
	项目 43：洗胃法	学会
	项目 44：吸氧法	熟练掌握
	项目 45：吸痰法	学会
	项目 46：人工呼吸器的使用	学会
第十六章　临终护理	第一节　临终关怀	
	一、概念	了解
	二、临终关怀的发展历程	掌握
	三、临终关怀的意义与原则	掌握
	四、临终关怀的组织形式	掌握
	第二节　临终护理	
	一、临终患者的生理表现及护理	掌握
	二、临终患者的心理反应及护理	掌握
	三、临终患者家属的护理	熟悉
	第三节　濒死与死亡护理	
	一、定义	掌握
	二、死亡的标准及分期	熟悉
	三、尸体护理	掌握
	四、丧亲者的心理反应及护理	掌握
	项目 47：尸体护理	学会
第十七章　医疗与护理文件的书写	第一节　医疗和护理文件的书写和管理	
	一、书写的意义	熟悉
	二、书写的要求	掌握
	三、管理要求	了解
	第二节　医疗和护理文件的书写	
	一、体温单（详见第八章第五节）	掌握
	二、医嘱单	掌握
	三、护理记录单	掌握
	四、病室交班报告	熟悉
	项目 48：护理文件书写方法	熟练掌握

四、教学时间分配

教学内容	学时		
	总学时	理论	实践
第一章　绪论	2	2	0
第二章　医院及住院环境	2	2	0
第三章　医院内感染的预防与控制	16	8	8
第四章　护士的职业防护	2	2	0
第五章　入院和出院的护理	12	2	10
第六章　舒适与安全	8	4	4
第七章　清洁护理	10	4	6
第八章　生命体征的观察及护理	8	6	2
第九章　冷热疗法	4	2	2
第十章　饮食与营养	8	4	4
第十一章　排泄护理	12	4	8
第十二章　药物疗法	22	8	14
第十三章　静脉输液与输血	14	6	8
第十四章　标本采集	4	2	2
第十五章　病情观察与危重患者的抢救护理	12	6	6
第十六章　临终护理	4	2	2
第十七章　医疗与护理文件的书写	4	2	2
总计	144	66	78

五、大纲说明

（一）适用对象与参考学时

本大纲适用于全国高职高专院校三年制护理专业，总学时为144学时，其中理论为66学时，实践为78学时。

（二）教学建议

在教学中要以案例为导线，引导学生从问题入手，逐步理解相关理论知识与临床护理的关系；教学活动主要为讲授、讨论、自学、示教、电教、练习、角色扮演等形式。通过提问、作业、测验、操作回示、技能考核等形式进行教学评价。教学中贯穿职业素质教育，注意理论联系实际，加强基本技能训练，提高护士素质和实际工作能力。

主要参考书目

[1] 张少羽. 基础护理技术[M]. 北京：人民卫生出版社，2010.
[2] 张少羽. 护理学基础[M]. 郑州：河南科学技术出版社，2012.
[3] 李晓松. 基础护理技术[M]. 第2版. 北京：人民卫生出版社，2011.
[4] 李如竹. 护理学基础[M]. 北京：人民卫生出版社，2005.
[5] 姜安丽. 新编护理学基础[M]. 北京：人民卫生出版社，2006.
[6] 姜安丽. 新编护理学基础[M]. 第2版. 北京：人民卫生出版社，2012.
[7] 陶丽. 护理学基础[M]. 北京：北京大学医学出版社，2011.
[8] 李小寒，尚少梅. 基础护理学[M]. 第4版. 北京：人民卫生出版社，2008.
[9] 李小寒，尚少梅. 基础护理学[M]. 第5版. 北京：人民卫生出版社，2012.
[10] 马玉萍. 基础护理学[M]. 北京：人民卫生出版社，2009.
[11] 马小琴. 护理学基础[M]. 北京：人民卫生出版社，2012.
[12] 吕淑琴. 护理学基础[M]. 北京：中国中医药出版社，2012.
[13] 吕淑琴，尚少梅. 护理学基础[M]. 北京：中国中医药出版社，2008.
[14] 周更苏. 基础护理学[M]. 北京：协和医科大学出版社，2011.
[15] 周春美. 护理学基础[M]. 上海：上海科技大学出版社，2006.
[16] 施永兴，庞连智. 让生命享受最后一缕阳光[M]. 上海：上海科学普及出版社，2004.
[17] 中华人民共和国卫生行为标准《医院消毒供应中心》WS 310.1—2009.
[18] 王建荣. 基础护理技术操作规程与图解[M]. 第2版. 北京：人民军医出版社，2008.
[19] 李小松. 基础护理学[M]. 北京：人民卫生出版社，2010.
[20] 国家卫生部医政司. 病历书写基本规范（2010版）. 北京：科学出版社，2010.
[21] 国家卫生计生委，国家中医药管理局. 医疗机构病历管理规定（2013年版）.